# Sonographie und Szintigraphie der Schilddrüse

# Sonographie und Szintigraphie der Schilddrüse

Lehrbuch und Atlas

Von Walter Wiedemann

Mit Beiträgen von K. Wurster und H. Czempiel

Geleitwort von Ch. Strohm

124 Abbildungen
in 364 Einzeldarstellungen,
43 Tabellen

1988

Georg Thieme Verlag
Stuttgart · New York

*Anschriften*

CZEMPIEL, H., Dipl.-Phys. Dr., Leitender Direktor des Instituts für Medizinische Physik und Strahlenschutz des Städtischen Krankenhauses München-Schwabing, Akademisches Lehrkrankenhaus, Kölner Platz 1, 8000 München 40

STROHM, CH., Dr., Chefarzt der Abteilung für Röntgendiagnostik des Städtischen Krankenhauses München-Schwabing, Akademisches Lehrkrankenhaus, Kölner Platz 1, 8000 München 40

WIEDEMANN, W., Dr., Arzt für Nuklearmedizin, Abteilung für Röntgendiagnostik des Städtischen Krankenhauses München-Schwabing, Akademisches Lehrkrankenhaus, Kölner Platz 1, 8000 München 40

WURSTER, K., Prof. Dr., Chefarzt des Pathologischen Instituts des Städtischen Krankenhauses München-Schwabing, Akademisches Lehrkrankenhaus, Kölner Platz 1, 8000 München 40

*CIP-Titelaufnahme der Deutschen Bibliothek*

*Wiedemann, Walter:*
Sonographie und Szintigraphie der Schilddrüse / von Walter Wiedemann. Mit Beitr. von K. Wurster u. H. Czempiel. Geleitw. von Ch. Strom. – Stuttgart ; New York : Thieme, 1988


Rüdigerstraße 14, D-7000 Stuttgart 30
Printed in Germany

Satz: R. Hurler, D-7311 Notzingen, gesetzt auf Linotron 202
Druck: K. Grammlich, D-7401 Pliezhausen

ISBN 3-13-712701-7 1 2 3 4 5 6

**Wichtiger Hinweis:** Medizin als Wissenschaft ist ständig im Fluß. Forschung und klinische Erfahrung erweitern unsere Kenntnisse, insbesondere was Behandlung und medikamentöse Therapie anbelangt. Soweit in diesem Werk eine Dosierung oder eine Applikation erwähnt wird, darf der Leser zwar darauf vertrauen, daß Autoren, Herausgeber und Verlag größte Mühe darauf verwandt haben, daß diese Angabe genau dem **Wissensstand bei Fertigstellung des Werkes** entspricht. Dennoch ist jeder Benutzer aufgefordert, die Beipackzettel der verwendeten Präparate zu prüfen, um in eigener Verantwortung festzustellen, ob die dort gegebene Empfehlung für Dosierungen oder die Beachtung von Kontraindikationen gegenüber der Angabe in diesem Buch abweicht. Das gilt besonders bei selten verwendeten oder neu auf den Markt gebrachten Präparaten und bei denjenigen, die vom Bundesgesundheitsamt (BGA) in ihrer Anwendbarkeit eingeschränkt worden sind. Benutzer außerhalb der Bundesrepublik Deutschland müssen sich nach den Vorschriften der für sie zuständigen Behörde richten.

Herrn Prof. Dr. med. Hellmut Mehnert,
Chefarzt der III. medizinischen Abteilung
des Städtischen Krankenhauses München-
Schwabing, zum 60. Geburtstag gewidmet

# Geleitwort

Der Einsatz neuer bildgebender Verfahren in der Schilddrüsendiagnostik hat unsere Kenntnisse auf diesem Gebiete erheblich erweitert. In dem Bewußtsein, daß technische Neuentwicklungen die Gefahr der Überbewertung ihrer diagnostischen Ergebnisse in sich bergen, ist es mehr denn je notwendig, die Wertigkeit der einzelnen Untersuchungsverfahren kritisch zu betrachten und ihren Stellenwert in der Palette der diagnostischen Möglichkeiten zu bestimmen.
Walter Wiedemann hat in diesem Buch seine große Erfahrung auf dem Gebiete der Schilddrüsendiagnostik niedergelegt und in verdienstvoller Weise eine umfassende Übersicht über den neuesten Stand der bildgebenden Verfahren gegeben. Das Lehrbuch enthält die dringend nötige zusammenfassende Darstellung der komplementären Methoden, wobei es dem Autor hervorragend gelungen ist, die Probleme klar und überzeugend herauszuarbeiten und die Sonographie in das diagnostisch-therapeutische Gesamtkonzept zu integrieren. Ein Anliegen des Buches ist es, den hohen klinischen Stellenwert einer synoptischen Befundintegration hervorzuheben. Fächerübergreifende Kooperationen und kritische Selbstbeurteilung sind wesentliche Elemente zeitgemäßer Krankenversorgung. Die didaktisch gute Zusammenstellung der Bilder ermöglicht auch dem Anfänger, sich in kurzer Zeit zu orientieren und Erfahrungen zu sammeln. Das Buch wird der Therapie, dem Endziel aller diagnostischen Bemühungen, zugute kommen.
Ich bin überzeugt, daß ihm Erfolg beschieden sein wird.

Ch. Strohm

# Vorwort

Durch Fortschritte der sonographischen Gerätetechnik und wissenschaftliche Erkenntnisse hat die sonographische Schilddrüsendiagnostik seit 1980 breiten Eingang in Klinik und Praxis gefunden. Der routinemäßige Einsatz der Schilddrüsensonographie gab Anlaß zu Neuorientierungen für diagnostische Strategien und therapeutische Konzepte. Gleichzeitig wurde die nuklearmedizinische Funktionsdiagnostik durch die Entwicklung eines Spezialkollimators und den routinemäßigen Einsatz quantitativer In-vivo-Methoden wesentlich erweitert und bereichert. Diese Entwicklung hat zwangsläufig dazu geführt, den Informationswert der bildgebenden Diagnostikverfahren einem kritischen Vergleich zu unterziehen und nach dem sinnvollen Untersuchungsgang zu suchen. Der Prozeß einer rationalen und rationellen Selektion des Einsatzes morphologischer und funktioneller Untersuchungsverfahren setzt Grundkenntnisse über die klinische Wertigkeit und die Grenzen jeder einzelnen Untersuchungsmethode voraus. Das vorliegende Buch ist daher unter dem Gesichtspunkt einer *Synopsis der Schilddrüsenkrankheiten* abgefaßt worden, wobei sowohl Sonographie, Szintigraphie, Zyto- und Histomorphologie als auch Klinik und Therapie der einzelnen Schilddrüsenkrankheiten dargestellt werden. In Anlehnung an das vom Autor seit Beginn der Sonographie Ära vertretene differenzierte, praxisorientierte Konzept ist es daher das Ziel dieses als Lehrbuch und Atlas konzipierten Buches, den derzeitigen Stand des Wissens über den sachgerechten Einsatz, den klinischen Stellenwert und die Grenzen der verschiedenen bildgebenden Verfahren im Rahmen einer optimierten Schilddrüsendiagnostik aufzuzeigen. Eine wichtige Aufgabe dieses Lehrbuchs besteht darin, dem in der Diagnostik und Therapie von Schilddrüsenkrankheiten tätigen Arzt eine Hilfe bei der Auswahl der richtigen Methoden und der praktischen Durchführung der Untersuchungen zu geben. Da nur durch eine differenzierte und kritische Bewertung des klinischen Stellenwerts morphologischer und funktioneller Untersuchungsmethoden ein diagnostischer Gewinn erzielt werden kann, wird besonderer Wert auf die adäquate technische Durchführung und die kritische Befundinterpretation sowie die Diskussion möglicher Fehlerquellen gelegt. Dieses praxisorientierte Konzept soll dazu beitragen, den Informationswert der verschiedenen Diagnostikverfahren zur Klärung des einzelnen Krankheitsbildes, aber auch deren Schwierigkeiten und Grenzen richtig einzuschätzen, um falsche Indikationen und suboptimale diagnostische Abläufe sowie Fehleinschätzungen bzw. Überinterpretationen einzelner Methoden vermeiden zu können.

Mit dem erweiterten diagnostischen Spektrum ergibt sich zugleich die Notwendigkeit, in der klinischen Routine durch einen stufenweisen, rationellen Einsatz der Testmethoden die Diagnostik zu verbessern und gleichzeitig den diagnostischen Aufwand möglichst ökonomisch zu gestalten. Auf der Grundlage dieser Überlegungen werden die diagnostischen Möglichkeiten und Grenzen dargestellt und die Differentialindikation für die wichtigsten klinischen Fragestellungen erläutert. Die dogmatische Handhabung eines apodiktisch formulierten diagnostischen Prinzips im Sinne eines obligaten „diagnostischen Stufenplans" ist abzulehnen. Der prinzipiell verschiedene Informationsgehalt von Sonographie und Szintigraphie bei Erst- und Verlaufsuntersuchungen erfordert vielmehr eine differenzierte Indikationsstellung und setzt umfassende Kenntnisse sowie praktische Erfahrungen in der Diagnostik und Therapie von Schilddrüsenkrankheiten voraus. Die Frage, wann welches bildgebende Untersuchungsverfahren als primäre diagnostische Methode eingesetzt werden soll, steht in engem Zusammenhang mit den unterschiedlichen diagnostischen Aussagemöglichkeiten von Sonographie und Szintigraphie. Es hat sich daher in der klinischen Routine bewährt, die Reihenfolge des diagnostischen Ablaufs in Abhängigkeit von der jeweiligen Ausgangssituation festzulegen und dabei zu eruieren, welche diagnostische Information im Vordergrund des klinischen Interesses steht. Durch diese praxisorientierte Strategie lassen sich diagnostische Irrtümer und schwerwiegende therapeutische Fehlentscheidungen vermeiden.

Die zahlreiche Bebilderung soll Möglichkeiten und Grenzen struktur- und funktionsanalytischer Untersuchungsverfahren veranschaulichen und dazu beitragen, daß jeder in der Diagnostik und Therapie von Schilddrüsenkrankheiten tätige Arzt seine Kenntnisse überprüfen und erweitern kann. Leitgedanke bei der Gestaltung der Kasuistiken war, durch entsprechende Auswahl der Szintigramme und Sonogramme einen aktuellen Überblick über den derzeitigen Stand einer technisch optimierten Schilddrüsendiagnostik mit bildgebenden Verfahren zu erreichen, daneben aber auch über Anamnese, klinische Symptome, In-vitro-Diagnostik und zytologische bzw. histologische Befunde zu berichten und somit einen synoptischen Gesamteindruck zu vermitteln. Sowohl die Konzeption des propädeutischen Teils als auch der Aufbau der Kasuistiken soll die Absicht unterstreichen, den Patienten nicht als Untersuchungsobjekt zu betrachten, sondern stets auch klinische Kriterien bei der Auswahl der diagnostischen Reihenfolge und bei differentialtherapeutischen Überlegungen miteinzubeziehen. Charakteristische Fallbeispiele der täglichen Routine bieten dem Leser die Möglichkeit, den Aussagewert der verschiedenen zur Verfügung stehenden Untersuchungsmethoden zu erkennen und somit den klinischen Stellenwert morphologischer und funktioneller Diagnostikverfahren zu vertiefen. Die übersichtliche Gliederung der Abbildungslegenden soll dem in Praxis und Klinik tätigen Arzt helfen, den stufenweisen Einsatz der Untersuchungsmethoden systematisch zu verfolgen und somit auch bei eigenen Patienten durch die Durchführung der jeweils aussagekräftigsten Methode die richtige Wahl in der Reihenfolge diagnostischer Schritte zu treffen.

Zur Erleichterung der Bildanalyse werden die Sonogramme durch schematische Darstellungen ergänzt. Herzlich gedankt sei an dieser Stelle den Firmen Henning Berlin GmbH und Amersham Buchler GmbH & Co KG sowie den Behringwerken München für die Unterstützung in Zusammenhang mit dem nicht unerheblichen Mehraufwand bei der Erstellung und Reproduktion der außerordentlich detailreichen, didaktisch wertvollen Schemazeichnungen. Mein besonderer Dank gilt in diesem Zusammenhang auch Herrn R. SCHULZ für die sorgfältigen zeichnerischen Arbeiten. Entsprechend der diagnostischen Wertigkeit der Szintigraphie wird bei der *Erstuntersuchung* eines Schilddrüsenkranken jedem Sonogramm ein Gammakamera-Szintigramm gegenübergestellt. Wichtige klinische Daten und Ergebnisse komplementärer Untersuchungsverfahren tragen zu einer Integration der Schilddrüsensonographie in das diagnostisch-therapeutische Gesamtkonzept bei und verdeutlichen den hohen klinischen Stellenwert einer synoptischen Befundinterpretation. Zur Ultraschalluntersuchung der Schilddrüse wurde ein Sonographiegerät der neuesten Generation mit einem hochauflösenden 5-MHz-Smallparts-Transducer eingesetzt (Sonoline SL-2, Fa. Siemens). Zur Schilddrüsenszintigraphie kam eine Gammakamera mit einem speziell für die Schilddrüsendiagnostik konzipierten zylindrischen Parallellochkollimator zur Anwendung (Zlc. 370/750, Fa. Siemens). Sämtliche Szintigramme wurden in der Abteilung für Strahlentherapie, radiologische Onkologie und Nuklearmedizin des Städtischen Krankenhauses München-Schwabing (Chefarzt: Dr. med. H. G. HENFTLING) angefertigt.

Meinem nuklearmedizinischen Lehrer, Herrn Professor Dr. med. WILHELM BÖRNER, dem Direktor der Klinik und Poliklinik für Nuklearmedizin der Universität Würzburg, gebührt das große Verdienst, als Pionier der Nuklearmedizin in Europa die Bedeutung der sonographischen Schilddrüsendiagnostik für die klinische Routine rechtzeitig erkannt zu haben. Herr Professor Dr. med. WILHELM BÖRNER hat als international renommierter Schilddrüsenexperte dazu beigetragen, daß klinische Aspekte in engem Zusammenhang mit aktuellen sonographischen und szintigraphischen Erkenntnissen erörtert werden. Meinem radiologischen Lehrer, Herrn Chefarzt Dr. med. CHRISTIAN STROHM, möchte ich für die großzügige Unterstützung meiner wissenschaftlichen Tätigkeit und zahlreiche fruchtbare Diskussionen und Anregungen in Zusammenhang mit der Konzeption eines wissenschaftlich fundierten und zugleich praxisorientierten Lehrbuches aufrichtig danken. Mein besonderer Dank gilt auch Herrn Chefarzt Dr. med. H. G. Henftling, Herrn Leitendem Direktor Diplom-Physiker Dr. H. Czempiel und Frau Oberärztin Dr. med. G. Voigt für die tatkräftige Unterstützung und konstruktive Mitarbeit.

Wesentliche Voraussetzung für die praxisorientierte Konzeption dieses Buches ist die vorbildliche interdisziplinäre Kooperation im Schwabinger Klinikum. Stellvertretend für zahlreiche engagierte Kollegen danke ich an dieser Stelle

Herrn Prof. Dr. med. G. W. Prokscha, Chefarzt der Abteilung für Allgemein- und Unfallchirurgie

Herrn Dr. med. W. Kaboth, Chefarzt der I. medizinischen Abteilung

Herrn Prof. Dr. med. W. Doering, Chefarzt der II. medizinischen Abteilung

Herrn Prof. Dr. med. H. Mehnert, Chefarzt der III. medizinischen Abteilung

Herrn Prof. Dr. med. E. Holzer, Chefarzt der IV. medizinischen Abteilung

Herrn Prof. Dr. Dr. med. H. Kuhlmann, Chefarzt der VI. medizinischen Abteilung.

Dem Georg Thieme Verlag, insbesondere Herrn Dr. med. h.c. G. Hauff, Frau Dr. med. G. Volkert, Herrn K.-H. Ritter und Herrn R. Zeller, danke ich für das großzügige Entgegenkommen und beständige Engagement bei der Entstehung und Gestaltung dieses Buches. Die Verwirklichung von Idee und Gesamtkonzeption gelang letztlich durch die fruchtbare Zusammenarbeit mit Herrn Prof. Dr. med. K. Wurster. Nicht zuletzt habe ich meiner Frau für die verständnisvolle Unterstützung und Mühe bei der Manuskripterstellung zu danken.

Möge dieses Buch, welches aus der Praxis für die Praxis geschrieben ist, allen Kollegen ein Ratgeber und Helfer in der Verwirklichung einer qualitativ hochwertigen Schilddrüsendiagnostik sein!

München, im Frühjahr 1988 Walter Wiedemann

# Abkürzungen

## Schemazeichnungen

| | |
|---|---|
| C | A. carotis communis |
| J | V. jugularis interna |
| LC | M. longus colli |
| M | Muskulatur |
| Oe | Ösophagus |
| SA | M. scalenus anterior |
| SC | M. sternocleidomastoideus |
| SH | M. sternohyoideus |
| ST | M. sternothyreoideus |
| T | Trachea |
| VC | Halswirbelsäule |

## Texterläuterungen zu Abbildungen

| | |
|---|---|
| AG | Alter, Geschlecht |
| AN | Anamnese |
| PB | Palpationsbefund |
| IV | In-vitro-Diagnostik |
| SZ | Szintigraphiebefund |
| US | Ultraschallbefund |
| DD | Differentialdiagnose |
| ZY | Zytologiebefund |
| TH | Therapie |
| HI | Histologiebefund |
| NB | Notabene |

# Inhaltsverzeichnis

# 1 Einleitung

Die Sonographie gab bei ihrer Einführung in die Schilddrüsendiagnostik zu teilweise überschwenglichen Hoffnungen Anlaß. So entstand durch eine euphorische Überinterpretation sonomorphologischer Struktur- und Konturkriterien gelegentlich der Eindruck, die Indikation zur primär funktionell orientierten Szintigraphie im Sinne einer sog. „strahlungseinsparenden" Schilddrüsendiagnostik einschränken zu können. Mit zunehmender Anwendung der Schilddrüsensonographie entstanden zahlreiche praktische Probleme, die sowohl technische Fehler bei der Handhabung (z. B. Untersuchung mit einer nicht ausreichenden Schallfrequenz) als auch Unsicherheiten bei der Interpretation der Ergebnisse betrafen. So glaubte man zu Beginn der Schilddrüsensonographie-Ära, daß Rückschlüsse auf die funktionelle Aktivität des Schilddrüsenparenchyms möglich sind oder mittels einer computergestützten Auswertung sonographischer „Echotexturparameter" Hinweise für eine artdiagnostische Differenzierung erwartet werden dürfen. Diese relativ hohe Erwartungshaltung ließ sich jedoch zwischenzeitlich durch wissenschaftlich fundierte und praxisorientierte Studien nicht bestätigen (1–35).

Nach PFANNENSTIEL stellt jeder Verdacht auf eine Schilddrüsenerkrankung eine *Indikation* für eine sonographische Untersuchung dar (10). Die Ultraschalluntersuchung der Schilddrüse kann entweder unmittelbar nach der klinischen Untersuchung oder im Anschluß an die Szintigraphie durchgeführt werden. Die Frage nach der Reihenfolge des diagnostischen Einsatzes von Sonographie und Szintigraphie sollte nicht in den Vordergrund einer um klinisch-praktische Fortschritte bemühten Schilddrüsendiagnostik gestellt werden. Die Diskussion erübrigt sich, wenn zwischen diagnostischer Aussagekraft bei der Primärdiagnostik und im Rahmen von Verlaufskontrollen unterschieden wird. Bei der Erstuntersuchung müssen Sonographie und Szintigraphie als komplementäre Untersuchungsverfahren eingesetzt werden. Die einzigen Ausnahmen stellen kindliche und juvenile diffuse Strumae sowie Strumae in der Gravidität dar. Bei der Verlaufskontrolle von Schilddrüsenkrankheiten stehen beide Verfahren in teilweiser Konkurrenz; oft kann der Sonographie die größere diagnostische Bedeutung zukommen. In diesem Zusammenhang sollte vermieden werden, mit apodiktisch formulierten Empfehlungen für diagnostische Strategien einseitige Vorstellungen zu verbinden. Zielsetzung eines praxisorientierten Einsatzes sollte es stets sein, kritisch abzuwägen, ob sich aus einer optimierten Diagnostik immer auch wichtige klinisch-praktische Konsequenzen für ein differenziertes Therapiekonzept ergeben.

Die Sonographie stellt eine wichtige Ergänzung des zweidimensionalen funktionstopographischen Summationsbildes der Szintigraphie dar und ist daher zu einem unverzichtbaren Bestandteil der Schilddrüsendiagnostik geworden. Durch *sonomorphologische und sonotopographische Zusatzinformationen* konnte die konventionelle Schilddrüsendiagnostik wesentlich erweitert und bereichert werden.

Die *Interpretation* eines sonographischen Befundes beinhaltet eine kritische Wertung sonographischer Haupt- und Nebenkriterien unter besonderer Berücksichtigung der diagnostischen Grenzen dieses morphologischen Untersuchungsverfahrens. Profilorientierte Überbewertungen sind sicherlich nicht dazu geeignet, um den durch die Sonographie erzielten diagnostischen Fortschritt langfristig zu erhalten. Die Sonographie bietet wesentliche Entscheidungshilfen für eine gezielte Diagnostik und differenzierte Therapie. Bei hoher Sensitivität, jedoch relativ geringer Spezifität können klinisch relevante Fehldiagnosen aus einer einseitigen Anwendung der Sonographie und einem Verzicht auf weiterführende diagnostische Maßnahmen resultieren. Es ist in diesem Zusammenhang davor zu warnen, die Szintigraphie als zweitklassiges Verfahren mit dem Rang einer Zusatzuntersuchung abzuwerten. Die routinemäßige Anwendung der Szintigraphie im Rahmen der Primärdiagnostik leistet einen wichtigen Beitrag zur Prävention der jodinduzierten Hyperthyreose, indem Schilddrüsenautonomien rechtzeitig erkannt werden und eine diagnostische oder therapeutische (Amiodarone) Jodapplikation unter besonderen Vorsichtsmaßnahmen durchgeführt werden kann. Das klassische Ziel der diagnostischen Bemühungen in einem Strumaendemiegebiet sollte es sein, einerseits Schilddrüsenmalignome nicht zu übersehen, andererseits aber die Operationen aus diagnostisch-prophylaktischer Indikation in einem vertretbaren Rahmen zu halten. Diese anspruchsvolle Zielsetzung läßt sich nur dann realisieren, wenn die Malignomwahrscheinlichkeit durch ein möglichst breites Spektrum an komplementären Untersuchungsmethoden mit der größtmöglichen diagnostischen Treffsicherheit beurteilt wird. Die individuelle Risikoabwägung kann nur unter gleichzeitiger Berücksichtigung strukturanalytischer und funktionsanalytischer Untersuchungsmethoden erfolgen. Wenn Patienten mit erhöhtem Hyperthyreoserisiko nicht rechtzeitig erfaßt werden oder ein maligner Tumor zu spät operiert wird, entstehen darüber hinaus hohe Folgekosten. Durch den kombinierten Einsatz von Sonographie und Szintigraphie im Rahmen der Primärdiagnostik lassen sich daher langfristig Kosten einsparen. Die verfeinerten diagnostischen Möglichkeiten erlauben ein differenzierteres therapeutisches Vorgehen, indem z. B. bei Befundkonstellationen mit geringem Malignomrisiko auf eine operative Therapie verzichtet werden kann. Die prinzipiell notwendige und durch eine optimierte Schilddrüsendiagnostik mögliche Reduzierung von Operationen aus diagnostisch-prophylaktischer Indikation sollte jedoch nicht dazu führen, daß eine eher operationsfreudige Strategie nunmehr von einem überwiegend konservativ-abwartenden Verhalten mit allzu großer Einschränkung der Operationsindikationen abgelöst wird. Im übrigen gilt auch in der Ära moderner bildgebender Diagnostik nach wie vor die klassische Regel, daß anamnestische und klinische Malignitätshinweise unabhängig vom Ergebnis der übrigen Untersuchungsbefunde eine absolute Operationsindikation darstellen. Bei diesen Patienten liefern Sonographie und Szintigraphie wesentliche morphologische und funktionstopographische Informationen als Grundlage für ein differenziertes operationstaktisches Vorgehen. Der gelegentlich geäußerte Vorwurf, daß durch den kombinierten Einsatz von Sonographie und Szintigraphie ein zu hoher technischer Aufwand betrieben wird und demzufolge zu hohe Kosten verursacht werden, ist weder in klinischer Hinsicht noch unter Berücksichtigung des Kostenaspektes stichhaltig, da sich durch eine optimierte Primärdiagnostik die Anzahl der Fehldiagnosen reduzieren läßt und somit hohe Folgekosten aufgrund falsch interpretierter oder nicht erkannter Krankheitsbilder vermieden werden können.

Die *Integration* des sonographischen Untersuchungsergebnisses in das diagnostisch-therapeutische Gesamtkonzept kann nur durch eine *synoptische*, differenzierte Begutachtung erfolgen: Eine exakte Korrelation mit dem Ergebnis der komplementären szintigraphischen Funktionsdiagnostik und der zytomorphologischen Klassifizierung ist unverzichtbar. Zur klinisch relevanten Einbindung der Sonographie in die Schilddrüsendiagnostik bedarf es fundierter Kenntnisse über die Diagnostik und Therapie von Schilddrüsenkrankheiten. Die histopathologische Untersuchung und die Begutachtung von Biopsie- und Operationsmaterial sollten einem erfahrenen Pathologen überlassen werden. Diese Aufgabe beinhaltet heute nicht mehr eine bloße Diagnosestellung im Sinne einer histologischen Sicherung, sondern bei malignen Tumoren eine subtile Beurteilung des Differenzierungsgrades (Grading) und des Ausbreitungsgrades (Staging) als Voraussetzung für eine differenzierte und erfolgreiche Therapie. Für die intraoperative Schnellschnittdiagnostik müssen dem Pathologen genaue klinische Informationen über Sitz und makroskopische Ausdehnung eines Knotens vorliegen. Die histomorphologische Beurteilung sollte stets im ausführlichen Dialog zwischen Schilddrüsenexperten und Pathologen erfolgen (Tab. **1**).

Die *interdisziplinäre Zusammenarbeit* stellt daher eine wichtige Voraussetzung für die optimale Betreuung eines Schilddrüsenkranken dar. Es ist heute absolut undenkbar, daß ein Spezialist, sei es ein Nuklearmediziner oder ein Endokrinologe, einen Alleinanspruch auf das Organ Schilddrüse erhebt. Dem Allgemeinmediziner kommt eine wichtige Aufgabe bei der Erstuntersuchung und Verlaufsbeobachtung von Schilddrüsenpatienten zu. Die frühzeitige Diagnose einer diffus vergrößerten Struma gewährleistet einen optimalen Erfolg der TSH-suppressiven Therapie mit Levothyroxin. Das frühzeitige Erkennen einer Knotenstruma durch den Allgemeinmediziner und die rechtzeitige Überweisung zum Spezialisten gilt als wichtige Voraussetzung für eine adäquate Therapie. Ähnlich wie bei anderen malignen Tumoren läßt sich auch beim Schilddrüsenmalignom eine günstigere Prognose erwarten, wenn das Malignom noch in einem relativ frühen Tumorstadium ohne Zeichen eines organüberschreitenden Wachstums entdeckt wird.

Tabelle **1** Zielsetzungen einer optimierten Schilddrüsendiagnostik

- möglichst exakte Abschätzung des Malignomrisikos durch kombinierten Einsatz strukturanalytischer und funktionsanalytischer Verfahren
- routinemäßige Anwendung der ultraschallgezielten Feinnadelpunktion
- konsequente histologische Klärung bei Befundkonstellationen mit erhöhtem Malignomrisiko
- konservativ-abwartendes Verhalten bei Befundkonstellationen mit relativ geringer Malignomwahrscheinlichkeit
- klinischer Malignomverdacht als absolute Operationsindikation unabhängig vom Ergebnis der übrigen Untersuchungen
- genaue Erfassung der Schilddrüsenautonomie durch quantitative Gammakamera-Funktionsszintigraphie vor/unter Suppression
- Prävention der jodinduzierten Hyperthyreose durch routinemäßige szintigraphische Funktionsdiagnostik vor geplanter diagnostischer oder therapeutischer Jodapplikation
- bevorzugter Einsatz der Sonographie bei Verlaufskontrollen
- Verzicht auf Szintigraphie in der Gravidität sowie bei kindlichen und juvenilen diffusen Strumae mit fehlender TSH-Suppression
- interventionelle Sonographie zur Überwachung und Objektivierung des Erfolgs der konservativen Strumazystentherapie
- Bereitschaft zu interdisziplinärer Zusammenarbeit mit Verzicht auf profilorientierte Überbewertung einzelner diagnostischer Maßnahmen

# Literatur


1 Baum, K., Chr. Reiners, W. Wiedemann, H.-A. Müller, W. Börner: Differentialdiagnose von Schilddrüsenknoten. Dtsch. med. Wschr. 108 (1983) 1359

2 Espinasse, P., D. Espinasse: Radionuclide imaging and echography of thyroid nodules. Clin. Nucl. Med. 4 (1979) 269

3 Frank, Th.: Ultraschall in der Schilddrüsendiagnostik. Röntgen-Bl. 33 (1980) 386

4 Frank, Th.: Stellenwert der Sonographie in der Schilddrüsendiagnostik. Therapiewoche 34 (1984) 2676

5 Fritzsche, H., M. Kargl, E. Blum, G. Gassner: Morphologische und funktionelle Ergebnisse der Strumaresektion. Therapiewoche 36 (1986) 4747

6 Gercke, E., E. H. Graul: Sonographische Schilddrüsendiagnostik. Diagnostik 18 (1985) 16

7 Igl, W., U. Fink, B. Leisner, A. Gebauer: Die Ultraschalldiagnostik der Struma. Therapiewoche 31 (1981) 1609

8 Pfannenstiel, P.: Sonographische Befunde bei Schilddrüsenerkrankungen. Internist (Berl.) 24 (1983) 460

9 Pfannenstiel, P., R. Maier, H. Hirsch: Möglichkeiten der Sonographie in der Schilddrüsendiagnostik. Med. Klin. 78 (1983) 301–304

10 Pfannenstiel, P.: Schilddrüsenkrankheiten – Diagnose und Therapie. Grosse, Berlin 1985

11 Pfannenstiel, P., M. Cordes, C. Utech: Schilddrüsen-Sonographie: Ohne Belastung für den Patienten gute diagnostische Ergebnisse. Dtsch. Ärztebl. 84 (1987) 758

12 Rojeski, M. T., H. Gharib: Nodular thyroid disease: Evaluation and management. New Engl. J. Med. 313 (1985) 428

13 Rosen, I. B., P. G. Walfish, M. Miskin: The ultrasound of thyroid masses. Surg. Clin. N. Amer. 59 (1979) 19

14 Scheible, W., G. R. Leopold, V. L. Woo, B. B. Gosin: High-resolution real-time-ultrasonography of thyroid nodules. Radiology 133 (1979) 413

15 Schmitz, R., H. Bongers, K. Joseph, L.-A. Hotze, K. Goecke: Sonographie der Schilddrüse mit hochfrequenten Schallköpfen. Krankenhausarzt 56 (1983) 177

16 Schreck-Köllner, H., H. Müller, S. F. Grebe: Ultraschalldiagnostik der Schilddrüse. Radiologe 24 (1984) 461

17 Schwarzrock, R., St. Müller, O. Schober, H. Hundeshagen: Bedeutung der Sonographie für die Diagnose der Schilddrüsenmalignome. Akt. Endokr. Stoffw. 4 (1983) 107–120

18 Scriba, P. C., W. Börner, E. Emrich, R. Gutekunst, J. Herrmann, K. Horn, M. Klett, M. L. Krüskemper, P. Pfannenstiel, C. R. Pickardt, Chr. Reiners, D. Reinwein, H. Schleusener: Schilddrüsenfunktionsdiagnostik und die Diagnose von Schilddrüsenkrankheiten. Nuklearmedizin 8 (1985) 67

19 Simeone, J. F., G. H. Daniels, P. R. Mueller, F. Maloof, E. van Sonnenberg, D. A. Hall, R. S. O'Connell, J. F. Ferrucci, J. Wittenberg: High-resolution real-time sonography of the thyroid. Radiology 145 (1982) 431

20 Solbiati, L., L. Volterrani, G. Rizzatto, M. Bazzocchi, P. Busilacchi, F. Candiani, F. Ferrari, G. Giuseppetti, G. Maresca, P. Mirk, L. Rubaltelli, F. Zappasodi: The thyroid gland with low uptake lesions: Evaluation by ultrasound. Radiology 155 (1985) 187

21 Stutte, H.: Einsatzmöglichkeiten der Sonographie im Rahmen der Schilddrüsendiagnostik. Therapiewoche 33 (1983) 4858

22 Swaenepoel, L., N. Demeester-Mirkine, R. Sacre, M. H. Jonckheer, J. van Geertruyden: Ultrasound examination of the thyroid. Fortschr. Röntgenstr. 137 (1982) 12

23 Thomas, C. G., J. A. Buckwalter, E. V. Staab, C. Y. Kerr: Evaluation of dominant thyroid masses. Ann. Surg. 183 (1976) 464

24 Tscholakoff, D., B. Grubeck-Loebenstein, H. Czembirek, J. Haller, H. Leitner: Sonographie der Schilddrüse mit hochauflösenden real-time-Geräten. Fortschr. Röntgenstr. 142 (1985) 309

25 Wiedemann, W., K. Baum, Chr. Reiners, W. Börner: Möglichkeiten und Grenzen der Schilddrüsensonographie bei der Diagnostik des Schilddrüsenmalignoms. Fortschr. Röntgenstr. 137 (1982) 247–251

26 Wiedemann, W., Chr. Reiners: Die Differentialdiagnose des echoarmen Knotens der Schilddrüse. Dtsch. med. Wschr. 107 (1982) 1972

27 Wiedemann, W.: Wertigkeit der Ultraschalluntersuchung und sonographische Differentialdiagnose beim Schilddrüsenmalignom. Akt. Endokr. Stoffw. 4 (1983) 121

28 Wiedemann, W., K. Baum, Chr. Reiners, W. Börner: Gray-scale ultrasonography in the diagnosis of thyroid cancer – Possibilities and limitations. Acta endocr. (Kbh.), Suppl. 252 (1983) 54

29 Wiedemann, W., W. Becker, W. Börner: Zur sonographischen Differentialdiagnostik umschriebener Schilddrüsenerkrankungen unter besonderer Berücksichtigung echoarmer Parenchymläsionen. In Lutz, H., L. Reichel: Ultraschalldiagnostik 83. Thieme, Stuttgart 1984

30 Wiedemann, W.: Gegenwärtiger Stand der sonographischen Schilddrüsendiagnostik. In Lutz, H., L. Reichel: Ultraschalldiagnostik 83. Thieme, Stuttgart 1984

31 Wiedemann, W., W. Börner: Ultraschalldiagnostik bei Schilddrüsenerkrankungen. Marseille, München 1984

32 Wiedemann, W., Chr. Strohm: Sonographie und Szintigraphie der Schilddrüse – konkurrierende oder sich ergänzende Verfahren? Zbl. Radiol. 129 (1985) 944

33 Wiedemann, W., K. Wurster, H. Czempiel, Ch. Strohm: Bedeutung der Sonographie für eine differenzierte Diagnostik und Therapie des szintigraphisch kalten Strumaknotens. In Otto, R. Ch., P. Schnaars: Ultraschalldiagnostik 85. Thieme, Stuttgart 1986

34 Wiedemann, W., H. Czempiel, C. Güttler, G. Voigt, Ch. Strohm: Optimierte Diagnostik des autonomen Schilddrüsenadenoms – Kombination von Szintigraphie und Sonographie. In Otto, R. Ch., P. Schnaars: Ultraschalldiagnostik 85. Thieme, Stuttgart 1986

35 Wiedemann, W., Ch. Strohm, H. Czempiel, K. Wurster, H.-G. Henftling: Aktuelle Bedeutung von Sonographie, Szintigraphie und Punktionszytologie in der Schilddrüsendiagnostik. In Otto, R. Ch., P. Schnaars: Ultraschalldiagnostik 85. Thieme, Stuttgart 1986

# 2 Pathologie der Schilddrüsenkrankheiten

K. Wurster

## Entwicklung, normale Anatomie und Funktion der Schilddrüse

Die Organogenese der Schilddrüse setzt frühzeitig ein. Vom Entoderm der Schlundtasche ausgehend, entwickelt sich die Organanlage etwa um den 17. Tag der Embryonalphase. Unter lebhafter Zellteilung entsteht am Boden der Schlundtasche in der Mittellinie zwischen dem Tuberculum impar und der Copula eine solide oder zystische Epithelknospe, das Tuberculum thyroideum, das sich im Bereich des späteren Foramen caecum linguae in das angrenzende Mesenchym einsenkt und als zweizipfliges Divertikulum kaudalwärts wandert. Die Anlage der Schilddrüse bleibt mit dem Boden der Schlundtasche zunächst noch über einen strangförmigen Gang, den Ductus thyreoglossus, in Verbindung, der sich in der Mehrzahl der Fälle später zurückbildet. Nicht vollständig rückgebildete Anteile des Ductus thyreoglossus können später zur Ausbildung von akzessorischem Schilddrüsengewebe und Zysten führen.

Ihre endgültige Position vor der Trachea erreicht die Schilddrüsenanlage in der 7. Schwangerschaftswoche. Sie beginnt sich nun transversal auszubreiten und die beiden Seitenlappen zu bilden. Das Mittelstück bleibt im Wachstum zurück und wird zum Isthmus. Kaudale Reste des Ductus thyreoglossus bilden den häufig nachweisbaren Lobus pyramidalis. Ob ein Teil des Schilddrüsengewebes auch vom Epithel der 4. Schlundtasche hervorgeht, muß gegenwärtig noch offenbleiben.

Gegen Ende des 3. Monats nimmt die Schilddrüse nachweislich ihre Funktion auf. Die ersten kolloidgefüllten Follikel werden sichtbar. Schon zu diesem Zeitpunkt ist die Schilddrüse in der Lage, Jod aufzunehmen und organische Jodverbindungen zu synthetisieren (1–4).

Die Herkunft der parafollikulären, calcitoninbildenden Zellen der Schilddrüse (C-Zellen) ist nicht eindeutig geklärt. Aus der Neuralleiste stammend, sollen sie zunächst in die aus der 5. Schlundtasche hervorgehenden ultimobranchialen Körper einwandern, die später in die Schilddrüse einbezogen werden. Mit der Entdeckung seltener Schilddrüsenkarzinome von gemischt medullärem und follikulärem Bau und entsprechender funktioneller Differenzierung ist diese Theorie in letzter Zeit ins Wanken geraten, so daß inzwischen auch die Existenz einer gemeinsamen Stammzelle für thyreoglobulinbildende Follikelepithelzellen und calcitoninbildende C-Zellen diskutiert wird (4–7).

Das Gewicht der Schilddrüse nimmt im Laufe des Lebens um ein Vielfaches zu. Bei normaler Jodversorgung wiegt die Schilddrüse des Neugeborenen 2–3 g. Das durchschnittliche Schilddrüsengewicht des Erwachsenen beträgt 20–25 g. In Jodmangelgebieten sind höhere Durchschnittsgewichte zu erwarten, die beim Erwachsenen 40–75 g erreichen. Mit der Altersinvolution nimmt in höherem Lebensalter das Gewicht der Schilddrüse wieder ab (4, 8, 9).

Die Schilddrüse besteht aus den beiden Seitenlappen, die durch den Isthmus miteinander verbunden sind. Dieser kreuzt die Trachea in Höhe des 2.–4. Trachealrings. Der Lobus pyramidalis zieht vom Isthmus aus kranialwärts. Er ist erheblichen Größenschwankungen unterworfen und kann vollständig fehlen. Auch der Isthmus muß nicht immer ausgebildet sein. Die beiden Seitenlappen liegen dem Kehlkopf, der Trachea und dem Ösophagus seitlich an und berühren die großen Gefäß-Nerven-Bündel des Halses. Die oberen Pole der Seitenlappen können bis zum Unterrand der Zungenbeinhörner, die unteren Pole bis zum 5.–7. Trachealring reichen.

Die Oberfläche der Schilddrüse ist glatt. Die Schnittfläche des Organs besitzt körnige Beschaffenheit und eine graurote, leicht glänzende Farbe. Als endokrines Organ ist die Schilddrüse gut vaskularisiert. Ihre Blutversorgung erfolgt beidseits über die A. thyreoidea superior und inferior sowie über die A. thyreoidea ima. Außerdem ist das Schilddrüsengewebe von einem engmaschigen Netz an Lymphgefäßen durchzogen.
Lichtmikroskopisch besteht das Schilddrüsengewebe aus mehr oder weniger reichlich Kolloid enthaltenden Follikeln, die in lobulärer Gliederung angeordnet sind. Sie werden von einem einschichtigen Epithel von meist kubischer Gestalt gebildet, das sich in der aktiven Sekretionsphase zylinderzellig transformiert und in Phasen der Ruhigstellung in ein abgeplattetes Epithel übergeht. Die Größe der Follikel variiert in der Regel zwischen 35 und 50 µm. Das bindegewebige Stroma der Schilddrüse wird von intralobulären und interlobulären Septen gebildet. Die einzelnen Follikel werden von einem engmaschigen Kapillarnetz umsponnen. Die calcitoninbildenden C-Zellen finden sich zwischen Follikelzellen und Follikeln und sind besonders häufig in den mediodorsalen Abschnitten der kranialen 2/3 der Seitenlappen nachweisbar (4, 9).
Das Follikelepithel der Schilddrüse synthetisiert und sezerniert die beiden Hormone Thyroxin ($T_4$) und Trijodthyronin ($T_3$). Eingebaut in das Thyreoglobulin werden diese im Kolloid der Follikel gespeichert, um bei Bedarf zur Verfügung zu stehen. Dazu nehmen die Follikelzellen das Thyreoglobulin wieder auf. Intrazellulär setzen lysosomale Enzyme die beiden Hormone Thyroxin und Trijodthyronin wieder frei, die nun an das Blut abgegeben werden können. Die Funktion des Schilddrüsenepithels unterliegt der Steuerung durch das thyreotrope Hormon des Hypophysenvorderlappens (TSH), das sich an der Blutkonzentration von Thyroxin und Trijodthyronin orientiert. TSH steigert die Jodaufnahme durch die Schilddrüse, fördert die organische Bindung des transportierten Jods und beschleunigt die Synthese von Thyroxin und Trijodthyronin. TSH steigert aber auch die Proteolyse des Thyreoglobulins, führt zur Volumenvermehrung der stimulierten Follikelzellen, wahrscheinlich auch zur Zunahme der Anzahl der Follikel und damit zur Größenzunahme der gesamten Schilddrüse (10).

## Heterotopien, Mißbildungen und Zysten

### Heterotopien

Die embryonale Anlage der Schilddrüse am Boden des Schlunddarmes mit nachfolgendem Deszensus in ihre endgültige Position vor der Trachea macht eine Reihe von Entwicklungsstörungen verständlich. So kann es im Verlauf der kaudalwärts gerichteten Organverlagerung zu Keimablösungen kommen, die sich verselbständigen und zur Entwicklung von heterotopem Schilddrüsengewebe von typischem follikulärem Aufbau führen (sog. Nebenschilddrüsen). Solche Schilddrüsenheterotopien sind in der Regel erbsen- bis bohnengroß. Mit ihrer Beteiligung an der Bildung einer Struma nehmen sie an Größe zu und werden diagnostisch relevant. Hierzu zählt auch die Zungengrundstruma. Schilddrüsenheterotopien finden sich am häufigsten im Gebiet zwischen dem Schilddrüsenisthmus und der Zungenbasis median oder seitlich der Mittellinie, rechts häufiger als links. Sie können ferner zwischen Schilddrüse und Aorta ascendens median oder seitlich der Mittellinie, in der seitlichen Halsgegend zwischen Unterkieferrand, M. trapezius und Unterrand der Klavikula, vor der Schilddrüse, am hinteren Rand der Seitenlappen, hinter Pharynx und Ösophagus sowie selten auch intralaryngeal, intratracheal, im Herzbeutel oder in der rechten Seite der Herzkammerscheidewand nachgewiesen werden (11, 12).

### Mißbildungen

Abgesehen von Heterotopien des Schilddrüsengewebes sind folgende weitere Mißbildungen der Schilddrüse bekannt:
- vollständige Aplasie,
- partielle Aplasie,
- einfache Hypoplasie,
- mangelhafter Deszensus der Schilddrüsenanlage,
- Persistenz des Ductus thyreoglossus.

Eine vollständige Aplasie der Schilddrüse ist selten und liegt dann vor, wenn kein Schilddrüsengewebe nachgewiesen werden kann, weder in typischer noch in heterotopischer Lokalisation. Bevor definitionsgemäß jedoch eine Aplasie der Schilddrüse

diagnostiziert werden darf, muß die Halsregion sorgfältig nach Resten von Schilddrüsengewebe, insbesondere von heterotopem Gewebe, abgesucht werden (12).
Bei partieller Aplasie unterbleibt die Entwicklung von Teilen der Schilddrüse, eines ganzen Seitenlappens oder des Isthmus. Sie kann kombiniert sein mit einer knötchenförmigen Verdickung des Zungengrundes im Bereich des Foramen caecum linguae, die Schilddrüsengewebe enthält. Auf der Seite der Aplasie finden sich unterhalb des Ringknorpels regelmäßig branchiogene Zysten. Auch diese Mißbildung ist selten. Das weibliche Geschlecht ist häufiger davon betroffen als das männliche (9, 12).
Anlagebedingte Störungen der Schilddrüsenentwicklung und mangelhafte endokrine Stimulation können dazu führen, daß die Schilddrüse extrem klein bleibt. In diesem Falle besteht eine Hypoplasie. Bei Hypoplasie kann im Zungengrund gelegentlich heterotopisches Schilddrüsengewebe nachgewiesen werden (12).
Bei fehlendem Deszensus der Schilddrüsenanlage entwickelt sich Schilddrüsengewebe im Zungengrund in Höhe des Foramen caecum linguae. Zu dieser Fehlbildung zählen die meisten Fälle mit Athyreose. Die im Zungengrund sich entwickelnde Schilddrüse ist in der Regel nur wenige Millimeter bis knapp 1 cm groß. Durch Hyperplasie und strumöse Umwandlung wird sie zur Zungengrundstruma (Abb. **1**). Sie engt den Rachen- und Kehlkopfeingang ein und kann eine chirurgische Intervention notwendig machen. Bei mangelhaftem Deszensus werden in der eigentlichen Schilddrüsenregion häufig branchiogene Zysten von bis zu Erbsgröße gefunden, die von einem ein- bis zweischichtigen kubischen Epithel oder zylindrischen Flimmerepithel ausgekleidet werden und häufig eine kolloidähnliche, eingedickte schleimige Masse enthalten (12).
Persistiert der Ductus thyreoglossus teilweise oder vollständig, so können seine Anteile Anlaß zur Bildung von Zysten geben, die sich in der Medianlinie zwischen Zungengrund und Lobus pyramidalis bzw. dem Isthmus der Schilddrüse entwickeln, den sog. medianen Halszysten. Sie liegen am häufigsten in Höhe des Zungenbeines, sind ein- bis mehrkammerig und enthalten Schleim. Ihre Auskleidung besteht teils aus abgeplatteten und kubischen Zellen, teils auch aus zylindrischen Zellen mit und ohne Flimmerhaaren. Häufig ist in ihrer Umgebung rudimentä-

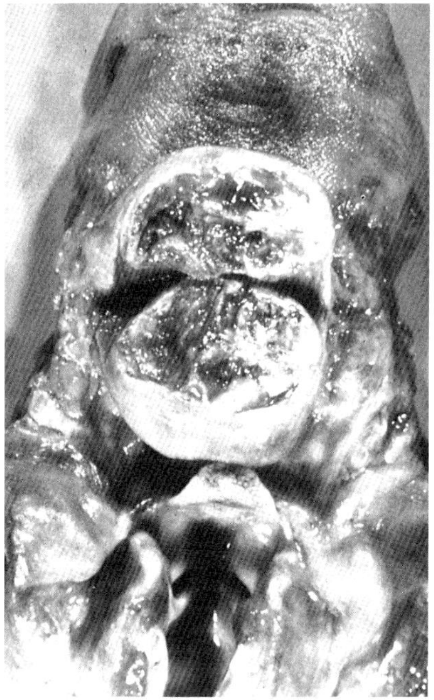

Abb. **1** Zungengrundstruma als Zufallsbefund anläßlich der Autopsie; SH 1319/73

**Zungengrundstruma**

res Schilddrüsengewebe und lymphadenoides Gewebe nachweisbar. Eine weitere Folge der Persistenz des Ductus thyreoglossus oder von Teilen davon ist die Ausbildung medianer Halsfisteln (9, 12).

## Zysten

Wegelin (12) unterscheidet primär entstandene Zysten von sekundär entstandenen Zysten und epithelfreien Pseudozysten, wie sie als Folge von degenerativen Veränderungen und Blutungen in Strumaknoten, Adenomen, Karzinomen und auch Sarkomen auftreten.
Schilddrüsenzysten finden sich bei Frauen zehnmal häufiger als bei Männern (13). Sekundäre Zysten und Pseudozysten sind erfahrungsgemäß häufig, während echte primäre Zysten der Schilddrüse zahlenmäßig eine untergeordnete Rolle spielen.

**Sekundäre thyreogene Zyste**

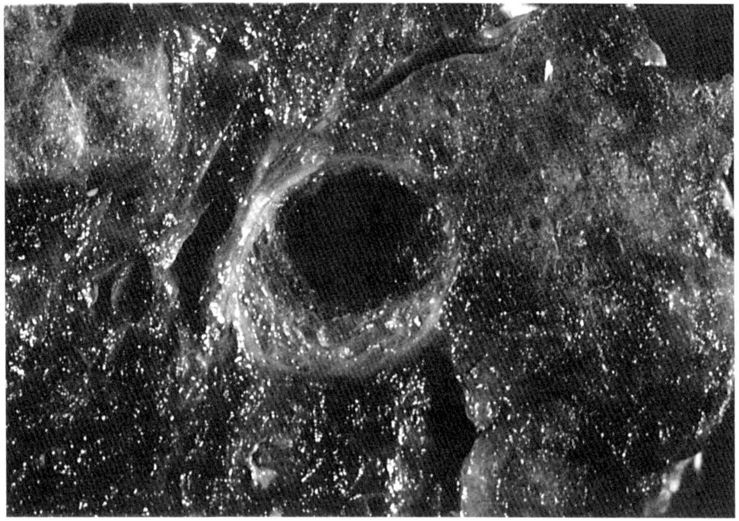

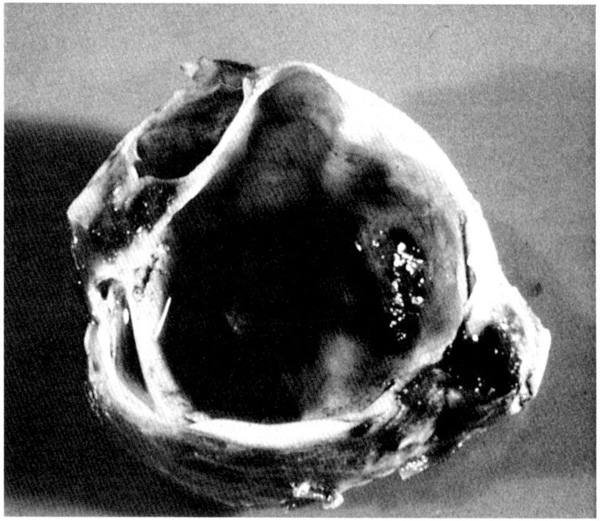

Abb. **2a** u. **b** Sekundäre thyreogene Zyste **a** in einem Strumaknoten vom Typ einer Dilatationszyste; ES 16082/87; **b** im Endstadium einer epithelfreien Pseudozyste mit faserreicher, derber Wand; EH 41803/74

Wegelin (12) teilt die echten Zysten folgendermaßen ein:

1. thyreogene Zysten:
   a) vom normalen Schilddrüsengewebe ausgehend,
   b) sekundär in Adenomen und Strumaknoten entstanden,
2. Zysten des Ductus thyreoglossus,
3. branchiogene Zysten,
4. Zysten mit Ausgang vom Respirationstrakt.

## Thyreogene Zysten

Die vom normalen Schilddrüsengewebe ausgehenden thyreogenen Zysten bleiben klein. Ihr Durchmesser übersteigt selten 2–3 mm. Ihre Auskleidung besteht aus Follikelepithel; ihr Inhalt entspricht Kolloid. Sie entstehen durch Epithelwachstum eines Follikels oder durch Verschmelzung mehrerer Follikel miteinander. Bei Hyperplasie lassen sich in der Schilddrüse kleine Knötchen nachweisen, die aus mehreren solcher thyreogenen Zysten in gruppierter Anordnung bestehen.

*Sekundäre thyreogene Zysten und epithelfreie Pseudozysten* sind ein häufiger Befund in Strumaknoten und Adenomen. Sie treten aber auch in Karzinomen, vor allem in solchen von höherem Differenzierungsgrad, und in Sarkomen auf.
Nach ihrer unterschiedlichen kausalen und formalen Pathogenese unterteilt Wegelin (12) die sekundären Zysten und epithelfreien Pseudozysten in Dilatationszysten und Erweichungszysten. Sie sind nur in ihrer Frühphase voneinander trennbar. Mit zunehmendem Wachstum und Auftreten von degenerativen Veränderungen gleichen sich die morphologischen Unterschiede aus, so daß sie nicht mehr voneinander unterschieden werden können (Abb. **2**).

## Dilatationszysten

Sie werden auch als Follikelzysten bezeichnet und entwickeln sich in kolloidreichen Knoten durch fortschreitende Erweiterung großer kolloidhaltiger Follikel. Ursächlich wird ein Mißverhältnis zwischen Kolloidsekretion und Kolloidresorption bzw. Kolloidabtransport angenommen, wobei dem Mangel an Lymphgefäßen in Adenomen besondere Bedeutung für ihre Entstehung zukommen soll. Der intrafollikuläre Aufstau des Kolloids betrifft meist ganze Follikelgruppen. Er führt zur Atrophie der interfollikulären Septen und zum Zusammenfließen der dilatierten Follikel zu größeren Hohlräumen. Ein kleines Adenom kann auf diese Weise vollständig zystisch umgewandelt werden, während Zysten in größeren Adenomen von einem mehr oder weniger breiten Saum aus follikulärem Adenomgewebe umgeben bleiben. Typisch für Dilatationszysten ist, daß sie eine epitheliale Auskleidung besitzen und ihr Inhalt aus Kolloid besteht.

Die morphologische Diagnose einer Dilatationszyste ist bei Durchmessern unter 1 cm in der Regel leicht möglich. Größer werdende Zysten bilden mit der Zeit eine bindegewebige Wand, während ihre epitheliale Auskleidung teilweise oder vollständig der Atrophie verfällt und verschwindet. Häufig stören auch Einblutungen das morphologische Bild, so daß die typischen histologischen Merkmale der Dilatationszysten schließlich nicht mehr nachweisbar sind und ihre Abgrenzung von den Erweichungszysten unmöglich wird.

### Erweichungszysten

Nachdem sie keine epitheliale Auskleidung besitzen, sind sie den Pseudozysten zuzuordnen. Sie entstehen in Adenomen verschiedener histologischer Bauweise, in Strumaknoten und in Malignomen. Am Beginn der Veränderung steht eine ödematöse Auflockerung und Erweichung des zentralen Stromaanteils, in deren Bereich das Schilddrüsengewebe zugrunde geht. Es bilden sich kleine Flüssigkeitsseen, die zunächst noch spinngewebsartig von Bindegewebsfasern und Gefäßen durchzogen sind, bis diese vollends einreißen und verschwinden. In den Wandabschnitten der so entstehenden Zyste finden sich atrophische Follikel und Follikelepithelnester. Das frei werdende Schilddrüsenkolloid mischt sich mit der Ödemflüssigkeit.

Erweichungszysten können auch Folge von Einblutungen sein mit nachfolgender sog. hämorrhagischer Erweichung, vor allem dann, wenn die vollständige Resorption der Blutmassen wegen des Umfanges der Einblutung nicht mehr möglich ist. Als Ursache werden lokale Gewebseinschmelzungen durch Autolyse sowie regionale Lymphstauungen mit starker seröser Durchtränkung des Blutergusses angenommen. Unter zunehmender Erweichung wandelt sich der betroffene Bezirk breiig um und wird schließlich flüssig, indem sich eine epithelfreie Pseudozyste bildet.

Mit fortschreitendem Abbau des Blutfarbstoffes ändert der zunächst schokoladenbraune Zysteninhalt seine Farbe. Er wird allmählich gelblich und transparent.

Die degenerativen Vorgänge um die ödematöse und hämorrhagische Erweichung einerseits sowie um die Follikeldilatation andererseits laufen oft kombiniert ab, so daß eine klare histogenetische Zuordnung der Zysten histologisch nicht immer möglich ist. Indirekte Untersuchungsmethoden lassen eine Typisierung der Zysten in der Regel nicht zu.

Der Vorgang der Zystenentstehung geht meist langsam vor sich. Manche Zysten bleiben klein und werden nur wenige Millimeter groß, andere erreichen Durchmesser von mehreren Zentimetern. Die frühzeitige Entwicklung einer mehr oder weniger vollständigen bindegewebigen Kapsel begrenzt in der Regel ihr Wachstum, wobei höckrige Parenchymreste bisweilen noch in die Lichtung hineinragen können. Andererseits ermöglichen fortschreitende, teils ödematöse, teils hämorrhagische Stromaerweichungen und Follikelverschmelzungen ein allmähliches Wachstum von Zysten. Husten und Pressen können akut einsetzende Einblutungen nach sich ziehen mit rascher, oft schmerzhafter Vergrößerung der Zyste, die im Einzelfall innerhalb kurzer Zeit gigantische Ausmaße erreichen kann.

Galvan (13) hat die Zystenflüssigkeit von Schilddrüsenzysten vielseitig untersucht und festgestellt, daß zwischen der braunen und der gelben Zystenflüssigkeit erhebliche Unterschiede bestehen. So sind braune Zystenflüssigkeiten zellreich und enthalten massenhaft Erythrozyten, Granulozyten und Makrophagen. Ihr Gehalt an $T_3$, $rT_3$, $T_4$, PBJ und die Sättigung thyroxinbindender Proteine ist signifikant höher als im Serum. Diese Unterschiede treffen auf zahlreiche weitere Substanzen zu. Demgegenüber ist die gelbe Zystenflüssigkeit zellarm und ihre chemische Zusammensetzung jener des Serums ähnlich. $T_4$ und TSH sind niedriger, $T_3$ und $T_3$-U höher als im Serum; PBJ und $rT_3$ unterscheiden sich nicht signifikant von den entsprechenden Serumwerten.

Die höchsten Hormonwerte konnte GALVAN (13) in braunen und gelben Zystenflüssigkeiten degenerierter toxischer Adenome nachweisen.
Als Ursache des höheren Hormon- und Jodgehaltes brauner Zystenflüssigkeiten wird das Freiwerden von Hormonen und Jodproteinen durch die Zerstörung von Schilddrüsengewebe wie auch eine höhere Proteinkonzentration diskutiert. Die Untersuchungsergebnisse von GALVAN (13) lassen ferner darauf schließen, daß Hormone und Hormonvorstufen zusätzlich aus wandbildendem Schilddrüsengewebe direkt in die Zystenflüssigkeit abgegeben werden. In Funktionsuntersuchungen konnte GALVAN (13) nachweisen, daß Zysten mit gelber Flüssigkeit im Gegensatz zu Zysten mit brauner Flüssigkeit in regem Stoffaustausch mit dem Blutserum stehen, der die Ähnlichkeit in der Zusammensetzung zwischen der gelben Zystenflüssigkeit und dem Blutserum erklärt.
Etwa 1/4 aller szintigraphisch kalten Knoten enthalten sekundäre Zysten (13). Schon allein diese Tatsache läßt den Verdacht zu, daß die Bildung sekundärer zystischer Veränderungen nicht ausschließlich eine Angelegenheit benigner Schilddrüsenerkrankungen sein kann, sondern auch bei Malignomen der Schilddrüse angetroffen wird. Hochdifferenzierte follikuläre abgekapselte Karzinome besitzen einen den Adenomen vergleichbaren Bau und sind von diesen makroskopisch allein meistens nicht zu unterscheiden. Auch sie enthalten häufig eine zentrale oder exzentrisch gelegene Zyste von unterschiedlicher Größe, die den Erweichungszysten zugeordnet werden muß (14). Papilläre Karzinome von überwiegend papillärem Aufbau bilden ebenfalls Zysten durch lokales Tumorepithelwachstum und als Folge von Einblutungen. Ihre Auskleidung besteht nur teilweise aus Tumorepithel. Größere Zysten sind sogar oft weitgehend epithelfrei, wobei allerdings papilläre Tumorzellkomplexe zottig in die Lichtung hineinragen können (12, 14). Solche Strukturen sind abzugrenzen von den makropapillären Follikelkomplexen, wie sie gelegentlich in Randabschnitten von Dilatationszysten in kolloidreichen Strumae auftreten. In niedrig differenzierten und anaplastischen Karzinomen sowie in Sarkomen der Schilddrüse können liquide Nekrosen und Blutungen zur Bildung zystischer Veränderungen führen. Sie sind Ausdruck einer gestörten Zirkulation des Tumorgewebes. Besonders erwähnenswert ist in diesem Zusammenhang das Hämangioendotheliom der Schilddrüse, dessen Tumormasse zentral einen oder mehrere Hohlräume aufweist, die mit koaguliertem oder flüssigem Blut gefüllt sind. Randständig ist sog. Kautschukhyalin ausgebildet, an das sich Tumorgewebe anschließt (15, 16).
Der Nachweis einer Zyste in einer tumorösen Veränderung der Schilddrüse mit ausschließlich indirekten Untersuchungsmethoden bedarf sorgfältiger differentialdiagnostischer Überlegungen. Eine definitive Aussage zur Dignität der Veränderung ist auf diesem Wege allein nicht möglich. Wenn auch aufgrund der statistischen Verteilung benigner und maligner Schilddrüsenerkrankungen die Wahrscheinlichkeit, daß einer nachgewiesenen zystischen Veränderung ein benigner Prozeß zugrunde liegt, wesentlich höher ist, so bleibt die definitive Entscheidung darüber doch ausschließlich pathologisch-anatomischen Untersuchungsmethoden vorbehalten.

### Zysten des Ductus thyreoglossus

Sie entsprechen den medianen Halszysten und wurden bereits besprochen. Abgesehen von ihrer gelegentlichen Lokalisation im Lobus pyramidalis, finden sie sich im übrigen Schilddrüsengewebe kaum.

### Branchiogene Zysten

Sie gehen aus intrathyreoidal verlagerten Anteilen der Kiementaschen und des Ductus postbranchialis hervor. Im ersten Fall ist ihre epitheliale Auskleidung einschichtig, im zweiten öfters mehrschichtig kubisch oder zylindrisch und z. T. mit Flimmerhaaren besetzt. Zysten aus verlagerten Resten des Ductus postbranchialis zeigen in ihrer Umgebung tubuläre und azinöse Drüsen sowie solide Epithelansammlungen. Durch ihre entwicklungsgeschichtliche Beziehung sind branchiogene Zysten üblicherweise in den lateralen und dorsalen Anteilen der Seitenlappen und nur selten in den medianen Abschnitten und im Isthmus lokalisiert.

### Zysten mit Ausgang vom Respirationstrakt

Diese selten vorkommenden Zysten entwickeln sich aus losgelösten, intrathyreoidal verlagerten Anteilen der Trachealanlage. Sie werden von respiratorischem Epithel ausgekleidet und besitzen einen dem Tracheobronchialsystem analogen Wandaufbau mit Knorpelgewebe und Schleimdrüsen.

## Entzündungen

Entzündungen der Schilddrüse können durch bakterielle oder virale Infektionen zustande kommen, reaktiven Veränderungen entsprechen oder Ausdruck einer Autoimmunerkrankung sein. Eine Thyreoiditis liegt dann vor, wenn die Schilddrüse zuvor nicht verändert gewesen ist, während die Entzündung einer strumös veränderten Schilddrüse definitionsgemäß als Strumitis bezeichnet werden müßte.
Die strikte Trennung der beiden Begriffe hat sich jedoch nomenklatorisch nicht durchgesetzt, nachdem entzündlich bedingte Asymmetrien, knotige Veränderungen, Konsistenzverschiebungen sowie Verwachsungen mit der Umgebung klinisch zunächst häufig den Eindruck einer tumorösen oder tumorähnlichen Erkrankung erwecken, während histologisch die Diagnose leicht gestellt werden kann (4, 17).
Reaktive Entzündungen der Schilddrüse werden häufig in Strumae und in der Umgebung von Adenomen oder Karzinomen angetroffen. Sie entsprechen fokalen, mehr oder weniger dichten lymphoplasmozytären Infiltraten. Dichte follikuläre lymphoplasmozytäre Infiltrate mit Reaktionszentren sind typisch für die Struma Basedow.
Eitrige Thyreoiditiden sind selten geworden. Sie werden meist durch hämatogen eingeschwemmte Staphylokokken verursacht. Die Schilddrüse kann generell an allen bakteriellen Infektionen und spezifischen Entzündungen des Organismus beteiligt sein.
Die nichteitrigen Thyreoiditiden von eigenständigem Krankheitswert sind in einer eigenen Gruppe zusammengefaßt. Dazu gehört die subakute, nichteitrige Thyreoiditis de Quervain, die Struma lymphomatosa Hashimoto, die eisenharte Struma Riedel und die atrophische Thyreoiditis. Allen gemeinsam ist die Schädigung des Follikelepithels mit Verminderung der Thyroxinsynthese und daraus resultierender Steigerung der hypophysären TSH-Sekretion, die zur Strumabildung führt (10).

### Subakute nichteitrige Thyreoiditis de Quervain

Sie gilt als Viruserkrankung und wird überwiegend in Strumaendemiegebieten beobachtet. Frauen sind wesentlich häufiger davon betroffen als Männer. Meist akut oder subakut beginnend, führt sie zu einer druckempfindlichen, meist asymmetrischen, bisweilen knotigen Vergrößerung der Schilddrüse, nachdem in der Regel nicht das gesamte Organ gleichmäßig befallen ist. Aus diesem Grunde liegt klinisch die Verwechslung mit einer Strumaerkrankung nahe. Anfangs ist die Schnittfläche nur wenig auffällig. Sie wird jedoch im Laufe der Zeit von Narbengewebe durchsetzt, währenddessen sich das residuelle Schilddrüsengewebe knotig hyperplastisch verändert.
Histologisch zeigt sich das Bild einer granulomatösen, vernarbenden Entzündung, die mit lebhafter Follikeldestruktion einhergeht unter Ausbildung epitheloidriesenzelliger Granulome um freigesetztes Schilddrüsenkolloid. Im Verlauf von Wochen bis wenigen Monaten kommt die Erkrankung zum Stillstand. Hypothyreote Funktionsstörungen sind nur dann zu erwarten, wenn eine ausgedehnte Fibrose vorliegt (4, 10, 17).

### Struma lymphomatosa Hashimoto

Sie gilt als Autoimmunerkrankung (Syn.: Immunthyreoiditis). Die klinische Diagnose ist vom Nachweis zirkulierender Antikörper gegen Thyreoglobulin und mikrosomale Zellbestandteile des Follikelepithels abhängig. Die Erkrankung beginnt schleichend und führt bei typischem Verlauf zu einer symmetrischen Vergrößerung der Drüse mit derber Konsistenz und geringer Druckempfindlichkeit. Histologisch besteht eine massive lymphoplasmozytäre Infiltration des Drüsengewebes mit Ausbildung zahlreicher Lymphfollikel. Das Follikelepithel ist schwer geschädigt und macht unterschiedliche degenerative Veränderungen durch, z. T. mit großzellig-eosinophiler Transformation der Thyreozyten (Onkozyten). Auch Riesenzellen treten in geringer Zahl in Erscheinung. Eine Ausdehnung der Entzündung durch die Organkapsel in das angrenzende Halsgewebe unterbleibt. Die Erkrankung kann zur vollständigen Destruktion mit bindegewebiger Verödung und Atrophie der Drüse führen.

Die Struma lymphomatosa Hashimoto kann fokal begrenzt ablaufen und dabei klinisch symptomlos bleiben. Während dem Kliniker die Abgrenzung der Struma lymphomatosa Hashimoto von einer malignen Schilddrüsenveränderung in der Regel leicht möglich ist, kann ihre Abgrenzung von malignen Lymphomen dem Pathologen gelegentlich Schwierigkeiten bereiten, vor allem dann, wenn ihm die klinischen Informationen vorenthalten werden (4, 10, 17, 18).

### Eisenharte Struma Riedel

Sie ist selten und befällt überwiegend Frauen. Ihre Ursache ist nicht bekannt. Der Erkrankung liegt eine chronische fibroplastische Entzündung zugrunde, die unter Zerstörung des Schilddrüsengewebes zu einer massiven Verschwielung der Drüse führt. Sie kann sich auf einen Lappen beschränken oder beide Lappen gleichzeitig befallen.

Die Entzündung bleibt nicht auf die Schilddrüse begrenzt, sondern breitet sich auf die angrenzenden Halsweichteile aus. Sie führt zu schweren Verwachsungen und Kompressionserscheinungen der Umgebung.

Die Schnittfläche wird von derben weißen Schwielen durchsetzt, die dem Untersucher einen „eisenharten“ Palpationsbefund vermitteln, der zunächst den Gedanken an einen malignen Prozeß nahelegt. Zur definitiven Klärung der Diagnose ist die histologische Untersuchung einer Gewebeprobe unumgänglich (4, 17).

### Atrophische Thyreoiditis

Sie führt zu einer deutlichen Verkleinerung der Schilddrüse. Der histologische Befund ist charakterisiert durch ausgedehnte Vernarbungen, entzündliche Restinfiltrate, eine hochgradige Follikelatrophie und degenerative Veränderungen des Follikelepithels. Die Erkrankung bleibt auf die Schilddrüse begrenzt und breitet sich nicht auf das angrenzende Halsgewebe aus. Ihre Kausalpathogenese ist nicht geklärt. Möglicherweise kommen verschiedene Ursachen in Betracht, so unter anderem auch die Struma lymphomatosa Hashimoto.

## Euthyreote Struma, Hypothyreose und Hyperthyreose

### Euthyreote Struma

Bei euthyreoter Struma ist die Schilddrüse diffus oder knotig vergrößert, ohne daß Zeichen einer Über- oder Unterfunktion bestehen. Sie ist Ausdruck einer gesteigerten hypophysären Stimulation mit dem Resultat der Zunahme des Zellvolumens, der Vermehrung der Zellzahl sowie der Anzahl der Follikel in der Schilddrüse (10). In Abhängigkeit vom Funktionszustand ist die euthyreote Struma kolloidarm oder kolloidreich. Die euthyreote Struma entspricht einer kompensatorischen Schilddrüsenvergrößerung, die infolge der verminderten Jodaufnahme mit der Nahrung in Jodmangelgebieten endemisch auftritt. Sie kann aber ebenso auch Ausdruck einer genetisch bedingten oder medikamentös induzierten Hormonsynthesestörung sein.

Eine Struma diffusa liegt dann vor, wenn die hypophysäre Stimulation der Schilddrüse durch TSH zu einer diffusen Vergrößerung des Organs führt. Entspricht diese in Aussehen und Beschaffenheit weitgehend normalem Schilddrüsengewebe, so handelt es sich um eine Struma diffusa parenchymatosa. Mikroskopisch besteht sie aus kolloidarmen Follikeln.

Bei Struma diffusa colloides ist die Schilddrüse hyperplastisch und kolloidreich zugleich. Sie fällt makroskopisch durch ihre glänzende, gelblich-rote Schnittfläche auf. Mikroskopisch besteht sie aus großen, kolloidreichen Follikeln.

Entstehen in einer Struma diffusa durch lokales Wachstum umschriebener Follikelepithelgruppen kleine, bis wenige Millimeter große Proliferationszentren, die sich körnig über die Schnittfläche vorwölben, so handelt es sich um eine Struma diffusa mit knotiger Hyperplasie.

Die Ausbildung multipler bis zu mehreren Zentimetern großen, mehr oder weniger gut abgegrenzten Knoten führt schließlich zur adenomatösen Hyperplasie, der eigentlichen Struma nodosa. Sie kann kolloidreich oder kolloidarm sein oder Herde mit unterschiedlichem Kolloidreichtum aufweisen. Neben Follikeln unterschiedlicher Größe finden sich auch makropapilläre Strukturen. Das zwischen den Knoten gelegene Schilddrüsengewebe ist häufig komprimiert. Regressive Veränderungen wie

Struma nodosa

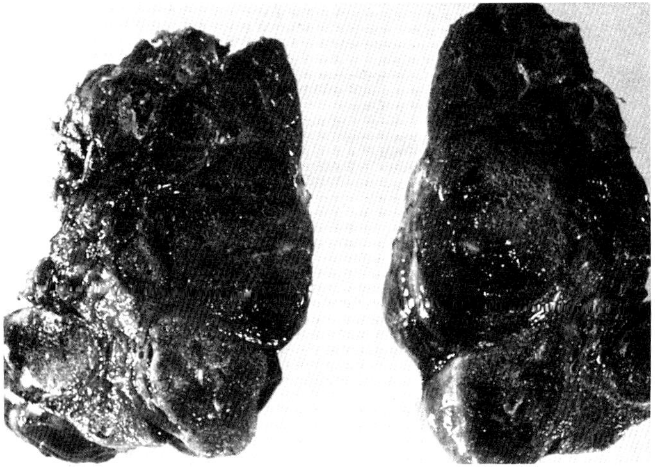

Abb. **3** Struma nodosa mit kleinen Zysten und Einblutungen; ES 14204/87

Nekrosen, Einblutungen, Fibrose, Verkalkungen und die Bildung von Dilatations- und Erweichungszysten sind im fortgeschrittenen Entwicklungsstadium der Struma nodosa die Regel (Abb. **3**).
Differentialdiagnostisch muß bedacht werden, daß der klinische Befund multipler Knoten in der Schilddrüse sowohl Ausdruck einer Struma nodosa sein kann als auch einer Knotenstruma in Kombination mit einem oder mehreren Adenomen oder von multiplen Adenomen allein. Die Abgrenzung hyperplastischer Knoten von Adenomen kann auch pathologisch-anatomisch erhebliche Schwierigkeiten bereiten. Auf die morphologischen Unterschiede wird bei der Besprechung der Adenome eingegangen. Nach der Einteilung der WHO von Hedinger u. Sobin (19, 20) gehört die Struma nodosa als hyperplastische Veränderung zu den tumorähnlichen Schilddrüsenerkrankungen.

## Hypothyreose

Symptome einer Hypothyreose treten dann auf, wenn zuwenig funktionstüchtiges Schilddrüsengewebe zur Verfügung steht, die TSH-Stimulation der Schilddrüse ungenügend ist oder eine thyreoidale Hormonsynthesestörung vorliegt (10). Hedinger u. Egloff (4) unterscheiden eine primäre Hypothyreose als Folge von Mißbildungen (Aplasien, Heterotopien), primärer Atrophie sowie von entzündlichen, neoplastischen bzw. auch operativ und strahlenbedingten Destruktionen und Reduktionen des Schilddrüsengewebes. Angeborene Hormonsynthesestörungen und Folgen thyreostatischer Therapien werden ebenso der primären Hypothyreose zugeordnet. Eine sekundäre Hypothyreose liegt vor, wenn die hypophysäre Stimulation versagt.
Bei primärer Hypothyreose ist die Schilddrüse meist zu klein und zeigt allenfalls in residuellen Parenchymanteilen hyperplastische Reaktionen als Folge der hypophysären Stimulation. Nur bei angeborenen Hormonsynthesestörungen und unter Thyreostatika kommt es unter der andauernden TSH-Stimulation zur Vergrößerung der Schilddrüse, die vor allem bei Synthesestörungen zu einer knotigen Hyperplasie führt. Unter diesem Proliferationsstimulus kann es zum Auftreten von Zellatypien kommen, die an eine karzinomatöse Entartung denken lassen (4).

## Hyperthyreose

Bei Hyperthyreose ist die Schilddrüse fast immer vergrößert. So ist die Struma Basedow durch ihre diffuse Hyperplasie gekennzeichnet, während bei Struma basedowificata die Hyperthyreose auf dem Boden einer zuvor euthyreoten Knotenstruma entsteht. Beim toxischen Adenom wird die Hyperthyreose ausschließlich durch einen endokrin hyperaktiven Adenomknoten verursacht, während das übrige Schilddrüsengewebe funktionell ruhiggestellt ist. Das toxische Adenom kann als solitärer Knoten in Erscheinung treten oder in einer Knotenstruma manifest werden. In einer Knotenstruma können ferner multiple funktionell autonome Herde auftreten, die nicht unbedingt an Knoten oder Adenome gebunden sind.

Mikroskopisch ist die Struma Basedow gekennzeichnet durch unregelmäßig geformte Follikel wechselnder Größe, die von zylindrischen, transparenten Zellen ausgekleidet werden. Das Follikelepithel bildet häufig papilläre Zellproliferate, welche in die Follikel hineinragen. Typische Onkozyten können beobachtet werden. Das Kolloid der Follikel imponiert dünnflüssig. Das Interstitium wird von Lymphfollikeln und lymphoplasmozytären Infiltraten durchsetzt; die Gefäße sind blutreich.
Die histologische Diagnose der Struma basedowificata kann insofern Probleme bereiten, als hyperaktive Anteile in Strumaknoten häufig angetroffen werden, ohne daß eine Hyperthyreose besteht. Hier empfiehlt es sich, im Schilddrüsengewebe zwischen den Knoten nach entsprechenden Veränderungen zu suchen. Auch die histologische Diagnose des toxischen Adenoms kann schwierig, ja manchmal unmöglich sein, nachdem sein histologisches Bild variabel ist. Eine gute Orientierungshilfe liefert das residuelle Schilddrüsengewebe, wenn es bei toxischem Adenom Merkmale der Ruhigstellung mit funktioneller Atrophie erkennen läßt. Die sichere Diagnose einer Struma nodosa mit multiplen autonomen Herden ist mikroskopisch allein oft nicht möglich, kann aber mit Hilfe der Autoradiographie gelingen (4, 10).

## Tumoren

Die Tumoren der Schilddrüse sind überwiegend Neubildungen des Epithels, die anteilmäßig 90% und mehr aller Schilddrüsentumoren ausmachen (26, 37). Schilddrüsentumoren mesenchymaler Abstammung spielen dagegen eine untergeordnete Rolle. Für die histologische Einschätzung der Dignität epithelialer Schilddrüsentumoren ist weniger die Beurteilung zytologischer Merkmale wie Kern- und Zellpolymorphien, Kernhyperchromasien, Anisokaryose und dergleichen entscheidend, nachdem solche zellulären Veränderungen auch bei Hormonsynthesestörungen und unter Thyreostatikatherapie auftreten und sie andererseits bei hochdifferenzierten Karzinomen fehlen können, als vielmehr der Nachweis von invasivem Wachstumsverhalten, auch wenn das histologische Bild, wie bei hochdifferenzierten follikulären Karzinomen beispielsweise, nur wenig vom Normalzustand abweicht. Die Häufigkeitsverteilung verschiedener Tumorformen ist in Strumaendemiegebieten anders als in Nichtstrumaendemiegebieten. So herrschen beispielsweise follikuläre Karzinome in Strumaendemiegebieten vor und papilläre Karzinome in Nichtstrumaendemiegebieten (21, 22). Seit einigen Jahren ist jedoch ein deutlicher prozentualer Anstieg der papillären Karzinome bei geringem Anstieg, Stagnation oder sogar Rückgang der follikulären Karzinome und Rückgang der anaplastischen Karzinome zu beobachten, eine Tendenz, die von manchen Autoren aus Endemiegebieten als Positivwirkung der gesetzlichen Jodprophylaxe gesehen wird. Eine ähnliche Entwicklung ist jedoch auch in Nichtstrumaendemiegebieten ohne Jodprophylaxe zu erkennen, so daß zumindest teilweise auch andere Faktoren in Betracht kommen (23–26). So verschob sich im Züricher Untersuchungsgut der prozentuale Anteil der follikulären, papillären und anaplastischen Karzinome von 42–9–37% in den Jahren 1925–1941 nach 30–37–24% in den Jahren 1962–1973 (23, 27) und im Würzburger Untersuchungsgut von 32–26–26% in den Jahren 1960–1969 nach 43–34–16% in den Jahren 1970–1977 (26).
Ein Gestaltswandel der Karzinome zwischen Primärtumor und Metastasen wird nur selten beobachtet. Vor allem bei undifferenzierten Karzinomen oder niedrig differenzierten follikulären Karzinomen kann es gelegentlich vorkommen, daß die Metastasen besser oder schlechter differenziert sind als der Primärtumor (28).
Während multiple Knoten in erster Linie für eine Knotenstruma sprechen, deren Malignitätsrisiko gering ist, bedürfen solitäre knotige Veränderungen der Schilddrüse in jedem Fall der Abklärung zum Ausschluß einer malignen Erkrankung. Der Anteil solitärer, szintigraphisch kalter Knoten kann bis zu 20% des klinischen thyreoidealen Untersuchungsgutes umfassen (29). Pathologisch-anatomisch werden szintigraphisch kalte Knoten repräsentiert von kolloidreichen Strumaknoten, Zysten, Adenomen und Karzinomen. Eine weitere Differenzierung, vor allem die Klärung der Frage, ob ein szintigraphisch kalter Knoten maligne ist, läßt sich allerdings mit klinischen Methoden allein nicht entscheiden. Insofern muß jeder kalte Knoten unter dem Aspekt eines erhöhten Malignitätsrisikos gesehen werden. Die Entscheidung über seine Dignität bleibt morphologischen Untersuchungsmethoden vorbehalten. Im selektierten Untersu-

chungsgut mancher Zentren beträgt der Anteil histologisch-maligner Befunde 5–7%, bisweilen sogar 10% und mehr der szintigraphisch kalten Knoten (29, 30).
Das histologische Bild der Schilddrüsentumoren ist vielfältig. Entgegen früherer Einteilungen (WEGELIN 1926, WALTHARD 1969) wird jedoch heute auf eine allzu differenzierte, klinisch wenig relevante histologische Subtypisierung verzichtet. Für die Praxis hat sich die folgende von HEDINGER u. SOBIN 1974 herausgegebene Nomenklatur der WHO bewährt, welche prognostisch vergleichbare Gruppen zusammenfaßt (19) und die sich nur wenig von jener der Deutschen Gesellschaft für Endokrinologie unterscheidet (35):

I. *Epitheliale Tumoren*

A. Benigne
   1. follikuläres Adenom
   2. andere

B. Maligne
   1. follikuläres Karzinom
   2. papilläres Karzinom
   3. Plattenepithelkarzinom
   4. undifferenziertes (anaplastisches) Karzinom
      a) Spindelzelltyp
      b) Riesenzelltyp
      c) kleinzelliger Typ
   5. medulläres Karzinom

II. *Nichtepitheliale Tumoren*

A. Benigne

B. Maligne
   1. Fibrosarkom
   2. andere

III *Verschiedene Tumoren*
   1. Karzinosarkom
   2. malignes Hämangioendotheliom
   3. malignes Lymphom
   4. Teratom

IV. *Sekundäre Tumoren*

V. *Nicht klassifizierte Tumoren*

VI. *Tumorähnliche Läsionen*

In dieser Einteilung werden somit benigne und maligne epitheliale Tumoren von benignen und malignen Tumoren nichtepithelialer Herkunft unterschieden. In einer dritten Gruppe werden besondere Tumoren mit unterschiedlicher histologischer Bauweise und verschiedenartiger Histogenese zusammengefaßt. Weitere Gruppen dienen der Zuordnung von Metastasen, nicht zu klassifizierenden Tumoren und tumorähnlichen Veränderungen.
Die internationale histologische Klassifikation der Schilddrüsentumoren wurde im Herbst 1986 in Zürich anläßlich einer WHO-Konferenz überarbeitet. Die WHO sieht vor, diese Neufassung nach einer Testphase zur Auslotung ihrer Praktikabilität in die zweite Ausgabe des „Blauen Büchleins" aufzunehmen. Sie ist im folgenden wiedergegeben:

I. *Epitheliale Tumoren*

A. Benigne
   1. follikuläres Adenom
   2. andere

B. Maligne
   1. follikuläres Karzinom
   2. papilläres Karzinom
   3. medulläres Karzinom
   4. undifferenziertes (anaplastisches) Karzinom
   5. andere

II. *Nichtepitheliale Tumoren*

III. *Malignes Lymphom*

IV. *Verschiedene Tumoren*

V. *Sekundäre Tumoren*

VI. *Unklassifizierte Tumoren*

VII. *Tumorähnliche Läsionen*

Im Vergleich zum Vorschlag der WHO aus dem Jahre 1974 fällt auf, daß in dieser Neufassung die Klassifikation der Schilddrüsentumoren weiterhin vereinfacht worden ist (54). So wurde auf die Führung des Plattenepithelkarzinoms in einer eigenständigen Gruppe verzichtet, nachdem es als primäre Schilddrüsenerkrankung eine Rarität darstellt. Mit anderen selten vorkommenden Karzinomtypen soll es zukünftig in einer Untergruppe der Karzinome unter „andere" zusammengefaßt werden. Die malignen Lymphome sind aus der Gruppe „III. verschiedene Tumoren" herausgenommen worden und sollen zukünftig als eigenständige Gruppe geführt werden. Sie sind häufiger als ursprünglich angenommen, nachdem sich in neueren Untersuchungen gezeigt hat, daß die überwiegende Mehrzahl der als undifferenzierte Karzinome vom kleinzelligen Typ angesprochenen Tumoren in Wahrheit maligne Lymphome sind (31). Die Klassifikation der Schilddrüsentumoren wird dadurch auf sieben Hauptgruppen erweitert.

## Epitheliale Tumoren

### Benigne epitheliale Tumoren

Die gutartigen epithelialen Tumoren der Schilddrüse sind fast ausschließlich follikuläre Adenome. Es handelt sich hierbei um solitäre Knoten, die sich vom Follikelepithel ableiten und von einer bindegewebigen Kapsel umgeben sind (Abb. **4a**). Die Größe ihrer Follikel kann erheblichen Schwankungen unterliegen. Mikrofollikuläre Adenome kopieren den feingeweblichen Bau des fetalen Schilddrüsengewebes. Sie sind kolloidarm und verhalten sich szintigraphisch meist kühl oder kalt (32). Makrofollikuläre Adenome sind kolloidreich; normofollikuläre Adenome gleichen in Größe und Gestalt normalem Schilddrüsengewebe.

Adenome müssen jedoch nicht ausschließlich aus Follikeln bestehen, sondern können sich auch in Anlehnung an die gewebliche Struktur der Schilddrüse während der embryonalen Phase aus trabekulären Zellkomplexen zusammensetzen bzw. auch Mischbilder aufweisen (17).

Adenome mit besonderer zytologischer Differenzierung werden ebenso bei den follikulären Adenomen untergebracht. Dazu gehören die oxyphilen Adenome (Hürthle-Zelladenome), die ausgesprochen kolloidarm sind und aus großen, eosinophilen Zellen mit feingranuliertem Zytoplasma, den sog. Onkozyten, bestehen (Abb. **4b**), ferner die hellzelligen Adenome, die von transparenten Zellen mit wasserklarem Zytoplasma gebildet werden, das von Mendelsohn beschriebene siegelringzellige Adenom, das synthesegestörte Adenom, das mit erheblichen Zell- und Kernatypien einhergehen kann, sowie das atypische Adenom (32, 33).

Die Gruppe „andere" der benignen epithelialen Tumoren ist für nichtfollikuläre Adenome reserviert. Das papilläre Adenom der Schilddrüse scheint, wenn es überhaupt vorkommt, sehr selten zu sein (17, 46). Nach heutigem Verständnis gelten papilläre Schilddrüsentumoren in der Regel als maligne (34). So ist sicher die Mehrzahl der früher als papilläre Adenome angesprochenen Schilddrüsentumoren der Gruppe der allseits von einer bindegewebigen Kapsel umgebenen sog. eingekapselten papillären Karzinome mit günstiger Prognose zuzuordnen, wie sie unter anderem auch von Schröder u. Böcker (36, 45) beschrieben worden sind.

Auch die Existenz eines C-Zelladenoms der parafollikulären Zellen als gutartige Variante des medullären Karzinoms ist noch nicht gesichert (20).

Das Vorliegen eines follikulären Adenoms ist vor allem dann wahrscheinlich, wenn es sich um eine isolierte Knotenbildung in einer sonst unveränderten Schilddrüse handelt. Liegen multiple Knoten vor, so handelt es sich mit höherer Wahrscheinlichkeit um eine Knotenstruma. Gleichwohl kann die histologische Abgrenzung eines Strumaknotens von einem echten Adenom in einer Knotenstruma erhebliche Schwierigkeiten bereiten, ja sogar unmöglich sein. Nach Meissner u. Warren (17) ist ein Adenom dann anzunehmen, wenn ein solitärer Knoten vorliegt, der von einer vollständigen bindegewebigen Kapsel umgeben ist, ein meist einheitliches histologisches Bild aufweist, das sich vom histologischen Bild des umgebenden Drüsengewebes unterscheidet und der das benachbarte Drüsengewebe komprimiert, während ein Strumaknoten dann wahrscheinlich ist, wenn gleichzeitig weitere Knoten vorliegen, eine etwa vorhandene Kapselbildung unvollständig ist, das histologische Bild unterschiedlich große Follikel zeigt, das umgebende Drüsengewebe histologisch demjenigen des Knotens gleicht und keine

**Follikuläres Adenom**

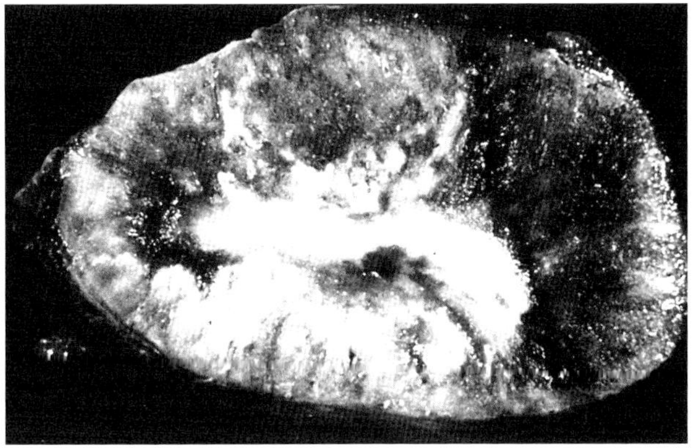

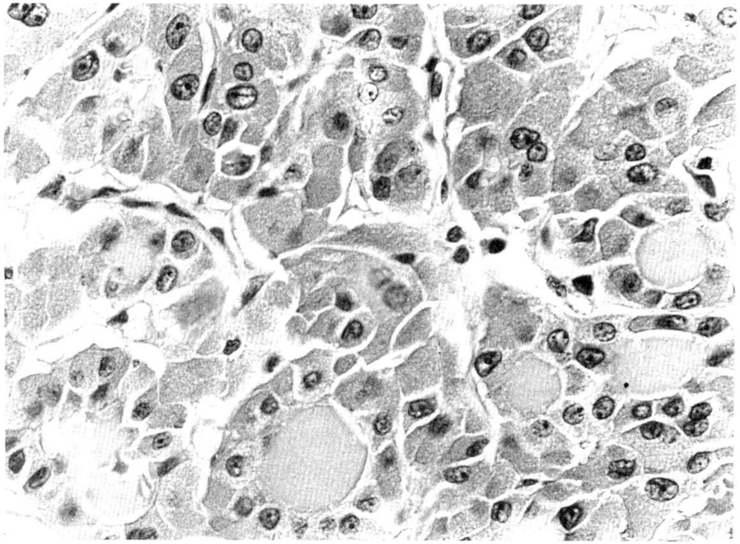

Abb. **4a** u. **b** Follikuläres Adenom **a** mit zentraler Narbe und Einblutungen; EH 2705/74; **b** feingeweblicher Bau des oxyphilen Adenoms, aus großen eosinophilen Zellen mit feingranuliertem Zytoplasma (sog. Onkozyten) bestehend. Zytologische Variante des follikulären Adenoms; ES 16829/87 (HE 400fach)

Kompression des angrenzenden Drüsengewebes besteht. Nicht immer treffen diese morphologischen Unterschiede in allen Einzelheiten zu, sie sind aber als Orientierungshilfe nützlich. So kann durchaus auch ein Strumaknoten eine bindegewebige Kapsel bilden, indem er das angrenzende Bindegewebe unter Atrophie des Schilddrüsengewebes im Laufe seines Wachstums vor sich herschiebt (Pseudokapsel). Ebenso kann das umgebende Schilddrüsengewebe auch bei Strumaknoten Kompressionserscheinungen aufweisen. Ein differentialdiagnostisch wichtiges Kriterium ist in jedem Falle aber der Vergleich des histologischen Bildes zwischen Knoten und umgebendem Schilddrüsengewebe.

Regressive Veränderungen bis zur zystischen Umwandlung sind bei Adenomen häufig zu finden. Typisch für Adenome ist auch die Ausbildung einer zentralen Narbe.

*Atypisches Adenom:* Das atypische Adenom bedarf seiner Bedeutung wegen besonderer Erwähnung. Es handelt sich hierbei um ein proliferierendes und zellreiches Adenom mit Kernatypien und Mitosen, jedoch ohne Hinweise auf ein invasives Wachstum wie etwa Kapseldurchbrüche und Gefäßeinbrüche. Atypische Adenome bedürfen sorgfältiger histologischer Untersuchung in zahlreichen Schnitten. Die Abgrenzung von hochdifferenzierten sog. eingekapselten follikulären Karzinomen kann erhebliche Schwierigkeiten bereiten. Möglicherweise entsprechen sie sogar dem Vorläuferstadium der eingekapselten follikulären Karzinome und repräsentieren das Bindeglied zwischen follikulärem Adenom und follikulärem Karzinom. Sie tangieren jedoch die Lebenserwartung nicht (38–42).

## Maligne epitheliale Tumoren

Die Schilddrüsenkarzinome werden nach dem Vorschlag der WHO (1974) in fünf Hauptgruppen zusammengefaßt (s. S. 15). Im neuen Vorschlag der WHO (1986) wird die Gruppe der Plattenepithelkarzinome herausgenommen und ersetzt durch eine neue Gruppe für seltene Karzinome.

Die altersstandardisierte Mortalitätsrate der Schilddrüsenkarzinome beträgt in der Bundesrepublik Deutschland jährlich für Männer 1 pro 100000 und für Frauen 1,5 pro 100000 der Wohnbevölkerung. Sie ist in den Bundesländern mit größeren Strumaendemiegebieten bis zu 60% höher und in Ländern ohne

Strumaendemiegebiete bis zu 40% geringer. Schilddrüsenkarzinome verursachen weniger als 1% der Krebstodesfälle (47). Die Anzahl der jährlich neu auftretenden Erkrankungsfälle liegt bei 3 pro 100000 Einwohner (48). Sie ist in jungen Jahren geringer und steigt mit zunehmendem Alter an (49, 50). Frauen erkranken im Durchschnitt doppelt so häufig wie Männer. Bei follikulären und papillären Karzinomen überwiegt das weibliche Geschlecht sogar um das 2,5fache, während bei medullären und undifferenzierten Karzinomen der Geschlechtsunterschied geringer ist (32). Alle Altersgruppen sind davon betroffen, wobei vor allem papilläre Karzinome in jüngeren Lebensjahren und bei Kindern beobachtet werden, während undifferenzierte Karzinome, maligne Lymphome und Hämangioendotheliome bevorzugt in höherem Lebensalter auftreten (35).

Abgesehen von ihrem histologischen Differenzierungsgrad ist die Prognose der Schilddrüsenmalignome abhängig vom Alter und Geschlecht der Patienten. So verschlechtert sie sich mit zunehmendem Lebensalter, und zwar bei Männern früher als bei Frauen. Schließlich hat auch die Ausdehnung des Tumorgewebes prognostische Auswirkungen. Die Prognose ist günstiger, solange das Tumorgewebe auf die Schilddrüse begrenzt bleibt. Sie verschlechtert sich jedoch, sobald das Tumorgewebe die Schilddrüse verläßt und in das angrenzende Halsgewebe einbricht (26).

Die pathologisch-anatomische Stadieneinteilung richtet sich nach der TNM-Klassifikation 1987 der UICC (International Union against Cancer) (51):

*pT – Primärtumor*

pTX: Primärtumor kann nicht beurteilt werden
pT0: Kein Anhalt für Primärtumor
pT1: Tumor 1 cm oder weniger in größter Ausdehnung, begrenzt auf die Schilddrüse
pT2: Tumor mehr als 1 cm, jedoch nicht mehr als 4 cm in größter Ausdehnung, begrenzt auf die Schilddrüse
pT3: Tumor mehr als 4 cm in größter Ausdehnung, auf die Schilddrüse begrenzt
pT4: Tumor jeder Größe mit Ausbreitung jenseits der Schilddrüse

*Anmerkung:* Jede T-Kategorie kann weiter unterteilt werden in:
a) solitärer Tumor
b) multifokaler Tumor (der größte Tumor ist für die Klassifikation bestimmend)

*pN – regionäre Lymphknoten*

pNX: regionäre Lymphknoten können nicht beurteilt werden
pN0: kein Anhalt für regionäre Lymphknotenmetastasen
pN1: regionäre Lymphknotenmetastasen
a: Metastasen in ipsilateralen Halslymphknoten
b. Metastasen in bilateralen, in der Mittellinie gelegenen oder kontralateralen Halslymphknoten oder in mediastinalen Lymphknoten

*pM – Fernmetastasen*

Die TNM- und pTNM-Kategorien entsprechen sich bei den Schilddrüsentumoren. Die prognostische Stadiengruppierung berücksichtigt das Lebensalter, wobei der Größe des Primärtumors sowie den vorhandenen Lymphknotenmetastasen und Fernmetastasen bei follikulären und papillären Karzinomen vor dem 45. Lebensjahr in prognostischer Hinsicht nicht so hohe Bedeutung beigemessen wird wie nach dem 45. Lebensjahr. Für medulläre und undifferenzierte Karzinome wird eine altersabhängige prognostische Differenzierung in dieser Form nicht durchgeführt (51).

*1. Follikuläres Karzinom*

Follikuläre Karzinome bestehen aus Follikeln unterschiedlicher Größe mit unterschiedlichem Kolloidreichtum, oft in Kombination mit soliden Zellsträngen. Das histologische Bild kann einerseits so hoch differenziert sein, daß eine Abgrenzung von follikulärem Adenomgewebe kaum mehr möglich ist. Unter solchen Umständen ist der Nachweis eines invasiven Wachstumsverhaltens entscheidend. Andererseits können follikuläre Karzinome so niedrig differenziert sein, daß sich bereits Übergänge zu undifferenzierten Karzinomen erkennen lassen.

Follikuläre Karzinome treten in der Regel unifokal auf. Sie neigen zu Blutgefäßeinbrüchen und metastasieren bevorzugt hämatogen und weniger lymphogen. Ihr Anteil an allen malignen Schilddrüsentumoren beträgt durchschnittlich 30–40%, in Abhängigkeit von der geographischen Region z. T. mehr, z. T. auch weniger (26, 46)

Nach der neuen Einteilung der WHO werden die follikulären Karzinome jedoch nicht mehr nach ihrem Differenzierungsgrad subklassifiziert, sondern nach dem Ausmaß ihres invasiven Wachstumsverhaltens. So sind zwei prognostisch unterschiedliche Manifestationsformen zu unterscheiden:

*a) eingekapseltes, minimal invasives follikuläres Karzinom*

*b) weit invasives follikuläres Karzinom.*

Das eingekapselte, minimal invasive follikuläre Karzinom besitzt gewöhnlich einen Durchmesser von 2–4 cm und wird von einer bindegewebigen Kapsel umgeben. Es ist leicht mit einem follikulären Adenom zu verwechseln, unterscheidet sich jedoch von diesem durch sein invasives Wachstumsverhalten. Dieses ist erst bei sorgfältiger histologischer Untersuchung der Randabschnitte belegbar in Form von Kapseleinbrüchen und Gefäßeinbrüchen, welche schlußendlich das maligne Verhalten des Tumors beweisen (Abb. **5**). Während an der diagnostischen Bedeutung der Gefäßeinbrüche kein Zweifel besteht, wird die Einschätzung der Kapselinvasion unterschiedlich gehandhabt. Lang u. Mitarb. (39) werten erst den vollständigen Aufbruch der bindegewebigen Kapsel mit beginnendem Einbruch des Tumorgewebes in das benachbarte Schilddrüsengewebe, während Kahn u. Perzin (52) bereits den bloßen Einbruch in das Kapselgewebe selbst als ausreichendes Zeichen für ein aggressives Verhalten betrachten. Die neue Einteilung der WHO akzeptiert nur den vollständigen Kapseldurchbruch (43).

Das weit invasive follikuläre Karzinom bereitet makroskopisch und mikroskopisch keine Schwierigkeiten. Durch seine graue oder graurötliche Farbe hebt es sich deutlich vom übrigen Schilddrüsengewebe ab. Es durchsetzt oft schon frühzeitig das gesamte Organ und bricht in Halsweichteile und Gefäße ein. Nicht selten mißt sein Durchmesser zum Zeitpunkt der Operation bereits 8 cm und mehr (Abb. **6**).

Die Überlebensrate des eingekapselten, minimal invasiven follikulären Karzinoms ist mit 85–97% wesentlich günstiger als die Überlebensrate der weit invasiven follikulären Karzinome, die mit einer großen Streubreite zwischen 15 und 70% angegeben wird (36, 39, 41, 53).

Atypische Adenome treten im Durchschnittsalter von 39 Jahren auf, während eingekapselte minimal invasive follikuläre Karzinome im Durchschnittsalter von 51 Jahren und weit invasive follikuläre Karzinome im Durchschnittsalter von 56 Jahren manifest werden. Infolge dieser zeitlichen Abstufungen wird von manchen Autoren eine kontinuierliche Fortentwicklung vom atypischen Adenom über das eingekapselte, minimal invasive follikuläre Karzinom bis zum weit invasiven follikulären Karzinom angenommen (40).

Zu den follikulären Karzinomen werden auch das oxyphile Karzinom (Syn.: Hürthle-Zellkarzinom, onkozytäres Karzinom, großzellig-eosinophiles Karzinom) und das klarzellige (hellzellige) Karzinom gezählt. Beide gelten als zelluläre Varianten des follikulären Karzinoms. Sie sind in ihrem biologischen Verhalten vergleichbar.

Das oxyphile Karzinom entspricht einem follikulären Karzinom, das aus großen, eosinophilen Zellen mit fein granuliertem Zytoplasma besteht. Die feine Granulierung des Zytoplasmas beruht auf seinem hohen Gehalt an Mitochondrien. Es wird angenommen, daß die großzellige-eosinophile Transformation Folge einer Überstimulierung des Schilddrüsenparenchyms ist. Die Tumorzellen sind nicht mehr in der Lage, Radiojod anzureichern, bilden jedoch noch Thyreoglobulin.

Oxyphile Karzinome werden offensichtlich in den letzten Jahren häufiger beobachtet. Ihr prozentualer Anteil wird mit 4–10%, z. T. sogar bis 12% aller Schilddrüsenkarzinome angegeben. Histologisch zeigen sie eindeutige Malignitätskriterien. Die Fünfjahresheilung wird mit 69% angegeben (55, 56).

Hellzellige oder klarzellige Karzinome der Schilddrüse sind selten. Sie bestehen hauptsächlich aus trabekulären, weniger aus follikulären Zellverbänden und werden von Tumorzellen gebildet, die ein transparentes, oft wasserklares Zytoplasma besitzen. Daraus ergibt sich eine Ähnlichkeit mit dem Gewebe von Nierenzellkarzinomen, so daß die differentialdiagnostische Abgrenzung eines hellzelligen Schilddrüsenkarzinoms von der Metastase eines Nierenzellkarzinoms schwierig oder unmöglich sein kann.

### *2. Papilläres Karzinom*

Das papilläre Karzinom der Schilddrüse bildet Papillen. Diese sind definiert als fingerförmige, oft sich verzweigende Komplexe, bestehend aus gefäßführendem Bindegewebe, das von

**Eingekapseltes follikuläres Karzinom**

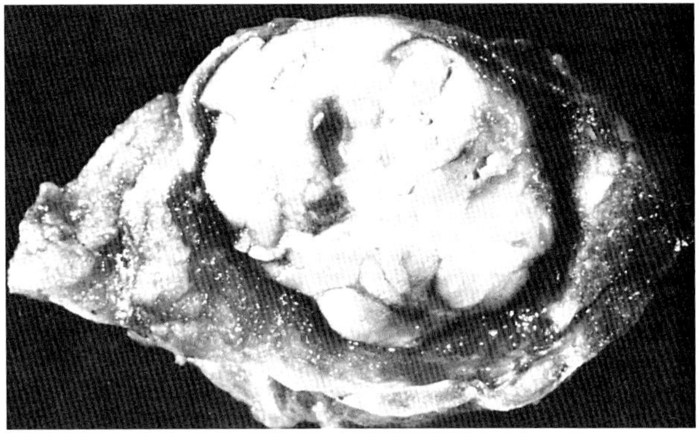

a

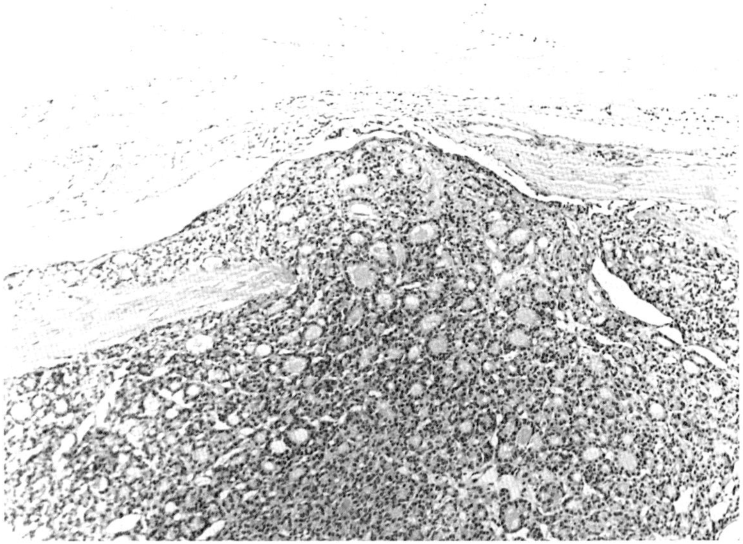

b

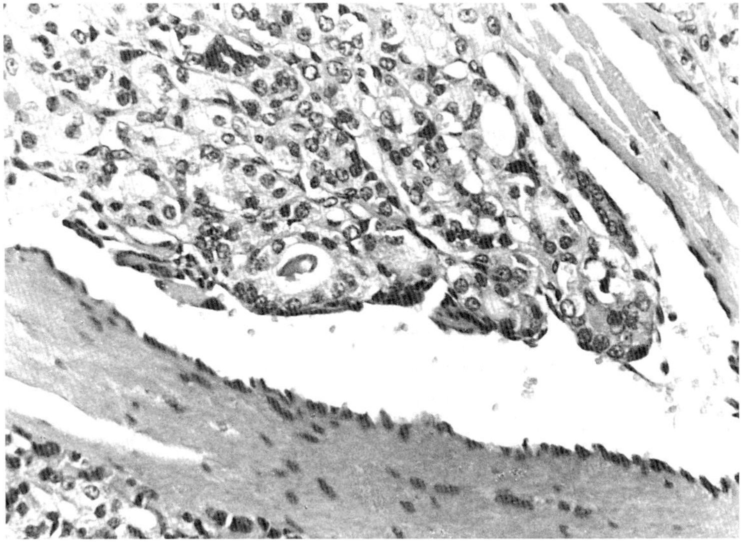

c

Abb. **5a–c**

**a** Eingekapseltes minimal invasives follikuläres Karzinom mit kleinen Einblutungen; ES 19733/84;

**b** Kapseldurchbruch eines eingekapselten minimal invasiven follikulären Karzinoms; ES 19733/84 (HE 100fach);

**c** Gefäßeinbruch eines eingekapselten minimal invasiven follikulären Karzinoms; ES 19733/84 (HE 250fach)

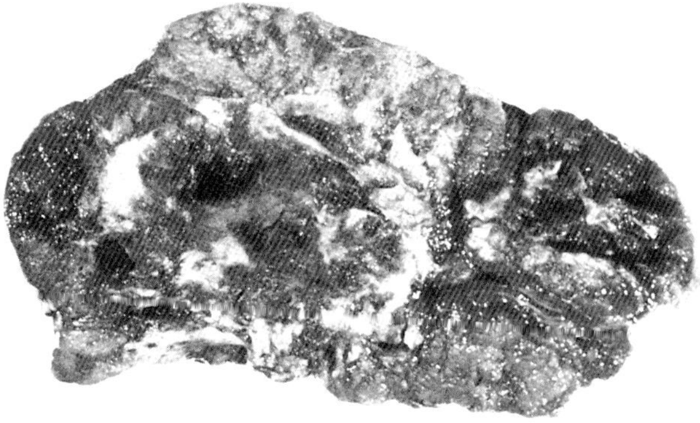

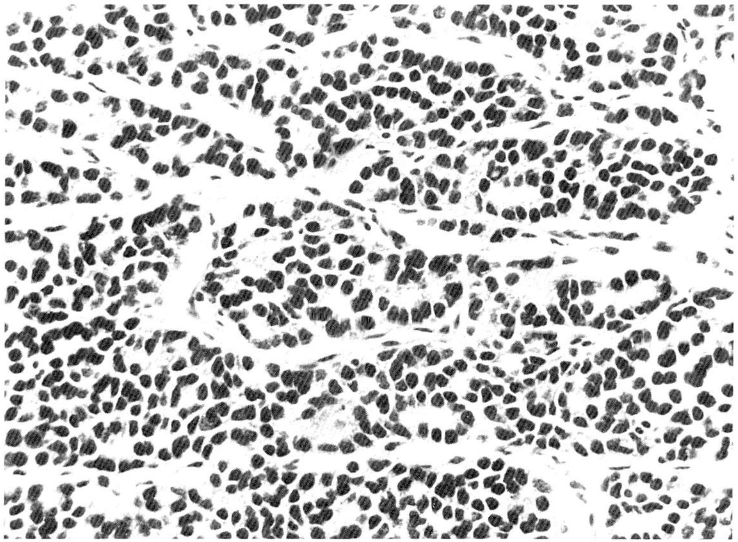

Abb. **6a** u. **b** Weit invasives follikuläres Karzinom **a** mit Einblutungen und kleinen zystischen Veränderungen; EZ 27478/71; **b** mit nur noch andeutungsweise erkennbarer Follikelbildung; EZ 27478/71 (HE 250fach)

**Follikuläres Karzinom**

einer einschichtigen Lage neoplastischer Zellen bedeckt wird. Sie sind zu unterscheiden von den makropapillären Strukturen kolloidreicher Strumae. Weitere typische histologische Merkmale sind Milchglaskerne, Kerninvaginationen, Psammomkörperchen und Plattenepithelmetaplasien. Makroskopisch besitzt das Tumorgewebe grauweiße Farbe und körnige Beschaffenheit (Abb. **7a** u. **b**). Der prozentuale Anteil der papillären Karzinome ist sehr variabel und wird mit 25–70% aller Schilddrüsenkarzinome angegeben (14, 22, 26, 37, 46, 58–60).

Reine papilläre Karzinome der Schilddrüse sind selten. Abgesehen von papillär differenzierten Tumoranteilen enthält die Mehrzahl dieser Karzinome auch Follikel. Das biologische Verhalten dieser gemischten, follikulär-papillären Karzinome unterscheidet sich jedoch nicht von jenem der rein papillären Karzinome (57). Sie werden deshalb selbst dann den papillären Karzinomen zugeordnet, wenn nur vereinzelte Papillen gebildet werden.

Papilläre Karzinome metastasieren bevorzugt über das Lymphgefäßsystem in die zervikalen Lymphknoten. Die zervikalen Lymphknotenmetastasen bleiben oft lange Zeit stationär. Während follikuläre Karzinome mehr in mittleren und höheren Lebensaltern auftreten, kommen papilläre Karzinome in allen Altersgruppen vor, auch bei Kindern. Das Geschlechtsverhältnis ist stärker zugunsten des weiblichen Geschlechts verschoben als bei follikulären Karzinomen (22).

Die Prognose der papillären Karzinome ist günstig, insbesondere für Kinder und jüngere Erwachsene. Die Zehnjahresheilung liegt bei 70–85% (46). Mit dem Alter der Patienten jedoch steigt auch die Malignität der papillären Karzinome deutlich an. Häufig sind papilläre Karzinome multifokal in einem oder beiden Schilddrüsenlappen nachweisbar. Multifokales Auftreten wird von manchen Autoren sogar in bis zu 75% der Fälle angegeben (22, 46).

In der neuen Einteilung der WHO (1986) (s. S. 15) werden fünf Varianten des papillären Karzinoms unterschieden:

- papilläres Mikrokarzinom
- eingekapselte Variante
- follikuläre Variante
- diffus sklerosierende Variante
- oxyphile Variante.

**Eingekapseltes papilläres Karzinom**

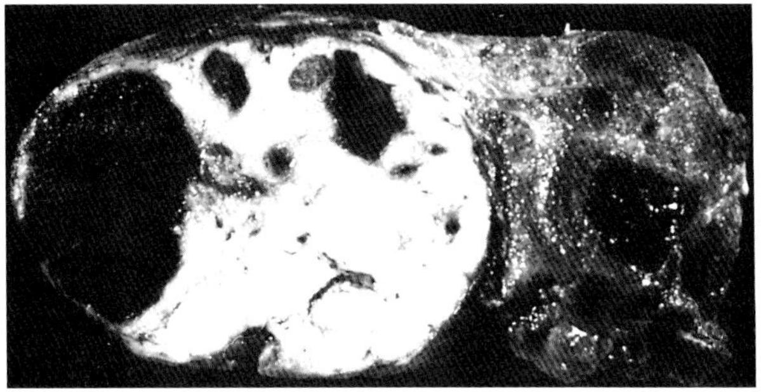

a

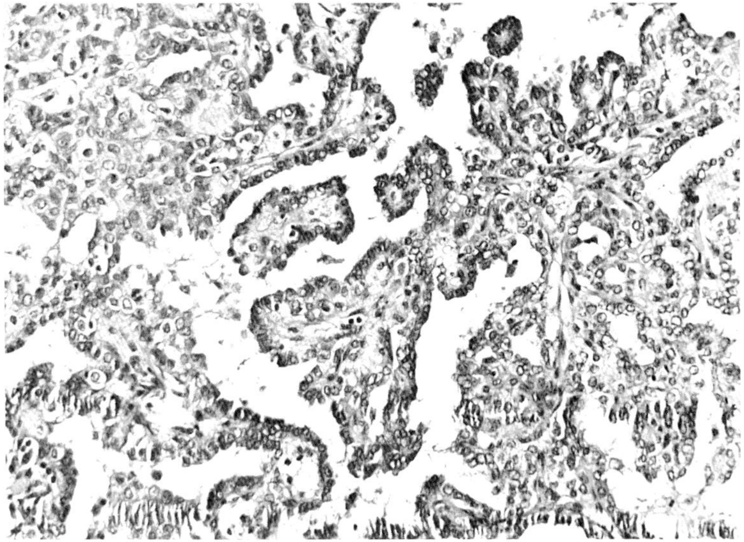

b

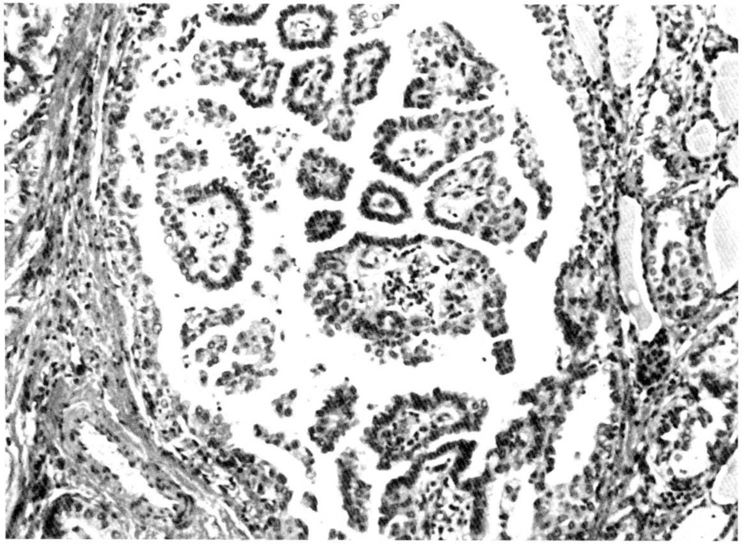

c

Ab. **7a–c**

**a** Gut begrenztes, eingekapseltes papilläres Karzinom mit Zysten und sekundären Einblutungen; EH 23852/76;
**b** papilläres Karzinom; HS 16416/84 (HE 250fach);
**c** papilläres Mikrokarzinom als Zufallsbefund bei Struma nodosa; ES 16109/84 (HE 100fach)

*Papilläre Mikrokarzinome oder okkulte Karzinome*, wie sie ebenfalls genannt werden, sind kleine Karzinome, die sich klinisch häufig erst mit dem Auftreten zervikaler Lymphknotenmetastasen manifestieren (Abb. **7c**). Nach früherer Definition beträgt der Durchmesser dieser Tumoren weniger als 1,5 cm (61). Oft sind sie nur wenige Millimeter groß. Die WHO beabsichtigt jedoch, in ihrem neuen Klassifikationsvorschlag den Terminus „papilläres Mikrokarzinom" auf solche Tumoren zu beschränken, deren Durchmesser weniger als 1 cm beträgt (43).
Das papilläre Mikrokarzinom tritt häufig multipel auf und ist oft in der Nähe der Schilddrüsenkapsel lokalisiert. Wegen seiner ausgezeichneten Prognose, vor allem bei jüngeren Menschen, wird es neben der eingekapselten Variante des papillären Karzinoms und dem eingekapselten minimal invasiven follikulären Karzinom auch als Frühkarzinom der Schilddrüse bezeichnet (36).

*Die eingekapselte Variante* des papillären Karzinoms wird allseits von einer bindegewebigen Kapsel umgeben und besitzt eine durchschnittliche Größe von 3 cm. Ähnlich wie eingekapselte follikuläre Karzinome können auch diese Tumoren ein kapselinvasives Verhalten aufweisen. Die eingekapselte Variante wurde in der älteren Literatur vielfach als papilläres Adenom bezeichnet. Nachdem jedoch mit histologischen Kriterien allein metastasierende und nichtmetastasierende Formen nicht unterschieden werden können, rät die WHO von der Verwendung des Terminus „papilläres Adenom" ab. Trotz Metastasierung in die zervikalen Lymphknoten ist die Prognose, vor allem bei jungeren Menschen, ausgezeichnet, so daß auch die eingekapselte Variante des papillären Karzinoms von manchen Autoren als Frühkarzinom der Schilddrüse interpretiert wird (36, 43, 45).

*Die follikuläre Variante* besteht aus Follikeln und läßt eine Papillenbildung vollständig oder weitgehend vermissen. Die Zugehörigkeit des Tumortyps zu den papillären Karzinomen ist fast ausschließlich an zytologischen Merkmalen zu erkennen, vor allem am Nachweis von Milchglaskernen. Sein klinisches Verhalten mit der Tendenz, in die zervikalen Lymphknoten zu metastasieren, spricht ebenso für seine Zugehörigkeit zu den papillären Karzinomen. Die follikuläre Variante des papillären Karzinoms ist auch unter dem Terminus „Lindsay-Tumor" bekannt (22).

*Die diffus sklerosierende Variante* breitet sich diffus infiltrierend aus. Das Tumorgewebe ist ausgeprägt bindegewebig sklerosiert und enthält zahlreiche Psammomkörperchen. Diese Variante befällt vorwiegend jüngere Menschen. Ihre Prognose ist relativ ungünstig (43).

*Die oxyphile Variante* besteht, wie die oxyphilen follikulären Karzinome, aus großzellig-eosinophilen Zellen, die ein feingranuliertes Zytoplasma besitzen. Histologisch ist ihre papilläre Grundstruktur erkennbar. Ihr Anteil unter den oxyphilen Karzinomen der Schilddrüse wird sehr unterschiedlich angegeben und variiert zwischen 2 und 45% (55, 56). Im Gegensatz zu den übrigen Varianten sind bei dieser Form keine Milchglaskerne ausgebildet. Ebensowenig finden sich Psammomkörperchen (55).
Die Tumorzellen der papillären Karzinome enthalten reichlich Keratin, aber nur wenig Thyreoglobulin, während sich die follikulären Karzinome umgekehrt verhalten (75).
Tscholl-Ducommun u. Hedinger (62) haben die Gruppe der papillären Karzinome nach morphologischen und prognostischen Gesichtspunkten neu geordnet. Hierbei haben sich interessante Gesichtspunkte ergeben, welche geeignet sind, die prognostische Beurteilung papillärer Karzinome anhand spezifischer histologischer Merkmale differenzierter vorzunehmen. Hinsichtlich des therapeutischen Vorgehens könnten diese Ergebnisse zukünftig praktische Relevanz erhalten.

### 3. *Plattenepithelkarzinom*

Plattenepithelkarzinome der Schilddrüse besitzen untergeordnete Bedeutung. Vermutlich gehen sie aus Plattenepithelmetaplasien des Follikelepithels oder aus Resten des Ductus thyreoglossus und des ultimobranchialen Körpers hervor (63). Ihre Häufigkeit beträgt weniger als 1% aller Schilddrüsenkarzinome, ihre Prognose ist schlecht. Meist handelt es sich beim Nachweis

von Plattenepithelkarzinomgewebe in der Schilddrüse um Metastasen anderweitig lokalisierter Primärtumoren oder um aus der Umgebung eingewachsenes Plattenepithelkarzinomgewebe mit Sitz des Primärtumors in Ösophagus, Larynx, Hypopharynx oder der Trachea.
Wegen ihrer Seltenheit werden die primären Plattenepithelkarzinome der Schilddrüse im neuen Klassifikationsvorschlag der WHO (1986) nicht mehr als eigenständige Gruppe geführt, sondern mit anderen seltenen Karzinomformen in der Gruppe „andere“ untergebracht.

*4. Undifferenziertes (anaplastisches) Schilddrüsenkarzinom*

Das Gewebe dieses Tumors besteht aus niedrig differenzierten Zellen, die Spindelzellen, Riesenzellen oder kleinen, rundlichen und polygonalen Zellen entsprechen. Nach dem vorherrschenden Zelltyp werden ein Spindelzelltyp, ein Riesenzelltyp und ein kleinzelliger Typ unterschieden (Abb. **8**). Das histologische Bild des Tumors erinnert stark an Sarkomgewebe. Der Nachweis besser differenzierter epithelialer Anteile von solider, follikulärer oder papillärer Bauweise sowie die Anwendung elektronenmikroskopischer und immunhistologischer Untersuchungsmethoden haben die epitheliale Abstammung dieser Tumorgruppe eindeutig bestätigt.
Der prozentuale Anteil der undifferenzierten Schilddrüsenkarzinome wird zwischen 10 und 40% aller Schilddrüsenkarzinome angegeben (26, 46). Sie gehören zu den aggressivsten menschlichen Tumoren überhaupt. Ihre Prognose ist äußerst ungünstig. Die mittlere Überlebenszeit beträgt knapp 1 Jahr (63).
Zum Zeitpunkt der diagnostischen Erhebungen durchsetzen meist schon größere Tumormassen die gesamte Schilddrüse. Das graugelbe Tumorgewebe enthält Nekrosen und Blutungen. Es bricht frühzeitig in die angrenzenden Halsweichteile ein. Die Konsistenz ist ausgesprochen hart. Heiserkeit, Dyspnoe, Dysphagie, Hämoptysen und Husten sind typische klinische Symptome.
Das mittlere Erkrankungsalter liegt bei 64 Jahren. 70% der Patienten sind älter als 60 Jahre. Frauen sind im Verhältnis 5:1 wesentlich häufiger davon betroffen als Männer (63, 64). Meist ist seit langem eine Knotenstruma bekannt, deren Wachstumsgeschwindigkeit plötzlich zunimmt. Es ist denkbar, daß sich ein Teil der undifferenzierten Schilddrüsenkarzinome durch Entdifferenzierungsvorgänge aus präexistenten differenzierten Karzinomen entwickelt (63, 65, 66).
Die histologische Diagnose der spindel- und riesenzellreichen Varianten des undifferenzierten Karzinoms bereitet mit den heute zur Verfügung stehenden Untersuchungsmethoden keine wesentlichen Probleme. Schwierigkeiten ergeben sich hauptsächlich für die Abgrenzung kleinzelliger undifferenzierter Karzinome von malignen Lymphomen. In letzter Zeit durchgeführte Nachuntersuchungen haben gezeigt, daß die überwiegende Mehrzahl der „kleinzelligen Karzinome“ offenbar fehlinterpretierten malignen Lymphomen entspricht, so daß sie wesentlich seltener sind als ursprünglich angenommen wurde (31, 67).

*5. Medulläres Karzinom*

Dieser Tumortyp (Abb. **9**) stammt nicht vom Follikelepithel der Schilddrüse ab, sondern von den parafollikulären, calcitoninbildenden Zellen, den sog. C-Zellen. Das knotig wachsende, graugelbe oder grauweiße Tumorgewebe besteht aus strang- und nestförmigen sowie trabekulären und gelegentlich auch follikulären Zellansammlungen. Die spindeligen und polygonalen Tumorzellen sind in der Lage, neben Calcitonin auch eine ganze Reihe weiterer Polypeptide und Monoamine mit Hormoncharakter zu synthetisieren (6). Typisch für das medulläre Karzinom ist die Ablagerung von Amyloid im Stroma, das jedoch nicht in allen Tumoren nachgewiesen werden kann. Auch Verkalkungen kommen vor. Die undifferenzierte Variante des medullären Karzinoms läßt einen epithelialen Aufbau vermissen (43).
Der Anteil medullärer Karzinome wird mit 3–10% aller Schilddrüsenkarzinome angegeben (46). Frauen erkranken nur geringfügig häufiger als Männer. Die Fünfjahresheilung liegt bei 50%. Medulläre Karzinome metastasieren über den Blut- und Lymphweg. Sie kommen bei allen Altersgruppen vor, gehäuft jedoch zwischen dem 40. und 70. Lebensjahr.
Medulläre Karzinome sind überwiegend in den lateralen Anteilen der oberen $^2/_3$ der Schilddrüse lokalisiert. Sie treten entweder sporadisch auf oder im Rahmen der multiplen endokrinen Adenopathie Typ II (MEA II) als familiäre Erkrankung mit

**Undifferenziertes Schilddrüsenkarzinom**

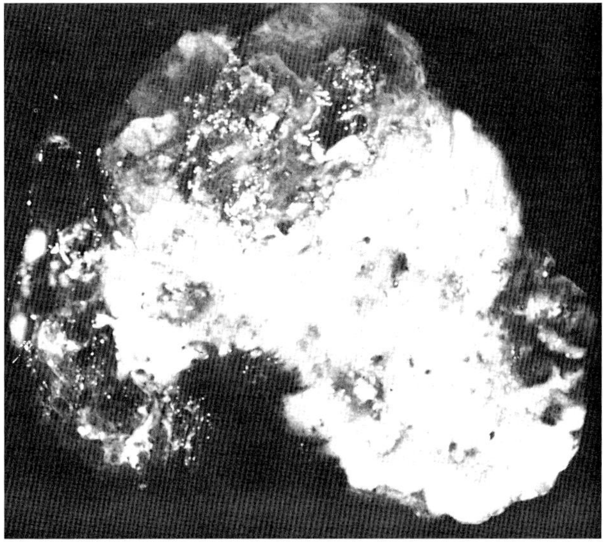

a

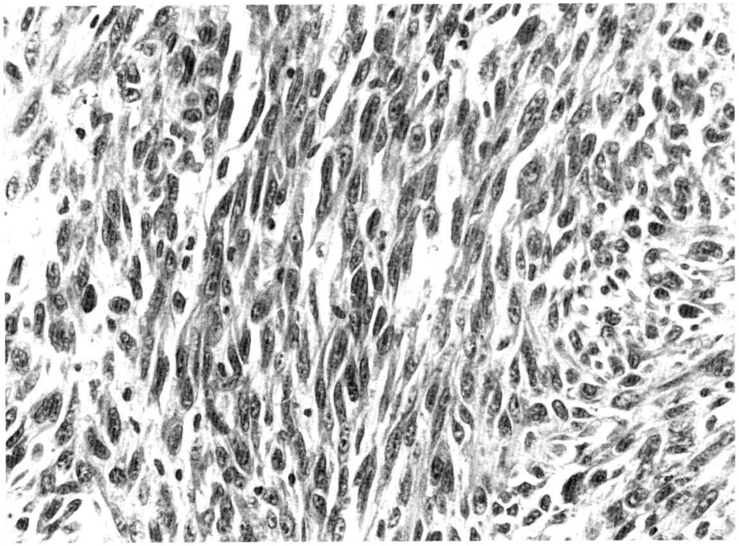

b

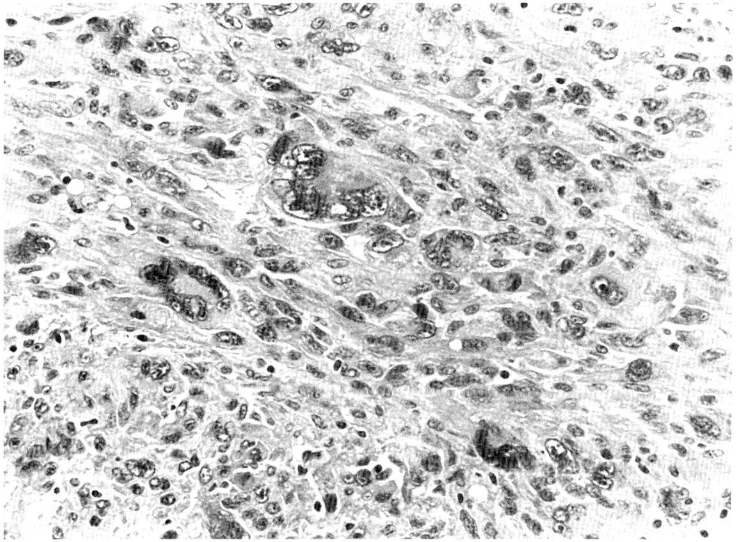

c

Abb. **8a–c** Undifferenziertes (anaplastisches) Schilddrüsenkarzinom **a** mit diffuser Durchsetzung der Schilddrüse und kleinen Einblutungen; EH 52469/76;
**b** spindelzellige Variante; ES 7977/86 (HE 400fach)
**c** riesenzellige Variante (HE 400fach)

**Medulläres Karzinom**

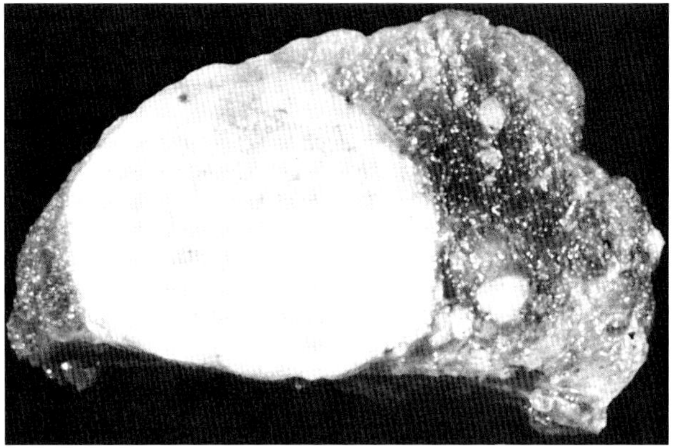

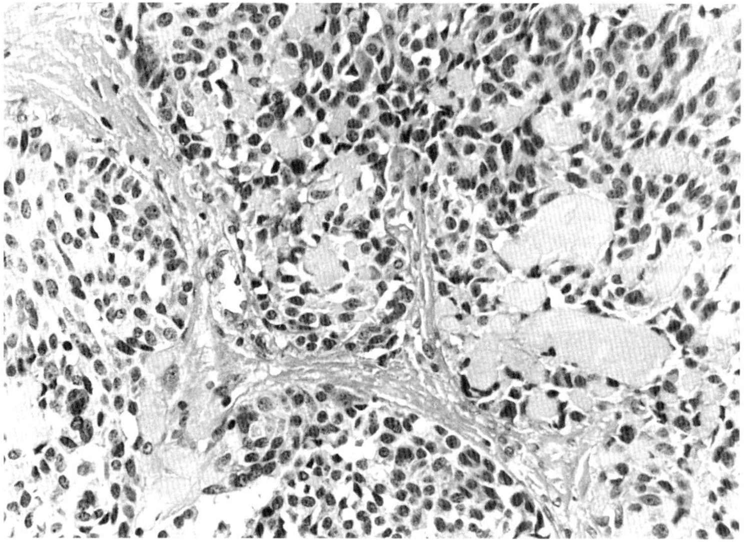

Abb. **9a** u. **b** Medulläres Karzinom **a** mit einem größeren und mehreren kleineren Tumorknoten; EH 20540/74; **b** mit homogenen Amyloidablagerungen; EH 20540/74 (HE 250fach)

autosomal-dominantem Erbgang in Kombination mit Phäochromozytomen und Nebenschilddrüsenhyperplasien (MEA II A, sog. Sipples Syndrom) oder in Kombination mit Phäochromozytomen und neurogenen Tumoren bei marfanoidem Habitus (MEA II B). In diesen Fällen tritt das medulläre Karzinom häufig multifokal und bilateral auf bei gleichzeitig bestehender C-Zell-Hyperplasie (44).

In letzter Zeit sind mehrfach medulläre Karzinome beschrieben worden mit morphologisch und funktionell eindeutig follikulären Differenzierungen. Diese Beobachtungen lassen an die Möglichkeit einer gemeinsamen Stammzelle für follikuläre und parafollikuläre Zellen denken und stellen für die C-Zelle das Konzept ihrer Einwanderung aus der Neuralleiste in Frage (5–7, 68).

*Andere Karzinome:* Diese Gruppe ist nach der neuen Einteilung der WHO (1986) für seltene Karzinome reserviert mit histologisch nicht schilddrüsentypischem Tumorgewebe, das in der Regel aus atypischem Plattenepithel und schleimbildenden Drüsenzellen besteht. Hierzu zählen das mukoepidermoide Karzinom und das adenosquamöse Karzinom. Im neuen Klassifikationsvorschlag der WHO (1986) sind auch die Plattenepithelkarzinome in dieser Gruppe untergebracht. Während das Plattenepithelkarzinom und das adenosquamöse Karzinom der Schilddrüse prognostisch ungünstig verlaufen, verhält sich nach den spärlich vorliegenden Erfahrungen das mukoepidermoide Karzinom prognostisch offenbar günstig (43, 69–71).

## Nichtepitheliale Tumoren

Nichtepitheliale, mesenchymale Tumoren der Schilddrüse sind ausgesprochen selten. Sie unterscheiden sich nicht von gutartigen oder bösartigen mesenchymalen Tumoren anderer Lokalisationen. Unter den wenigen bekanntgewordenen malignen Fällen stehen die Fibrosarkome im Vordergrund (19). Andere Sarkomformen sind nur vereinzelt beobachtet worden. Ihre Abgrenzung gegenüber undifferenzierten Karzinomen kann Schwierigkeiten bereiten. Ein Sarkom darf nur dann diagnostiziert werden, wenn keinerlei Hinweise auf das Vorliegen epithelialer Strukturen gegeben sind.

## Verschiedene Tumoren

Nach der noch gültigen Einteilung der WHO aus dem Jahre 1974 (19) wurde diese Gruppe für die Einordnung des Karzinosarkoms, des malignen Hämangioendothelioms, der malignen Lymphome und des Teratoms reserviert.
Definitionsgemäß bestehen *Karzinosarkome* aus malignen epithelialen und mesenchymalen Anteilen. Im Klassifikationsvorschlag 1986 der WHO ist diese Gruppe nicht mehr enthalten, da empfohlen wird, solche niedrig differenzierten Malignome beim Nachweis von epithelialen Anteilen den undifferenzierten Karzinomen zuzuordnen (43).
*Teratome* kommen nur selten bei Neugeborenen vor. Sie sind in der Regel gutartig. Zukünftig sollen auch Nebenschilddrüseneinschlüsse und Paragangliome in dieser Gruppe untergebracht werden.
*Das maligne Hämangioendotheliom* der Schilddrüse stammt vom Gefäßendothel ab und tritt hauptsächlich in Strumaendemiegebieten auf. Sein prozentualer Anteil unter den Schilddrüsenmalignomen beträgt 4–7% (27). Das maligne Hämangioendotheliom findet sich überwiegend bei Menschen jenseits des 60. Lebensjahres (15, 16). Männer sind häufiger davon betroffen als Frauen. Meist besteht schon seit vielen Jahren eine Struma nodosa, die plötzlich rasch zu wachsen beginnt. Blutig tingiertes Sputum, Hämoptysen oder Hämothorax sprechen für ein bereits fortgeschrittenes Stadium.
Das makroskopische Bild des malignen Hämangioendothelioms ist weitgehend typisch. Die Schnittfläche zeigt ein schlecht abgegrenztes knotiges Tumorgewebe, das außerordentlich blutreich ist und massiv von Nekrosen durchsetzt wird. Zentral findet sich in der Regel ein Hohlraum, der Blut oder blutige Flüssigkeit enthält. In den Randabschnitten dieses Hohlraumes ist sog. Kautschukhyalin ausgebildet, das schließlich in vitales Tumorgewebe übergeht. Mikroskopisch enthält das Tumorgewebe sinusoidale Gefäßräume, die von malignen Endothelzellen ausgekleidet werden (Abb. **10**) (15).
Obwohl die vaskuläre Natur des malignen Hämangioendothelioms schon 1898 durch Limacher erkannt worden ist, wurde dieser Tumor vor allem im angloamerikanischen Schrifttum bis in die heutige Zeit den undifferenzierten Karzinomen zugeordnet. Egloff (15) konnte die vaskuläre Herkunft des malignen Hämangioendothelioms der Schilddrüse jetzt elektronenmikroskopisch und immunhistologisch endgültig belegen.
Die Prognose des malignen Hämangioendothelioms ist schlecht und vergleichbar mit jener der undifferenzierten Schilddrüsenkarzinome (15, 16).
*Maligne Lymphome* können primär von der Schilddrüse ausgehen oder die Schilddrüse im Rahmen einer Systemerkrankung sekundär befallen. Es handelt sich um eine Erkrankung des höheren Lebensalters. Frauen sind häufiger betroffen als Männer (72). Auf der Schnittfläche hebt sich das graue Tumorgewebe vom übrigen Schilddrüsengewebe deutlich ab. Im fortgeschrittenen Stadium breitet es sich in die angrenzenden Halsweichteile und Lymphknoten aus. Histologisch entsprechen sie überwiegend Non-Hodgkin-Lymphomen der B-Zellgruppe vom Typ der Keimzentrumszelltumoren und immunoblastischen Sarkome (73, 74). Im Restparenchym besteht häufig eine chronische lymphozytäre Thyreoiditis vom Typ der Struma lymphomatosa Hashimoto.
Systemische maligne Lymphome führen in 20% der Fälle zu einer Mitbeteiligung der Schilddrüse.
Die Prognose der primär von der Schilddrüse ausgehenden malignen Lymphome ist noch relativ günstig, solange die Halslymphknoten nicht befallen sind (72). In diesem Stadium ist mit einer Fünfjahresheilung um 50% zu rechnen (74). Die Prognose verschlechtert sich jedoch rasch mit dem Ausmaß der Tumorausbreitung in die Umgebung.
Auf die Schwierigkeiten, welche sich aus der Abgrenzung maligner Lymphome von undifferenzierten Karzinomen des kleinzelligen Typs ergeben, wurde bereits hingewiesen. Die WHO beabsichtigt in ihrem neuen Einteilungsvorschlag (1986), die malignen Lymphome als eigenständige Hauptgruppe zu führen.

## Sekundäre Tumoren

Sekundäre Tumoren der Schilddrüse kommen durch metastatische Absiedlungen aus loco alieno gelegenen Primärtumoren oder durch direktes Überwachsen von Tumoren aus dem Larynx, Hypopharynx, Ösophagus und der Trachea zustande. Primärtumoren mit Schilddrüsenmetastasen sind vorwiegend in

**Hämangio-endotheliom**

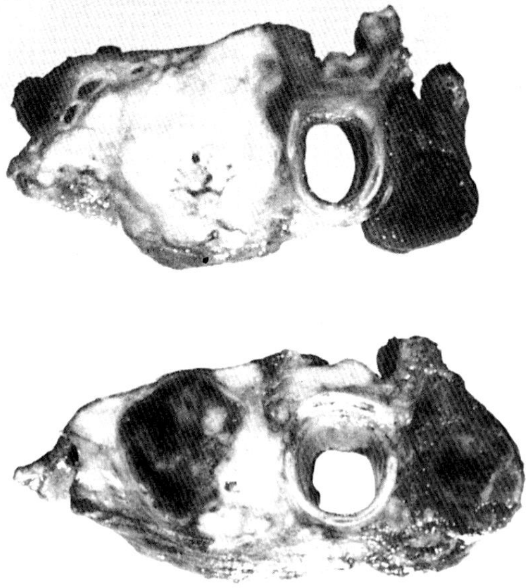

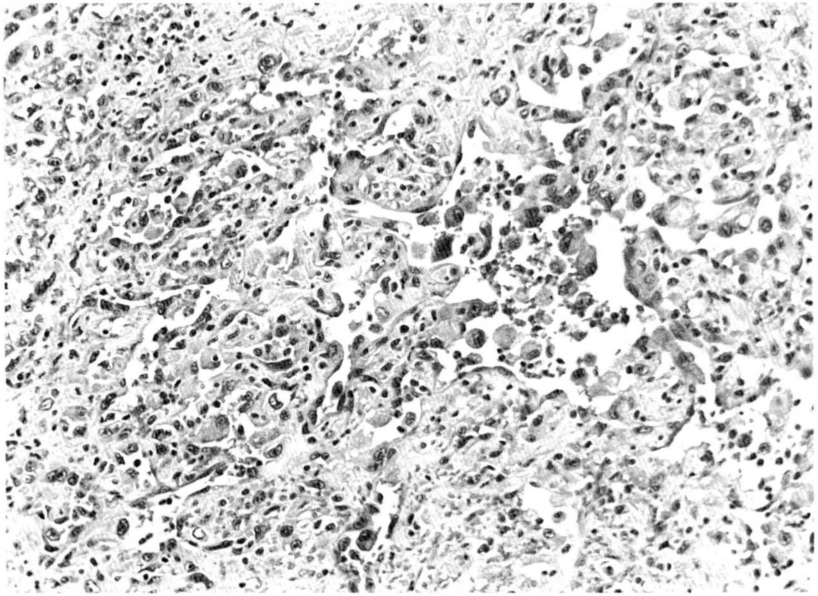

Abb. **10a** u. **b** Hämangioendotheliom der Schilddrüse **a** mit zentralen Erweichungen und ausgedehnten Einblutungen; SW 707/69; **b** mit atypischen endothelialen Zellen und sinusoidalen Gefäßstrukturen; ES 24026/83 (HE 250fach)

den Nieren, Lungen, Mammae und bei malignen Melanomen auch in der Haut lokalisiert.

Von besonderer klinischer und morphologischer Bedeutung sind Schilddrüsenmetastasen der Nierenzellkarzinome, da sie infolge ihres hellzelligen histologischen Bildes leicht zu Verwechslungen mit primären hellzelligen Karzinomen und Adenomen der Schilddrüse führen, nachdem sie u. U. der klinischen Manifestation des Primärtumors in der Niere zeitlich vorauseilen oder nachfolgen können.

## Nicht klassifizierte Tumoren

Diese Rubrik sieht die WHO für solche gutartigen oder bösartigen primären Schilddrüsentumoren vor, die in keiner der vorhandenen Kategorien untergebracht werden können.

## Tumorähnliche Läsionen

In der letzten Gruppe ihrer Einteilung faßt die WHO Hyperplasien der Schilddrüse zusammen, die klinisch als Tumor imponieren und auch histologisch mit einer echten Tumorerkrankung verwechselt werden können (43). Dazu zählen Struma diffusa und Struma nodosa, Zysten unterschiedlicher Histogenese, heterotopisches Schilddrüsengewebe einschließlich der Zungengrundstruma, die verschiedenen Formen der chronischen Thyreoiditis, zelluläre Atypien im Rahmen nichtneoplastischer Schilddrüsenveränderungen, wie sie bei Synthesestörungen, unter Thyreostatikatherapie und nach Bestrahlungen auftreten können, sowie die seltene Amyloidstruma als Folge einer primären oder sekundären Amyloidose.

## Literatur


1 Tuchmann-Duplessis, H., P. Haegel: Illustrated Human Embryology. Springer, Berlin; Chapman & Hall, London; Masson, Paris 1982
2 Langmann, J.: Medizinische Embryologie. 7. Aufl. Thieme, Stuttgart 1972
3 Clara, Ch.: Entwicklungsgeschichte des Menschen. Quelle & Meyer, Heidelberg 1949
4 Hedinger, Chr., B. Egloff: Normale und pathologische Anatomie der Schilddrüse. In Oberdisse, K., E. Klein, D. Reinwein: Die Krankheiten der Schilddrüse, 2. Aufl. Thieme, Stuttgart 1980
5 Hales, M., W. Rosenau, M. D. Okerlund, M. Galante: Carcinoma of the thyroid with a mixed medullary and follicular pattern. Cancer (Philad.) 50 (1982) 1352–1359
6 Ljungberg, O., N. B. Ericsson, L. Bondeson, J. Thorell: A compound follicular-parafollicular cell carcinoma of the thyroid: A new tumor entity. Cancer (Philad.) 52 (1983) 1053–1061
7 Pfaltz, M., Chr. E. Hedinger, J. P. Mühlethaler: Mixed medullary and follicular carcinoma of the thyroid. Virchows Arch. path. Anat. 400 (1983) 53–59
8 Tonutti, E.: Die Schilddrüse. In Kaufmann, E., M. Staemmler: Lehrbuch der speziellen pathologischen Anatomie. de Gruyter, Berlin 1956
9 Walthard, B.: Die Schilddrüse. In Doerr, W., G. Seifert, E. Uehlinger: Spezielle pathologische Anatomie, Bd. IV. Springer, Berlin 1969
10 Studer, H.: Schilddrüse. In Siegenthaler, W.: Klinische Pathophysiologie, 2. Aufl. Thieme, Stuttgart 1973; 6. Aufl. 1987
11 Fassbender, H. G.: Die Schilddrüse. In Kaufmann, E., M. Staemmler: Lehrbuch der speziellen pathologischen Anatomie. de Gruyter, Berlin 1956
12 Wegelin, C.: Schilddrüse. In Henke, F., O. Lubarsch: Handbuch der speziellen pathologischen Anatomie und Histologie, Bd. VIII. Springer, Berlin 1926
13 Galvan, G.: Untersuchungen zur Pathophysiologie sekundärer Strumazysten. Wien. med. Wschr. 127, Suppl. 45 (1977) 1–18
14 Woolner, L. B., O. H. Beahrs, B. M. Black, W. M. McConahey, F. R. Keating: Classification and prognosis of thyroid carcinoma. Amer. J. Surg. 102 (1961) 354–388
15 Egloff, B.: The hemangioendothelioma of the thyroid. Virchows Arch. pathol. Anat. 400 (1983) 119–142
16 Saile, G.: Das maligne Hämangioendotheliom der Schilddrüse. Eine retrospektive morphologische und klinische Studie. Diss., Ulm 1986
17 Meissner, W. A., S. Warren: Tumors of the thyroid gland. Atlas of Tumor Pathology. Armed Forces Institute of Pathology, Washington 4 (1968)
18 Dhom, G.: Drüsen mit innerer Sekretion. In Eder, M., P. Gedigk: Lehrbuch der Allgemeinen Pathologie und der Pathologischen Anatomie, 32. Aufl. Springer, Berlin 1986
19 Hedinger, Chr., L. H. Sobin: Histological Typing of Thyroid Tumours. World Health Organization, Genf 1974
20 Hedinger, Chr., L. H. Sobin: Histological typing of thyroid tumours (In Vorbereitung)
21 Cuello, C., P. Correa, H. Eisenberg: Geographic pathology of thyroid carcinoma. Cancer (Philad.) 23 (1969) 230–239
22 Franssila, K. O.: Is the differentiation between papillary and follicular thyroid carcinoma valid? Cancer (Philad.) 32 (1973) 853–865
23 Bubenhofer, R., Chr. Hedinger: Schilddrüsenmalignome vor und nach Einführung der Jodsalzprophylaxe. Schweiz. med. Wschr. 107 (1977) 733–741
24 Harach, H. R., D. A. Escalante, A. Onativa, J. Lederer Outes, E. Saravia Day, E. D. Williams: Thyroid carcinoma and thyreoiditis in an endemic goitre region before and after jodine prophylaxis. Acta endocri. 108 (1985) 55–60 (Kbh.)
25 Schäffer, R., H. A. Müller: Veränderungen im Spectrum maligner Schilddrüsentumoren. Verh. dtsch. Krebsges. 4 (1983) 593–598
26 Schäffer, R.: Aktuelle Gesichtspunkte zur histologischen Klassifikation, Verlauf und Prognose der Struma maligna. Nuclearmediziner 9 (1986) 73–96
27 Neracher, H., Chr. Hedinger: Klassifikation der Schilddrüsenmalignome nach der Nomenklatur der WHO 1974. Schweiz. med. Wschr. 105 (1975) 1000–1006
28 Garzoni, D. R. R., Chr. Hedinger: Zur Frage des Typenwechsels von Schilddrüsenkarzinomen. Pathologe 7 (1986) 276–282
29 Brown, C. L.: Pathology of the cold nodule. Clin. Endocr. Metab. 10 (1981) 235–245
30 Georgii, A.: Die epithelialen Tumoren der Schilddrüse. Verh. dtsch. Ges. Path. 61 (1977) 191–208
31 Tobler, A., R. Maurer, Chr. E. Hedinger: Undifferentiated thyroid tumors of diffuse small cell type. Histological and immuno-histochemical evidence for their lymphomatous nature. Virchows Arch. pathol. Anat. 404 (1984) 117–126
32 Schauer, A.: Pathogenese und pathologische Anatomie der Schilddrüsentumoren. In Becker, H. D., H. G. Heinze: Maligne Schilddrüsentumoren. Springer, Berlin 1984 (S. 2–61)
33 Mendelsohn, G.: Signet-cell-simulating microfollicular Adenoma of the thyroid. Amer. J. surg. Path. 8 (1984) 705–708
34 Hedinger, Chr.: Die pathologische Anatomie von Schilddrüsenerkrankungen. Therapiewoche 28 (1978) 9837–9844
35 Krüskemper, H. L., K. Joseph, J. Köbberling, D. Reinwein, H. Schatz, F. J. Seif: Klassifikation der Schilddrüsenkrankheiten (1985). Internist. Welt 8 (1985) 47–49
36 Schröder, S., W. Böcker: Frühkarzinome der Schilddrüse. Subklassifikation von 268 differenzierten Schilddrüsenkarzinomen. Pathologe 4 (1983) 225–234
37 Heitz, P., H. Moser, J. J. Staub: Thyroid cancer. A study of 573 thyroid tumors and 161 autopsy cases observed over a thirty-year period. Cancer (Philad.) 37 (1976) 2329–2337
38 Hofstädter, F., R. Schistek, D. Ladurner: Morphologie und klinischer Verlauf des „atypischen Adenoms" der Schilddrüse. Verh. dtsch. Ges. Path. 63 (1979) 400–404
39 Lang, W., A. Georgii, G. Stauder, E. Kienzle: The differentiation of atypical adenomas and encapsulated follicular carcinomas in the thyroid gland. Virchows Arch. Abt. A. 385 (1980) 125–141
40 Georgii, A., W. Lang. Frühe neoplastische Veränderungen in der Schilddrüse. Verh. dtsch. Ges. Path. 63 (1979) 203–218
41 Woolner, L. B.: Thyroid carcinoma. Pathologic classification with data on prognosis. Semin. nucl. Med. 1 (1971) 481–502
42 Franssila, K. O.: Prognosis in thyroid carcinoma. Cancer (Philad.) 36 (1975) 1138–1146

43 Egloff, B.: Histologische Klassifikation der bösartigen Schilddrüsentumoren in Vergangenheit, Gegenwart und Zukunft. In Boerner, W., Chr. Reiners: Schilddrüsenmalignome – Diagnostik, Therapie und Nachsorge. Schattauer, Stuttgart 1987
44 Lietz, H., W. Böcker: Schilddrüse. In Doerr, W., G. Seifert, E. Uehlinger: Pathologie der endokrinen Organe. Springer, Berlin 1981
45 Schröder, S., W. Böcker, H. Dralle, K. B. Kortmann, C. Stern: The encapsulated papillary carcinoma of the thyroid. A morphologic subtype of the papillary thyroid carcinoma. Cancer (Philad.) 54 (1984) 90–93
46 Livolsi, V. A., M. J. Merino: Histopathologic differential diagnosis of the thyroid. Pathol. ann. 16 (1981) 357–406
47 Die Krebssterblichkeit in der Bundesrepublik Deutschland 1970–1978. Der Bundesminister des Innern, Bonn 1983
48 Becker, N., R. Frentzel-Beyme, G. Wagner: Krebsatlas der Bundesrepublik Deutschland. Springer, Berlin 1984
49 Schottenfeld, D., S. T. Gershman: Epidemiology of thyroid cancer. Clin. Bull. 7 (1977) 47–54; 98–104
50 Franssila, K. O., E. Saxen, L. Teppo, O. Bjarnason, H. Tulinius, T. Normann, N. Ringertz: Incidence of different morphologic types of thyroid cancer in the nordic countries. Acta path. microbiol. immunol. scand. (A) 89 (1981) 49–55
51 Hermanek, P., L. H. Sobin: TNM classification of Malignant Tumours. Springer, Berlin 1987
52 Kahn, N. F., K. H. Perzin: Follicular carcinoma of the thyroid: An evaluation of the histologic criteria used for diagnosis. Path. ann. 18 (1983) 221–253
53 Crile, G., W. A. Hawk: Carcinoma of the thyroid. Cleveland Clin. Quart. 38 (1971) 97–104
54 Hazard, J. B.: Classification and staging of thyroid cancer. J. surg. Oncol. 16 (1981) 255–257
55 Schäffer, R., Chr. Reimers, J. Reimann, W. Börner: Das onkozytäre Schilddrüsenkarzinom: Klinisch-pathologische Renaissance einer Tumorform? Tumordiagn. Ther. 4 (1983) 161–168
56 Krayenbühl, J. Chr., Chr. Hedinger: Großzellig-eosinophile Tumoren der Schilddrüse. Schweiz. med. Wschr. 115 (1985) 512–522
57 Rosai, J., G. Zampi, M. L. Carcangiu: Papillary carcinoma of the thyroid. Amer. J. surg. Path. 7 (1983) 809–817
58 Waterhouse, J., C. Muir, K. Shanmugarathnam, J. Powel: Cancer Incidence in Five Countries, vol. IV. IARC Scientific Publications, No. 42. International Agency for Research on Cancer, Lyon 1982
59 Beaugié, J. M., C. L. Brown, J. Doniach, J. E. Richardson: Primary malignant tumours of the thyroid: The relation-ship between histological classification and clinical behaviour. Brit. J. Surg. 63 (1976) 173–181
60 Harach, H. R., K. O. Franssila, V. M. Wasenius: Occult papillary carcinoma of the thyroid. Cancer (Philad.) 56 (1985) 531–538
61 Lang, W., A. Georgii: Minimal invasive cancer in the thyroid. In Burghardt, E., E. Holzer: Minimal Invasive Cancer (Microcarcinoma). Clinics in Oncology, vol. 1/2. Saunders, Philadelphia 1982
62 Tscholl-Ducommun, J., Chr. Hedinger: Papillary thyroid carcinomas: Morphology and prognosis. Virchows Arch. path. Anat. 396 (1982) 19–39
63 Aldinger, K. A., N. A. Samaan, M. Ibariez, C. S. Hill: Anaplastic Carcinoma of the thyroid. A review of 84 cases of spindle and giant cell carcinoma of the thyroid. Cancer (Philad.) 41 (1978) 2267–2275
64 Nishiyama, R. H., E. L. Dunn, N. W. Thompson: Anaplastic spindle-cell and giant-cell tumors of the thyroid gland. Cancer (Philad.) 30 (1972) 113–127
65 Sloan, L. W.: Of origin, characteristics and behaviour of thyroid carcinoma. J. clin. Endocr. 14 (1954) 1309–1335
66 Ueda, G., J. Furth: Sarcomatoid transformation of transplanted thyroid carcinoma. Similarity to anaplastic human thyroid carcinomas. Arch. Path. 8 (1967) 3–12
67 Carcangiu, M. L., T. Steeper, G. Zampi, J. Rosai: Anaplastic thyroid carcinoma. Amer. J. clin. Path. 83 (1985) 135–158
68 Pearse, A. G. E.: The cytochemistry of the thyroid C cells and their relationship to calcitonin. Proc. roy. Soc. B. 164 (1966) 478–487
69 Franssila, K. O., H. R. Harach, V. M. Wasenius: Mucoepidermoid carcinoma of the thyroid. Histopathology 8 (1984) 847–860
70 Bakri, K., K. Shimaoka, U. Rao, Y. Tsukada: Adenosquamous carcinoma of the thyroid after radiotherapy for Hodgkin's disease. A case report and review. Cancer (Philad.) 52 (1983) 465–470
71 Rhatigan, R. M., J. L. Roque, R. L. Bucher: Mucoepidermoid carcinoma of the thyroid gland. Cancer (Philad.) 39 (1977) 210–214
72 Woolner, L. B., W. M. McConahey, J. H. Beahrs u. Mitarb.: Primary malignant lymphoma of the thyroid. Amer. J. Surg. 111 (1966) 502
73 Lukes, R. J., R. D. Collins: Immunologic characterization of human malignant lymphomas. Cancer (Philad.) 34 (1974) 1488–1503
74 Burke, J. S., J. J. Butler, L. M. Fuller: Malignant lymphomas of the thyroid. A clinical pathologic study of 35 patients including ultrastructural observations. Cancer (Philad.) 39 (1977) 1587–1602
75 Permanetter, W., W. B. J. Nathrath, U. Löhrs: Immunhistochemical analysis of Thyreoglobulin and Keratin in benign and malignant thyroid tumours. Virchows Arch. path. Anat. 398 (1982) 221–228

# 3 Qualitätskriterien

## Szintigraphie

H. Czempiel

### Optimierte Funktionsszintigraphie der Schilddrüse: Renaissance nuklearmedizinischer In-vivo-Methoden

Durch die ständige Weiterentwicklung praktikabler In-vitro-Testverfahren mit hoher Präzision wurde der Radiojod-Zweiphasen-Langtest aus seinem zentralen Platz in der Funktionsdiagnostik der Schilddrüse verdrängt. Gleichzeitig stand mit dem $^{99m}$Tc-Pertechnetat in der Routinediagnostik ein ideales Radiopharmakon zur Schilddrüsenszintigraphie zur Verfügung. Aufgrund einer günstigen physikalischen Halbwertszeit von nur 6 Std. (gegenüber 8 Tagen beim $^{131}$J) und des Fehlens einer Betastrahlung kann im Vergleich zu $^{131}$J eine mindestens 20fach höhere Radioaktivität von 40–60 MBq $^{99m}$Tc-Pertechnetat appliziert werden, so daß eine Verbesserung der Szintigrammqualität mit höherer Detailerkennbarkeit und günstigerem Bildkontrast möglich ist. Durch diese Entwicklung sind quantitative nuklearmedizinische In-vivo-Methoden zur Schilddrüsenfunktionsdiagnostik zunehmend in Vergessenheit geraten. Die Szintigraphie wurde zu einer überwiegend morphologischen Methode abgewertet. Mahlstedt u. Joseph haben diese für ein primär funktionsanalytisches Verfahren ungünstige Entwicklung rechtzeitig erkannt und einen praktikablen Funktionstest zur quantitativen Erfassung der thyreoidalen Radionuklidakkumulation in die klinische Routinediagnostik eingeführt. In umfangreichen und fundierten wissenschaftlichen Untersuchungen konnten Mahlstedt u. Joseph nachweisen, daß eine befriedigende Korrelation zwischen thyreoidaler Jodidclearance und $^{99m}$Tc-Pertechnetat-Aufnahmerate besteht (4). Diese Beziehung war der Ausgangspunkt zu umfangreichen und fundierten wissenschaftlichen Studien, die den hohen klinischen Stellenwert des $^{99m}$Tc-Thyroid-Uptake (TcTU)-Tests überzeugend dokumentieren, so daß auch die Anhänger einer Schilddrüsenszintigraphie mit Jodisotopen allmählich von der klinischen Praktikabilität des TcTU-Tests überzeugt werden konnten. Durch diese Pionierleistung von Mahlstedt u. Joseph auf dem Gebiet der nuklearmedizinischen In-vivo-Funktionsdiagnostik hat die Schilddrüsenszintigraphie im Laufe der letzten 10 Jahre einen entscheidenden Sinneswandel erlebt. Durch die Einführung des TcTU-Tests als festen Bestandteil des diagnostischen Repertoirs waren die methodischen Voraussetzungen dafür gegeben, daß sich die Szintigraphie wieder zu einem funktionsanalytischen Verfahren entwickeln konnte.

Die Verwendung von $^{123}$J mit ähnlichen günstigen physikalischen Eigenschaften (Gammastrahlenenergie 159 keV, Halbwertszeit 13,3 Std.) konnte die praktische Bedeutung des TcTU-Tests mit seinen vielfältigen klinischen Anwendungsmöglichkeiten in der Routinediagnostik nicht einschränken. Durch verbesserte Herstellungsverfahren konnte der Reinheitsgrad des $^{123}$J erhöht werden, so daß die Verunreinigungen mit langlebigen (z. B. $^{125}$J) oder höherenergetische Gammaquanten liefernden (z. B. $^{124}$J) Radionukliden jetzt deutlich unter 1% liegen. Durch einen zunehmenden Ausbau des radiopharmazeutischen Vertriebs wurde $^{123}$J in letzter Zeit auch weiträumig besser verfügbar. Die noch vor etwa 3 Jahren vorgebrachten Argumente gegen die $^{123}$J-Szintigraphie (eingeschränkte Verfügbarkeit, Verunreinigung mit $^{124}$J bzw. $^{125}$J) sind daher zum gegenwärtigen Zeitpunkt nicht mehr stichhaltig. Der wesentliche Vorteil der Schilddrüsenszintigraphie mit $^{123}$J besteht in einem günstigeren Anreicherungsverhältnis Schilddrüse/Umgebung, das um den Faktor 3–4 höher liegt als bei der $^{99m}$Tc-Szintigraphie (6). Dies führt zu einer guten Bildqualität mit Verbesserung von Bildkontrast und Organabgrenzung. Wegen dieser günstigen Abbildungseigenschaften sollte $^{123}$J bei *speziellen* Fragestellungen eingesetzt werden. Eine wesentliche klinische Anwendung der $^{123}$J-Szintigraphie liegt in der Lokalisationsdiagnostik retrosternaler Strumae und dystopen Schilddrüsengewebes. Eine weite Verbreitung und allgemeine klinische Nutzung dieses Radiojodisotops ähnlich wie bei der Entwicklung der Schilddrüsenszintigraphie mit $^{99m}$Tc-Pertechnetat ist auch in der Zukunft nicht zu erwarten, da ein *routinemäßiger* Einsatz des $^{123}$J in der Schilddrüsendiagnostik aus wirtschaftlichen Gründen nach wie vor nicht in Betracht kommt. Darüber hinaus dürfte auch die immer noch einfachere Verfügbarkeit des $^{99m}$Tc-Pertechnetat im Vergleich zu $^{123}$J ein weiteres Argument gegen die $^{123}$J-Szintigraphie in der Routinediagnostik darstellen. $^{123}$J ist zwar das physiologischere Radiopharmakon, aus der unterschiedlichen thyreoidalen Kinetik resultiert aber zugleich auch ein relativ später Szintigraphiezeitpunkt mit ungünstiger Auswirkung auf den Betriebsablauf. Während bei $^{99m}$Tc-Pertechnetat das Aktivitätsmaximum in der Schilddrüse bereits nach etwa 20 Min. erreicht ist, kann mit der $^{123}$J-Szintigraphie frühestens 2 Std. p.i. begonnen werden. Bei der hohen Strumahäufigkeit im Endemiegebiet ist daher die generelle Verwendung von $^{123}$J aus organisatorisch-technischen Gründen abzulehnen.

## Apparativ-technische Voraussetzungen

Parallel mit der von Mahlstedt u. Joseph initiierten praxisorientierten szintigraphischen Funktionsdiagnostik der Schilddrüse verlief auch die Suche nach technisch optimalen Abbildungsmöglichkeiten und klinisch idealen Applikationsformen. Mit der Entwicklung eines Parallelloch-Spezialkollimators waren Anfang der 80er Jahre die technischen Voraussetzungen für eine optimierte Schilddrüsenszintigraphie gegeben, da nicht nur eine verbesserte Szintigrammqualität möglich war, sondern auch Funktionsparameter in Form regionaler Zeitaktivitätskurven gewonnen werden konnten (8). Dieser spezielle Schilddrüsenkollimator der Fa. Siemens besteht aus einem zentral gelegenen Tubus mit parallel angeordneten verlängerten Bohrungen. Die angrenzenden Randbereiche sind durch eine ringförmige Bleiabschirmung abgedeckt. Die zylindrische Form dieses Parallelloch-Spezialkollimators gewährleistet eine optimale Applikationsmöglichkeit auf die Schilddrüse (Abb. **11**). Das im Vergleich zur Scannertechnik höhere räumliche Auflösungsvermögen der Gammakameraszintigraphie ermöglicht eine detailliertere Darstellung der Aktivitätsverteilung, so daß auch kleinere Speicherdefekte oder diskrete fokale Autonomien genauer als mit dem Scanner erkannt werden können und ein sog. übersteuertes Szintigramm in der Analogdokumentation nicht mehr erforderlich ist. Die computergestützte Bildbearbeitung des EDV-gespeicherten Szintigramms ermöglicht eine individuell angepaßte, differenzierte Auswertung, die sich vor allem im Rahmen der Autonomiediagnostik (Darstellung des funktionell supprimierten, „paranodulären" Gewebes) oder zur verbesserten Lokalisierung retrosternaler Strumaanteile am besten bewährt hat. Das räumliche Auflösungsvermögen der Sonographie wird auch bei Verwendung des hochauflösenden Spezialkollimators nicht erreicht.

Die Vor- und Nachteile der Scanner- und Gammakameraszintigraphie wurden im Jahre 1983 von Mahlstedt und Schümichen ausführlich diskutiert (3,10). Ein derartiger Vergleich ist zum gegenwärtigen Zeitpunkt bei dem heutigen technischen Entwicklungsstand der Gammakameraszintigraphie nur noch von medizinhistorischem Interesse, da im Rahmen einer optimierten szintigraphischen Funktionsdiagnostik keine Alternative zur Gammakamera existiert.

## Praktische Durchführung

$^{99m}$Tc-Partechnetat wird ähnlich wie Jodid von den Thyreozyten aufgenommen, jedoch im Gegensatz zu Jodid nicht organisch gebunden. Pertechnetat wird lediglich im anorganischen Pool der Schilddrüse angelagert, so daß es die Schilddrüse relativ schnell wieder verläßt. Es stellt sich ein Gleichgewicht zwischen Schilddrüsenparenchym und Plasma ein (6). Die maximale Speicherung des $^{99m}$Tc-Pertechnetats in der Schilddrüse ist bereits nach 20 Min. erreicht und beträgt ca. 7% der applizierten Radioaktivitätsmenge. Der Zeitpunkt für die statische und

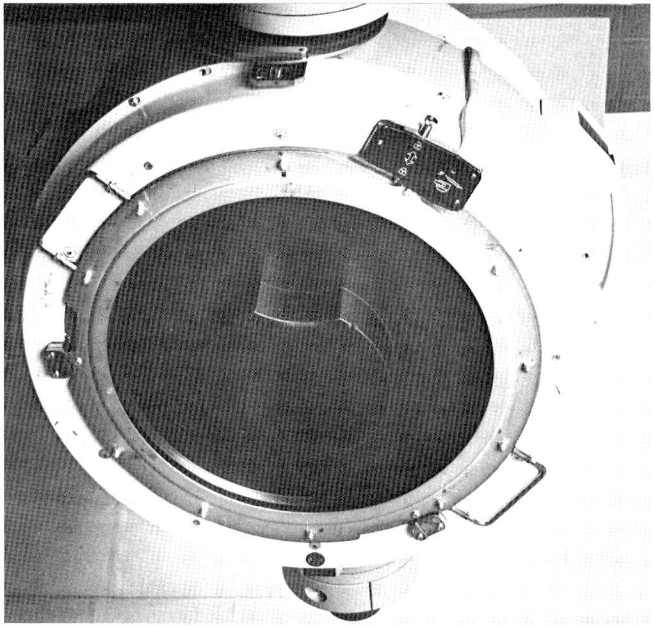

a

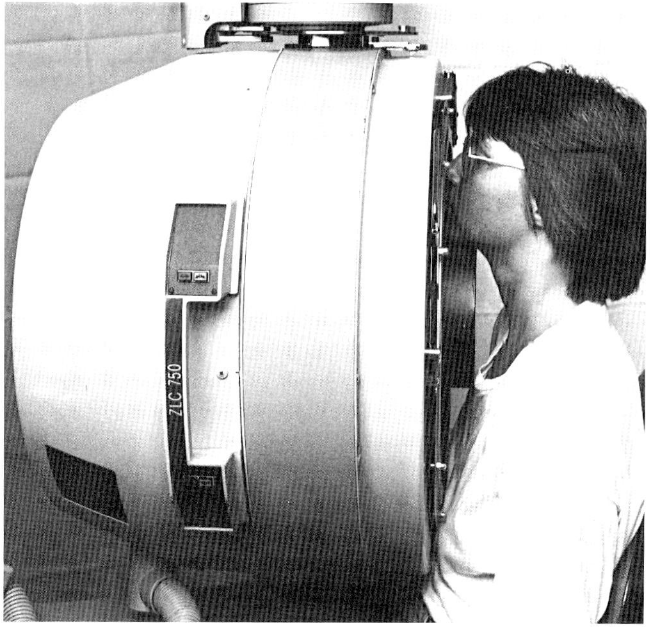


b

Abb. **11a** und **11b** Gammakamera mit Parallelloch-Spezialkollimator (Zlc. 370/750, Fa. Siemens, Erlangen)

quantitative Szintigraphie muß daher genau eingehalten werden. Im Gegensatz zur Scannerszintigraphie bedarf die Szintigraphie mit der Gammakamera einer weniger aufwendigen technischen Assistenz, so daß die aus der Scannerära hinlänglich bekannten Fehlermöglichkeiten in Zusammenhang mit einer insuffizienten Einstelltechnik nur noch von geringer praktischer Bedeutung sind. Durch eine zu starke Untergrundsubtraktion konnte im Scannerszintigramm schwach speicherndes supprimiertes Schilddrüsengewebe bei einem szintigraphisch kompensierten autonomen Adenom leicht übersehen werden. Aktivitätsanreicherungen in Projektion auf den Ösophagus lassen sich problemlos als Artefakte identifizieren, wenn die Nuklidspeicherung nach einem Wasserschluck nicht mehr auf dem Speicheroszilloskop zu erkennen ist (3). Die richtige Lage des Fensters im Energiespektrum des verwendeten Radionuklids sollte routinemäßig vor jeder Schilddrüsenszintigraphie überprüft werden, da aus Fehleinstellungen erfahrungsgemäß die häufigsten Fehlerquellen in der Routinediagnostik resultieren. Eine analoge Bilddokumentation im 1:1-Verhaltnis sowie die zusätzliche Abspeicherung der Untersuchungsdaten auf einen Kernspeicher des angeschlossenen Datenverarbeitungssystems gelten als wichtige Voraussetzungen für eine optimierte Funktions- und Lokalisationsdiagnostik. Bei der Analogdokumentation ist darauf zu achten, daß die Impulsvorwahl im Hinblick auf eine Standardisierung der Untersuchungsbedingungen möglichst konstant gehalten wird. Bei Verlaufsuntersuchungen sollte im Interesse einer Vergleichbarkeit des Befundes jeweils dasselbe Radionuklid verwendet werden.

Die *optimierte Funktionsszintigraphie* der Schilddrüse beinhaltet eine quantitative Auswertung regionaler und globaler Zeitaktivitätskurven, ggf. mit Überprüfung der regionalen und globalen Supprimierbarkeit zum Ausschluß einer thyreoidalen Autonomie (1).

Die exakte Korrelation von Palpations- und Szintigraphiebefund stellt eine wesentliche Voraussetzung für eine suffiziente *szintigraphische Lokalisationsdiagnostik* dar. Bei dem heutigen technischen Entwicklungsstand ist mit der Gammakameraszintigraphie eine genaue Markierung und Übertragung anatomischer Orientierungspunkte (Klavikula, Sternum, Schildknorpel) und knotiger Parenchymveränderungen möglich, indem in das Szintigramm feine Fadenkreuze als sog. „anatomical marker" eingeblendet werden können. Entscheidend ist, daß der Palpationsbefund unmittelbar nach der Fertigstellung des Szintigramms beim liegenden Patienten unter gleichzeitiger Beobachtung des Speicheroszilloskops übertragen wird. Bei gleichzeitigem Vorliegen multipler kalter Knoten und fokaler Autonomien empfiehlt es sich insbesondere im Rahmen einer präoperativen Lokalisationsdiagnostik, zur besseren topographischen Orientierung und Auswertbarkeit ein zusätzliches Szintigramm anzufertigen. Die retrospektive Korrelation von Palpations- und Szintigraphiebefund mit nachträglichem Einzeichnen von Knoten ohne direkte Kontrolle des Tastbefundes unter der Gammakamera gilt als obsolet.

## Interpretation

Die Szintigraphie ermöglicht eine Beurteilung von Form, Lage und Größe der Schilddrüse sowie eine Aussage über die Menge und Verteilung funktionsfähigen Parenchyms. In Zusammenhang mit der *regionalen* funktionstopographischen Beurteilung sind – in Abhängigkeit von der Nuklidaufnahme – Areale mit normaler, vermehrter oder verminderter bzw. fehlender Nuklidspeicherung zu unterscheiden. Gemäß der Einteilung nach Dobyns u. Mitarb. lassen sich fokale Parenchymveränderungen in drei Grundkategorien einteilen (2):

1. Szintigraphisch „kühle" bzw. „kalte" Knoten oder Bezirke mit einer im Vergleich zum umliegenden Gewebe verminderten bzw. fehlenden Radionuklidspeicherung.
2. Szintigraphisch „warme" Veränderungen mit einer dem umgebenden Gewebe vergleichbaren Aktivitätsanreicherung.
3. Szintigraphisch „heiße" Veränderungen mit einer im Vergleich zum umgebenden Parenchym deutlich erhöhten Speicherung. Beim „heißen" Knoten werden in Abhängigkeit von der Speicherintensität des sog. paranodulären Gewebes die deskriptiven Begriffe „kompensiert" und „dekompensiert" verwendet, wobei diese Klassifikation keine Aussage über die aktuelle Funktionslage der Schilddrüse beinhaltet (s. Kap. 8).

Zusätzlich sind mit der Szintigraphie Aussagen über eine *global* vermehrte oder verminderte Nuklidaufnahme möglich. Eine Erhöhung des globalen oder regionalen $^{99m}$Tc-Uptakewertes erlaubt per se noch keine definitive Diagnose. Dieser Funktionsparameter ist stets mit den peripheren Schilddrüsenfunktionswerten zu korrelieren und zum Beweis einer thyreoidalen Autonomie auch unter suppressiven Bedingungen zu bestimmen.

Im Gegensatz zur Sonographie handelt es sich bei der Szintigraphie um ein zweidimensionales Funktionsbild der Schilddrüse mit Summation der bildgebenden Impulse. Da oft eine Superposition von Knoten mit normalem Schilddrüsengewebe besteht, ist der szintigraphische Befund eines „warmen" Knotens vieldeutig. Hinter einem „warmen" Knoten kann sich eine „kalte" Parenchymveränderung verbergen, wenn die pathologische Läsion durch funktionsfähiges nuklidspeicherndes Gewebe „überstrahlt" wird. Hierdurch ist das Auflösungsvermögen der Szintigraphie limitiert. Sonographisch lokalisierte Herdbefunde mit einem Durchmesser von weniger als 1 cm lassen sich daher unter Berücksichtigung dieser nachweistechnischen Problematik im entsprechenden Szintigramm nicht exakt klassifizieren. Pfannenstiel empfiehlt in diesem Zusammenhang ein zusätzliches Szintigramm in seitlicher Projektion (7). Beim szintigraphischen Befund eines „warmen" Knotens kann die Sonographie durch die Möglichkeit einer dreidimensionalen Darstellung des perinodulären Parenchyms eine gewisse Entscheidungshilfe bieten und die szintigraphische Fehlinterpretation ggf. relativieren, auch wenn selbstverständlich die sonographische Beurteilung des perinodulären Gewebes keine Rückschlüsse auf die Funktion zuläßt.

# Sonographie

## Apparativ-technische Voraussetzungen

Bis Ende der siebziger Jahre standen zur sonographischen Schilddrüsendiagnostik fast nur Compoundscanner zur Verfügung, da es der Industrie bis zu diesem Zeitpunkt noch nicht gelungen war, hochauflösende *und* handliche Real-time-Schallköpfe zur Small-parts-Diagnostik zu entwickeln. Diese anfangs bestehenden technologischen Probleme ließen sich erst im Laufe der letzten 3–4 Jahre weitgehend lösen, weshalb das weniger zeitaufwendige Real-time-Verfahren erst in den achtziger Jahren bei allen Patienten im Rahmen der Routinediagnostik zum Einsatz kommen konnte. Bei dem derzeitigen technischen Entwicklungsstand sind Real-time- und Compoundtechnik hinsichtlich der Bildqualität vergleichbar. Die Vorteile der Real-time-Scanner liegen zweifellos in der kürzeren Untersuchungszeit sowie der Erfassung dynamischer Parameter (Gefäßpulsationen, Schluckverschieblichkeit, Elastizität). Linear-array-Transducer haben sich zur sonographischen Schilddrüsendiagnostik bisher besser bewährt als Schallköpfe mit sektorförmiger Geometrie. Die Compoundscanner der neuesten Generation verfügen über eine leicht zu bedienende, technisch ausgereifte Schnittbildmechanik, wobei anhand eines integrierten Zählwerks definierte und exakt reproduzierbare Schnittebenen angegeben werden können. Beim Real-time-Verfahren wird eine annähernde, für die Routine ausreichende Reproduzierbarkeit durch die Angabe definierter anatomischer Referenzpunkte erreicht. Die Compoundscantechnik bietet ähnlich wie die Computertomographie eine bessere topographisch-anatomische Übersicht des gesamten vorderen Halsbereichs und erscheint zur detaillierten Darstellung und Konturanalyse größerer Strumaknoten besser geeignet. Im Hinblick auf diese methodischen Vorteile hat daher das Compoundverfahren auch heute noch seine Berechtigung, zumal zur Schilddrüsendiagnostik prinzipiell Geräte mit einer in technischer Hinsicht weniger aufwendigen Schnittbildmechanik ausreichen würden. Manuell weniger geübte Untersucher erstellen mit Compoundscannern gelegentlich unzureichende Sonogramme mit Bewegungs- und Ankopplungsartefakten im Larynxbereich. Dieser „Nachteil" geht jedoch nicht zu Lasten der Methode. Mit dem Real-time-Scanner hat sich der Anteil technisch inadäquater Untersuchungen erheblich reduziert. Beim Vergleich beider Methoden sollte vermieden werden, ein technisch unzureichend erstelltes Compoundsonogramm mit Bildartefakten einem Real-time-Scan gegenüberzustellen.

Eine wichtige Voraussetzung für eine befriedigende Bildqualität und eine hohe diagnostische Treffsicherheit ist eine ausreichend hohe Sendefrequenz des Schallkopfes. Die sonographische Lokalisierung kleiner, szintigraphisch und palpatorisch inapparenter Herdbefunde (Ø <1 cm) und die zuverlässige Erfassung von fokalen „echogleichen" Parenchymläsionen mit geringem akustischem Impedanzunterschied inmitten regressiv veränderter Knotenstrumae erfordern ein Sonographiegerät mit feiner Grauwertabstufung und einer Sendefrequenz von mindestens 5 MHz (Abb. **46**). Für die Schilddrüsenuntersuchung sollten daher nur hochauflösende Schallköpfe mit einer Mindestfrequenz von 5 MHz eingesetzt werden (12). Eine Untersuchung mit 3,5 MHz gilt als obsolet. Die für das vorliegende Buch ausgewählte Real-time-Sonogramme wurden mit einem hochauflösenden Sonographiegerät der neuesten Generation angefertigt, das eine gute Detailerkennbarkeit bei feiner Grauwertabstufung und optimalem Bildkontrast ermöglicht (SONOLINE SL-2, Fa. Siemens, Abb. **12**).

Bei dem Begriff des räumlichen Auflösungsvermögens müssen die axiale und die laterale Auflösung unterschieden werden. Unter axialer Auflösung versteht man den kleinsten Abstand zweier gleich starker punktförmiger Reflektoren in Schallstrahlrichtung, deren Echos noch als zwei Bildpunkte dargestellt werden können. Eine kurze Impulsdauer bewirkt u. a. eine höhere axiale Auflösung. Schallköpfe mit höherer Sendefrequenz verfügen daher über ein besseres axiales Auflösungsvermögen. Kurze Sendeimpulse werden in tiefer gelegenen Gewebsschichten stärker abgeschwächt als in oberflächennahen Regionen, weshalb höherfrequente Schallköpfe (5–8 MHz) nur bis zu einer Eindringtiefe von ca. 5–7 cm eine optimale Organdarstellung erlauben. Die laterale Auflösung ist definiert als der kleinste Abstand, den zwei senkrecht zur Schallrichtung verlaufende akustische Grenzflächen haben müssen, um getrennt abgebildet zu werden. Die Schallintensitätsverteilung innerhalb der Schall-

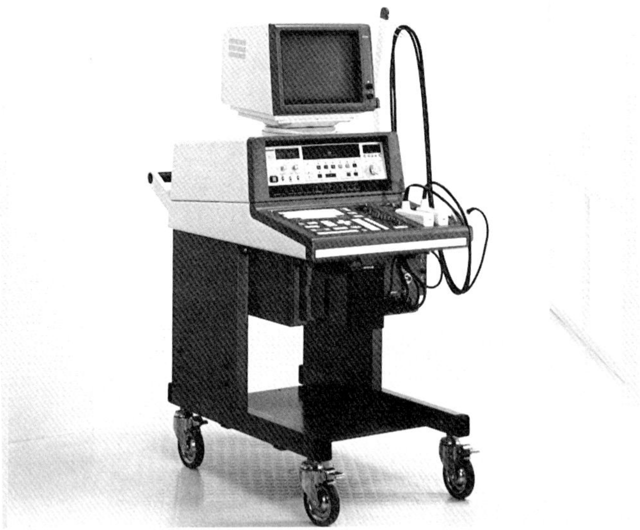

Abb. **12** Real-time-Sonographiegerät mit hochauflösendem 5-MHz-Linear-Transducer (Sonoline SL-2, Fa. Siemens, Erlangen)

keulenbreite kann als das wesentlichste Gütekriterium angesehen werden. Eine Konzentration der Schallintensität im Zentrum der „Glockenkurve" mit deutlichem Intensitätsabfall im lateralen Bereich ist Bedingung für eine hohe laterale Auflösung. Bei modernen Ultraschallgeräten trägt eine elektronische Fokussierung zu einer Verschmälerung der Schallkeulenbreite bei. Das gegenwärtig erzielbare axiale bzw. laterale Auflösungsvermögen beträgt *rein rechnerisch* 0,5 bzw. 1 mm.
„In situ" liegt die untere Nachweisschwelle für Kalkeinlagerungen bei subtiler Untersuchungstechnik durchaus in dieser Größenordnung, während dagegen für alle übrigen fokalen Parenchymläsionen eine untere Nachweisschwelle von 3–4 mm als realistischer anzusehen ist. Die Nachweiswahrscheinlichkeit einer fokalen Läsion hängt nämlich nicht nur von der Größe des betreffenden Herdbefundes, sondern auch von dem akustischen Impedanzunterschied und der Struktur des umgebenden Gewebes ab. Hieraus ergibt sich die praktische Konsequenz, daß in einem Endemiegebiet mit regressiv veränderten Strumae deutlich höhere Anforderungen an den Dynamikbereich der Sonographiegeräte gestellt werden als in einem Nichtendemiegebiet mit einer höheren Frequenz normalgroßer Schilddrüsen mit homogener Echostruktur.

## Untersuchungstechnik

Die sonographische Untersuchung der Schilddrüse erfolgt in Rückenlage des Patienten. Die erforderliche Dorsalflektion der Halswirbelsäule wird dem Patienten durch eine Nackenrolle erleichtert. Durch Unterpolsterung des Schultergürtels kann eine maximale Reklination des Kopfes erreicht werden. Der Schallkopf wird im Querschnitt senkrecht zur Längsachse und im Längsschnitt senkrecht zur transversalen Schichtebene positioniert. Ein systematischer Abtastvorgang (z. B. von kranial nach kaudal) ist ebenso notwendig wie die Angabe anatomisch definierter Bezugspunkte (Jugulum, Karotisbifurkation, Medianlinie, Larynx) und die Kennzeichnung der Schnittführung und Seitenlokalisation.
Mit der *sonographisch kontrollierten Palpation* lassen sich wichtige Zusatzinformationen erzielen. Diese Untersuchungstechnik erlaubt eine direkte Zuordnung von Sonographie und Palpationsbefund. Bei gut tastbaren, sonographisch jedoch nur schlecht abgrenzbaren Knoten ermöglicht diese Technik eine genaue sonomorphologische Klassifizierung. Bei intensitätsschwachen Strukturechos sind eine *detaillierte Analyse und Dokumentation der Binnenstruktur* notwendig. Eine genaue Beurteilung des sonomorphologischen Aufbaus fokaler Parenchymläsionen mit deutlich verminderter Echointensität gelingt nur durch eine differenzierende sonographische Analyse bei „normaler" (standardisierter) und höherer Schallverstärkung. In diesem Zusammenhang ist zu berücksichtigen, daß Hodgkin- und Non-Hodgkin-Lymphome ebenso wie auch Schilddrüsenkarzinome bei standardisierter Einstellung der TCG (Time-compensated-gain-)Kurve als teilweise echofreie Raumforderungen imponieren. Bereits bei geringer Erhöhung von Nahverstärkung und Slope läßt sich der eigentliche solide echoarme Aufbau dokumentieren (Abb. **81**, **117**, **120**). Klassische Schilddrüsenzysten stellen sich in diesem Verstärkungsbereich noch

als echofreie Herdbefunde dar und zeigen erst bei maximaler Erhöhung der Verstärkungsparameter randständige artefizielle „Binnenechos" (Abb. **35c**). Branchiogene Halszysten weisen dagegen in der Regel schallreflektierende Binnenstrukturen in Form suspendierter kristalliner Cholesterinpartikel auf, so daß sie bereits bei normaler oder geringfügig höherer Einstellung der Verstärkungsparameter als solide echoarme Raumforderungen imponieren. Halszysten lassen sich daher allein aufgrund sonomorphologischer Kriterien nicht von Hodgkin- bzw. Non-Hodgkin-Lymphomen unterscheiden (Abb. **117**, **118**, **120**).

## Befundbeschreibung

Der Untersucher hat zunächst die Aufgabe, einen pathologischen Befund zu lokalisieren und nach sonographischen Kriterien zu klassifizieren. Hierdurch kann eine Beeinflussung des sonographischen Untersuchungsergebnisses durch szintigraphische Vorinformationen ausgeschlossen werden. Eine wichtige Voraussetzung für eine systematische und reproduzierbare Differenzierung und Klassifizierung sonographischer Strukturveränderungen stellt eine einheitliche und möglichst einfache Nomenklatur dar mit strenger *Trennung zwischen rein deskriptiver Befunderhebung und Beurteilung* (12). Der sonographische Befund gliedert sich in Haupt- und Nebenkriterien. Die sonographischen Hauptkriterien (echoarm, echoreich, echofrei, echonormal) beschreiben den unterschiedlichen Grad der Schallreflektion des Schilddrüsenparenchyms. Die sog. Nebenkriterien charakterisieren Größe und Verteilung der Einzelechos sowie die Randkontur von Herdbefunden (Tab. **2**). Das sonographische Merkmal „echogleich" beschreibt lediglich die Binnenstruktur eines Herdbefundes im Vergleich zum umgebenden Gewebe und darf daher nicht synonym mit „echonormal" verwendet werden. Der Begriff „zystisch" sollte aus dem sonographischen Vokabular gestrichen werden, da er bereits eine pathologisch-anatomische Diagnose beinhaltet und von vornherein eher Benignität suggeriert. In der Vergangenheit wurde dieser Terminus bei einer Vielzahl sonographisch völlig heterogen aufgebauter echokomplexer Schilddrüsentumoren mit liquiden und soliden Anteilen eingesetzt. Hieraus können Fehldiagnosen resultieren mit falschen therapeutischen Schlußfolgerungen, so daß die Sonographie langfristig in Mißkredit gebracht wird. Da bekanntlich auch Schilddrüsenmalignome zentrale, flüssigkeitshaltige Nekrosen aufweisen können, ergibt sich bei dieser Auslegung des Zystenbegriffs die falsche Konsequenz, „den Zystennachweis in einer endemischen Knotenstruma keineswegs als Garantie für Gutartigkeit mißzuverstehen" und „die Operationsindikation hiervon unberührt zu lassen" (9). Eine derartige Strategie wird jedoch der wichtigen Rolle der Sonographie als Entscheidungshilfe für ein differenziertes therapeutisches Konzept nicht gerecht. Die klassische Domäne der Sonographie, nämlich die Differenzierung von Herdbefunden mit höherer und niedrigerer Malignomwahrscheinlichkeit, würde dann zunehmend an Bedeutung verlieren. Da Kalkeinlagerungen oder liquide Degenerationen in benignen und malignen Schilddrüsentumoren vorkommen können, ist während der sonographischen Differenzierung genau darauf zu achten, ob es sich um eine kleine solitäre Läsion handelt oder ob der entsprechende Bezirk einem größeren, überwiegend soliden Herdbefund zugeordnet werden muß.

Bei der sonographischen Klassifizierung von Herdbefunden kann das menschliche Auge im dynamischen Untersuchungsablauf bereits diskrete Echodifferenzen sehr gut erkennen. Auch in regressiv veränderten Knotenstrumae lassen sich stets auch „Parenchyminseln" mit normaler Echostruktur darstellen. Es hat sich daher bewährt, morphologisch intaktes Schilddrüsen-

Tabelle **2** Nomenklatur zur sonographischen Differenzierung und Klassifizierung

| Befund<br>*Hauptkriterien* | *Nebenkriterien* | Beurteilung |
|---|---|---|
| Reflexverhalten:<br>echoarm<br>echofrei<br>echoreich<br>echonormal | Randbegrenzung:<br>glatt–unregelmäßig,<br>echoarmer Randsaum | solide |
| | Echoverteilung:<br>homogen–inhomogen | komplex |
| | Echostruktur:<br>regulär-irregulär | liquide |

parenchym und den echoarmen M. sternocleidomastoideus als „Referenzorgane" zu verwenden. Herdbefunde mit geringem Impedanzunterschied sind nur dann sicher zu erkennen, wenn sie durch einen zarten echoarmen Randsaum vom umgebenden Parenchym abgegrenzt werden können. Die rein deskriptive Klassifizierung von Herdbefunden anhand qualitativer Kriterien bereitet somit auch in Problemfällen keine Schwierigkeiten. Die qualitative Beurteilung der Echogenität ist mit einer für klinische Fragestellungen der täglichen Routine ausreichenden Genauigkeit möglich, wenn eine subtile Untersuchungstechnik und eine einheitliche, systematische Nomenklatur ein Optimum an Befundqualität garantieren.

Die von Müller-Gärtner inaugurierte Grauwerthistogrammanalyse kann in erster Linie bei der Bearbeitung wissenschaftlicher Fragestellungen im Rahmen der sonographischen Grundlagenforschung zur Anwendung kommen (5). Die computergestützte Grauwertanalyse eignet sich zur objektiven Beurteilung und reproduzierbaren Dokumentation diffuser Strukturveränderungen z. B. bei der Verlaufskontrolle des Echomusters einer Basedow-Struma. Da die Charakterisierung des sonomorphologischen Erscheinungsbildes einer immunogenen Hyperthyreose vom Typ des Morbus Basedow weder für die therapeutische Strategie noch für die Prognose der Erkrankung ein sicherer, diagnostisch zuverlässiger Parameter darstellt, ist zwangsläufig auch die computergestützte Bildanalyse bei dieser Fragestellung von untergeordneter Bedeutung.

Ein differenzierter sonographischer Befund wird sich nicht nur auf die detaillierte Beschreibung und kritische Beurteilung der morphologisch faßbaren Strukturalterationen beschränken, sondern auch das Ergebnis der klinisch relevanten anatomischen Zuordnung miteinbeziehen. Durch die sonographische Darstellung der Halsanatomie in den drei Raumebenen lassen sich wichtige Informationen über die intrathyreoidale Lokalisation von Herdbefunden gewinnen. Bei unklaren Palpationsbefunden ermöglicht die Sonographie eine relativ sichere Aussage, ob ein Knoten der Schilddrüse zuzuordnen ist oder eine extrathyreoidale Raumforderung vorliegt. Diese sonotopographischen Zusatzinformationen sind insbesondere im Rahmen der präoperativen Sonographie unverzichtbar.

## Befundinterpretation

Bei der Beurteilung der klinischen Wertigkeit multipler fokaler Strukturveränderungen inmitten einer regressiv veränderten Knotenstruma können sich für den mit hochauflösenden Schallköpfen weniger vertrauten Untersucher gelegentlich Schwierigkeiten ergeben. Dem Untersucher kommt daher die wichtige Aufgabe zu, zunächst einmal aus dem relativ „verwirrenden" Gesamtbild diejenigen klinisch relevanten Strukturen zu selektieren, die durch weiterführende diagnostische Maßnahmen (Szintigraphie, Feinnadelpunktion) abgeklärt werden müssen. Bei *größeren* Knoten oder Herdbefunden bietet die Szintigraphie eine gewisse Entscheidungshilfe. Wie bereits erwähnt, lassen sich jedoch *kleinere* Herdbefunde mit einem Durchmesser von weniger als 1 cm szintigraphisch nicht eindeutig klassifizieren, da funktionell intaktes Gewebe ventral oder dorsal dieser Herdbefunde eine „normale" Speicherung vortäuschen kann und daher ein szintigraphischer Nachweis nicht möglich ist.

Sonographie und Szintigraphie bedürfen der gemeinsamen fachkundigen Interpretation durch entsprechend ausgebildete und erfahrene Untersucher. Für die Korrelation eines sonographischen mit einem szintigraphischen Herdbefund sind fundierte Kenntnisse in der szintigraphischen Untersuchungstechnik und Bildinterpretation von essentieller Bedeutung. Wenn Sonographie und Szintigraphie aus organisatorischen Gründen oder aufgrund traditionell-struktureller Gegebenheiten nicht in einer Hand liegen, muß eine Korrelation beider Methoden mit kritischer Synopsis gewährleistet sein. Nur so lassen sich Informationsverluste vermeiden. Bei sonographischem Nachweis mehrerer Herdbefunde kann eine exakte Korrelation nur dann gelingen, wenn das Szintigramm bereits zum Zeitpunkt der sonographischen Diagnostik einem szintigraphieerfahrenen Ultraschalluntersucher vorliegt. Eine „retrospektive" Korrelation ist in diesem Fall mit einer zu großen Fehlerquote behaftet. Bei multiplen nodulären Strukturen und einer szintigraphisch gesicherten multiregionalen Autonomie erscheint eine sonographisch-szintigraphische Korrelation von Herdbefunden und Speicherbezirken eher willkürlich. Oft läßt sich dann nicht mehr genau entscheiden, ob der sonographisch lokalisierte Herdbe-

fund einer fokalen Autonomie im Szintigramm entspricht oder ob es sich möglicherweise um eine im funktionell supprimierten Parenchym gelegene Strukturveränderung handelt.
Im Hinblick auf die Vielzahl sonomorphologisch erfaßbarer Strukturveränderungen kann ein Befund nur in unmittelbarem Zusammenhang mit der während der Untersuchung gewonnenen Information beurteilt werden. Eine nachträgliche Begutachtung nur anhand des Bildmaterials ohne genaue Kenntnis der dynamischen Parameter ist daher nicht zulässig.
In der Routine hat sich eine schriftliche Befunddokumentation bewährt, die einerseits anhand vorgegebener sonographischer Kriterien eine standardisierte, möglichst systematische Befundbeschreibung gewährleistet und andererseits genügend Platz für eine individuelle Beurteilung bietet. Die schriftliche Befunddokumentation ausschließlich nach einem Ankreuzverfahren wird den oft außerordentlich komplexen Zusammenhängen nicht gerecht. Die Beurteilung sollte daher frei formuliert werden, so daß auch Besonderheiten hervorgehoben werden können. Ein szintigraphieerfahrener Untersucher wird stets auch das Ergebnis der Szintigraphie miteinbeziehen und somit den sonographischen Befund nur in der Synopse mit der szintigraphischen Funktionsdiagnostik interpretieren.

## Bilddokumentation

Eine standardisierte und möglichst detaillierte Dokumentation des sonographischen Befundes erscheint selbstverständlich. Bei diffusen Strumae ohne sonographischen Nachweis eines Herdbefundes genügt eine Bilddokumentation der jeweiligen maximalen kraniokaudalen, mediolateralen und ventrodorsalen Ausdehnung. Die Helligkeits- und Kontraststufen des Betrachtungsmonitors müssen bei der Abbildung durch die Multiformat- oder Sofortbildkamera mit unveränderter Bandbreite wiedergegeben werden. Ein Herdbefund ist stets in zwei zueinander senkrecht stehenden Ebenen zu registrieren. Zur qualitativen reproduzierbaren Klassifizierung der Binnenstruktur sollte zusätzlich paranoduläres Referenzgewebe und/oder morphologisch intaktes Parenchym dokumentiert werden. Anhand von Schemazeichnungen werden die morphologisch relevanten Strukturen verdeutlicht. Für die Bilddokumentation eines schilddrüsensonographischen Befundes mit Polaroidsofortbildern hat sich der Filmtyp 667 am besten bewährt. Dieser Film ermöglicht durch eine fein abgestufte Grauwertcharakteristik eine detaillierte Wiedergabe sonomorphologisch erfaßbarer Parenchymveränderungen *und* zugleich eine gute Demarkierung der Organgrenzen im Vergleich zum umgebenden Halsweichteilgewebe. Durch diese Filmeigenschaften sind die Voraussetzungen für eine qualitativ gute und möglichst aussagekräftige Bilddokumentation erfüllt, die insbesondere bei der hochauflösenden Small-parts-Sonographie als unabdingbare Voraussetzung für eine subtile sonographische Gewebscharakterisierung anzusehen ist. Bei richtiger Justierung von Kamera und Aufzeichnungsmonitor gehen keine diagnostisch relevanten Bildinformationen verloren. Die für das vorliegende Buch ausgewählten Schilddrüsensonogramme wurden simultan mit einer Polaroid- und Multiformatkamera dokumentiert. Durch diesen Vergleich konnte gezeigt werden, daß in allen Fällen mit beiden Dokumentationssystemen eine vergleichbare Bildqualität zu erzielen war. Der nicht selten erwähnte Informationsverlust der Polaroiddokumentation läßt sich durch diesen umfangreichen Vergleich des Bildmaterials nicht bestätigen, wenn sämtliche technischen Fehlermöglichkeiten berücksichtigt werden. Die oft als „Nachteile" der Polaroiddokumentation ausgelegten Bildartefakte (z. B. „weiße Ecken", „in regelmäßigen Abständen auftretende weiße Flecken oder Streifen") lassen sich auf eine Verunreinigung der Walzen oder eine inkorrekte technische Handhabung (z. B. falsches Herausziehen des Films) zurückführen. Diese anwenderbedingten Artefakte sind daher durch eine regelmäßige Wartung und korrekte Bedienung der Polaroidkamera zu vermeiden. Die weite Verbreitung der Polaroiddokumentation in Klinik und Praxis beruht auf dem großen Vorteil der augenblicklichen Verfügbarkeit der sonographischen Bilddokumentation mit guter Abbildungsqualität bei gleichzeitiger Unabhängigkeit von einer Entwicklungsmaschine. Für den Routinebetrieb ist daher die Polaroiddokumentation bei dem derzeitigen technischen Entwicklungsstand als das am besten praktikable Dokumentationsverfahren anzusehen. Die Dokumentation mit einer Multiformatkamera ist pro Einzelbild kostengünstiger; die relativ hohen Investitionskosten amortisieren sich jedoch langfristig nur bei mehr als 1000 Ultraschallun-

tersuchungen pro Jahr. In einer nuklearmedizinischen bzw. radiologischen Klinik oder Praxis stellt die Dokumentation mit einer Multiformatkamera eine Alternative dar, jedoch nur unter der Voraussetzung, wenn durch den Betriebsablauf eine sofortige Entwicklung des Films gewährleistet ist und die Bilddokumentation dem Arzt unmittelbar nach dem Ende der Untersuchung vorliegt. Neu entwickelte Dokumentationsmedien (z.B. Nadeldrucker, Videoprinter) werden derzeit in der klinischen Routine erprobt, weshalb zum gegenwärtigen Zeitpunkt noch kein abschließendes Urteil über die klinische Praktikabilität und die Abbildungsqualität dieser Dokumentationsverfahren möglich ist.
In Zusammenhang mit den Bemühungen um eine qualitativ gute und möglichst aussagekräftige Bilddokumentation ist stets zu berücksichtigen, daß eine auch noch so lückenlose und aufwendige Dokumentation mit Einzelbildern nicht den Informationsgehalt des unmittelbar am Bildschirm verfolgten dynamischen Untersuchungsablaufes wiedergeben kann. Bei dem heutigen hohen Entwicklungsstand der Videotechnik stellt daher eine *kombinierte* Dokumentation mit Videoaufzeichnung und einigen ausgewählten repräsentativen Polaroidbildern einen praktikablen und darüber hinaus auch kostengünstigen Kompromiß dar. Die Videodokumentation läßt sich allerdings nur dann sinnvoll und rational in der Routinediagnostik einsetzen, wenn z.B. bei Verlaufsuntersuchungen die entsprechende Bandstelle durch ein geeignetes Archivierungssystem, ein präzises Zählwerk und ein Suchlaufsystem schnell verfügbar ist.

## Resümee

Im Hinblick auf die Reproduzierbarkeit, Genauigkeit und Vergleichbarkeit eines sonographischen und szintigraphischen Befundes müssen sämtliche Qualitätskriterien berücksichtigt werden. Dies gilt nicht nur für die Routinediagnostik, sondern insbesondere auch für wissenschaftliche Studien, wenn aus dem Ergebnis dieser Analysen allgemeingültige und allgemeinverbindliche Schlußfolgerungen abgeleitet werden. So ist es gerade im Rahmen von Studien mit dem Anspruch hoher wissenschaftlicher Präzision unverzichtbar, daß die Schilddrüsensonogramme von einem einzigen Untersucher angefertigt *und* interpretiert werden. Wenn Befunde verschiedener Untersucher über einen Zeitraum von mehreren Jahren ausgewertet werden, so muß ggf. eine Nachklassifikation nach einheitlichen Kriterien erfolgen, sofern dies überhaupt retrospektiv noch möglich ist. Ein Außerachtlassen der in diesem Kapitel dargestellten Qualitätskriterien muß zwangsläufig jede einschlägige und klinisch relevante Aussage zur diagnostischen Bedeutung der Schilddrüsensonographie scheitern lassen.

# Literatur


1 Bähre, M., H. Luig, D. Emrich, N. Neumann, P. Neumann, M. Rosenfeld: Improved quality and information in thyroid scintigraphy. Europ. J. nucl. Med. 11 (1985) 194

2 Dobyns, B. M., B. Skanse, F. OF. Malo: A method for the preoperative examination of function in thyroid tumor: its significance in diagnosis and treatment. J. clin. Endocr. 9 (1949) 1171

3 Mahlstedt, J.: Vorzüge der Gammakamera Szintigraphie. Akt. Endokr. Stoffw. 4 (1983) 57–59

4 Mahlstedt, J., K. Joseph: $^{99m}$Tc-Thyroid-Uptake (TcTU) – Ein Clearanceäquivalent zur Beurteilung der Schilddrüsenregulation. Prozeßgesteuerte ROI–Technik und vereinfachte methodische ROI-Technik für die Gammakamera. Nuc-compact 7 (1976) 108

5 Müller-Gärtner, H.-W.: Grauwerthistogrammanalyse in der Schilddrüsensonographie. Fortschr. Röntgenstr. 145 (1986) 283

6 Oberhausen, E.: Eigenschaften der Radiopharmaka zur Schilddrüsenszintigraphie. Akt. Endokr. Stoffw. 4 (1983) 47–49

7 Pfannenstiel, P.: Kritische Bewertung der Schilddrüsenszintigraphie. Med. Klin. 72 (1977) 1

8 Reichmann, K., R. Knopp, H. J. Biersack, C. Winkler: Schilddrüsenszintigraphie mit der Gammakamera – Untersuchungen über die Abbildungseigenschaften einer Kamera mit und ohne Spezialkollimator im Vergleich zu denen eines Scanners. Nuc-compact 13 (1982) 170

9 Röher, H. D., R. A. Wahl: Der kalte Schilddrüsenknoten. Dtsch. med. Wschr. 106 (1981) 657–662

10 Schümichen, C.: Vorzüge der Szintigraphie mit Scanner. Akt. Endokr. Stoffw. 4 (1983) 63–65

11 Wiedemann, W., Chr. Reiners: Die Differentialdiagnose des echoarmen Knotens der Schilddrüse. Dtsch. med. Wschr. 107 (1982) 1972

12 Wiedemann, W., W. Börner: Ultraschalldiagnostik bei Schilddrüsenerkrankungen. Marseille, Munchen 1984

# 4 Normale Sonomorphologie und Sonotopographie der vorderen Halsregion

Gesundes Schilddrüsenparenchym weist eine homogene, feingranulierte Echostruktur mittlerer Echogenität auf und läßt sich ebenso wie auch Gewebe mit diskreten, klinisch irrelevanten Strukturveränderungen leicht von den perithyreoidalen Organen abgrenzen (Abb. **13–15**). Beide *Seitenlappen* der Schilddrüse zeigen eine ellipsoide Konfiguration mit einem spitzen kranialen und einem stumpfen kaudalen Pol. Die Seitenlappen sind hantelförmig um die Trachea gelagert. Der *Isthmus* der Schilddrüse liegt meist in Höhe des kaudalen Lappendrittels und verleiht dadurch der Schilddrüse eine Schmetterlingsform bzw. die Form eines „H" mit tiefliegendem Querbalken. Vom Schilddrüsenisthmus kann ein schmaler pyramidenförmiger Parenchymbezirk ausgehen, der sich aus dem beim Embryo angelegten Ductus thyreoglossus entwickelt und in Form und Größe nicht unwesentlichen individuellen Schwankungen unterworfen ist. Dieser *Lobus pyramidalis* läßt sich wegen seiner geringen Dicke oft besser mit der Szintigraphie lokalisieren (Abb. **33**). Die *Trachea* verursacht im Querschnitt einen kräftigen halbkreisförmigen Reflex mit dorsaler Schallauslöschung.

Die Schilddrüse ist von einer äußeren (Capsula fibrosa) und einer inneren Kapsel umgeben (Abb. **16**). Die Organkapsel ist untrennbar mit der Schilddrüse verbunden und läßt sich daher sonographisch nicht abgrenzen. Unter günstigen schallphysikalischen Bedingungen, d. h. bei normal großen oder leicht vergrößerten Schilddrüsen mit weitgehend homogener Parenchymstruktur und guter Schalleitung, stellt sich die äußere Kapsel im bindegewebig verstärkten dorsalen Abschnitt als reflexkräftiges, echoreiches Band dar. Bei der Frage nach einer intra- oder extrathyreoidalen Zugehörigkeit einer dorsal gelegenen Raumforderung kann sich dieses Phänomen als wichtiges differentialdiagnostisches Kriterium erweisen. In der äußeren Kapsel sind außer der Drüse selbst auch die Gefäße und die vier Epithelkörperchen eingeschlossen. Von der äußeren Kapsel gehen mehrere Bänder aus, die die Seitenlappen an den Schildknorpel, den Ringknorpel und die oberen drei Trachealspangen fixieren, so daß die Schilddrüse beim Schluckakt mitbewegt wird (6).

Die ventrolateral gelegene Facies muscularis der Seitenlappen wird von der Lamina praetrachealis fasciae cervicalis und den in ihr eingelagerten infrahyalen Muskeln bedeckt (6). Diese Faszien und Muskeln bilden eine Art Gurtung für den Drüsenkörper und widerstehen im Rahmen der Strumaentwicklung zunächst dem Expansionsdruck, so daß die Struma zuerst nach kaudal, dorsal und medial ausweichen kann und hierbei die bekannten mechanischen Kompressionserscheinungen verursacht (3,6). Die Halsmuskeln zeigen ebenso wie auch die prävertebralen Muskeln ein echoarmes Reflexverhalten und lassen sich daher gut vom Schilddrüsenparenchym abgrenzen. Bei Patienten bis etwa zum 40. Lebensjahr stellt sich der M. sternocleidomastoideus in der Regel echoärmer dar als bei älteren Patienten. Die A. carotis communis liegt dorsolateral oder lateral der Seitenlappen und ist an ihren kräftigen Eigenpulsationen sowie dem runden Lumen gut zu erkennen. Die Arterie verläuft normalerweise relativ geradlinig; bei größeren Strumae kann sie aber auch bogenförmig nach lateral oder kaudal abgedrängt sein. In diesem Fall gelingt es nicht, die Arterie im Längsschnitt über eine größere Distanz (z. B. Bildbreite des Schallkopfes) geradlinig abzubilden. Diese Einschränkung sollte bei der sonographischen Volumetrie beachtet werden; so kann in einem Längsschnitt durchaus die maximale kraniokaudale Ausdehnung eines Schilddrüsenlappens erfaßt sein, auch wenn die A. carotis communis nicht über die gesamte Scanbreite dargestellt ist. Lateral der A. carotis communis verläuft die V. jugularis

**Normal große Schilddrüse**

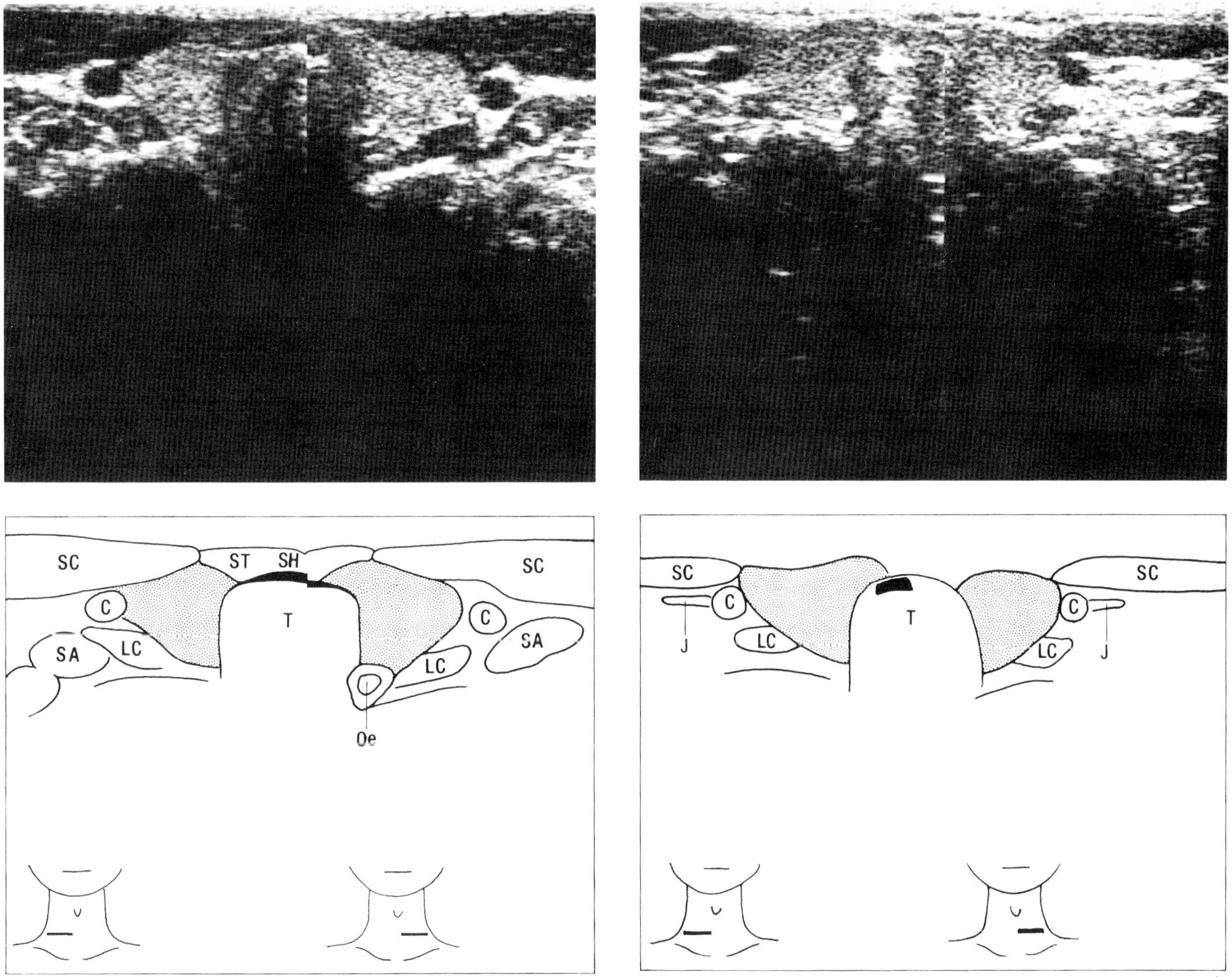


a b

Abb. **13a** u. **b** Normal große Schilddrüse, homogenes feingranuliertes (**a**) und diskret echoreiches (**b**) Strukturmuster

**Normal große Schilddrüse**

**Struma diffusa I. Grades**

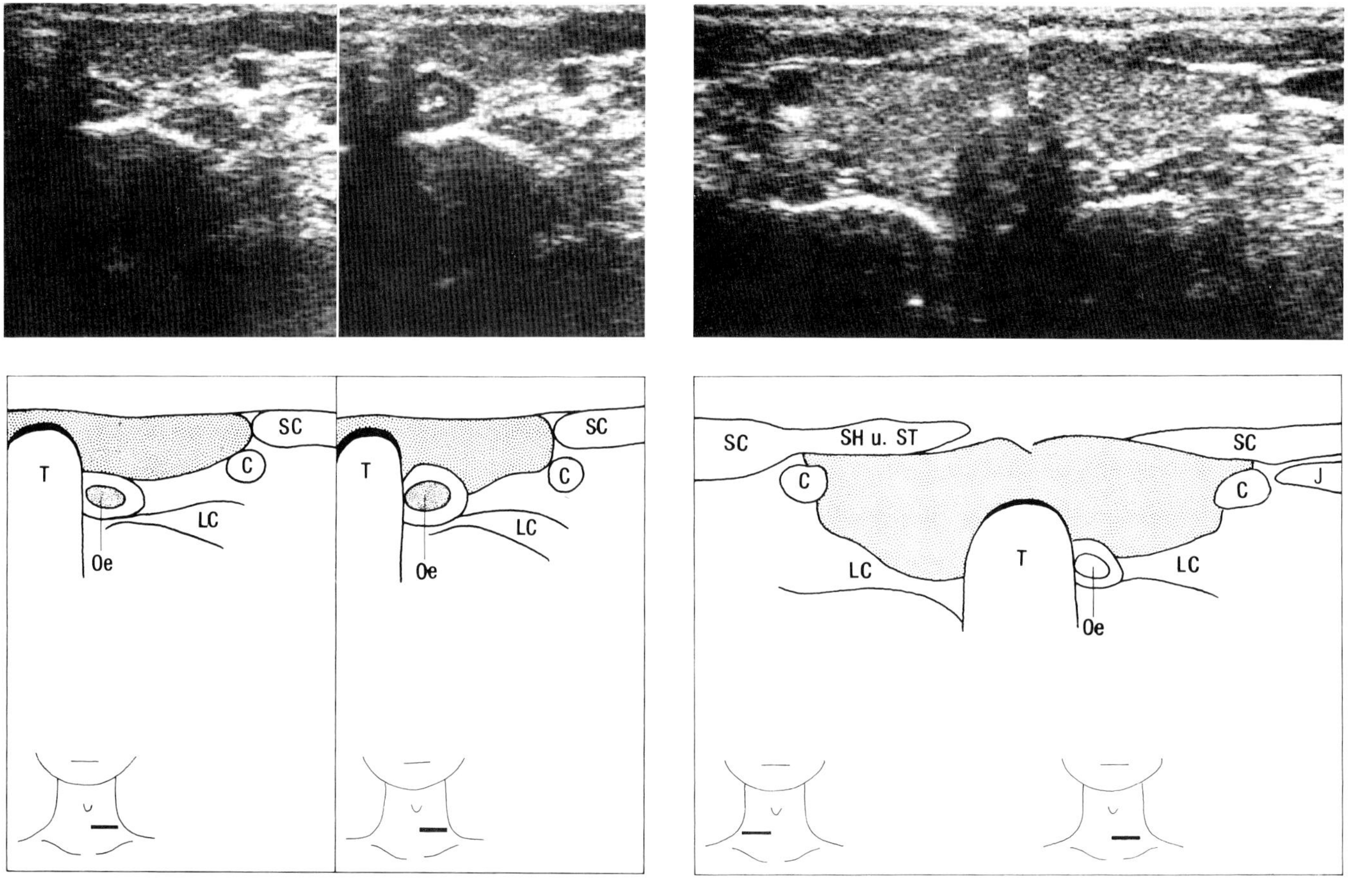


a

b

Abb. **14a** u. **b**
Normal große Schilddrüse einer 14jährigen Patientin: homogene, feingranulierte Parenchymstruktur (**a**).

Struma diffusa I. Grades bei einer 16jährigen Patientin: noch weitgehend normales Echomuster mit angedeutetem nodulärem Parenchymumbau (**b**).

**Struma diffusa I.–II. Grades**

**Struma diffusa I. Grades**

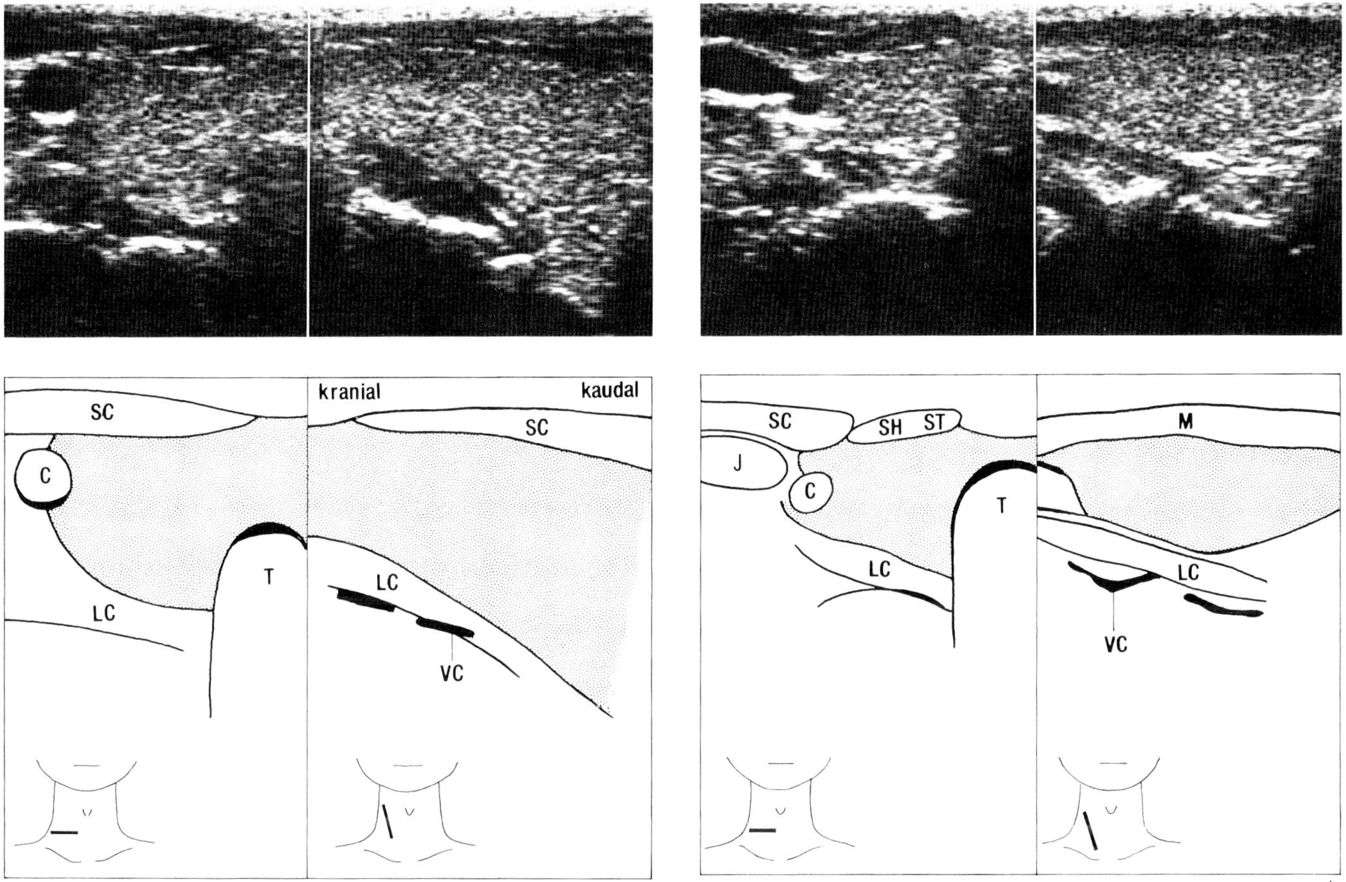


a

b

Abb. **15a** u. **b**

Struma diffusa I.–II. Grades bei einer 17jährigen Patientin: geringgradig vergröberte Strukturechos, allenfalls angedeuteter nodulärer Parenchymumbau ohne besonderen Krankheitswert (**a**).

Struma diffusa I. Grades bei einer 35jährigen Patientin: diskret echoreiches Parenchymmuster mit beginnendem knotigem Umbau (**b**).

**Schematischer Transversalschnitt der vorderen Halsregion**

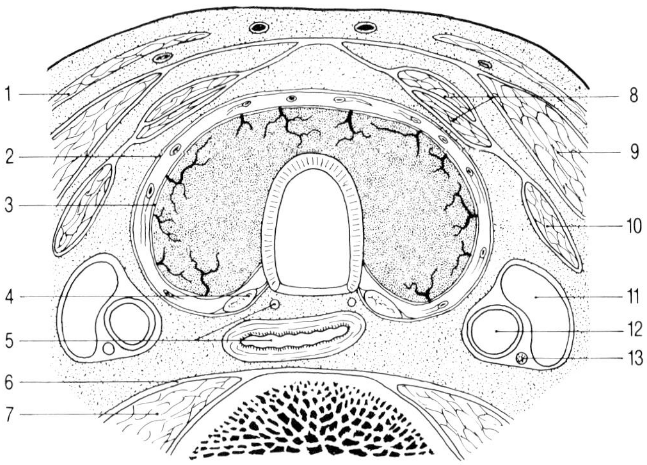


Abb. **16** Querschnitt durch die Glandula thyreoidea und ihre Kapseln (nach *Töndury*).
1 = M. platysma
2 = Capsula fibrosa
3 = Organkapsel
4 = Epithelkörperchen
5 = Ösophagus und N. recurrens
6 = Lamina praevertebralis fasciae cervicalis
7 = Mm. praevertebrales
8 = Mm. sternohyoideus et sternothyreoideus
9 = M. sternocleidomastoideus
10 = M. omohyoideus
11 = V. jugularis interna
12 = A. carotis communis
13 = N. vagus

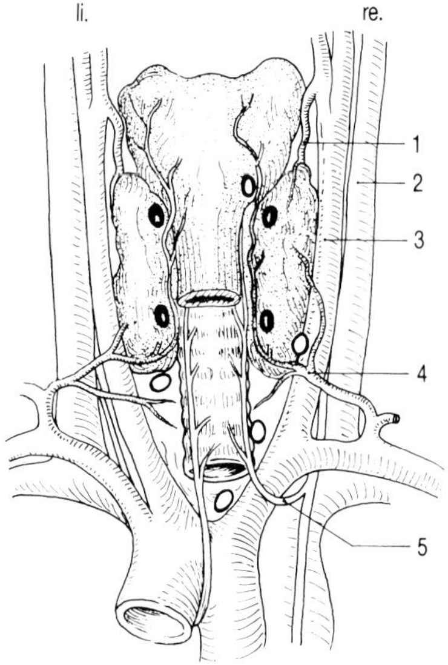


Abb. **17** Topographie der oberen und unteren Epithelkörperchen bei normaler und ektoper Lokalisation. (Sicht von dorsal, offene Kreise: ektope Lokalisation.)
1 = A. thyreoidea superior
2 = V. jugularis interna
3 = A. carotis communis
4 = A. thyreoidea inferior
5 = N. recurrens dexter

interna. Die Vene ist oft sichelförmig kollabiert und läßt sich dann im Valsalva-Preßversuch aufgrund einer deutlichen Lumenzunahme eindeutig differenzieren.

Die vier *Nebenschilddrüsen* liegen in der Regel am Hinterrand der beiden Seitenlappen zwischen der Capsula interna und der Capsula externa der Schilddrüse. Die an der Dorsalseite der Schilddrüse durch perivaskuläres Bindegewebe verstärkte äußere Kapsel steht außerdem in engem Kontakt zum N. recurrens (Abb. **16**). Der N. recurrens liegt zwar gewöhnlich außerhalb der Capsula externa, bei größeren Strumae kann er jedoch auch den Raum zwischen innerer und äußerer Kapsel durchdringen oder gelegentlich sogar das Schilddrüsenparenchym penetrieren. Dieser Region muß daher im Rahmen einer Strumaresektion besondere Aufmerksamkeit gewidmet werden. Bei der sog. „near total thyreoidectomy“ z. B. im Falle eines solitären, okkult-sklerosierenden papillären Mikrokarzinoms der Schilddrüse mit einem Durchmesser von weniger als 1,0 cm wird zur Schonung des N. recurrens und der Epithelkörperchen der hintere Teil der äußeren Kapsel belassen. Eine intrathyreoidale Lokalisation der Epithelkörperchen stellt eine Rarität dar (1).

Die Epithelkörperchen sind durch eine außerordentlich große Lagevariabilität gekennzeichnet. Nach Hintzsche wird bei Strumae eine größere Streuung der Epithelkörperchenlokalisation beobachtet als bei normal großen Schilddrüsen (2). Die beiden oberen Epithelkörperchen kommen am häufigsten in Höhe des Ringknorpels in einer Rinne zwischen dem dorsolateralen Rand der Schilddrüse, der A. carotis communis, den prävertebralen Muskeln und dem Sulcus oesophagotrachealis vor

**Topographie der oberen und unteren Epithelkörperchen**

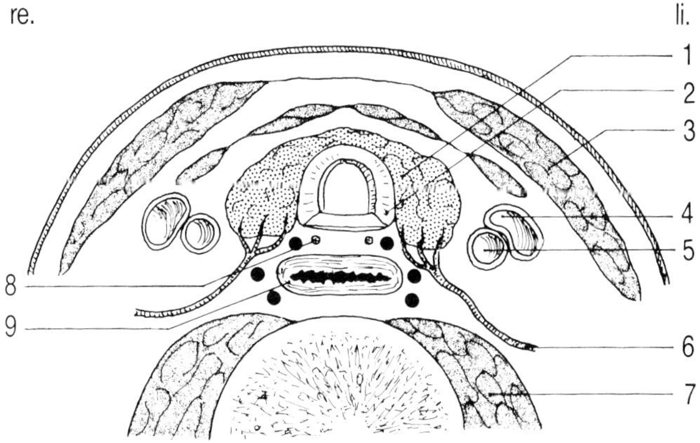


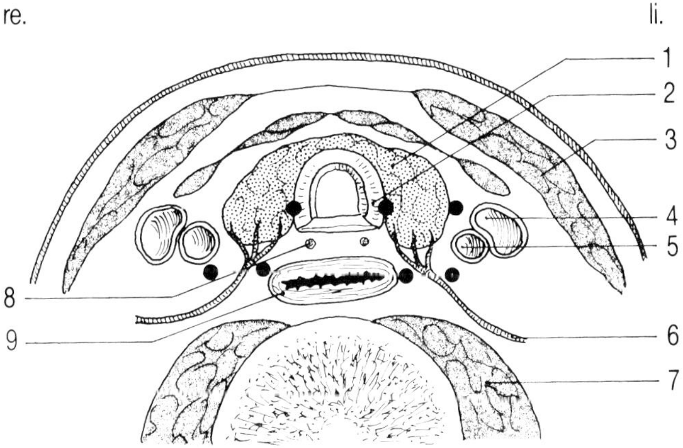


Abb. **18a** u. **b** Querschnitt durch den Hals in Höhe der oberen (**a**) und unteren (**b**) Epithelkörperchen.

1 = Schilddrüse
2 = Trachea
3 = M. sternocleidomastoideus
4 = V. jugularis interna
5 = A. carotis communis
6 = A. thyreoidea inferior
7 = M. longus colli
8 = N. recurrens dexter
9 = Ösophagus

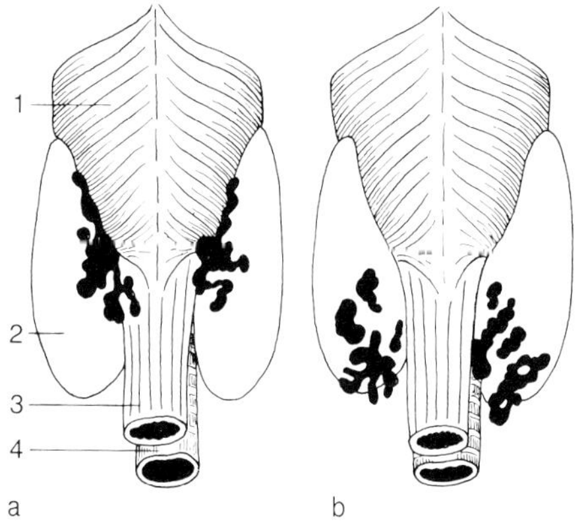


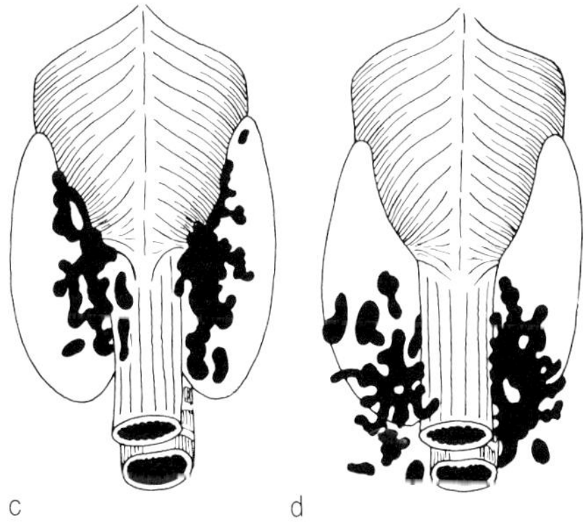


Abb. **19a–d** Schematische Darstellung der Lagevarianten der oberen (**a, c**) und unteren (**b, d**) Epithelkörperchen (nach *Hintzsche*), **a** und **b** normale Verhältnisse, **c** und **d** Verhalten bei Struma.

1 = Pharynx
2 = Seitenlappen der Schilddrüse
3 = Ösophagus
4 = Trachea

(Abb. **17, 18**). Die beiden unteren Epithelkörperchen werden meist in Höhe des unteren Schilddrüsenpols angetroffen. In Abhängigkeit von der Strumagröße können die unteren Epithelkörperchen sowohl nach kranial als auch nach lateral und kaudal bis in das obere Mediastinum verlagert werden. Bei stark vergrößerten Schilddrüsen kann auch die Lokalisation der beiden oberen Drüsenpaare variieren, und zwar besonders in kaudaler Richtung (Abb. **19**). Ektope Nebenschilddrüsenadenome liegen häufig im vorderen oberen Mediastinum. Bei mediastinaler Ektopie gilt die Regel, daß die im hinteren Mediastinum gelegenen Adenome von den oberen Epithelkörperchen ausgehen, während die unteren Drüsenpaare häufiger in das vordere Mediastinum abwandern. Die Lokalisierung ektoper Nebenschilddrüsenadenome ist eine Domäne der Computertomographie (4,5).

Die normalen Epithelkörperchen sind nach HEDINGER knapp linsengroß (1); die durchschnittliche Größe beträgt 3×5×2 mm. Auch wenn mit den z. Z. verfügbaren hochauflösenden Smallparts-Schallköpfen die theoretische Auflösungsschwelle für umschriebene Raumforderungen bei 0,5 cm liegt, gilt für die Lokalisierung vergrößerter Nebenschilddrüsen üblicherweise eine praktische Nachweisbarkeitsgrenze von 0,8–1 cm. Die sonographische Darstellung normaler Epithelkörperchen ist auch dadurch limitiert, daß nicht vergrößerte Epithelkörperchen offenbar ein im Vergleich zur Schilddrüse echogleiches Strukturmuster aufweisen. Normale Nebenschilddrüsen sind daher gewöhnlich nicht zu erkennen. Dies gilt insbesondere für die sonographische Lokalisationsdiagnostik in einem Strumaendemiegebiet.

## Literatur


1 Hedinger, Chr.: Epithelkörperchen. In Büchner, F., E. Grundmann: Spezielle Pathologie, Bd. II. Urban & Schwarzenberg, München 1975 (S. 322)
2 Hintzsche, E.: Über den Einfluß der Schilddrüsengröße auf die Lage der Epithelkörperchen. Anat. Anz. 84 (1937) 18
3 Rohen, J. W.: Topographische Anatomie. Schattauer, Stuttgart 1973
4 Schendel, S., Ch. Strohm: Computertomographie der Schilddrüse und ihrer Nachbarorgane. Vortrag anläßlich des 1. Schwabinger Schilddrüsensymposiums, München, 15. Juni 1985
5 Sommer, B., G. Fenzl, F. Spelsberg: Präoperative Lokalisationsdiagnostik der Nebenschilddrüsen mit der Computertomographie. Fortschr. Röntgenstr. 137 (1982) 189
6 Töndury, G.: Angewandte und topographische Anatomie, 5. Aufl. Thieme, Stuttgart 1981

# 5 Benigne Veränderungen

Umschriebene Organveränderungen stellen das Hauptanwendungsgebiet der sonographischen Schilddrüsendiagnostik dar. Die Wahrscheinlichkeit, eine fokale Parenchymläsion zu erkennen, hängt nicht nur von deren Größe, sondern auch von der Binnenstruktur und dem Ausprägungsgrad paranodulärer Strukturveränderungen ab. Unter idealen schallphysikalischen Bedingungen, d. h. bei unauffälligem homogenem Echomuster der Schilddrüse und hohem Impedanzunterschied zwischen Herd und paranodulärem Parenchym, kann die untere Nachweisschwelle ca. 2–3 mm betragen. Die Größe eines sonographisch nachweisbaren Herdbefundes liegt somit deutlich unterhalb der szintigraphischen Auflösungsgrenze von etwa 1 cm (Abb. **57–59**, **75**, **84**, **86**).

## Zyste

Die Differenzierung „solide-liquide" gilt zwar seit Einführung des Ultraschallverfahrens als eine Domäne der sonographischen Schilddrüsendiagnostik; wenig beachtet wurde aber bisher eine *differenzierende und subtile sonographische Analyse liquider Parenchymveränderungen* mit detaillierter Beschreibung von Echoverteilung, Echostruktur und Randkontur.

Diese differenzierende Strukturanalyse ist von essentieller klinisch-praktischer Bedeutung, weil ohne Anwendung einer genauen sonomorphologischen Beschreibung „zystischer" Parenchymveränderungen nicht nur diagnostische, sondern auch therapeutische Fehlentscheidungen getroffen werden:

1. Die einfache Klassifizierung einer Parenchymveränderung mit dem vieldeutigen Begriff „zystisch" kann den eher morphologisch orientierten Untersucher dazu veranlassen, auf eine funktionelle Abklärung zu verzichten und lediglich noch eine Feinnadelpunktion durchzuführen. Wenn dann aus einem partiell liquide degenerierten Herdbefund ausschließlich flüssigkeitshaltige Anteile aspiriert werden, wird der begutachtende Zytologe zwangsläufig die Diagnose einer „Zyste" stellen. Eine weitere zytomorphologische Differenzierung ist anhand des zur Begutachtung vorliegenden Materials in der Regel nicht möglich. Da auch länger bestehende fokale Autonomien eine mehr oder weniger stark ausgeprägte liquide Degeneration aufweisen können (Abb. **42–44**, **46–48**), wird bei dieser diagnostischen Strategie eine thyreoidale Autonomie übersehen.
2. Partiell solide Parenchymveränderungen mit liquiden Anteilen weisen ein höheres Malignomrisiko auf als Raumforderungen mit den charakteristischen sonographischen Merkmalen einer klassischen Zyste. Ein besonderes diagnostisches Problem besteht darin, daß anhand des aspirierten Materials nicht exakt zwischen einer klassischen Zyste und semiliquiden Parenchymveränderungen mit partiell soliden Anteilen differenziert werden kann. Die ausschließliche zytologische Klassifizierung beinhaltet somit eine zu hohe Quote von Schilddrüsenzysten (s. Kap. 11). Die punktionszytologische Diagnose einer Zyste kann dazu verleiten, auf die histologische Klärung zu verzichten und eine konservative Therapie zu bevorzugen. Es besteht also einerseits die Gefahr, wegen dieser zytologischen Klassifizierungsprobleme ein Schilddrüsenmalignom zu übersehen, andererseits werden Patienten mit zytologisch nicht erkannten klassischen Zysten einer in der Regel unnötigen Operation zugeführt. Die zusätzliche sonographische Gewebecharakterisierung ermöglicht hingegen ein differenzierteres therapeutisches Vorgehen.

Strumazysten entwickeln sich am häufigsten aus vorbestehenden fokalen Parenchymveränderungen mit primär weitgehend solidem Aufbau. In regressiv veränderten Strumae mit zunehmender knotiger Transformation findet sich meist in Abhängigkeit vom Strumaalter ein vielfältiges Nebeneinander adenomatöser Hyperplasien und follikulärer Adenome (4). Diese umschriebenen Gewebeveränderungen können durch kontinuierliche Parenchymdegeneration als Folge von Nekrosen oder Einblutungen zunächst noch eine semisolide Struktur aufweisen. Mit fortschreitender Parenchymdestruktion entwickeln sich dann flüssigkeitsgefüllte Hohlräume. Ein gelegentlich noch zu beobachtender zarter solider Parenchymsaum am Rande der überwiegend liquiden Raumforderung kann auf den geschilderten Entstehungsmechanismus hinweisen. Selten gehen die liquiden Parenchymnekrosen von den Randpartien einer adenomatösen Hyperplasie oder eines follikulären Adenoms aus, wie die in den Abb. **42** und **43** gezeigten Fälle eines nahezu vollständig liquide degenerierten „autonomen Adenoms" veranschaulichen. In einer regressiv veränderten endemischen Knotenstruma werden gewöhnlich mehrere dieser semiliquiden Herdbefunde angetroffen. Fließende Übergänge mit unterschiedlichem Ausprägungsgrad der pathohistologischen Veränderungen sind möglich. Eine sichere Korrelation zwischen histomorphologischem Bild und Funktionszustand besteht nicht (10); eine fokale Autonomie kann ebenso wie ein szintigraphisch kalter Parenchymbezirk regressive Veränderungen in Form von Parenchymnekrosen, Blutungen und Hyalinisierungen aufweisen. Bei weiter fortschreitender Parenchymdegeneration entsteht ein ausschließlich mit Flüssigkeit gefüllter Hohlraum (13). Bei diesem Endzustand der klassischen Zyste handelt es sich also im pathologisch-anatomischen Sinne um eine Pseudozyste ohne Epithelauskleidung. Der Zysteninhalt kann eine flüssige oder gallertartige Konsistenz annehmen und entweder gelblich („Kolloidzyste") oder nach älteren Blutbeimengungen rotbraun („Schokoladenzyste") gefärbt sein (3).

Klassische Zysten stellen sich sonographisch als rundlich oder oval konfigurierte, glatt begrenzte echofreie Raumforderungen mit deutlicher dorsaler Schallverstärkung dar (Tab. **3**). Aufgrund des hohen akustischen Impedanzunterschieds lassen sich diese sog. *unkomplizierten Zysten* gut vom umgebenden Gewebe abgrenzen (Abb. **20**–**23**). Der Nachweis und die artdiagnostische Differenzierung gelingen erwartungsgemäß mit einer Sensitivität und Spezifität von über 95% (11). Die Ausprägung der dorsalen Schallverstärkung hängt vom Durchmesser der Zyste und von der Echogenität des Zysteninhalts ab. So ist bei kleinen Zysten mit einem Durchmesser von weniger als 1 cm die dorsale Schallverstärkung nicht als obligates Kriterium zu fordern. Bei großen Zysten mit hochviskösem Inhalt muß nicht immer eine deutliche dorsale Schallverstärkung bestehen, wenn Schallimpulse durch Reflektions- und Streuungsphänomene verlorengehen. Umgekehrt können auch kleine Zysten mit klarer Flüssigkeit eine dorsale Schallverstärkung aufweisen. Die klassische Schilddrüsenzyste ist relativ selten. In einer von uns durchgeführten prospektiven Studie fand sich nur bei 5% der szintigraphisch kalten Knoten der klassische sonographische Befund einer Zyste (12).

Weitaus häufiger finden sich in einer regressiv veränderten Struma liquide Parenchymveränderungen mit unregelmäßiger Randbegrenzung und inhomogen verteilten, irregulären, z. T. septenartig angeordneten Binnenstrukturen. Wegen grundsätzlicher Unterschiede im funktionellen und biologischen Verhalten rein liquider und partiell liquider Parenchymveränderungen hat sich eine *differenzierende Nomenklatur* aus klinischer Sicht als notwendig erwiesen. Unter „komplizierten" Zysten verstehen wir sowohl primär liquide Strukturen mit partiell soliden Anteilen als auch primär solide Herdbefunde mit sekundärer, überwiegend liquider Degeneration. Der Begriff „komplizierte Zyste" charakterisiert ein in der Sonomorphologie der Schilddrüse häufiges Schallmuster, das allein durch deskriptive sonographische Haupt- und Nebenkriterien definiert ist (Tab. **4**). Sonographisches Leitkriterium ist das Überwiegen liquider Strukturanteile. Häufig finden sich bandförmige, ins „Zystenlumen" vorspringende Echostrukturen mit teils kompletter Sep-

Tabelle **3** Sonographische Kriterien der unkomplizierten Zyste

- rundliche oder ovale Konfiguration
- glatte Randbegrenzung
- echofreie Binnenstruktur
- deutliche dorsale Schallverstärkung

tierung und multiplen konfluierenden liquiden Arealen im Sinne einer kommunizierend-gekammerten Strumazyste (Abb. **24**, **25**, **43**). Das außerordentlich variable sonographische Bild einer komplizierten Zyste wird wesentlich häufiger durch benigne Parenchymveränderungen als durch maligne Tumoren verursacht (Tab. **5**). Unter den benignen Veränderungen stellt die komplizierte Zyste gewissermaßen ein Übergangsstadium dar zwischen dem soliden Herdbefund mit vereinzelten liquiden Anteilen und dem Endzustand der liquiden Parenchymdegeneration, der klassischen Zyste. Die zweifellos relativ seltene, klinisch jedoch nicht irrelevante Differentialdiagnose eines Schilddrüsenmalignoms mit nekrotischen Tumoranteilen ist als zusätzliches Argument für die von uns vorgeschlagene praxisorientierte Nomenklatur anzusehen. In unserem Untersuchungsgut stellen komplizierte Zysten mit 38% die häufigste sonographische Erscheinungsform des szintigraphisch kalten Strumaknotens dar. Fokale Autonomien weisen in nahezu der Hälfte der Fälle (47%) eine komplexe Echomorphologie im Sinne komplizierter Zysten auf (12). Das Ausmaß der sonomorphologisch faßbaren Strukturalterationen ist unabhängig vom Funktionszustand. Hieraus ergibt sich die praktische Konsequenz, daß derartige echokomplexe Herdbefunde stets einer optimierten Funktionsszintigraphie zugeführt werden müssen.

Tabelle **4** Sonographische Kriterien der komplizierten Zyste

- rundlich-ovale oder bizarre Konfiguration
- unregelmäßige Randbegrenzung
- inhomogen-irreguläre Binnenechos
- septenartige echoreiche Strukturen mit teilweiser Kammerung
- polypoide, ins Zystenlumen hineinragende solide Echostrukturen
- weniger stark ausgeprägte dorsale Schallverstärkung

Tabelle **5** Differentialdiagnose der komplizierten Zyste

- liquide degeneriertes follikuläres Adenom (adenomatöse Hyperplasie)
- organisierte Blutungszyste mit Zelldetritus und hochviskösem Inhalt
- zystisch zerfallenes Karzinom (selten)
- Zystenwandkarzinom (sehr selten)

Klassische Zysten können bei längerem Bestehen und zunehmender Organisierung als Folge mehrfacher therapeutischer Feinnadelpunktionen zunehmend reflexreicher imponieren, so daß nach erfolgreicher konservativer Therapie meist echokomplexe Herdbefunde mit überwiegend solidem Aufbau gefunden werden (Abb. **23**). Derartige organisierte Blutungszysten lassen sich daher nur dann von primär soliden Herdbefunden mit sekundärer liquider Degeneration unterscheiden, wenn die bei der Umwandlung einer echofreien klassischen Zyste in einen echokomplexen Herdbefund auftretende Zunahme der Echogenität im Rahmen routinemäßiger Verlaufskontrollen beobachtet werden kann.

Bei intrazystischen, polypös erscheinenden soliden Formationen ist differentialdiagnostisch auch ein papilläres Karzinom in Erwägung zu ziehen (Abb. **55**). Das Karzinom in einer Zystenwand stellt allerdings eine absolute Rarität dar. Nach unserer Kenntnis der Literatur konnte bisher zusätzlich zu unserem Fall lediglich bei einem Patienten ein von der Zystenwand ausgehendes papilläres Karzinom sonographisch *und* histologisch überzeugend gesichert werden (1). In den anderen Fällen angeblicher Karzinome in Zysten dürfte es sich in der Mehrzahl um histologische Zufallsbefunde gehandelt haben, wobei die Operationsindikation aufgrund der Zyste gestellt wurde und im paranodulären Parenchym ein Mikrokarzinom als Zufallsbefund lokalisiert werden konnte. Bei den sonographisch klassifizierten und aufgrund mechanischer Verdrängungssymptome operierten *klassischen* Schilddrüsenzysten (n = 56) läßt sich in unserem Untersuchungsgut auch unter Berücksichtigung des präoperativ erhobenen sonographischen Befundes kein Malignom nachweisen. Den nach sonographischen Kriterien klassifizierten komplizierten Zysten liegt jedoch in 4,5% der Fälle ein maligner Tumor zugrunde. Unsere Ergebnisse von insgesamt 267 histologisch verifizierten kalten Strumaknoten (Untersuchungszeitraum 2/1984–4/1987) zeigen, daß sich im Vergleich zu den Herdbefunden mit ausschließlich solide echoarmer Struktur für den sonographischen Befund einer komplizierten Zyste eine um den Faktor 4 *geringere* Malignomwahrscheinlichkeit ergibt. Für den Einzelfall kommt jedoch dieser statistisch signifikanten Beziehung nur eine relativ geringe praktische Bedeutung zu.

Unsere Ergebnisse lassen sich mit den bisher vorliegenden Literaturmitteilungen über die Malignomrate in Schilddrüsenzysten nicht exakt vergleichen, da in diesen Studien keine differenzierende sonographische Strukturanalyse der punktionszytologisch als „Zyste" klassifizierten Parenchymveränderungen durchgeführt wurde.

In zukünftigen prospektiven Studien sollte daher eine synoptische Begutachtung des sonomorphologischen und zytomorphologischen Befundes erfolgen. Diese Forderung ist als wichtiger Beitrag zur Qualitätsverbesserung und Qualitätssicherung in der Schilddrüsendiagnostik zu verstehen. Die Klassifizierung der Zyste darf sich nicht ausschließlich auf eine zytologische Untersuchung des Feinnadelpunktats beschränken, sondern muß das Ergebnis der direkten sonomorphologischen Darstellung liquider und partiell liquider Parenchymveränderungen miteinbeziehen. Die Definition, daß eine Zyste dann angenommen werden kann, wenn mehr als 0,5 ml Zystenflüssigkeit aspiriert wird (9), erweist sich als zu ungenau und nicht praktikabel, da bekanntlich auch solide aufgebaute benigne und maligne Tumoren partiell liquide Strukturveränderungen aufweisen können. Eine Optimierung der Differenzierung und Klassifizierung von Strumazysten ist nicht zuletzt deshalb erforderlich, weil aus einer unkritischen Anwendung des Begriffes „Zyste" nicht nur diagnostische und therapeutische Fehlentscheidungen resultieren, sondern auch der anerkannt hohe klinische Stellenwert der Punktionszytologie nicht richtig erkannt und dieses Verfahren demnach langfristig in Mißkredit gebracht wird (s. auch Kap. 11).

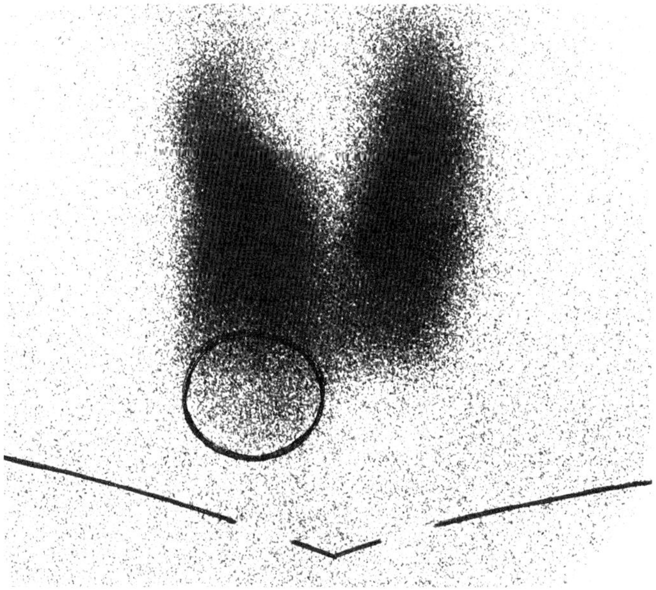

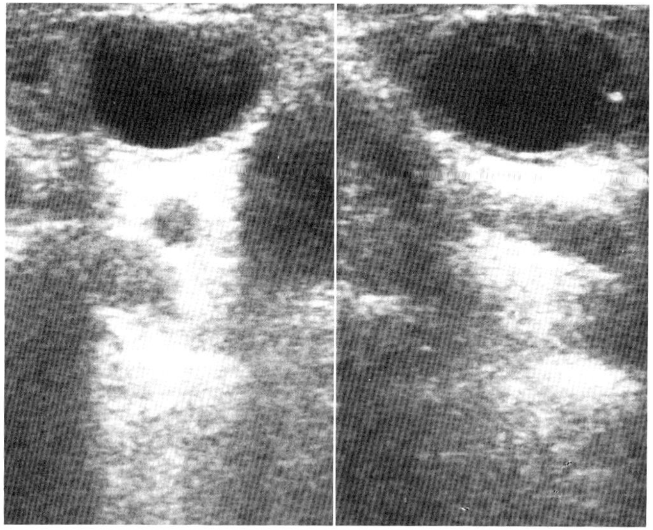

**Struma diffusa et nodosa I.–II. Grades – unkomplizierte Zyste**

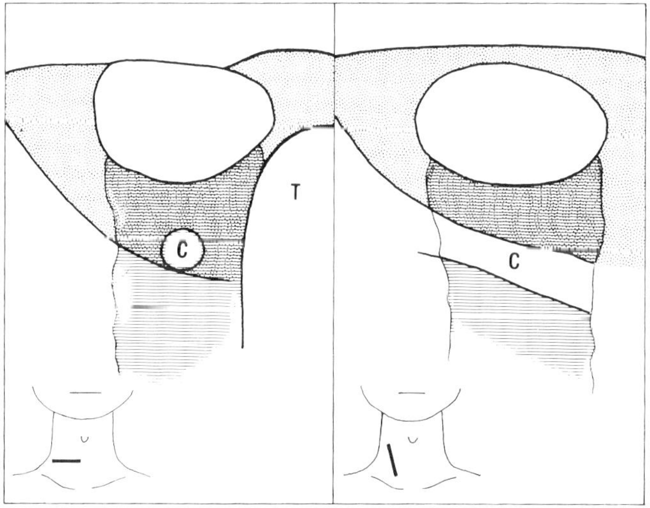


Abb. **20** Struma diffusa et nodosa I.–II. Grades

AG 50 Jahre, weiblich

AN seit mindestens 3 Jahren bestehender Knoten rechts kaudal, keine Wachstumstendenz, keine Lokalbeschwerden

PB Struma diffusa et nodosa I–II, prallelastischer, normal verschieblicher Knoten rechts kaudal

IV euthyreote Stoffwechsellage

SZ „kalter" Knoten rechts kaudal, homogene Speicherung des übrigen Schilddrüsenparenchyms

US rundlicher, glatt begrenzter, echofreier Herdbefund mit dorsaler Schallverstärkung („unkomplizierte Zyste")

ZY Aspiration klarer bernsteinfarbener Flüssigkeit: Befund ist vereinbar mit dem Punktat einer Kolloidzyste

TH konservative Therapie (Entscheidungskriterien: keine Lokalsymptome, anamnestisch und klinisch kein Hinweis für Malignität); ultraschallgezielte therapeutische Feinnadelpunktion mit möglichst vollständiger Aspiration des Zysteninhalts, sonographische Verlaufskontrollen zur Objektivierung des Punktionserfolges und möglichst frühzeiten Erkennung eines Zystenrezidivs

**Struma diffusa I.–II. Grades – unkomplizierte Zyste**

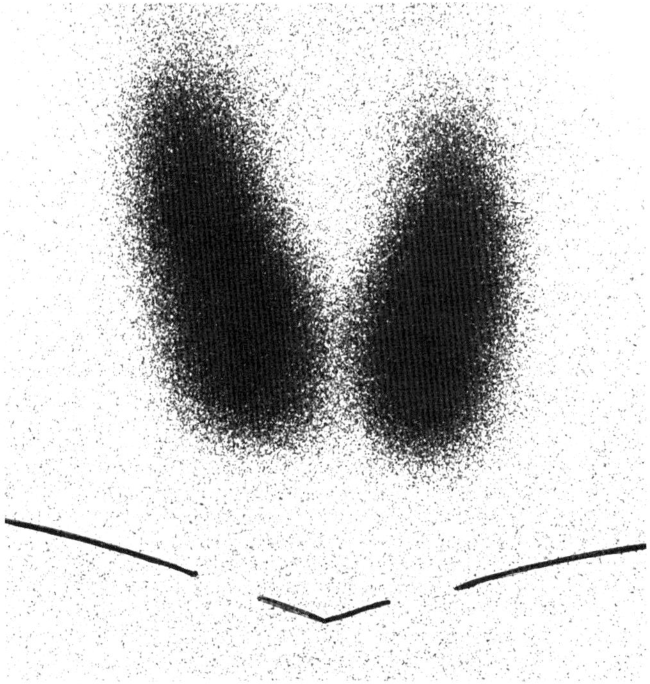

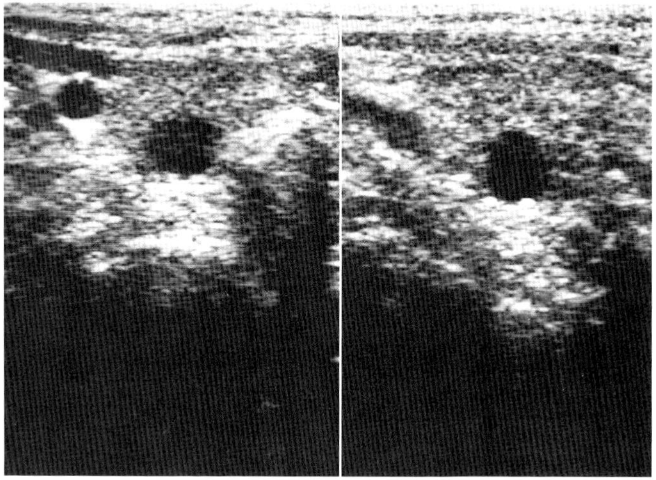

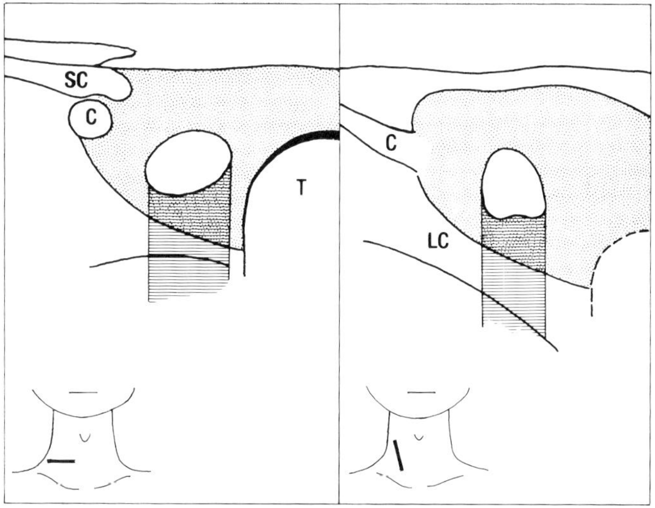


Abb. **21** Struma diffusa I.–II. Grades

AG 37 Jahre, weiblich

AN Therapie mit Levothyroxin seit 6 Jahren, keine Lokalbeschwerden

PB Struma diffusa I–II mit noch weicher Konsistenz

IV euthyreote Stoffwechsellage

SZ homogene Verteilung des Radionuklids

US glatt begrenzter, rundlicher echofreier Herdbefund („unkomplizierte Zyste"), echoreiche Struktur des übrigen Parenchyms

TH Fortsetzung der TSH-suppressiven Levothyroxin-Therapie

NB fehlende Darstellung des kleinen Herdes im Szintigramm durch Superposition von funktionell noch weitgehend intaktem Parenchym

**Struma diffusa I.–II. Grades – unkomplizierte Zysten**

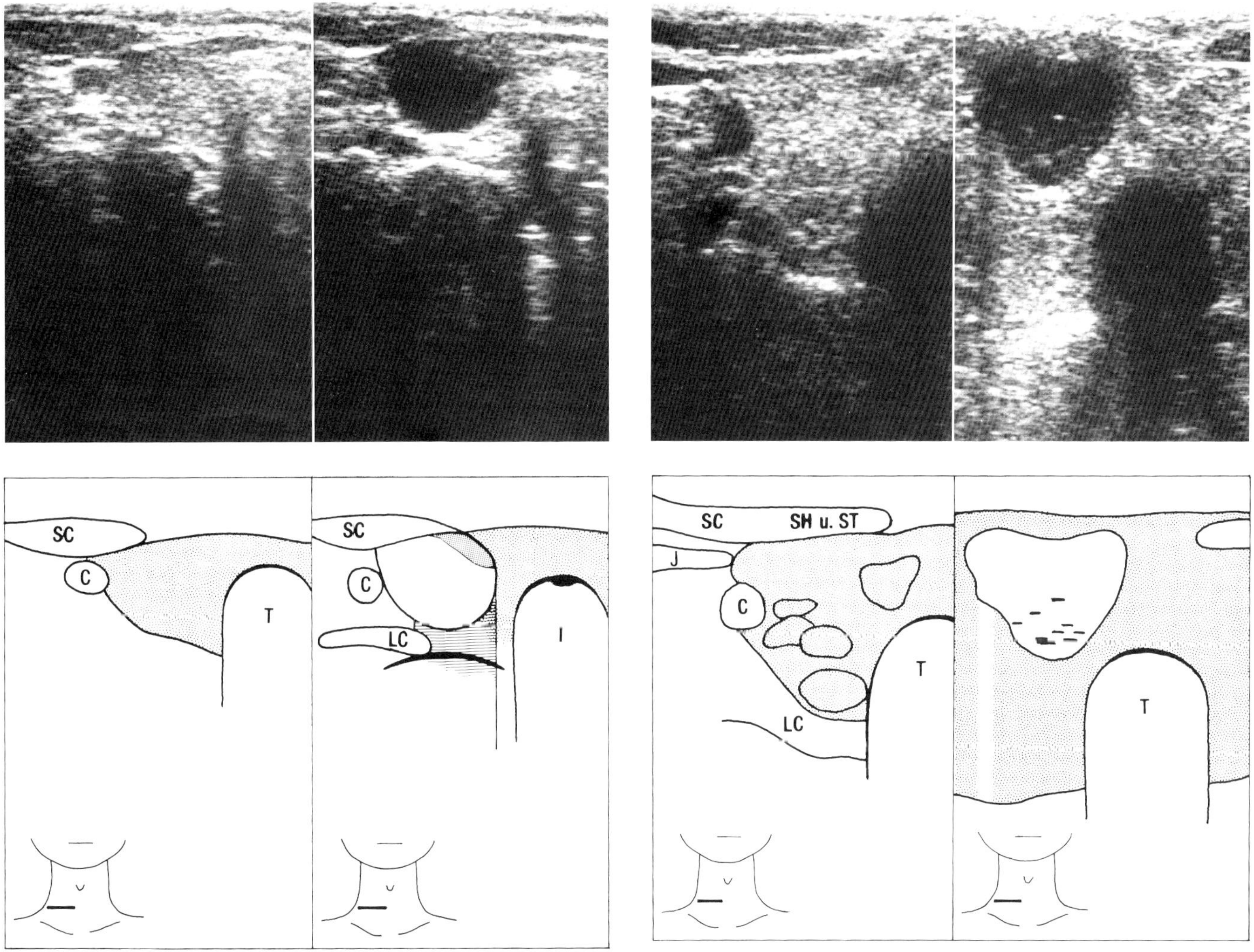


a

Abb. **22a** u. **b** Noch als unkomplizierte Zysten zu klassifizierende weitgehend echofreie Herdbefunde, **a** schmaler solider Parenchymsaum medioventral

b

**b** Vereinzelte Binnenechos im dorsalen Anteil der Zyste („braune" Zyste mit hämorrhagischem viskösem Inhalt)

**Vollständige Abpunktion einer großen unkomplizierten Zyste**

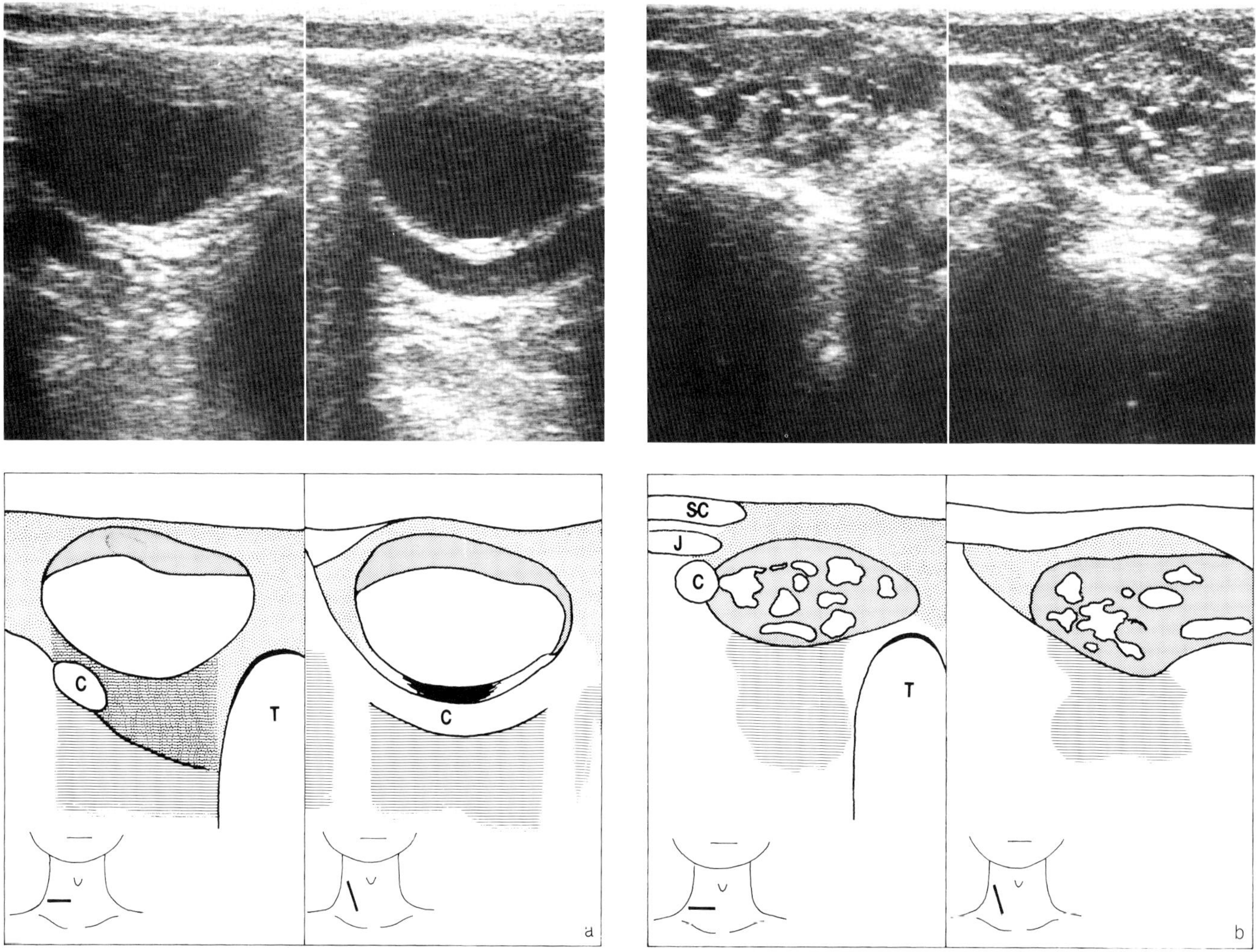


Abb. **23a** u. **b** Vollständige Abpunktion einer großen unkomplizierten Zyste. Liquide Raumforderung im rechten Schilddrüsenlappen mit bogiger Verlagerung der A. carotis communis nach dorsal; schmaler, solide echoarmer Parenchymsaum im ventralen Anteil (**a**). Nach vollständiger Abpunktion des Zysteninhalts Darstellung eines echokomplexen Herdbefundes mit solider Struktur und multiplen, konfluierenden liquiden Anteilen (**b**)

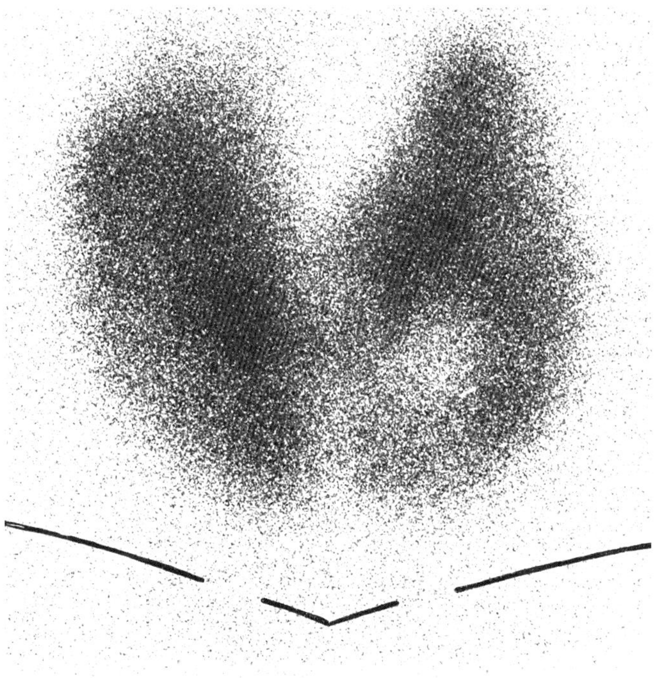

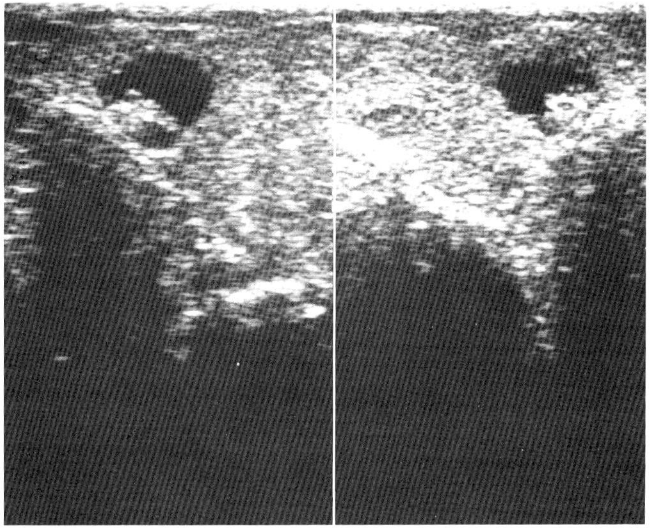

**Struma diffusa II. Grades – komplizierte Zyste**

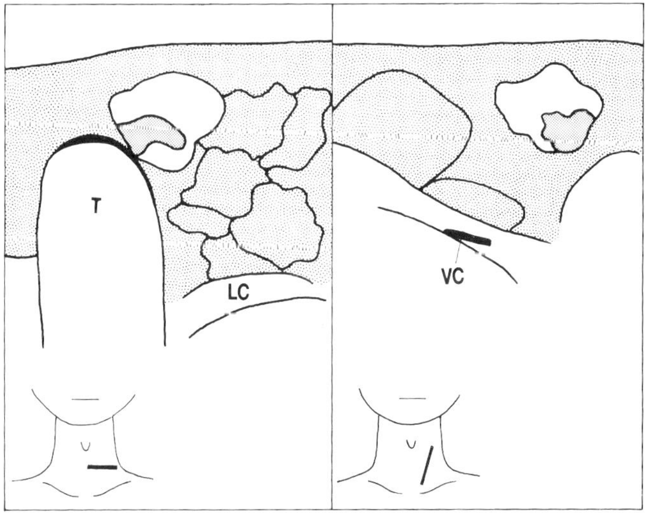


Abb. **24** Struma diffusa II. Grades

AG 66 Jahre, weiblich

AN seit mehr als 20 Jahren bestehende Struma, keine Lokalbeschwerden

PB mäßig derbe Struma diffusa II

IV euthyreote Stoffwechsellage

SZ inhomogene, reduzierte Speicherung, kalter Bezirk links kaudal

US glatt begrenzter echofreier Herdbefund mit polypenartig ins Zystenlumen hineinragendem Parenchymzapfen, angedeutet nodulärer Strukturumbau des übrigen Parenchyms („komplizierte Zyste")

ZY Feinnadelpunktion der soliden Zystenanteile unter sonographischer Sichtkontrolle: kein Anhalt für Malignität

TH konservative Therapie (Entscheidungskriterien: keine anamnestischen und klinischen Malignitätshinweise, keine Lokalbeschwerden, unauffällige Zytologie), regelmäßige sonographische Verlaufskontrollen

**Struma diffusa et nodosa II. Grades – komplizierte Zyste**

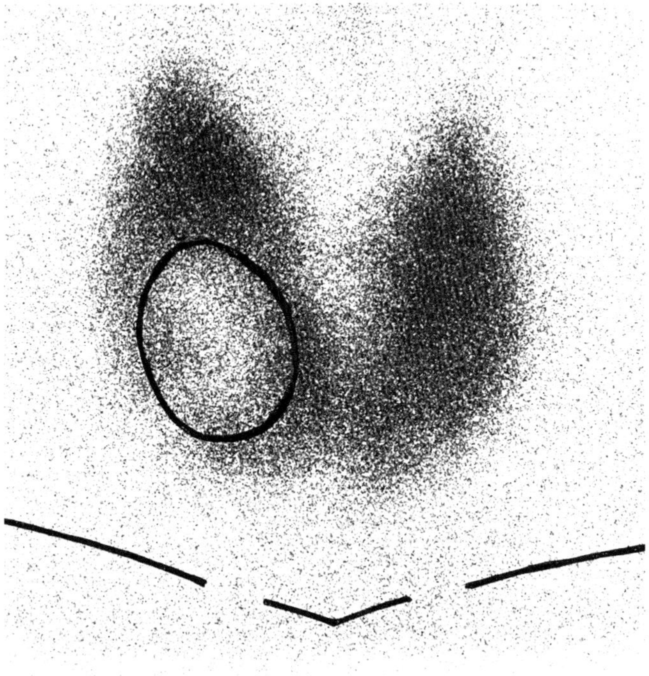

a

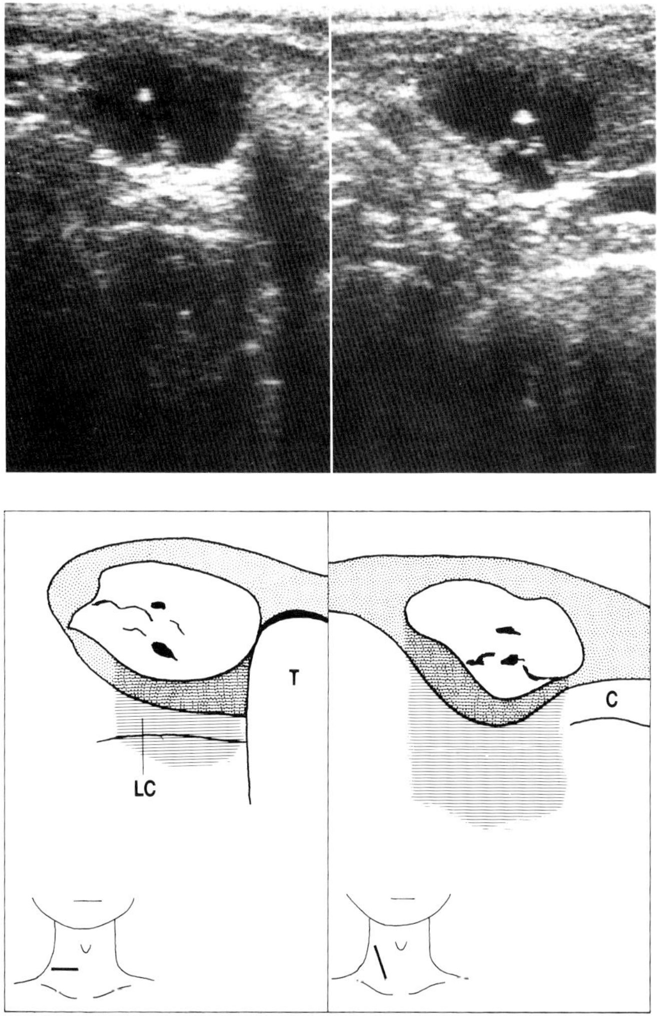


b

Abb. **25a–d** Struma diffusa et nodosa II. Grades

AG 66 Jahre, männlich

AN seit 5 Jahren bestehender Knoten im rechten Schilddrüsenlappen, keine Lokalsymptome

PB Struma diffusa et nodosa II, prallelastischer Knoten rechts

IV euthyreote Stoffwechsellage

SZ „kalter" Knoten rechts, inhomogene Nuklidverteilung im übrigen Strumagewebe

US echofreier Herdbefund mit septenartigen Binnenstrukturen und schmalem Parenchymsaum im ventralen und dorsalen Anteil („komplizierte Zyste")

ZY ausgeprägte Hinweise auf resorptive Vorgänge nach Blutung wie bei einem Zystenpunktat, kein Anhalt für Malignität

TH konservative Therapie (Entscheidungskriterien: anamnestisch und klinisch keine Malignitätshinweise, keine Lokalsymptome) mit ultraschallgezielter, vollständiger Abpunktion des Zysteninhalts. Einleitung einer TSH-suppressiven Levothyroxin-Therapie

**Struma diffusa et nodosa II. Grades – komplizierte Zyste**

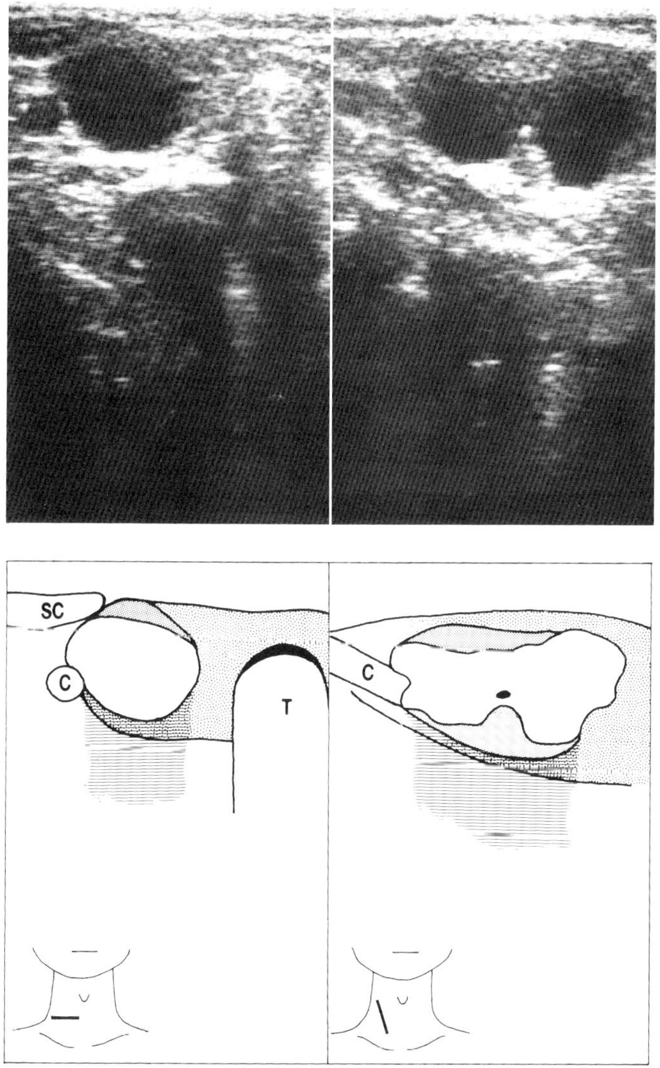


25c

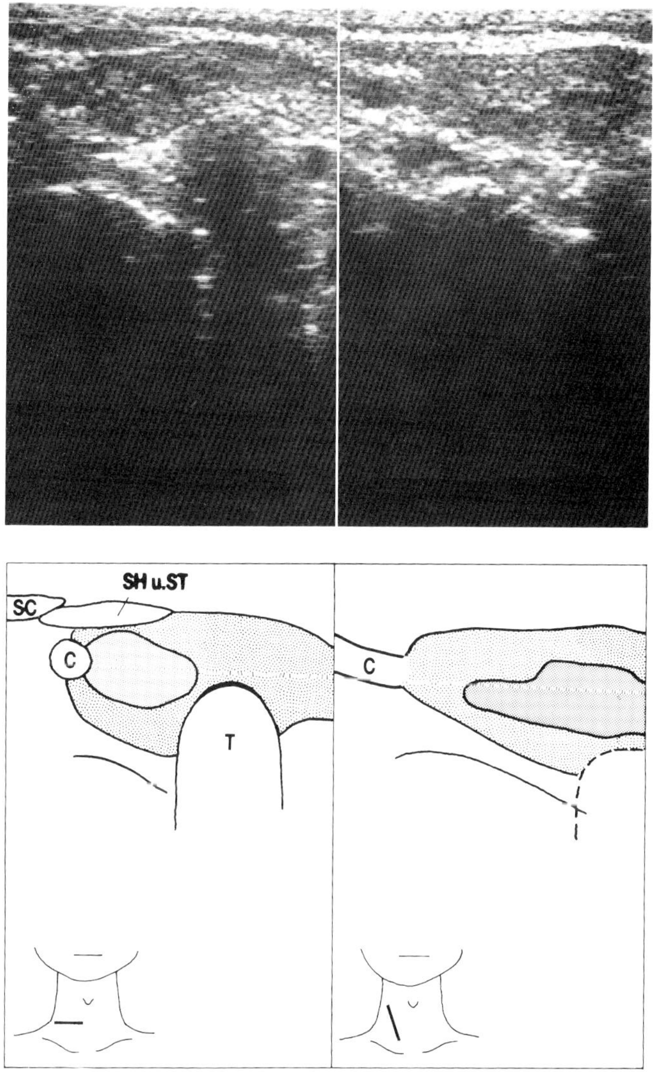


**d** Sonographische Objektierung der vollständigen Entleerung der Strumazyste, Darstellung solider Restanteile

## Follikuläres Adenom

Das follikuläre Schilddrüsenadenom weist als Ausdruck des recht unterschiedlichen histomorphologischen Aufbaus die höchste Echovariabilität unter den fokalen Parenchymläsionen der Schilddrüse auf und kann daher ein breites Spektrum sonographischer Strukturveränderungen umfassen. In der Abb. **26** sind mögliche sonographische Erscheinungsformen schematisch dargestellt, wobei es sich hier nur um eine kleine repräsentative Auswahl handeln kann und fließende Übergänge möglich sind.

Follikuläre Adenome lassen sich in der Regel als umschriebene Herdbefunde vom umgebenden Schilddrüsenparenchym abgrenzen. Bei deutlich regressiv veränderten Strumae mit komplexer Echomorphologie wird der für die sonographische Lokalisierung erforderliche Impedanzsprung zwischen Herd und paranodulärem Gewebe reduziert, so daß follikuläre Adenome bei sog. „echogleichem" Reflexverhalten leicht übersehen werden. Im dynamischen Untersuchungsablauf lassen sich diese Adenome jedoch auch unter erschwerten schallphysikalischen Bedingungen meist als umschriebene Herdbefunde mit einem zarten echoarmen Randsaum abgrenzen. Voraussetzung für eine genaue sonographische Lokalisationsdiagnostik und eine exakte Klassifizierung des Binnenstrukturmusters ist daher eine subtile Untersuchungstechnik.

**Sonographische Erscheinungsformen des follikulären Schilddrüsenadenoms**

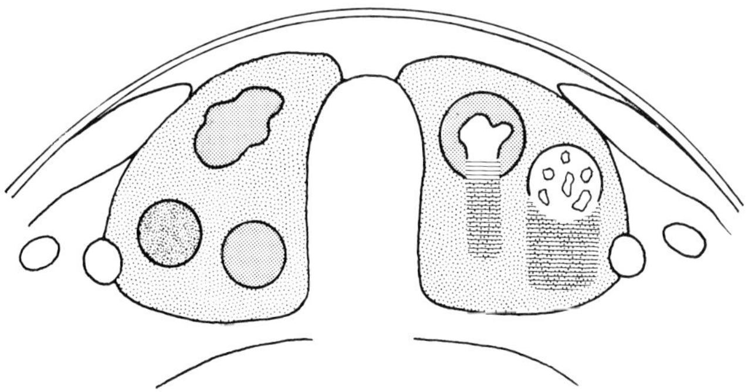

Abb. **26** Schematische Darstellung möglicher sonographischer Erscheinungsformen des follikulären Schilddrüsenadenoms

Szintigraphisch heiße und kalte follikuläre Adenome zeigen ähnliche Schallbilder; eine differentialdiagnostische Unterscheidung ist daher nicht möglich, zumal regressiv-zystische Veränderungen bei beiden Erkrankungen vorkommen können (Abb. **29**, **32**, **34**, **36**, **42**, **44**). Häufig findet sich ein überwiegend solide echoarmer oder echoreicher Aufbau mit partiell liquiden Strukturveränderungen, die meist vom Zentrum des Adenoms ausgehen und im weiteren Krankheitsverlauf dann auch die Randbezirke erfassen. Pathologisch-anatomisch liegen diesen liquiden Strukturanteilen Parenchymnekrosen und/oder hämorrhagische Veränderungen zugrunde. Bei längerer Erkrankungsdauer können follikuläre Adenome mit fortschreitender Parenchymdegeneration ein überwiegend echofreies sonographisches Erscheinungsbild aufweisen (Abb. **34**, **42**, **44**). Es sei nochmals betont, daß dieser häufige sonographische Befund eines überwiegend liquide degenerierten Knotens nicht global als „Zyste" klassifiziert werden darf. Zur Vermeidung diagnostischer und therapeutischer Fehlentscheidungen sollte daher eine differenzierende Nomenklatur strikt eingehalten werden (vgl. Tab. **3** u. **4**). Die primär soliden Parenchymveränderungen mit überwiegend liquidem Aufbau (Abb. **34**, **42**, **44**) sind ebenso wie die durch erfolgreiche konservative Therapie verkleinerten organisierten Blutungszysten (Abb. **23**) als „komplizierte" Zysten zu klassifizieren.

Fokale Autonomien der Schilddrüse stellen sich in der Mehrzahl der Fälle als Herdbefunde mit verminderter Echointensität dar (Tab. **6**, Abb. **41**–**44**). Ein ausschließlich solide echoreicher oder echonormaler Aufbau ist seltener (Abb. **48**–**50**, **52**–**54**). Ein Zusammenhang zwischen der Echostruktur und der Funktionslage der Schilddrüse oder der szintigraphischen Darstellung („kompensiert", „dekompensiert") besteht nicht. Auch wenn autonomes Schilddrüsengewebe häufiger ein echoarmes Reflex-

Tabelle **6** Sonographische Darstellung der fokalen Schilddrüsenautonomie (n = 327)

| | |
|---|---|
| solide echoarm | 128 (39%) |
| echokomplex (echoarm – echofrei) | 147 (45%) |
| solide echoreich | 29 (9%) |
| solide echonormal | 23 (7%) |

verhalten aufweist, erlaubt das sonographische Merkmal „echoarm“ keine Aussage über den Funktionszustand. In pathologisch-anatomischer Hinsicht kann eine fokale Autonomie nicht nur einem follikulären Adenom, sondern ebenso häufig auch einer adenomatös-hyperplastischen Parenchymveränderung entsprechen (Abb. **43**, **47**, **50**). Die in unserem Untersuchungsgut histologisch verifizierten fokalen Autonomien (n = 156) ließen sich in 55% der Fälle als follikuläre Adenome klassifizieren, während bei den übrigen Patienten umschriebene adenomatöse Hyperplasien vorlagen (13). Ein follikuläres Adenom kann somit weder sonographisch noch szintigraphisch von einer adenomatösen Hyperplasie abgegrenzt werden; diese Diagnose bleibt ausschließlich der histomorphologischen Differenzierung vorbehalten.

Williamson u. Mitarb. berichteten über den interessanten Fall einer 14jährigen (!) Patientin mit einem fast vollständig liquide degenerierten „autonomen Adenom“, das sonographisch die Kriterien einer klassischen Zyste zeigte und lediglich noch einen schmalen funktionstüchtigen Parenchymsaum aufwies (14). Vor einer dogmatischen Handhabung der gelegentlich vertretenen Ansicht, bei sonographischem Nachweis einer klassischen Zyste auf ein Szintigramm zu verzichten, kann daher nicht eindringlich genug gewarnt werden. In den Abb. **42** und **43** sind „autonome Adenome“ mit nahezu vollständiger liquider Degeneration im Sinne einer komplizierten Zyste dargestellt. Diese in einem Strumaendemiegebiet nicht seltenen Beobachtungen stellen ein wesentliches Argument für eine differenzierte, individuell angepaßte diagnostische Strategie dar, wobei im Einzelfall auch bei Patienten unter 20 Jahren die Indikation zur Szintigraphie kritisch überprüft und nicht generell abgelehnt werden sollte.

Durch direkten Vergleich sonographischer und histologischer Untersuchungsergebnisse konnten wir keine eindeutige Korrelation zwischen Echostruktur und histomorphologischem Aufbau follikulärer Adenome herstellen. Dies wird auch durch eine Studie von Fritzsche u. Mitarb. bestätigt (2). Ein solide echoreicher Herdbefund muß somit nicht zwangsläufig einem adenomatös hyperplastischen Knoten entsprechen (Abb. **45**), ebenso wie ein echoarmes Strukturmuster nicht obligat mit einem follikulären Adenom korreliert (Abb. **56**, **59**). Der Versuch einer derartigen Korrelation ist für die praktische Schilddrüsendiagnostik im Einzelfall völlig irrelevant, da eine sichere artdiagnostische Zuordnung nur anhand histologischer Kriterien erfolgen kann.

In Zusammenhang mit der sonomorphologischen Differenzierung des follikulären Adenoms ergeben sich somit folgende wichtige Erkenntnisse:

1. Das follikuläre Adenom kann eine Vielzahl sonographischer Strukturveränderungen aufweisen. Ein charakteristisches oder gar pathognomonisches Echomuster existiert nicht.
2. Das sonographische Reflexverhalten ermöglicht keine Aussage über die Funktion des Schilddrüsenparenchyms.
3. Anhand sonographischer Struktur- und Konturkriterien lassen sich follikuläre Adenome nicht von adenomatös-hyperplastischen Parenchymveränderungen differenzieren (Abb. **27–29**, **32**, **34**, **36**, **42–45**, **47**, **50–53**, **56**).

**Struma diffusa II. Grades**

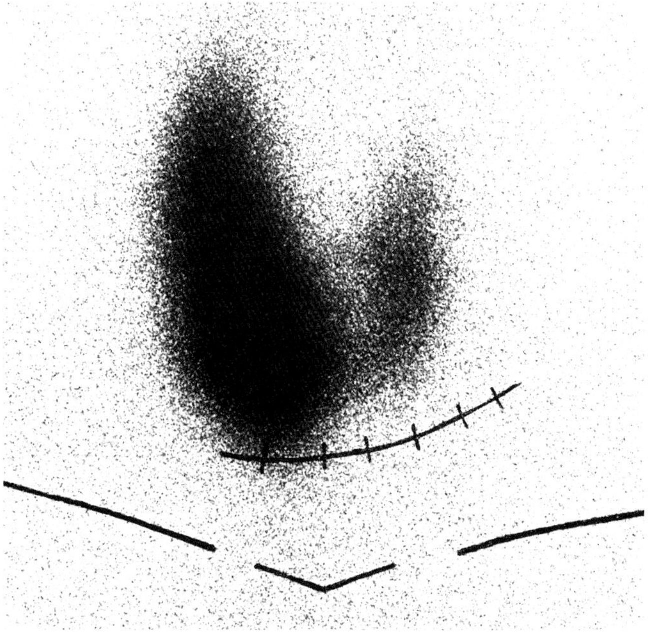

Abb. **27** Struma diffusa II. Grades

AG 57 Jahre, männlich

AN subtotale Strumaresektion links vor 3 (!) Monaten wegen eines deutlich unregelmäßig begrenzten, solide echoarmen kalten Knotens im linken Lappen; Empfehlung einer Hemistrumaresektion links trotz präoperativer Lokalisation eines zusätzlichen echoarmen Herdes im rechten Lappen; jetzt routinemäßige postoperative Sonographie

PB mäßig derbe Struma diffusa II rechts

IV euthyreote Stoffwechsellage

SZ homogene Speicherung des rechten Lappens; kleiner, normal großer linker Restlappen

US solide echoarmer, kaudal unregelmäßig begrenzter Herdbefund (bereits präoperativ im auswärts angefertigten Ultraschallbefund beschrieben!!), unauffällige Struktur des übrigen Parenchyms

ZY kein Anhalt für Malignität

TH Operation (Entscheidungskriterien: Alter des Patienten, Solitärbefund)

HI normomikrofollikuläres Adenom

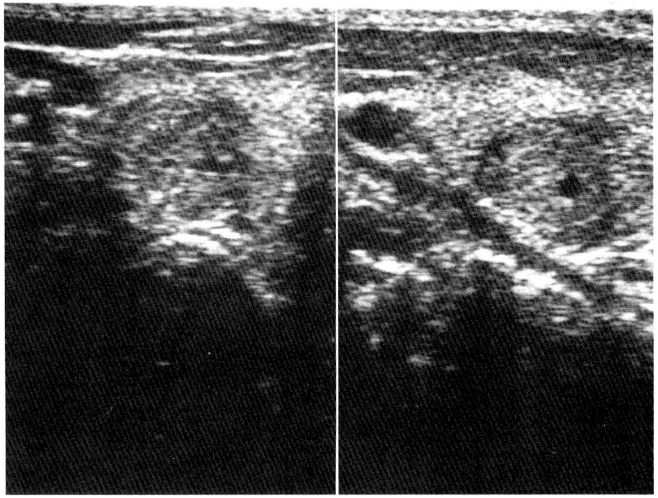

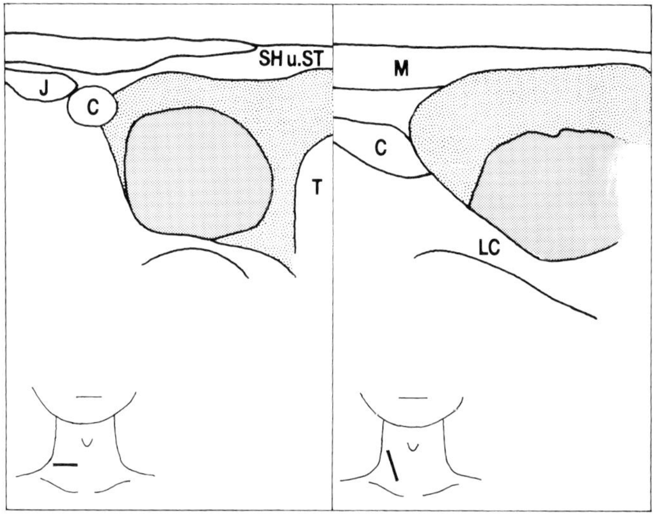


NB Cave: Trotz Durchführung der präoperativen Sonographie falsche Therapieempfehlung aufgrund einer Überinterpretation sonographischer Nebenkriterien

**Struma diffusa et nodosa I.–II. Grades**

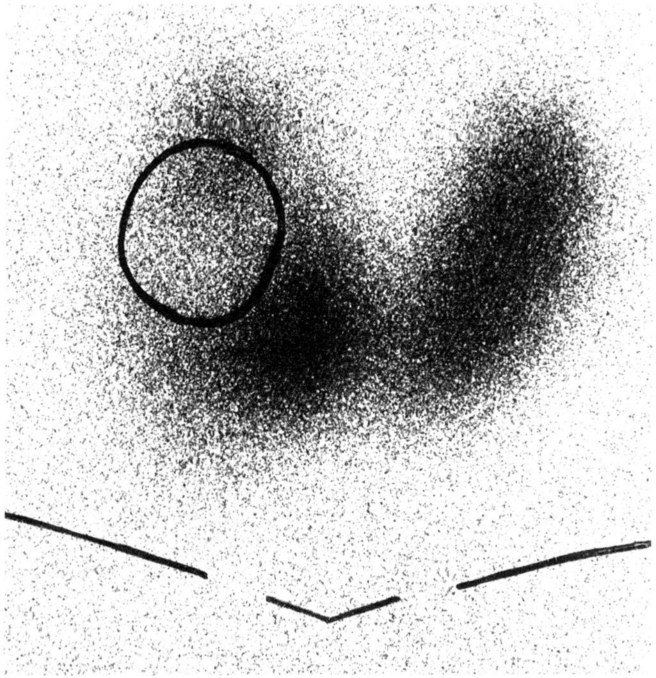

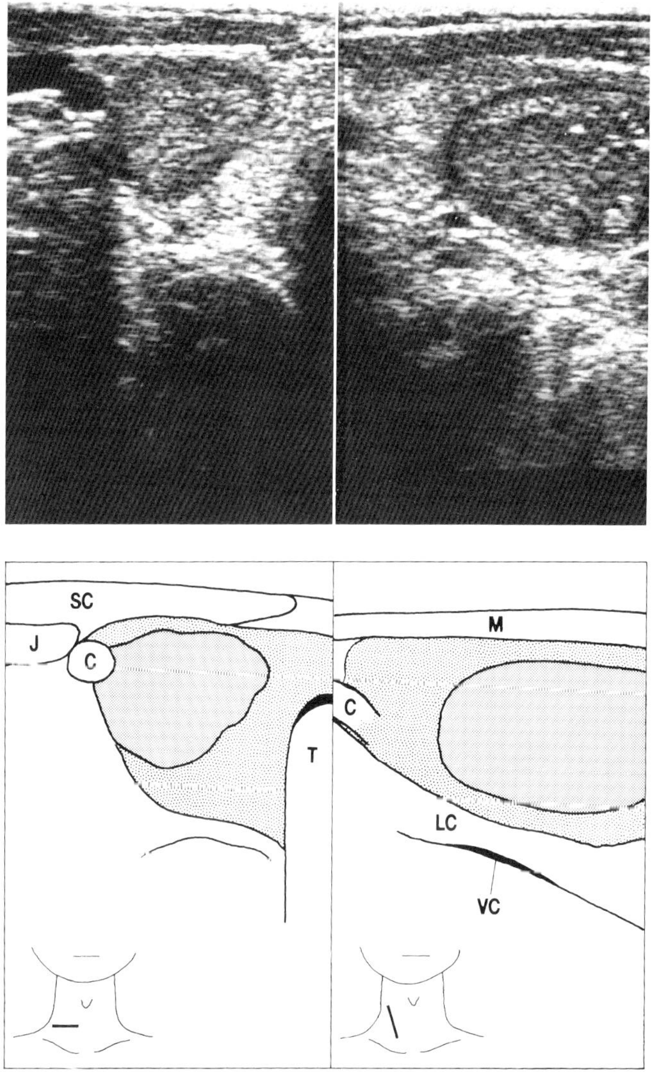


Abb. **28** Struma diffusa et nodosa I.–II. Grades

AG 64 Jahre, weiblich

AN seit mehr als 20 Jahren bestehende Struma, bisher keine Levothyroxin-Therapie durchgeführt, keine Lokalbeschwerden

PB Struma diffusa et nodosa I–II, derber Knoten rechts

IV euthyreote Stoffwechsellage

SZ „kalter" Knoten rechts bei insgesamt relativ inhomogener Speicherung des übrigen Parenchyms

US solide echoarmer Herdbefund, homogen-reguläre Binnenstruktur, glatte Randbegrenzung, vereinzelte intensive Einzelreflexe im kaudalen Anteil

ZY kein Anhalt für Malignität

TH Operation (Entscheidungskriterien: Alter der Patientin, Solitärbefund)

HI normomikrofollikuläres Adenom

**Struma diffusa II. Grades**

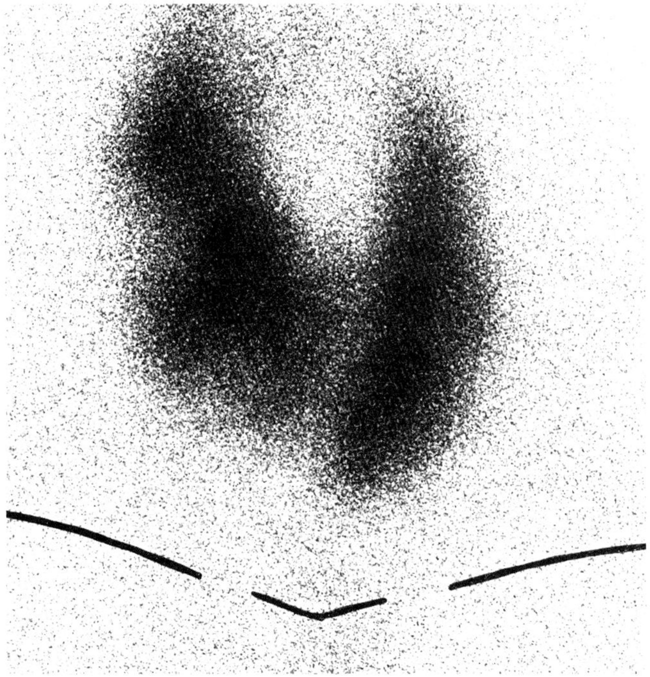

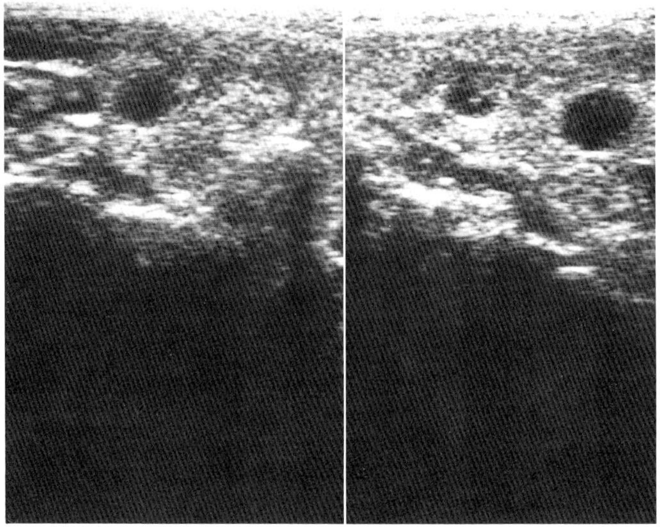

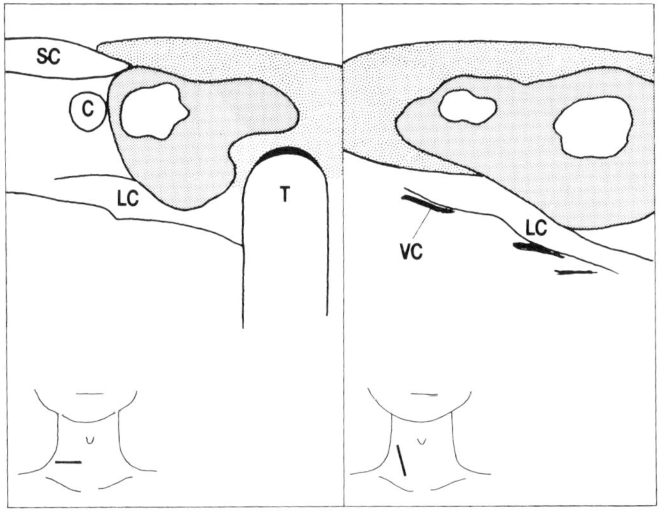


Abb. **29** Struma diffusa II. Grades

AG 24 Jahre, weiblich
AN seit der Pubertät bekannte Struma, Therapie mit Levothyroxin, plötzliches Druckgefühl im Hals
PB Struma diffusa II, druckdolenter rechter Lappen
IV euthyreote Stoffwechsellage
SZ kalte Bezirke rechts lateral und kaudal
US solider Herdbefund (echoarm – echoreich) mit zwei rundlichen, glatt begrenzten liquiden Arealen im kranialen und kaudalen Anteil
ZY Feinnadelpunktion der soliden Strukturanteile unter sonographischer Sichtkontrolle: kein Anhalt für Malignität
TH Operation (Entscheidungskriterien: Alter der Patientin, Lokalbeschwerden)
HI normomakrofollikuläres Adenom mit frischer Einblutung

**Struma diffusa et nodosa II. Grades**

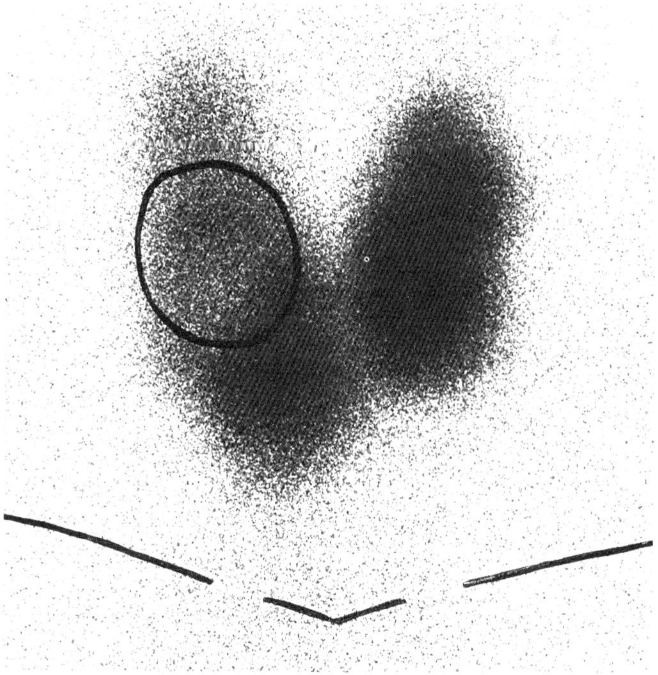

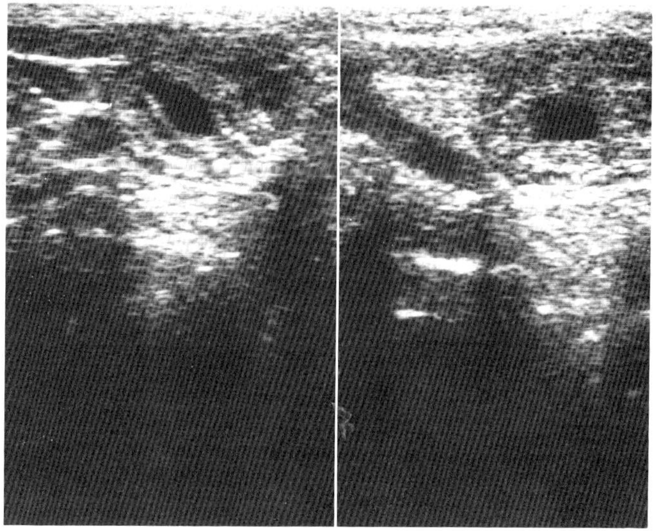

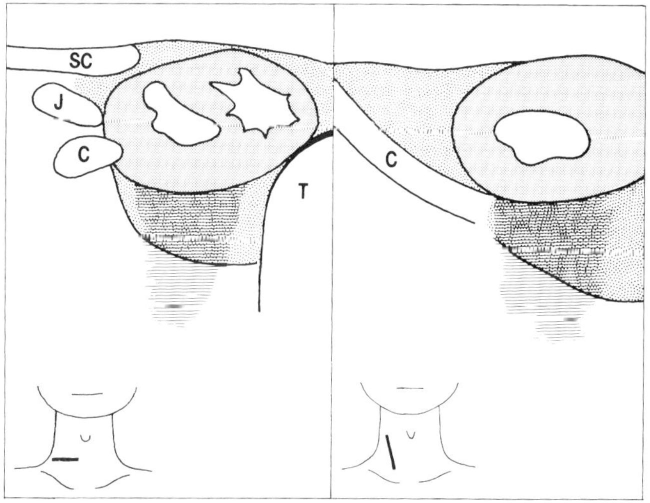


Abb. **30** Struma diffusa et nodosa II. Grades
AG 78 Jahre, weiblich
AN seit ca. 23 Jahren bekannte Struma, bisher keine Schilddrüsenhormontherapie durchgeführt, keine Lokalsymptome
PB Struma diffusa et nodosa II, noch weicher Knoten rechts
IV euthyreote Stoffwechsellage
SZ kalter Knoten rechts laterokranial
US partiell solide echoarmer Herdbefund mit zwei liquiden Arealen, unauffällige Struktur des paranodulären Parenchyms
DD follikuläres Adenom oder adenomatös-hyperplastischer Knoten mit regressiv-zystischer Degeneration
ZY ultraschallgezielte Feinnadelpunktion der *soliden* Anteile: kein Anhalt für Malignität
TH konservative Therapie (Entscheidungskriterien: keine Lokalbeschwerden, unauffällige Zytologie, Alter der Patientin), Entlastungspunktion (Dokumentation nach Feinnadelpunktion: s. Abb. **115**)

**Struma diffusa et nodosa II. Grades**

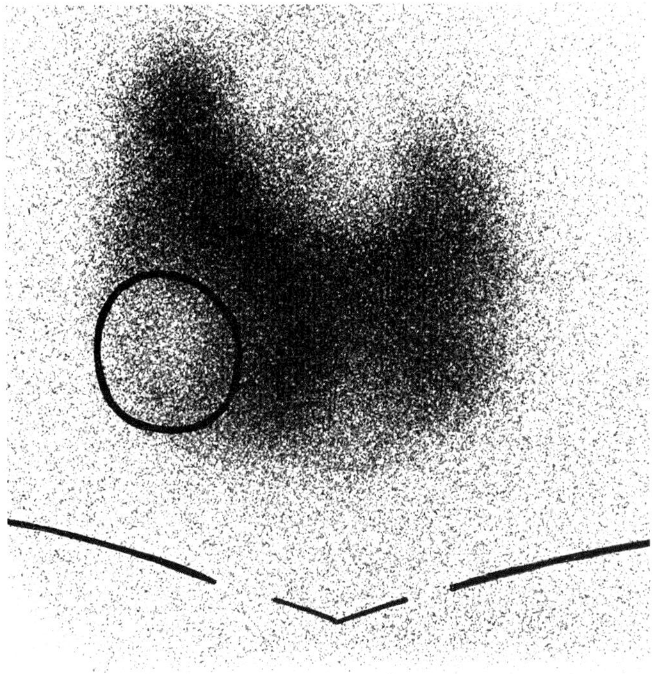

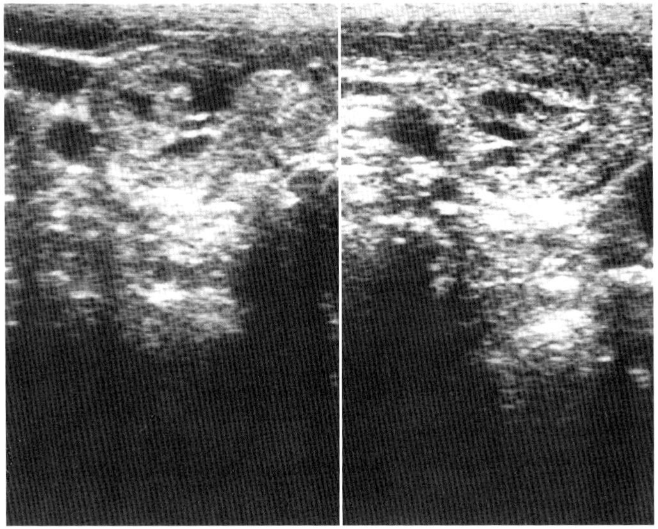

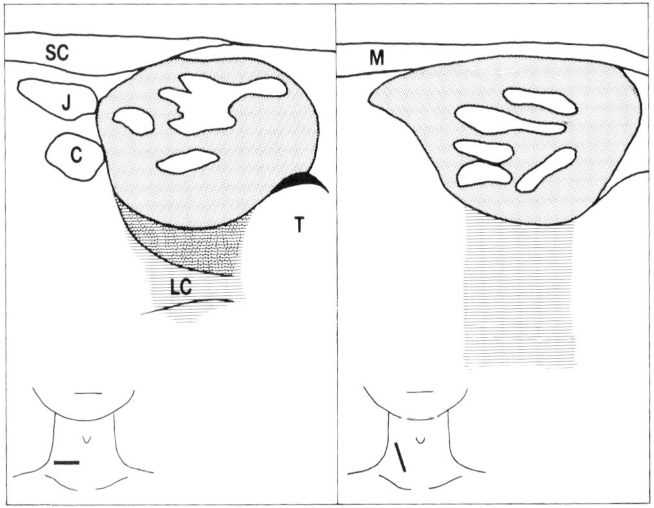


Abb. **31** Struma diffusa et nodosa II. Grades

AG 70 Jahre, männlich

AN seit mehr als 20 Jahren bekannte Struma, keine Wachstumstendenz, keine Lokalbeschwerden

PB rechtsbetonte Struma diffusa et nodosa II, mäßig derber Knoten rechts

IV euthyreote Stoffwechsellage

SZ kalter Knoten rechts kaudal lateral

US partiell solide echoreicher Herdbefund mit multiplen konfluierenden liquiden Anteilen

DD follikuläres Adenom oder adenomatös-hyperplastischer Knoten mit regressiv-zystischer Degeneration

ZY kein Anhalt für Malignität

TH konservative Therapie (Entscheidungskriterien: keine anamnestischen und klinischen Malignitätshinweise, keine Lokalsymptome, unauffällige Zytologie), Einleitung einer TSH-suppressiven Levothyroxin-Medikation zur Therapie der „paranodulären" Struma

**Struma diffusa et nodosa I.–II. Grades**

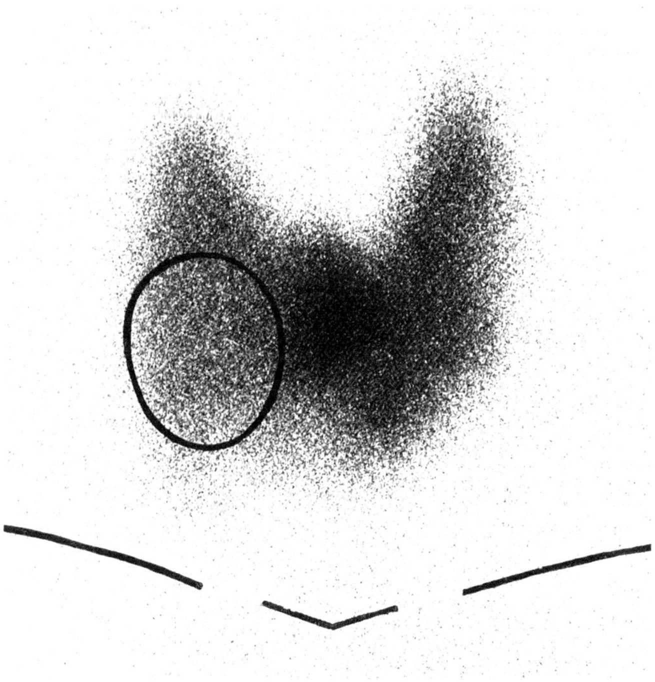

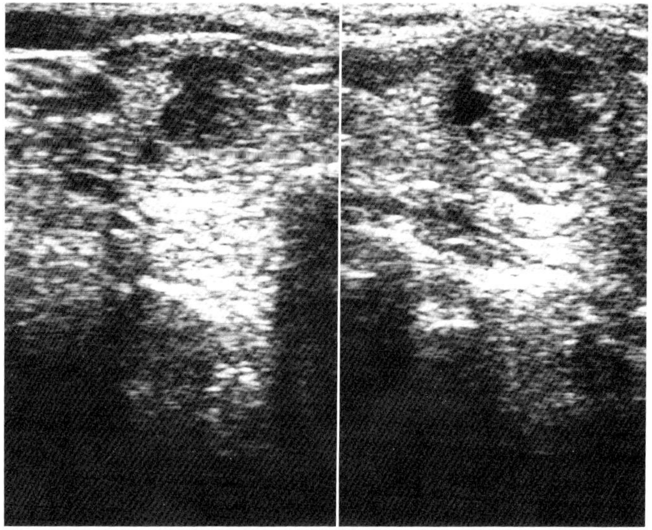

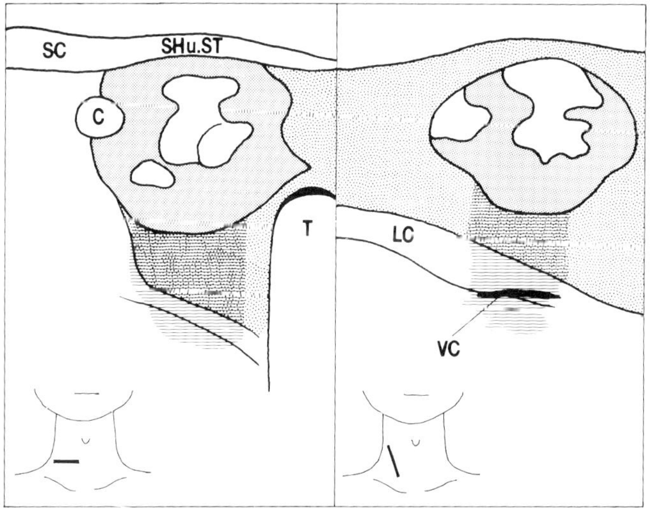


Abb. **32** Struma diffusa et nodosa I.–II. Grades

AG 32 Jahre, männlich

AN seit 4 Jahren bestehender rechtsseitiger Strumaknoten mit geringer Größenzunahme, Druckgefühl im Hals

PB Struma diffusa et nodosa I–II, derber Knoten rechts

IV euthyreote Stoffwechsellage

SZ vermindert speichernder Knoten rechts, vergrößerter Isthmus

US partiell solide echonormaler Herdbefund mit bizarr konfigurierten liquiden Anteilen und angedeutetem echoarmem Randsaum

ZY Feinnadelpunktion liquider und solider Strukturanteile unter sonographischer Sichtkontrolle: kein Anhalt für Malignität

TH Operation (Entscheidungskriterien: Alter des Patienten, Lokalbeschwerden)

HI normomakrofollikuläres Adenom mit deutlicher zystischer Degeneration

**Struma diffusa et nodosa II. Grades**

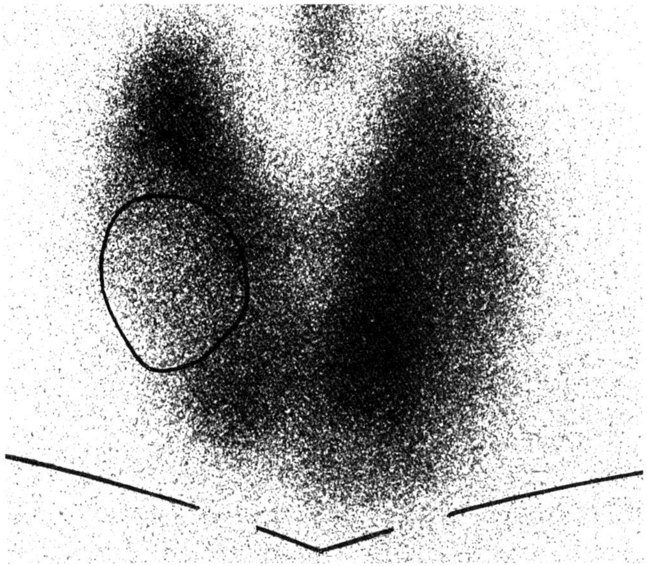

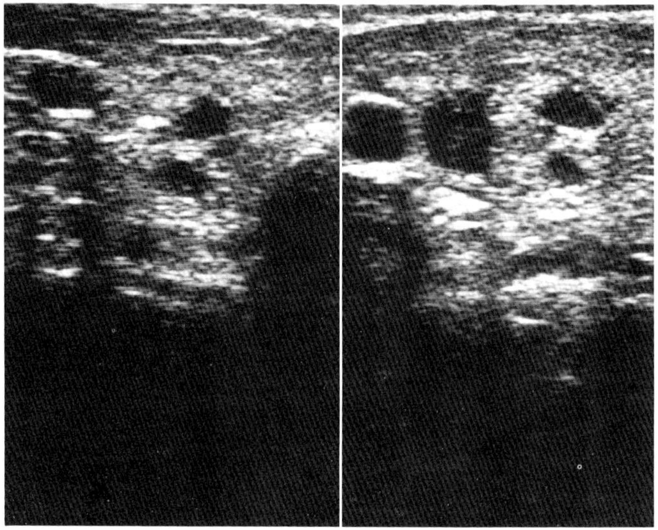

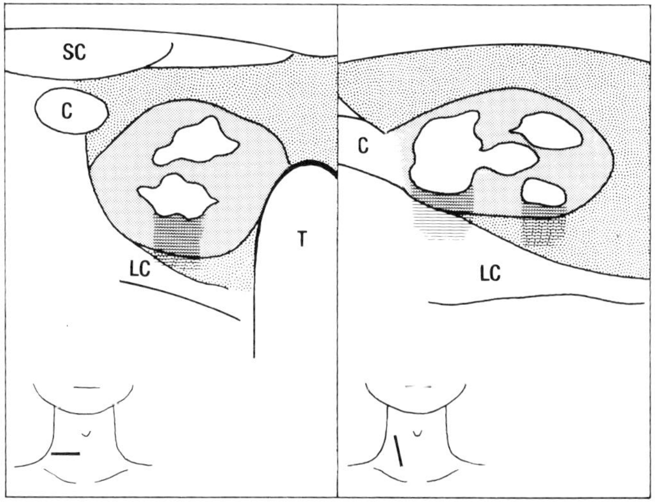


Abb. **33** Struma diffusa et nodosa II. Grades

AG 52 Jahre, weiblich

AN seit 13 Jahren bekannte Struma, Therapie mit L-Thyroxin, jetzt plötzliche Vergrößerung des Knotens, Druckgefühl im Hals

PB Struma diffusa et nodosa II, mäßig derber Knoten rechts

IV euthyreote Stoffwechsellage

SZ kalter Knoten im Bereich der lateral-mittleren Anteile des rechten Lappens (1), inhomogene Nuklidverteilung links mit Speicherverminderung lateral und kaudal. Darstellung eines Lobus pyramidalis

US partiell solider Herdbefund (echoreich – echoarm) mit drei liquiden Arealen (1), echoreiche Struktur links lateral und dorsal

ZY Feinnadelpunktion der soliden Anteile unter sonographischer Sicht: kein Anhalt für Malignität, Hinweise für resorptive Vorgänge nach frischer Blutung

TH konservatives Vorgehen (Ablehnung der Operation durch die Patientin) mit regelmäßigen sonographischen Verlaufskontrollen, zusätzliche Entlastungspunktion mit vollständiger Aspiration der liquiden Anteile zur Milderung der Lokalbeschwerden erforderlich, Fortsetzung der TSH-suppressiven Levothyroxin-Therapie

**Struma diffusa et nodosa II.–III. Grades**

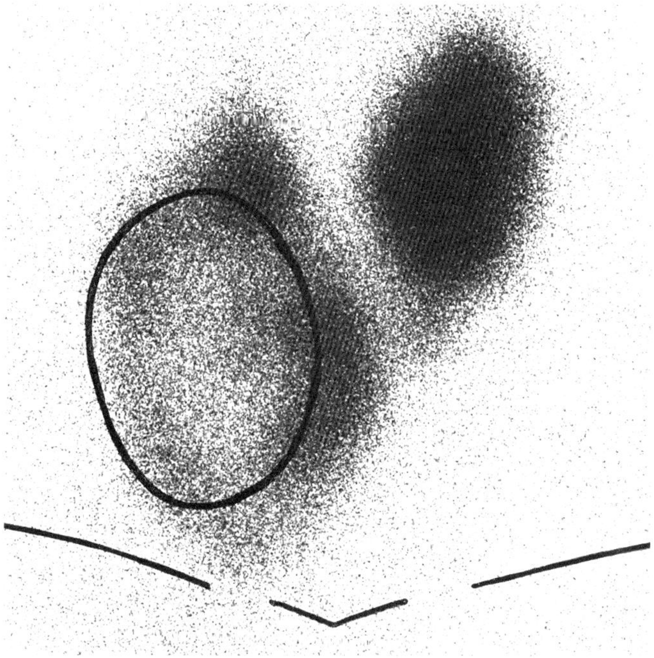

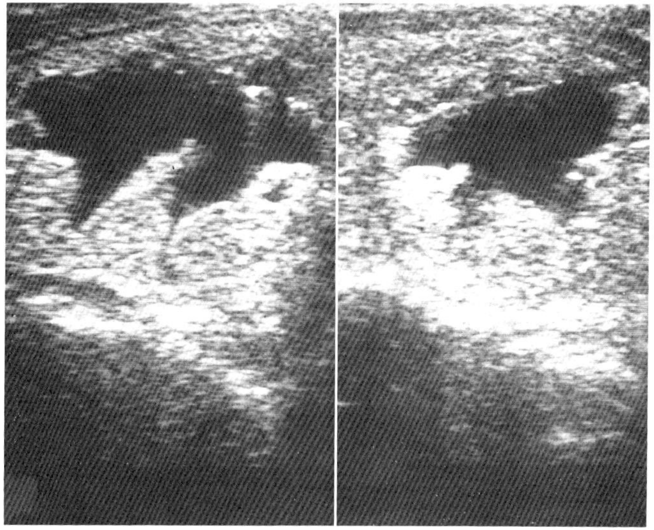

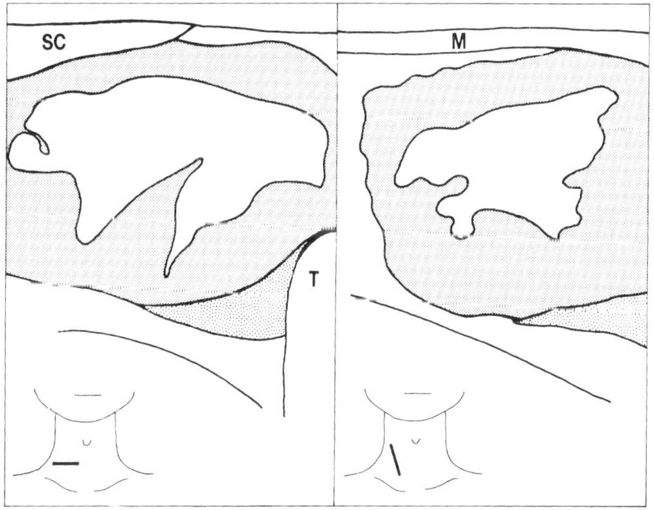


Abb. **34** Struma diffusa et nodosa II–III. Grades

AG 46 Jahre, weiblich

AN plötzliche Größenzunahme eines seit 7 Jahren bekannten rechtsseitigen Strumaknotens, deutliches Globusgefühl, Spannungsschmerz, klinische Hyperthyreosezeichen

PB Struma diffusa et nodosa II–III; prallelastischer, druckdolenter Knoten rechts

IV hyperthyreote Stoffwechsellage, TBIAb-Titer erhöht

SZ großer kalter Knoten rechts, relativ intensiv speichernder linker Schilddrüsenlappen

US großer, partiell (randständig) solide echonormaler Herdbefund mit bizarr konfigurierten liquiden Anteilen im Zentrum

ZY Befund paßt zu einer frischen Blutung

TH Operation (Entscheidungskriterien: Größe des Knotens, deutliche Lokalbeschwerden, Alter der Patientin, zusätzliches Vorliegen einer Immunhyperthyreose)

HI normomakrofollikuläres Adenom mit ausgedehnter, frischer Einblutung

**Struma diffusa et nodosa II.–III. Grades**

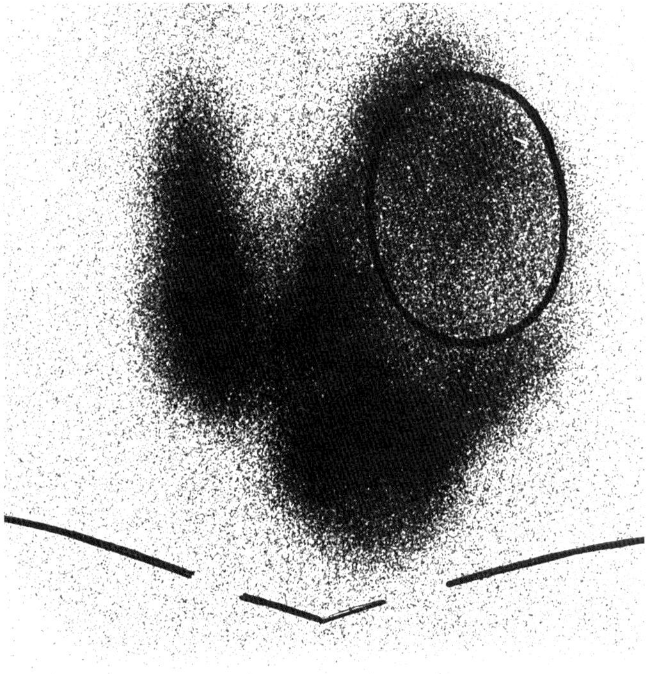

a

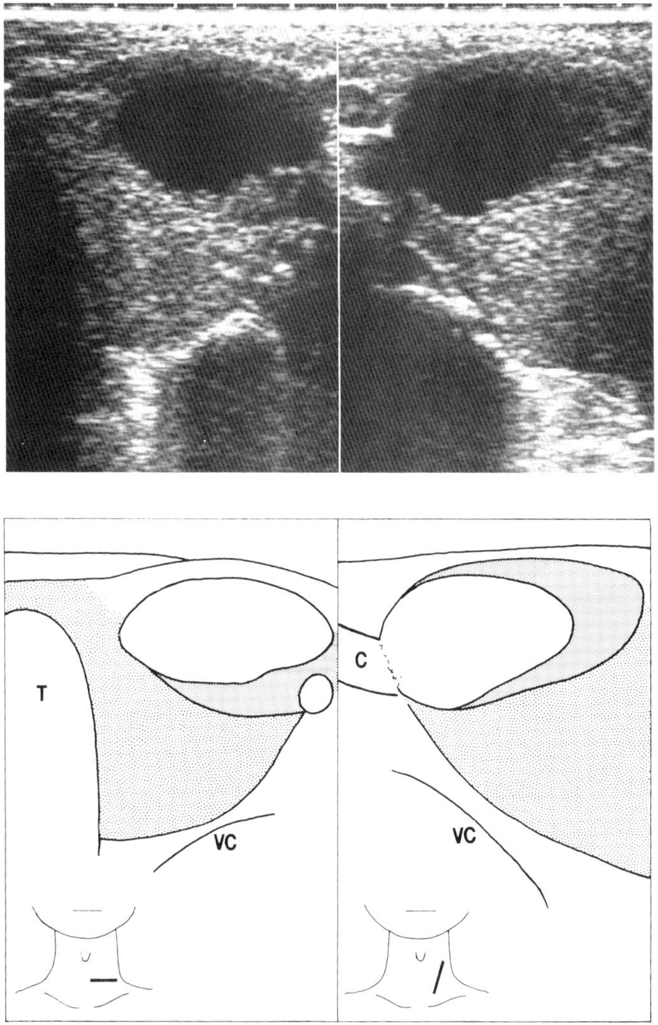


b

Abb. **35a–d** Struma diffusa et nodosa II.–III. Grades

AG 74 Jahre, weiblich

AN bei körperlicher Anstrengung plötzliche Größenzunahme eines seit mehr als 10 Jahren bekannten Strumaknotens

PB linksseitige Struma diffusa et nodosa II–III, prallelastischer Knoten links laterokranial

IV euthyreote Stoffwechsellage

SZ vermindert speichernder, partiell kalter Knoten

US großer liquider Herdbefund mit solidem Restparenchym im kaudalen Anteil („komplizierte Zyste")

DD follikuläres Adenom oder adenomatös-hyperplastischer Knoten mit überwiegend liquider Degeneration

ZY mit relativ frischem Blut vermengter Inhalt einer Kolloidzyste, kein Anhalt für Malignität

TH konservative Therapie durch möglichst vollständige Entleerung der Strumazyste (Ablehnung der Operation durch die Patientin), regelmäßige sonographische Verlaufskontrollen

**Struma diffusa et nodosa II.–III. Grades**

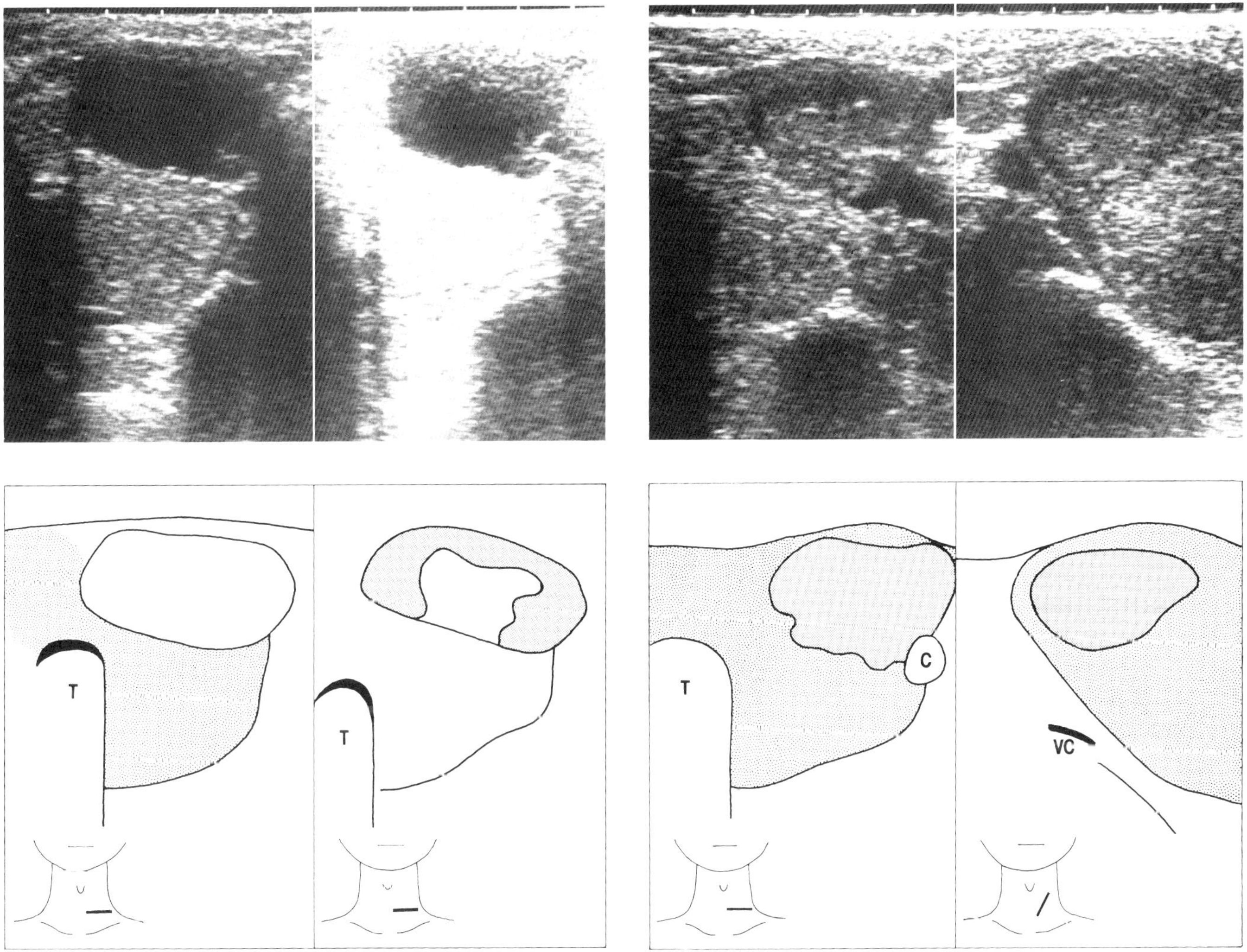


c d

**c** u. **d** sonographische Objektivierung der vollständigen Abpunktion des Zysteninhalts: Dokumentation vor (**c**) und nach (**d**) Entlastungspunktion

**Struma diffusa et nodosa II. Grades**

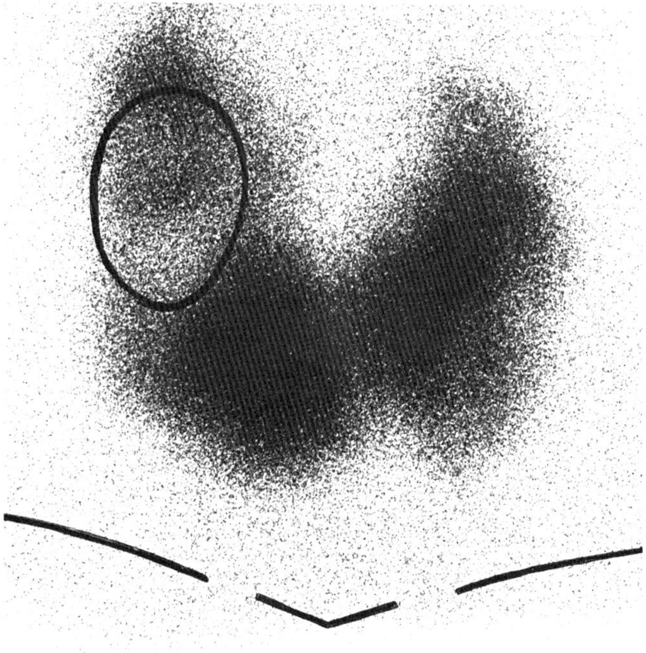

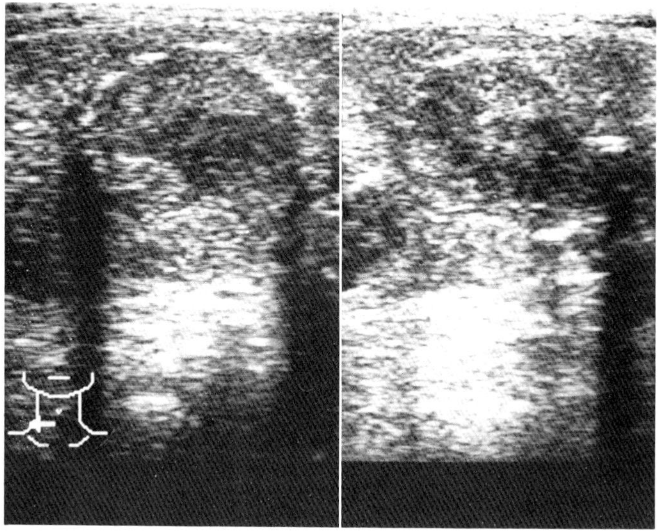

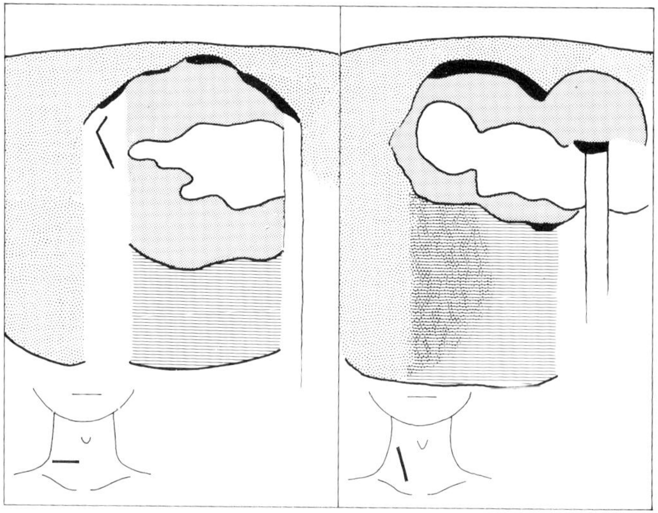

Abb. **36** Struma diffusa et nodosa II. Grades

AG 45 Jahre, weiblich

AN Struma seit 25 Jahren bekannt, Therapie mit Levothyroxin (seit 8 Jahren), bisher keine Größenreduktion feststellbar

PB Struma diffusa et nodosa II, derber Knoten rechts

IV euthyreote Stoffwechsellage

SZ kalter Knoten rechts kranial

US partiell solider Herdbefund mit diskret echoreicher Struktur (wegen dorsaler Schallverstärkung nur kraniale Anteile beurteilbar) und bizarr konfigurierten liquiden Arealen, schalenartige Verkalkung

ZY folliculärc Neoplasie, histologische Klärung erforderlich

HI mikro-makrofollikuläres Adenom mit ausgeprägten regressiv-zystischen Veränderungen und Verkalkung der Randpartien

**Struma nodosa I.–II. Grades**

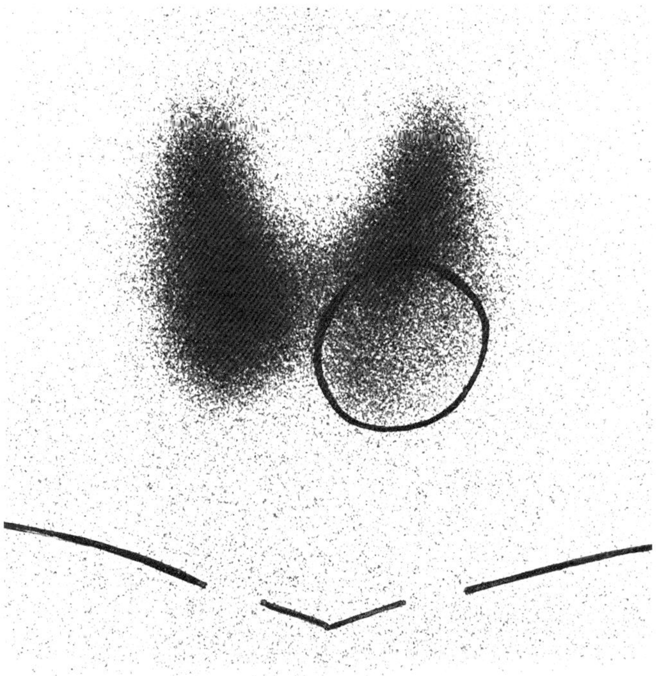

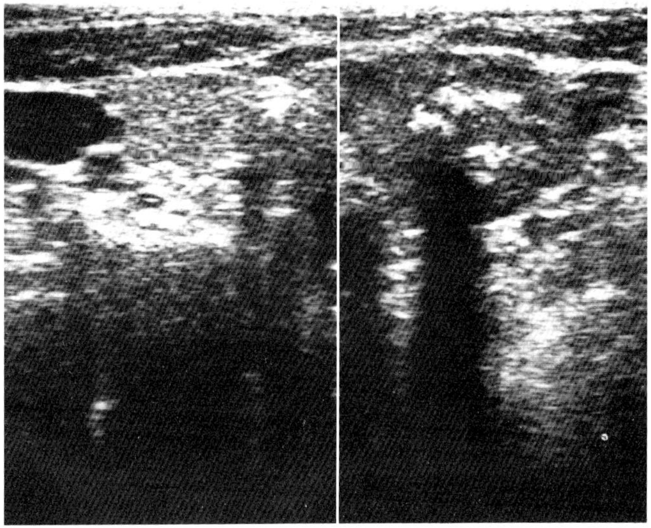

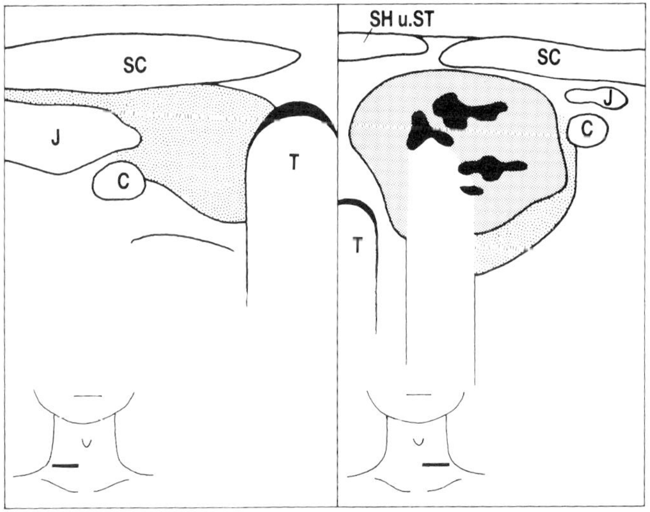


Abb. **37** Struma nodosa I–II. Grades

AG 49 Jahre, weiblich

AN Zustand nach Radiojodtherapie wegen eines dekompensierten autonomen Adenoms vor 5 Jahren

PB Struma nodosa I–II, derber Knoten links kaudal

IV euthyreote Stoffwechsellage, normale TSH-Antwort im TRH-Test

SZ kalter Knoten links kaudal entsprechend der Lokalisation des erfolgreich radiojodtherapierten autonomen Adenoms

US solide echoarmer Herdbefund mit multiplen zentralen Kalkeinlagerungen

ZY kein Anhalt für Malignität

TH bei erfolgreicher Radiojodtherapie, euthyreoter Stoffwechsellage und nicht diffus vergrößerter Schilddrüse keine schilddrüsenspezifische Medikation erforderlich

**Struma diffusa II. Grades**

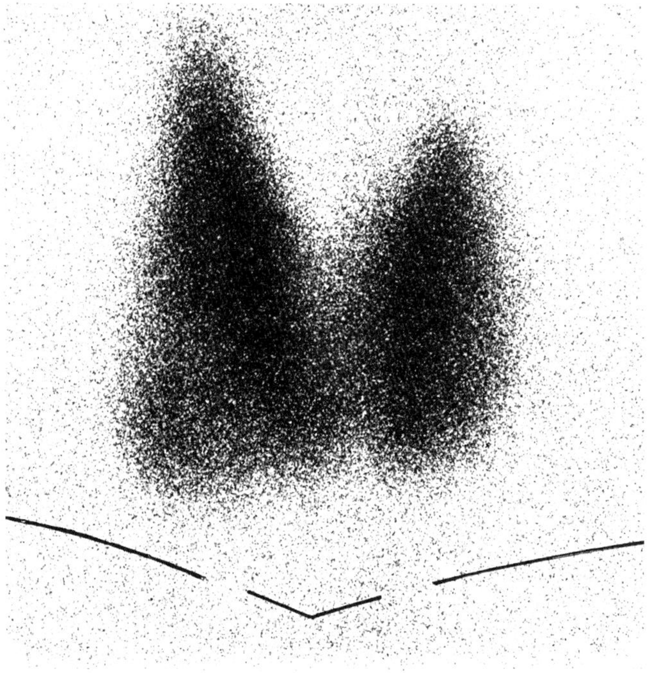

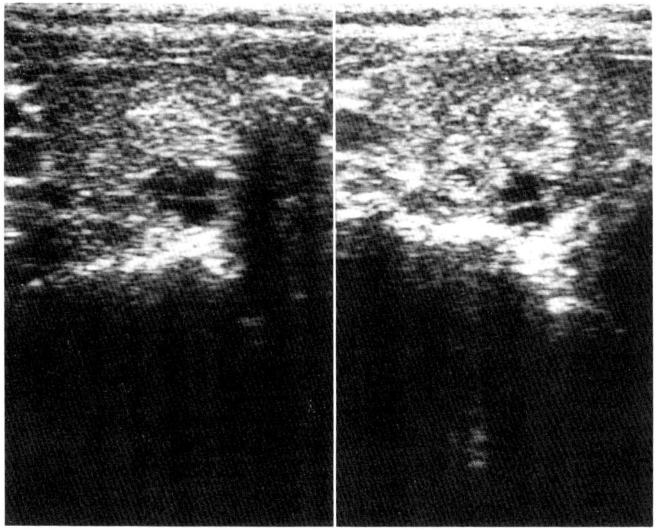

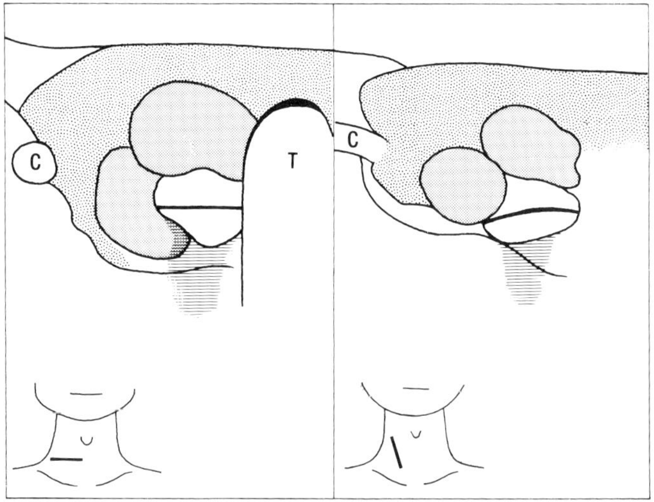


Abb. **38** Struma diffusa II. Grades

AG 50 Jahre, männlich

AN Struma seit 14 Jahren bekannt, TSH-suppressive Therapie mit L-Thyroxin seit 5 Jahren

PB rechtsbetonte Struma diffusa II

IV euthyreote Stoffwechsellage

SZ Speicherverminderung rechts kaudal

US zwei dicht aneinanderliegende solide echoreiche Herdbefunde, zusätzlicher liquider Herd dorsal („Konglomerattumor")

DD follikuläres Adenom oder adenomatöse Hyperplasie mit deutlicher Sklerosierung und partiell liquider Degeneration

ZY kein Anhalt für Malignität

TH konservative Therapie (Ablehnung der Operation durch den Patienten), regelmäßige sonographische Verlaufskontrollen, Fortsetzung der TSH-suppressiven Therapie mit Levothyroxin

**Struma diffusa I.–II. Grades**

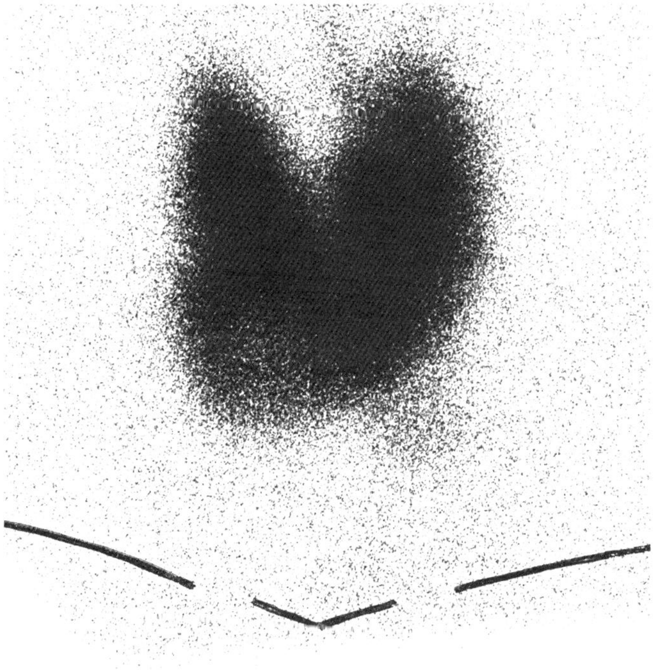

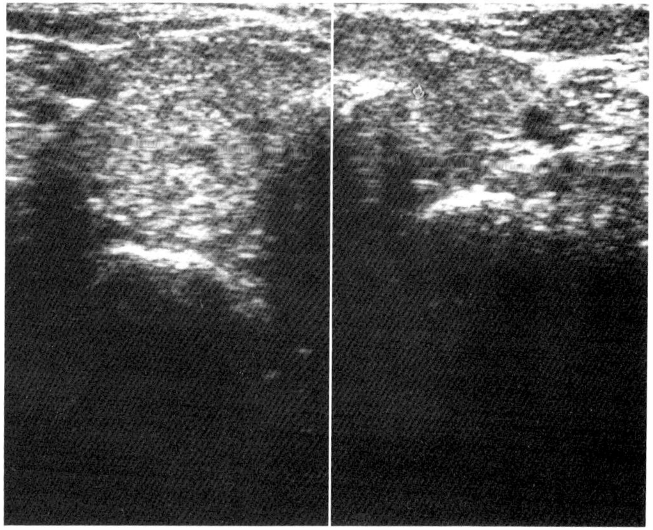

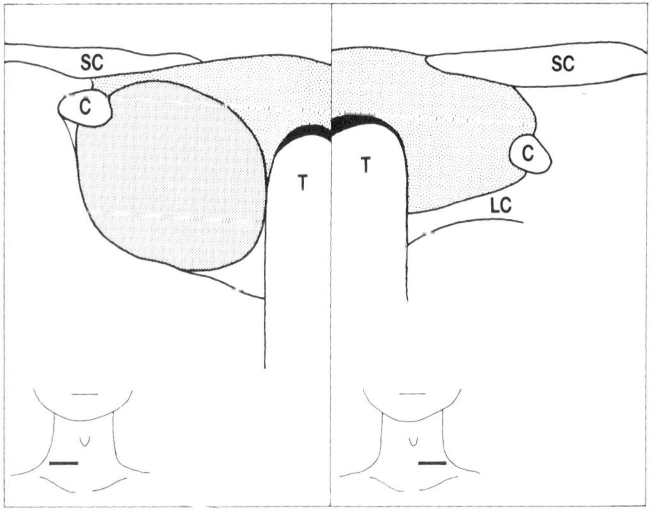


Abb. **39** Struma diffusa I.–II. Grades

AG 66 Jahre, weiblich
AN geringe Struma seit mehr als 20 Jahren bekannt, bisher keine Schilddrüsenhormontherapie durchgeführt, keine Lokalbeschwerden
PB Struma diffusa I–II
IV euthyreote Stoffwechsellage
SZ Speicherverminderung rechts kaudal
US solide echoreicher Herdbefund
DD follikuläres Adenom oder adenomatöse Hyperplasie
ZY kein Anhalt für Malignität
TH relative Operationsindikation, bei fehlendem klinischem Malignomverdacht und unauffälliger Zytologie konservativ-abwartendes Verhalten gerechtfertigt, Einleitung einer TSH-suppressiven Therapie mit Levothyroxin

**Struma diffusa et nodosa II. Grades**

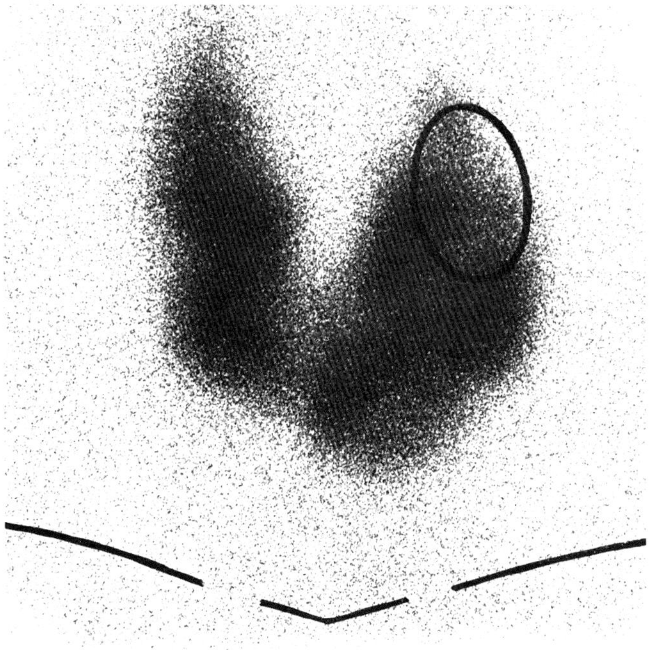

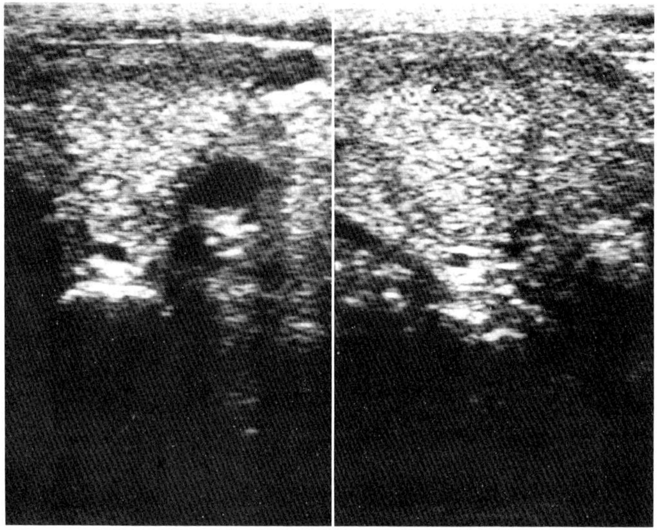

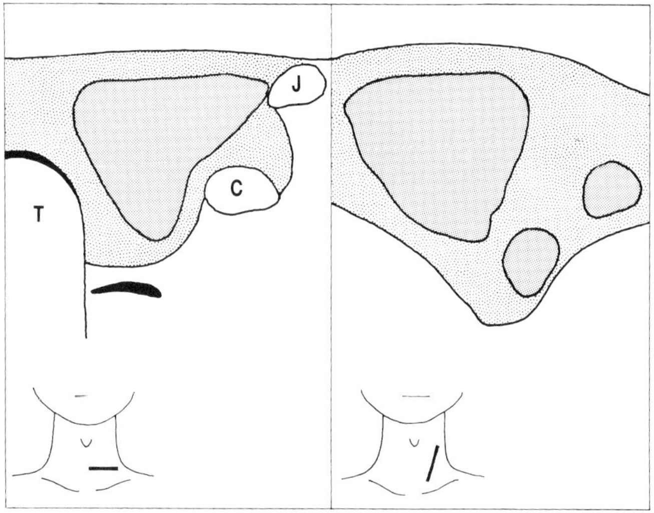


Abb. **40** Struma diffusa et nodosa II. Grades

AG 74 Jahre, weiblich

AN Struma seit mehr als 20 Jahren bekannt, bisher keine Schilddrüsenhormontherapie durchgeführt

PB Struma diffusa et nodosa II, derber Knoten links kranial

IV euthyreote Stoffwechsellage

SZ inhomogene Nuklidverteilung, partiell kalter Knoten links kraniolateral (1), Speicherverminderung links kaudal

US solide echoreicher Herdbefund (1), zwei kleine echoarme Herde im kaudalen Anteil des linken Lappens

DD follikuläres Adenom oder adenomatöse Hyperplasie

ZY kein Anhalt für Malignität

TH konservative Therapie: sonographische und zytologische Verlaufskontrollen möglich, Beschwerdefreiheit vorausgesetzt, Einleitung einer Levothyroxin-Medikation zur Therapie der „paranodulären“ Struma

**Struma diffusa I.–II. Grades**

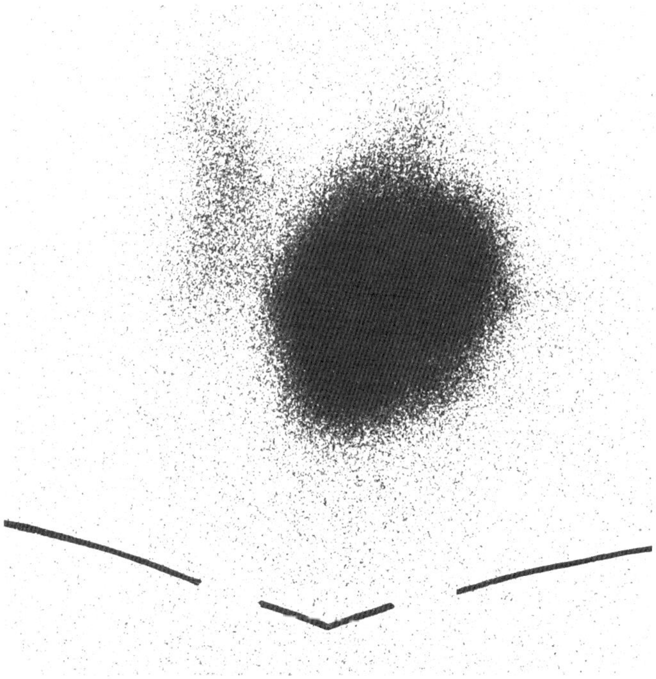

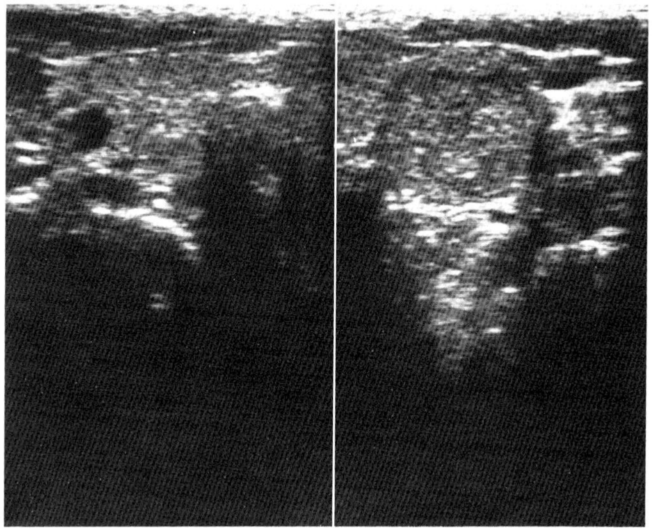

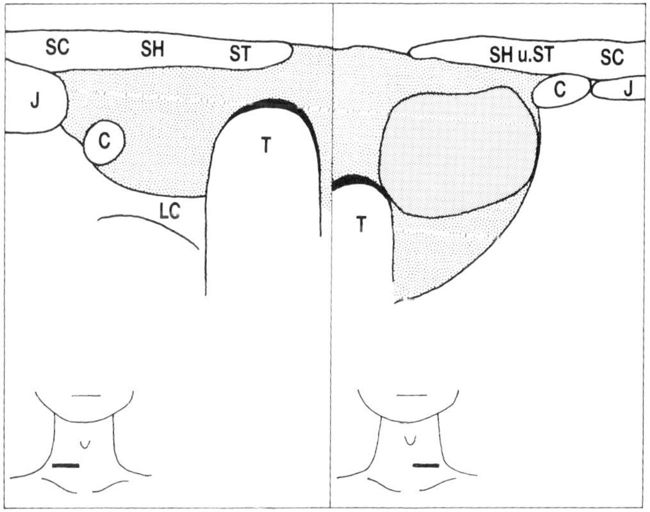


Abb **41** Struma diffusa I.–II. Grades

AG 73 Jahre, weiblich
AN klinische Hyperthyreosezeichen
PB Struma diffusa I–II
IV hyperthyreote Stoffwechsellage, negativer TRH-Test (d. h. keine Stimulierbarkeit der hypophysären TSH-Inkretion durch TRH)
SZ kompensiertes autonomes „Adenom"
US solider Herdbefund mit diskret echoarmer Struktur, glatter Randkontur und homogener Echoverteilung
TH Radiojodtherapie nach Erreichen einer Euthyreose (Entscheidungskriterien: Alter der Patientin, homogene Speicherung, solider Aufbau)

**Struma diffusa et nodosa II.–III. Grades**

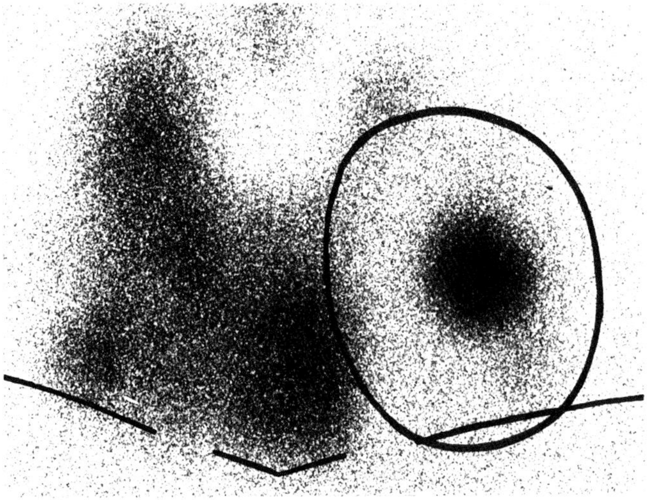

a

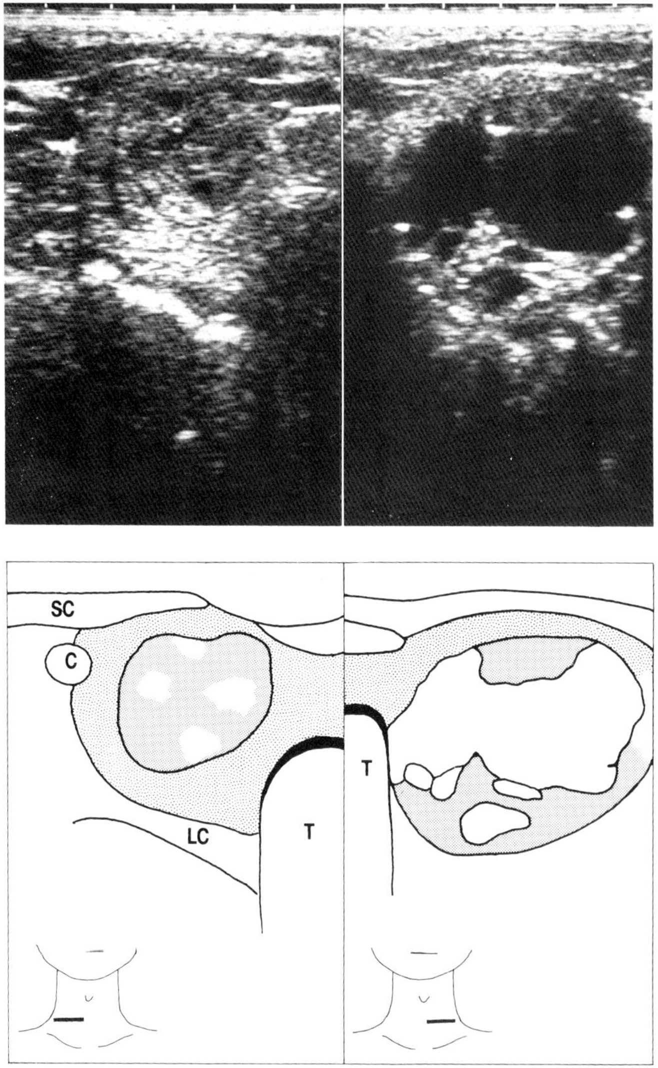


b

Abb. **42a–d** Struma diffusa et nodosa II.–III. Grades

AG 40 Jahre, weiblich

AN Struma seit Schwangerschaft bekannt (vor 15 Jahren); seit 6 Monaten verstärkte Nervosität, jetzt plötzliche Größenzunahme der Struma, Druckgefühl im Hals

PB Struma diffusa et nodosa II–III, großer prallelastischer Knoten

IV hyperthyreote Stoffwechsellage, negativer TRH-Test

SZ kompensiertes autonomes „Adenom" links mit szintigraphisch kalter Darstellung in den Randpartien, inhomogene Speicherung rechts, Speicherverminderung rechts lateral und kaudal

US überwiegend liquide Raumforderung links (entsprechend dem großen prallelastischen Knoten) mit solidem Restparenchym in den Randpartien und zentral kaudal (1); solider Herdbefund mit partiell liquiden Strukturanteilen rechts kaudal (2)

ZY kein Anhalt für Malignität (2), mit relativ frischem Blut vermengter Zysteninhalt (1)

TH Operation (Entscheidungskriterien: Größe der Struma, Lokalbeschwerden, Alter der Patientin, regionale Autonomie)

HI überwiegend zystisch degeneriertes makrofollikuläres Adenom (1), mikronormofollikuläres Adenom mit feinzystischer Degeneration (2)

**Struma diffusa et nodosa II.–III. Grades**

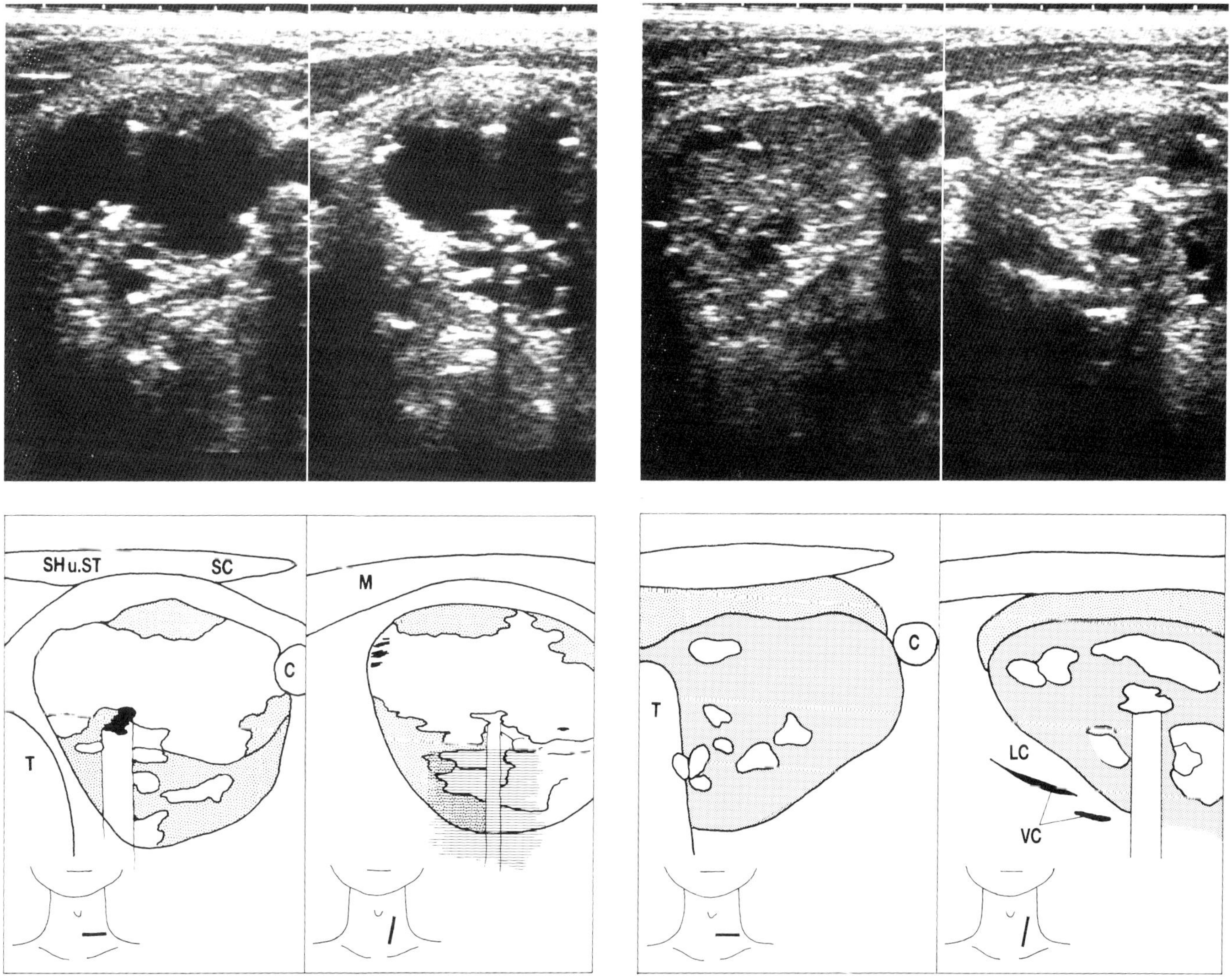


c d

**42c** u. **d** Dokumentation vor (**c**) und nach (**d**) vollständiger Abpunktion der liquiden Anteile des autonomen Adenoms

**Struma nodosa II. Grades**

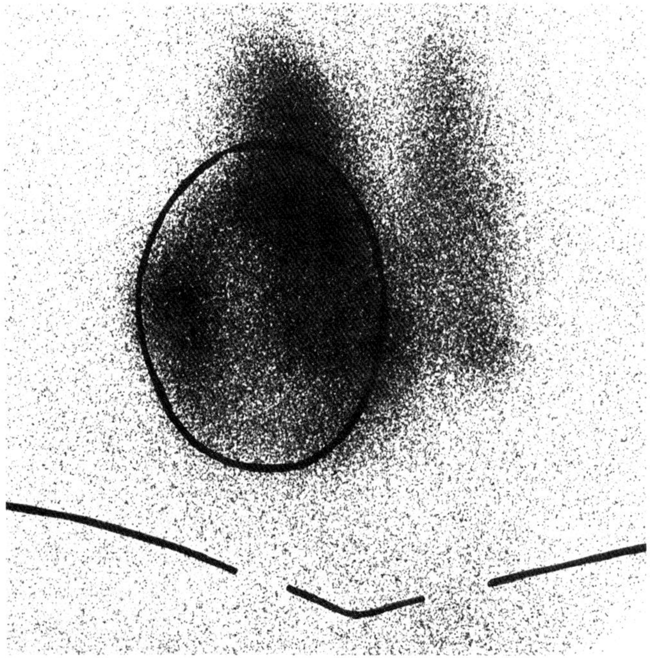

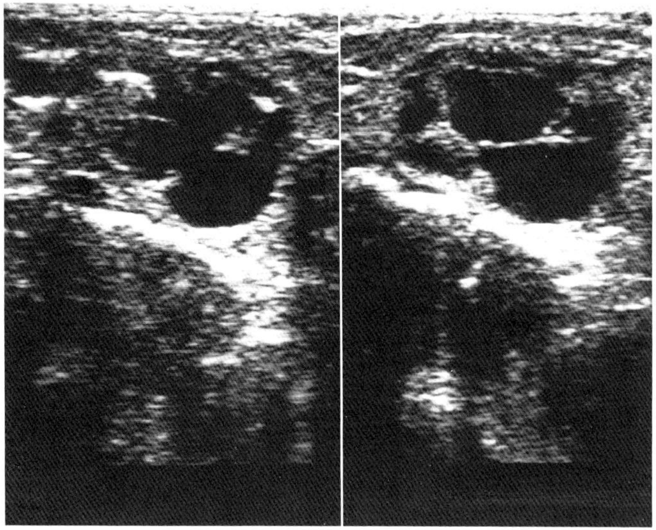

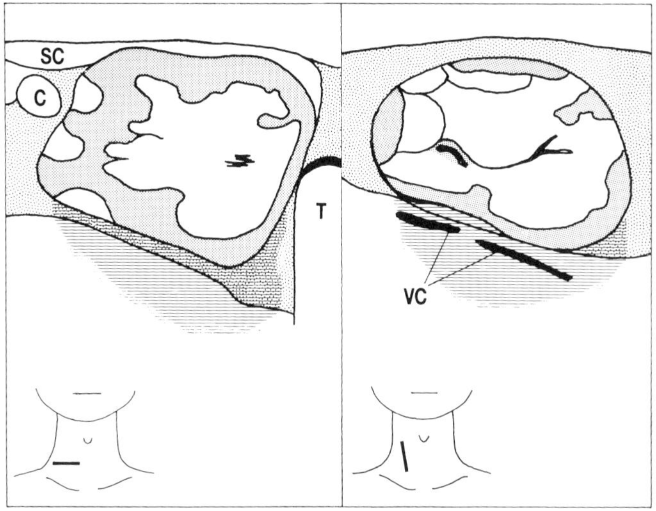


Abb. **43** Struma nodosa II. Grades

AG 66 Jahre, weiblich

AN seit ca. 15 Jahren bestehende Struma, bisher keine schilddrüsenspezifische Diagnostik und Therapie erfolgt; jetzt stationäre Aufnahme wegen therapieresistenter Herzrhythmusstörungen. Druckgefühl im Hals

PB Struma nodosa II, prallelastischer Knoten rechts

IV hyperthyreote Stoffwechsellage, keine TSH-Antwort im TRH-Test (sog. negativer TRH-Test)

SZ komp. autonomes „Adenom" mit Speicherverminderung

US großer, überwiegend liquider Herdbefund mit soliden Parenchymanteilen in den Randpartien, septenartige Binnenstrukturen in Form einer kommunizierend-gekammerten „komplizierten" Zyste

TH Operation (Entscheidungskriterien: Lokalsymptome, Größe des autonomen „Adenoms", Radiojodtherapie wegen reduzierter Speicherung und überwiegend liquidem Aufbau nicht sinnvoll)

HI adenomatös-hyperplastischer Strumaknoten mit ausgeprägten regressiv-zystischen Veränderungen

**Struma nodosa et diffusa II. Grades**

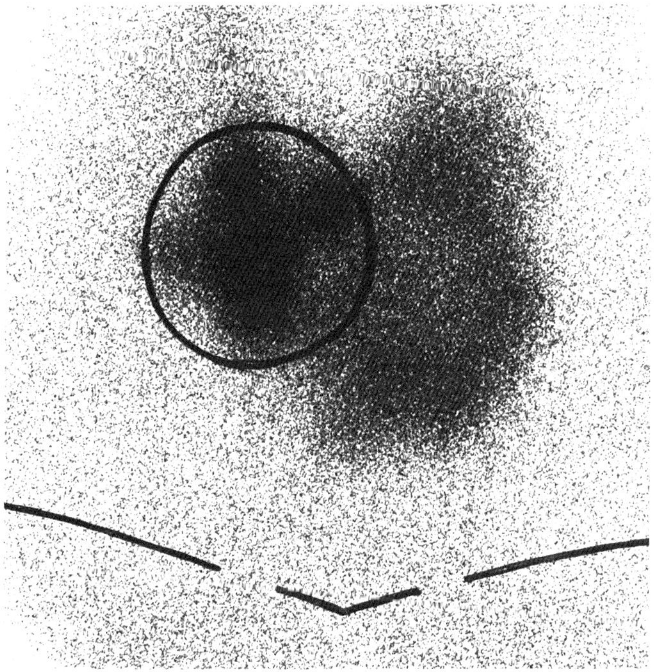

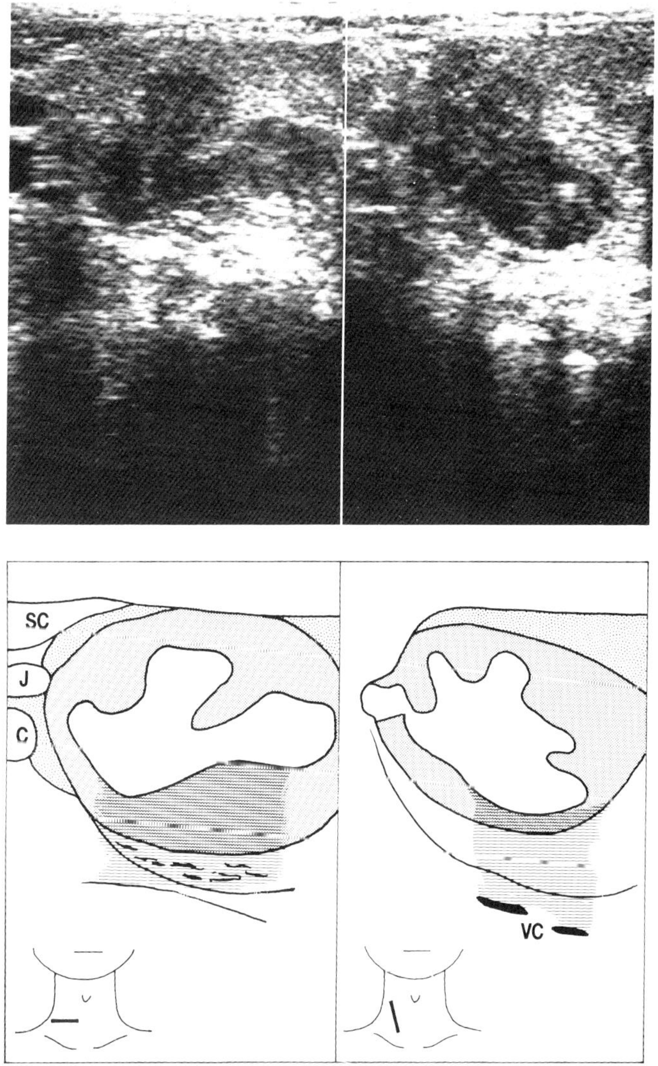


Abb. **44** Struma nodosa et diffusa II. Grades

AG 60 Jahre, weiblich

AN Radiojodtherapie wegen eines rechtsseitigen dekompensierten autonomen „Adenoms" vor 9 Monaten; Persistenz der hyperthyreoten Funktionslage.

PB Struma diffusa et nodosa II, mäßig derber Knoten rechts

IV hyperthyreote Stoffwechsellage, negativer TRH-Test

SZ kompensiertes autonomes „Adenom" (1), Speicherverminderung links (2); inkompletter Therapieeffekt

US partiell solider Herdbefund (echoreich: ventral medial kaudal; echonormal: ventral lateral kranial) mit sternförmig konfigurierten liquiden Anteilen im Zentrum (1), solide echoreicher Herdbefund links (2, nicht dargestellt)

TH Operation (Entscheidungskriterien: Alter der Patientin, Größe der Struma, zusätzlicher echoreicher Herdbefund im sog. paranodulären Parenchym, inkompletter Radiojodeffekt)

HI mikrofollikuläres Adenom mit zentral zystischer Degeneration

**Struma nodosa I.–II. Grades**

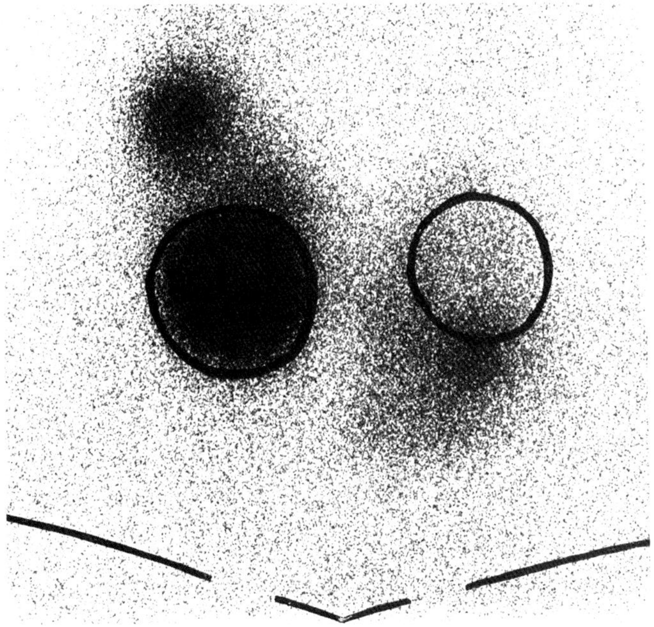

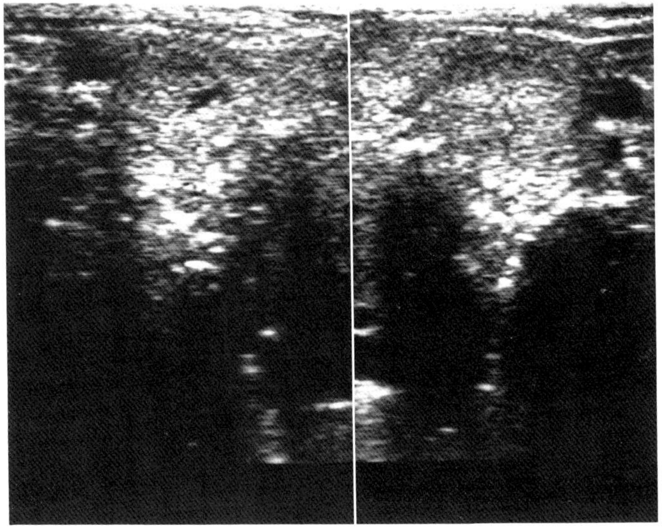

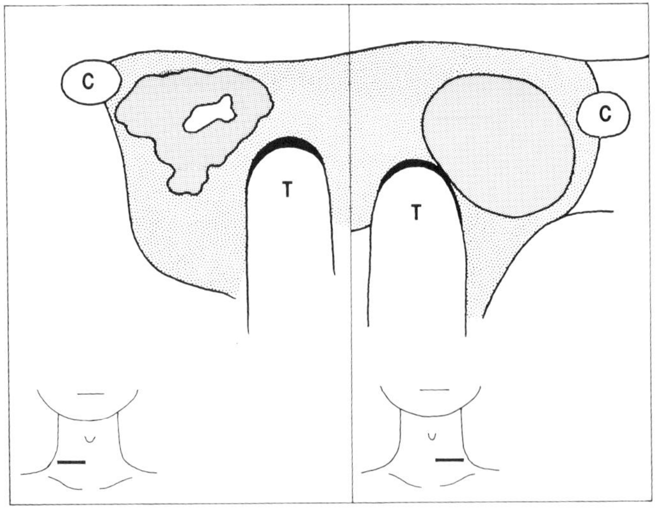


Abb. **45** Struma nodosa I.–II. Grades

AG 55 Jahre, weiblich

AN geringe Struma seit mehr als 10 Jahren bekannt, bisher keine schilddrüsenspezifische Therapie durchgeführt; jetzt seit 8 Wochen verstärkte Nervosität, klinische Hyperthyreosezeichen; Lokalbeschwerden, Druckgefühl im Halsbereich

PB Struma nodosa I–II, zwei mäßig derbe Knoten rechts und links

IV hyperthyreote Stoffwechsellage, negativer TRH-Test

SZ weitgehend dekompensiertes trilokuläres autonomes „Adenom" (1), „kalter" Knoten im funktionell supprimierten linken kranialen Lappenpol (2)

US zwei solide echoreiche Herdbefunde mit jeweils ähnlichem sonographischem Erscheinungsbild (solide echoreich) bei unterschiedlicher Funktion

ZY kein Anhalt für Malignität (2)

TH Operation (Entscheidungskriterien: Alter der Patientin, Lokalbeschwerden, zusätzlicher echoreicher Knoten im „paranodulären" Parenchym)

HI mikro-makrofollikuläre Adenome (1,2) mit deutlicher Sklerosierung

**Struma diffusa I.–II. Grades**

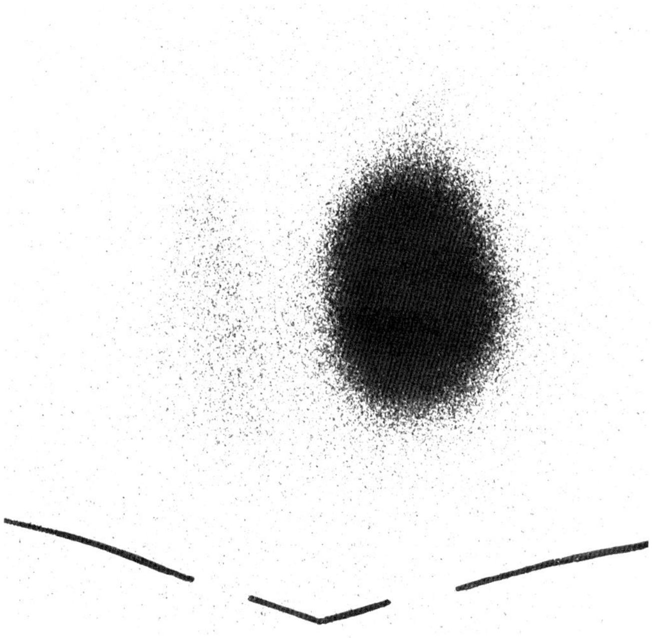

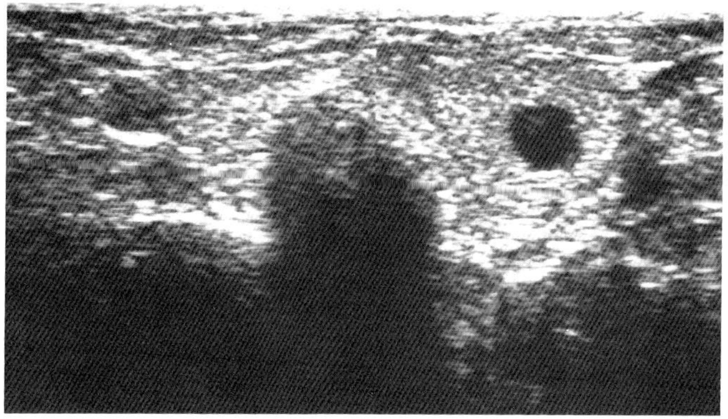

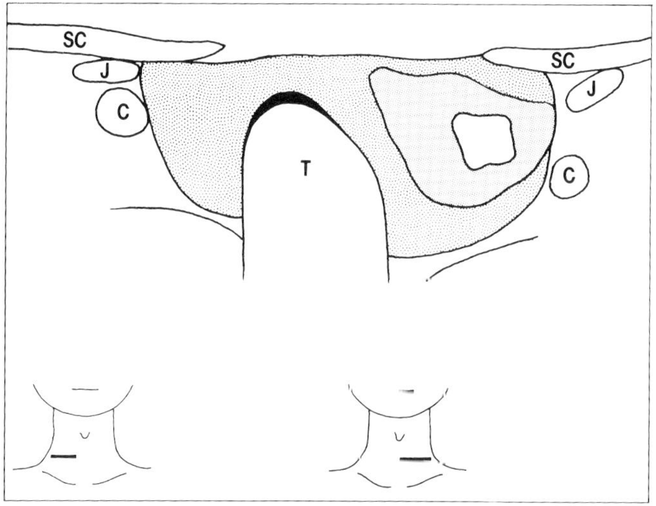


Abb. **46** Struma diffusa I.–II. Grades

AG 62 Jahre, weiblich

AN Struma als Zufallsbefund anläßlich einer routinemäßigen stationären Untersuchung

PB Struma diffusa I, keine tastbaren Knoten

IV euthyreote Stoffwechsellage, negativer TRH-Test

SZ dekompensiertes autonomes „Adenom" mit homogener Speicherung

US partiell solide echoreicher Herdbefund mit glatt begrenztem, liquidem Areal im Zentrum, unauffällige Struktur des „paranodulären" Parenchyms

DD follikuläres Adenom oder adenomatöse Hyperplasie mit zentraler liquider Degeneration

TH Radiojodtherapie (Entscheidungskriterien: homogene Nuklidverteilung, keine Lokalbeschwerden, keine zusätzlichen paranodulären Strukturveränderungen)

NB
1. subtile Untersuchungstechnik zur exakten Abgrenzung des autonomen „Adenoms" bei Vorliegen eines „zarten" echoarmen Randsaums
2. bei primärer Durchführung der Sonographie und fehlender sonographischer Lokalisierung des echoarmen Randsaums wird eine „klassische Zyste" diagnostiziert und dann – entsprechend einer inzwischen verbreiteten Ansicht – auf ein Szintigramm verzichtet (!)

**Struma diffusa II. Grades**

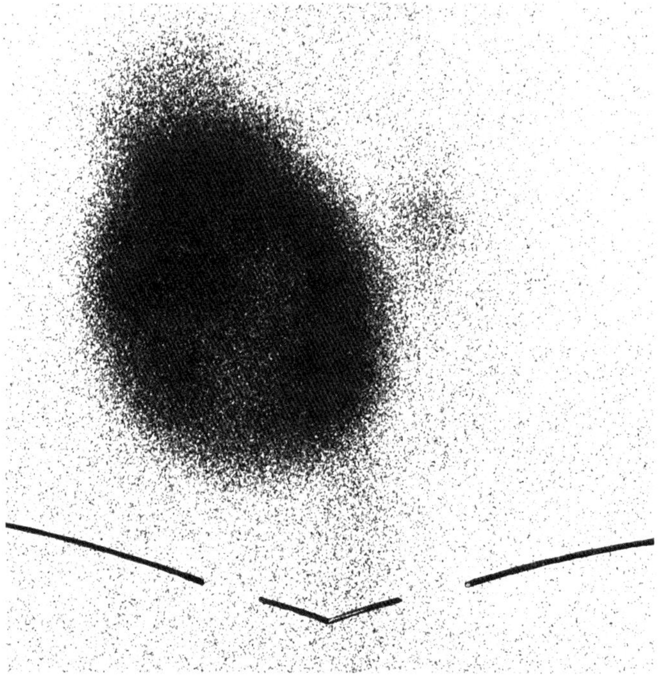

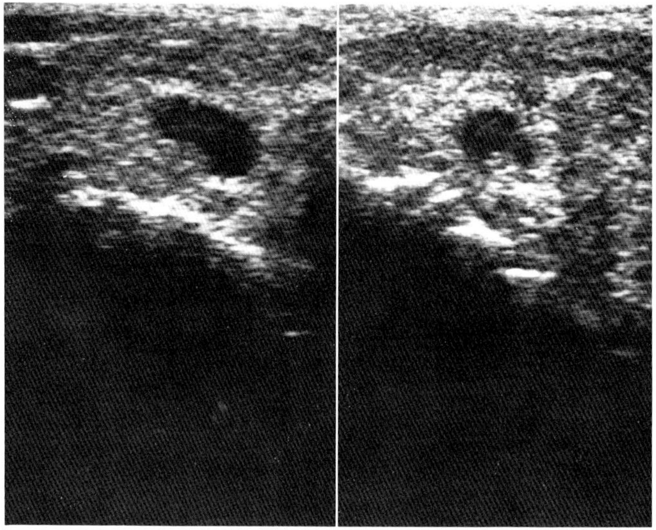

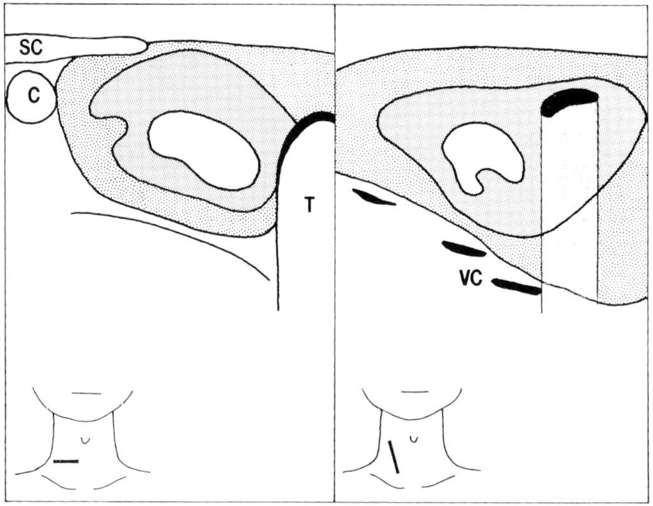


Abb. **47** Struma diffusa II. Grades
AG 55 Jahre, weiblich
AN Struma seit 23 Jahren bekannt, jetzt klinische Hyperthyreosezeichen
PB rechtsbetonte Struma diffusa II
IV hyperthyreote Stoffwechsellage, negativer TRH-Test
SZ dekompensiertes autonomes „Adenom" mit Speicherverminderung zentral kaudal
US solider Herdbefund (kranial echoreich, lateral echonormal) mit zentral liquidem Areal und Kalkeinlagerung im kaudalen Anteil
TH Operation (Alter der Patientin, Größe des autonomen „Adenoms", zentral reduzierte Nuklidspeicherung)
HI adenomatös-hyperplastischer Strumaknoten mit zentraler Nekrose und deutlicher Sklerosierung

**Struma nodosa et diffusa II. Grades**

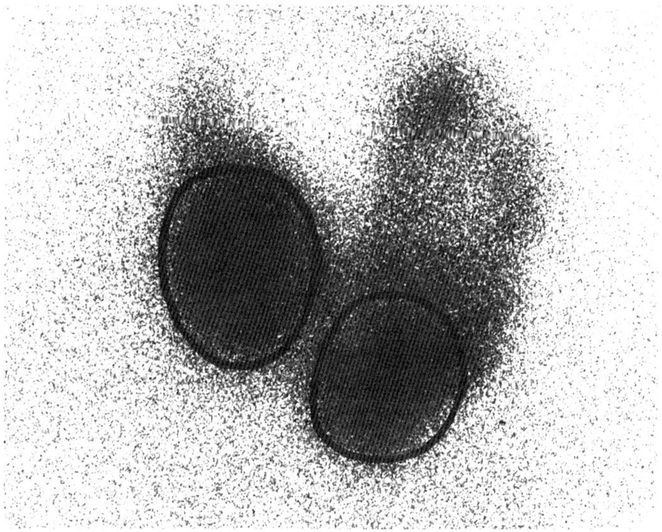

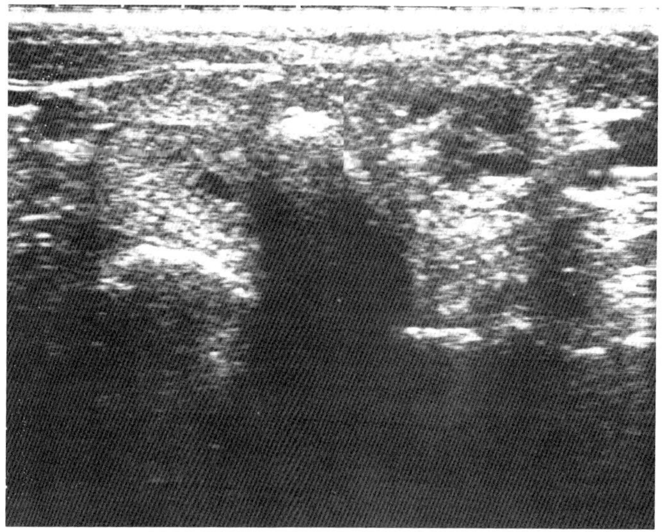

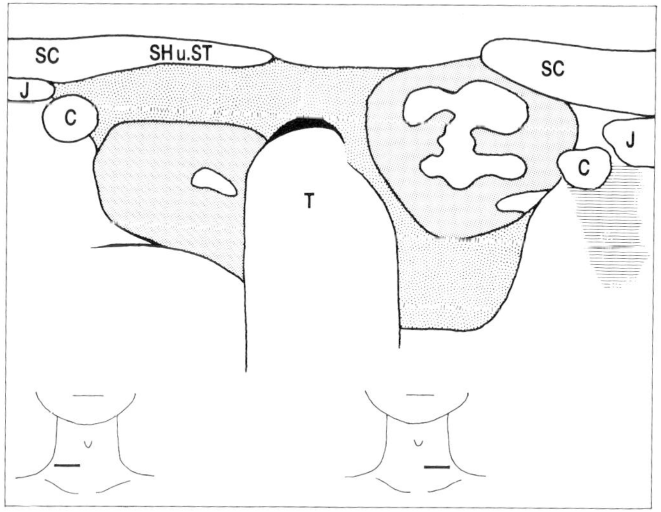


Abb. **48** Struma nodosa et diffusa II. Grades

AG 80 Jahre, männlich

AN klinische Hyperthyreosezeichen, Herzrhythmusstörungen, keine Lokalbeschwerden

PB Struma nodosa II, mäßig derbe Knoten bds. kaudal

IV hyperthyreote Stoffwechsellage, negativer TRH-Test

SZ kompensiertes bilokuläres autonomes „Adenom" bds. kaudal (1), kalter Bezirk links kranial (2)

US solide echoreicher Herdbefund rechts kaudal (1) (kleine liquide Zone im medialen Anteil), im funktionell supprimierten Parenchym *zusätzlicher* partiell liquide degenerierter Herdbefund (2)

ZY kein Anhalt für Malignität (2)

TH Radiojodtherapie (Entscheidungskriterien: erhöhtes Operationsrisiko, keine Lokalsymptome, homogene Nuklidverteilung in beiden autonomen „Adenomen")

NB Cave: Fehlermöglichkeit bei IDQ-Bestimmung (kein ausreichend großes Referenzareal zur Bestimmung der Impulsraten vorhanden)

**Struma nodosa I.–II. Grades**

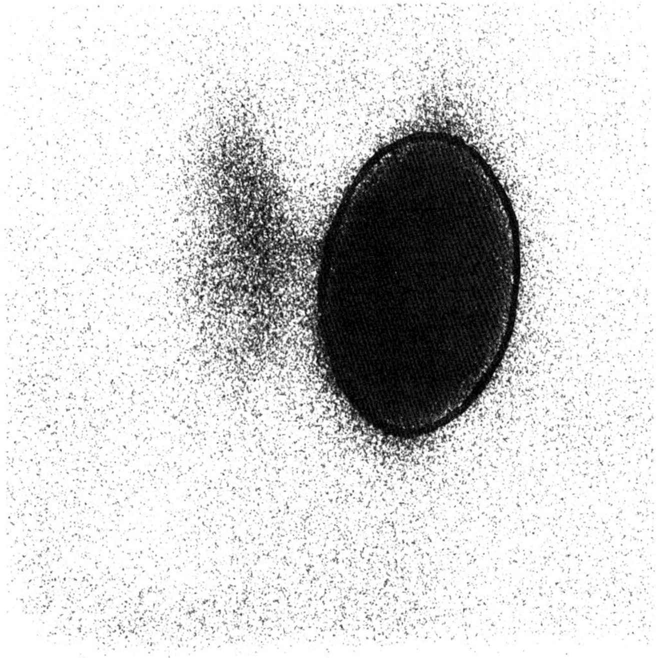

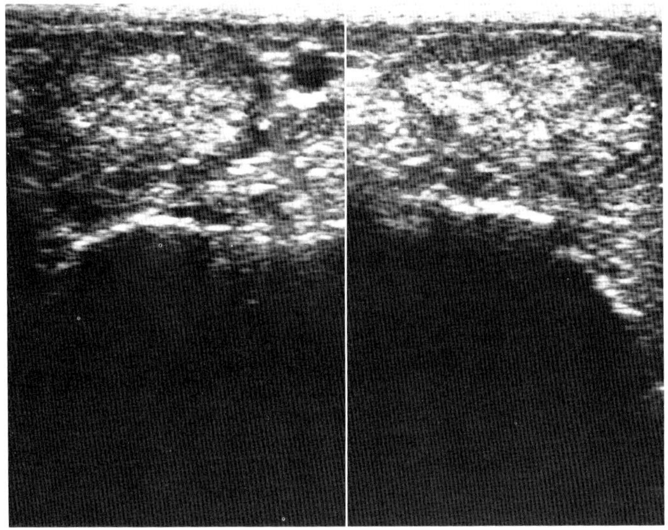

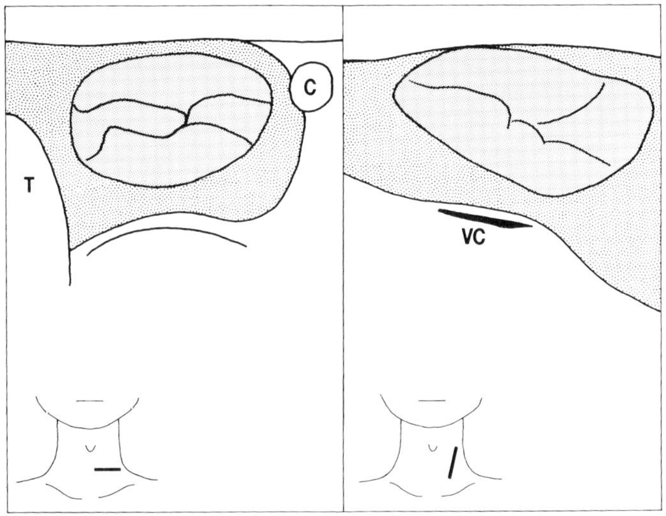


Abb. **49** Struma nodosa I.–II. Grades
AG 76 Jahre, weiblich
AN klinische Hyperthyreosezeichen
PB Struma nodosa I–II, mäßig derber Knoten links
IV hyperthyreote Stoffwechsellage, negativer TRH-Test
SZ noch kompensiertes autonomes „Adenom" links mit homogener Nuklidverteilung
US solide echoreicher Herdbefund
DD follikuläres Adenom oder adenomatös-hyperplastischer Knoten
TH Radiojodtherapie (Entscheidungskriterien: homogene intensive Speicherung, keine lokalen mechanischen Kompressionssymptome, übrige Schilddrüse nicht vergrößert)

**Struma diffusa II. Grades**

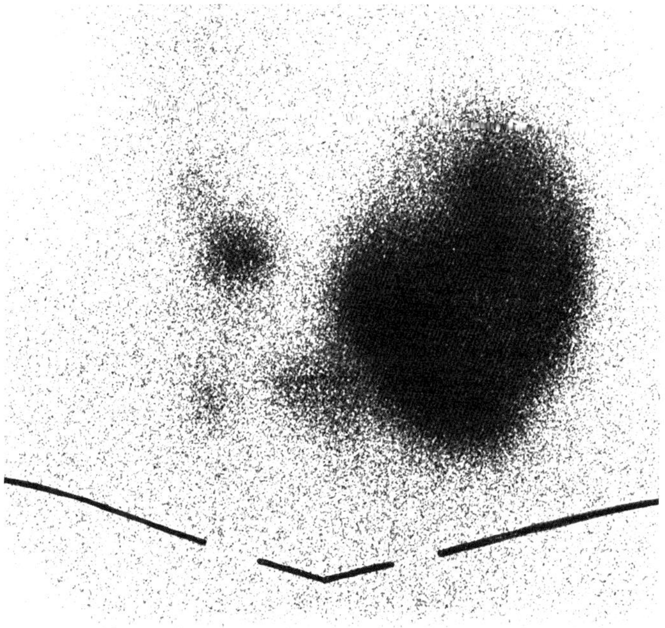

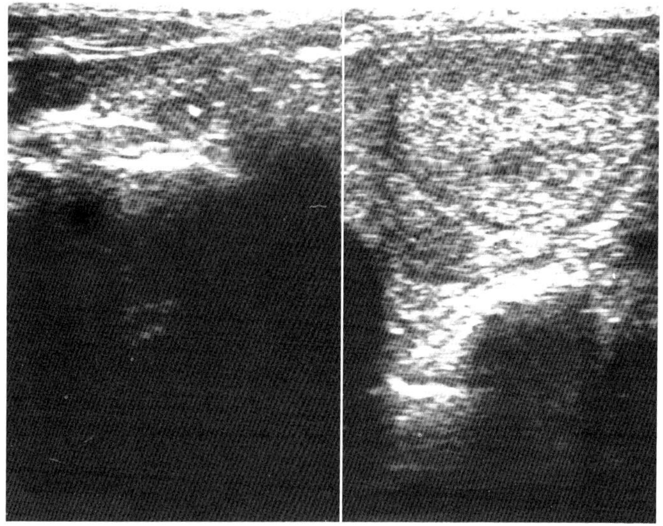

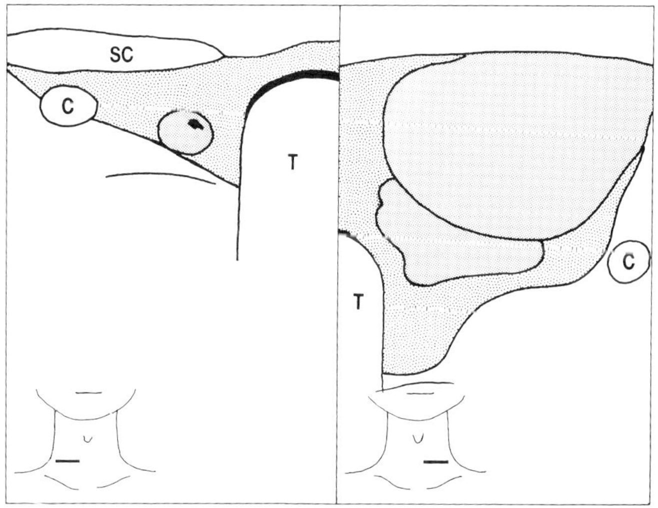


Abb. **50** Struma diffusa II. Grades
AG 54 Jahre, weiblich
AN klinische Hyperthyreosezeichen, Herzrhythmusstörungen, Druckgefühl im Hals
PB linksbetonte Struma diffusa II
IV hyperthyreote Stoffwechsellage, negativer TRH-Test
SZ großes dekompensiertes autonomes „Adenom" links mit reduzierter Speicherung lateral und Speicherdefekt mediokranial, zusätzlich kleiner autonomer Bezirk rechts kranial (Diagnosesicherung unter Suppressionsbedingungen)
US großer solide echoreicher Herdbefund links mit einem kleinen, solide echoarmen Herd medial dorsal; zusätzlich 0,8 cm großer rundlicher solide echoarmer Herdbefund rechts kranial dorsal entsprechend der Nuklidmehrspeicherung
TH Operation (Entscheidungskriterien: Alter der Patientin, Größe der Struma, partiell reduzierte Nuklidspeicherung im autonomen „Adenom")
HI adenomatös-hyperplastischer Strumaknoten mit deutlicher Sklerosierung

**Struma diffusa II. Grades**

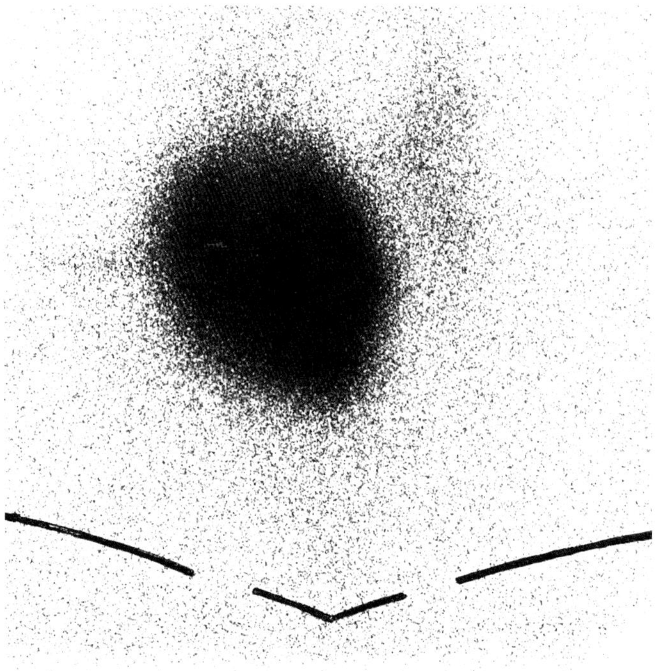

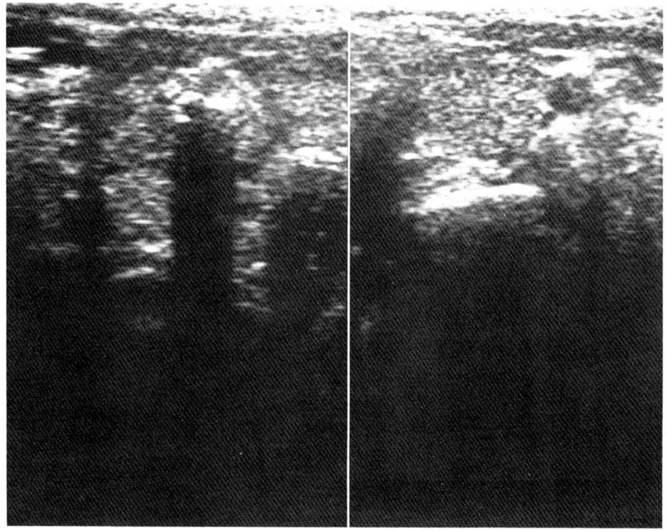

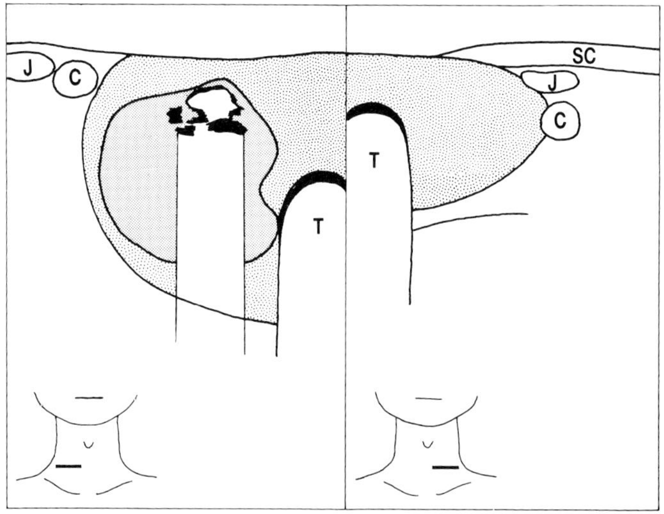


Abb. **51** Struma diffusa II. Grades

AG 51 Jahre, weiblich
AN klinische Hyperthyreosezeichen, Druckgefühl im Hals
PB rechtsseitige Struma diffusa II
IV hyperthyreote Stoffwechsellage, negativer TRH-Test
SZ weitgehend dekompensiertes autonomes „Adenom"
US solide echoarmer Herdbefund mit zentraler ringförmiger Kalkeinlagerung
TH Operation (Entscheidungskriterien: Lokalbeschwerden, Alter der Patientin)
HI makrofollikuläres Adenom mit zentraler Verkalkung

**Struma diffusa I.–II. Grades**

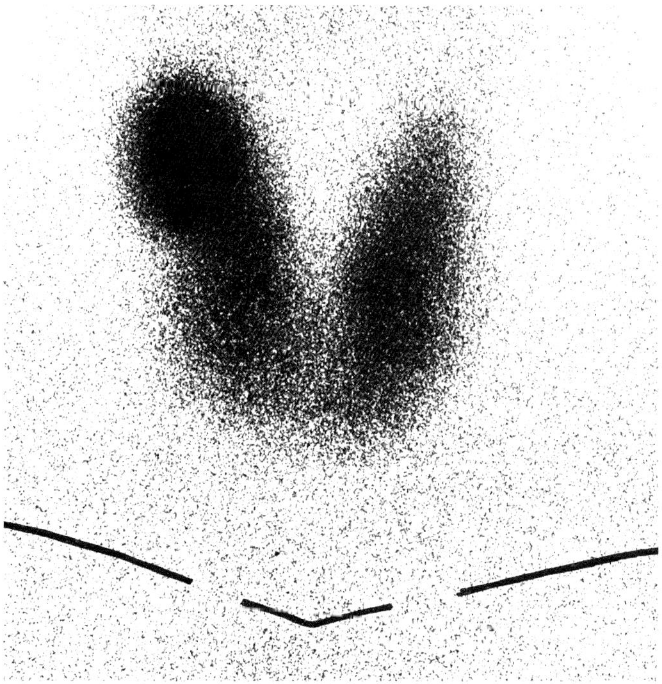

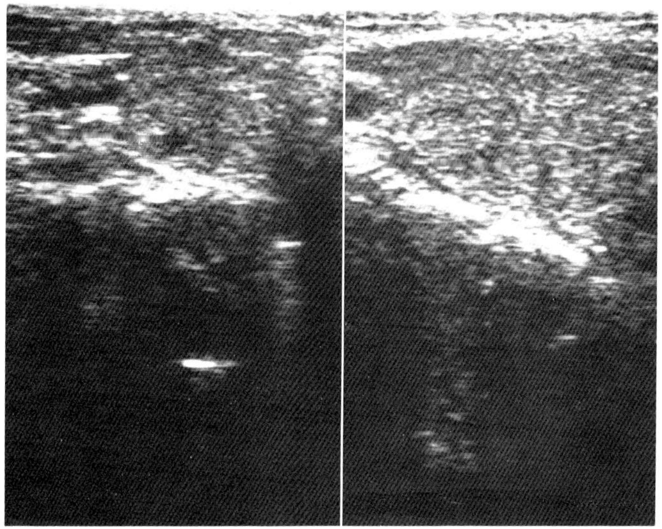

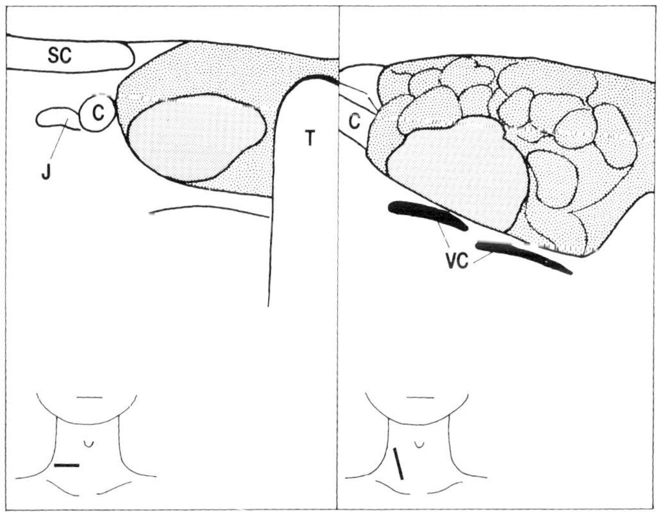


Abb. **52** Struma diffusa I.–II. Grades

AG 24 Jahre, weiblich
AN erstmalige Abklärung einer seit 2 Jahren bestehenden Struma
PB Struma diffusa I–II von noch weicher Konsistenz
IV euthyreote Stoffwechsellage, positiver TRH-Test
SZ kompensiertes autonomes „Adenom"
US solider Herdbefund mit diskret echoreicher Struktur, multinodulärer Strukturumbau des übrigen Parenchyms
TH Operation
HI mikrofollikuläres Adenom

**Struma nodosa II. Grades**

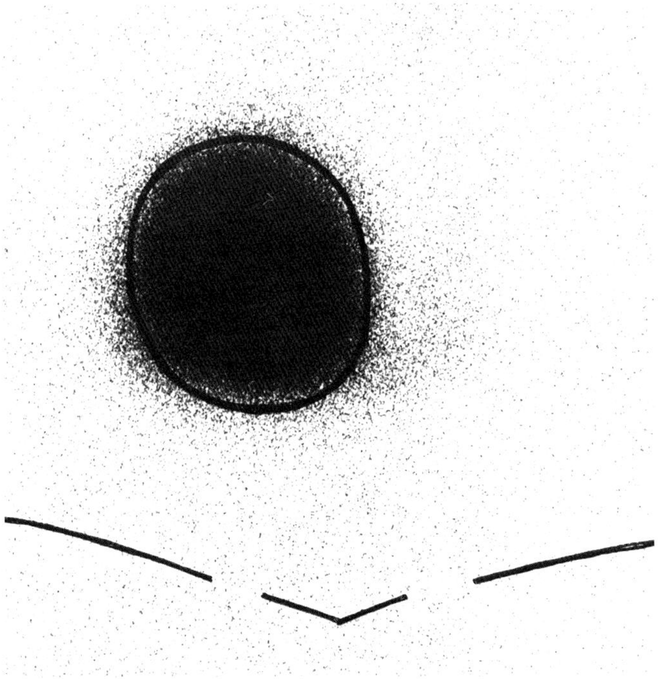

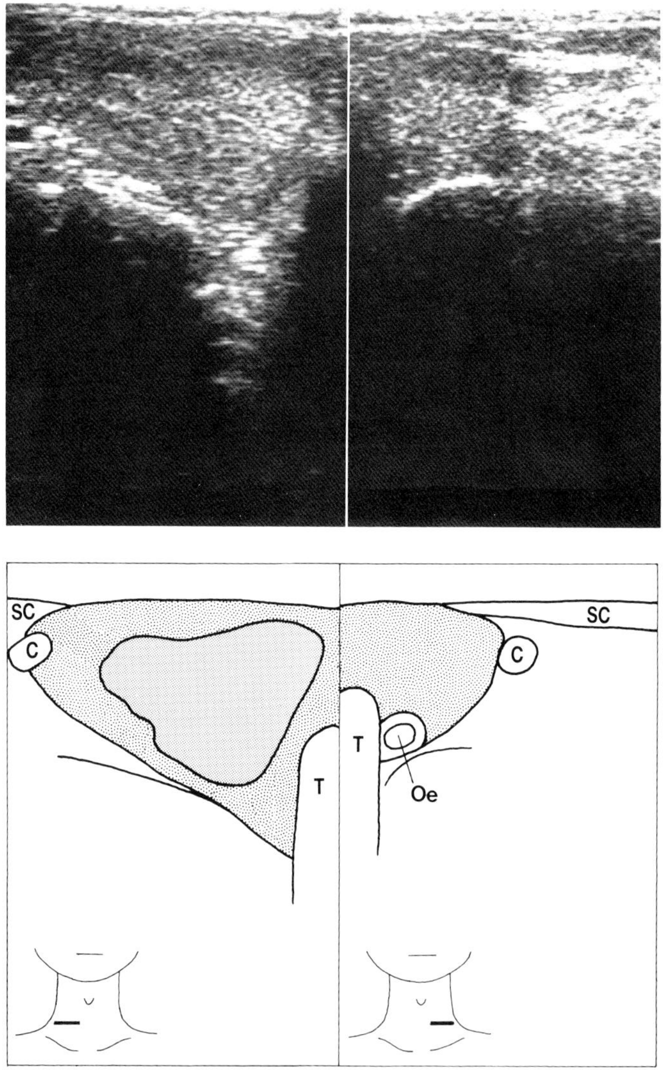


Abb. **53** Struma nodosa II. Grades

AG 55 Jahre, weiblich
AN klinische Hyperthyreosezeichen
PB rechtsseitige Struma nodosa II, mäßig derbe Konsistenz
IV hyperthyreote Stoffwechsellage, negativer TRH-Test
SZ dekompensiertes autonomes „Adenom" rechts
US solide echoreicher Herdbefund
TH Operation (Entscheidungskriterien: Alter der Patientin, Größe des autonomen „Adenoms"), bei homogener Speicherung Radiojodtherapie als Alternative durchaus noch sinnvoll
HI mikro-normofollikuläres Adenom mit Sklerosierung

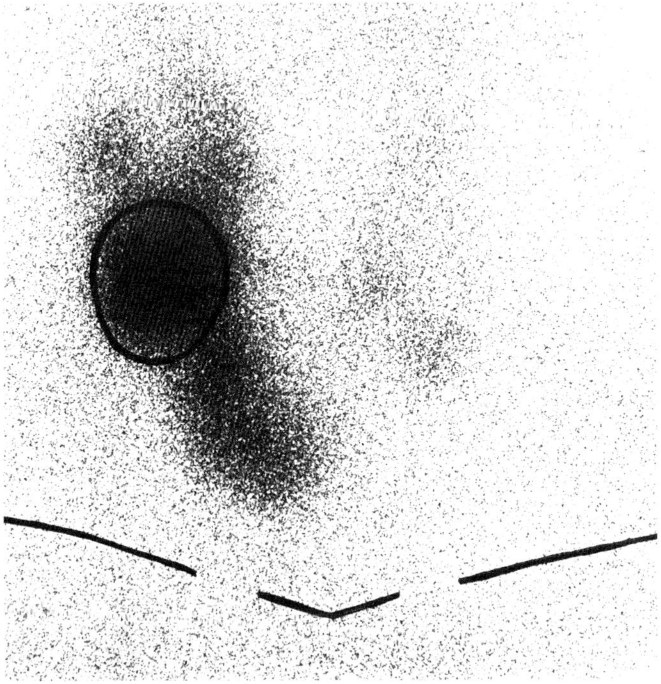

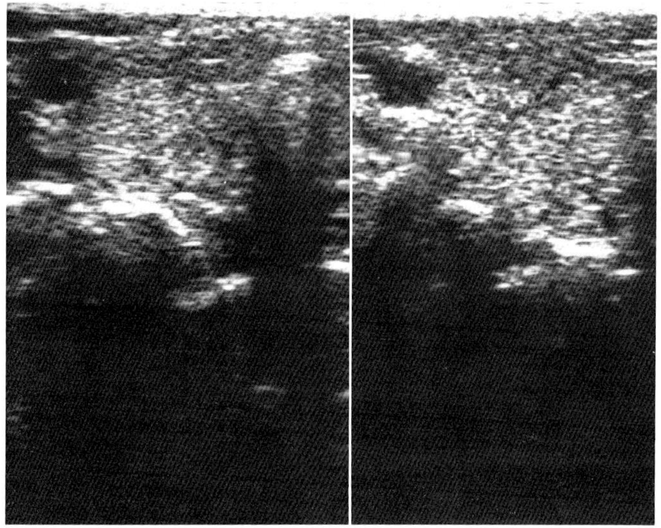

**Struma diffusa et nodosa I.–II. Grades**

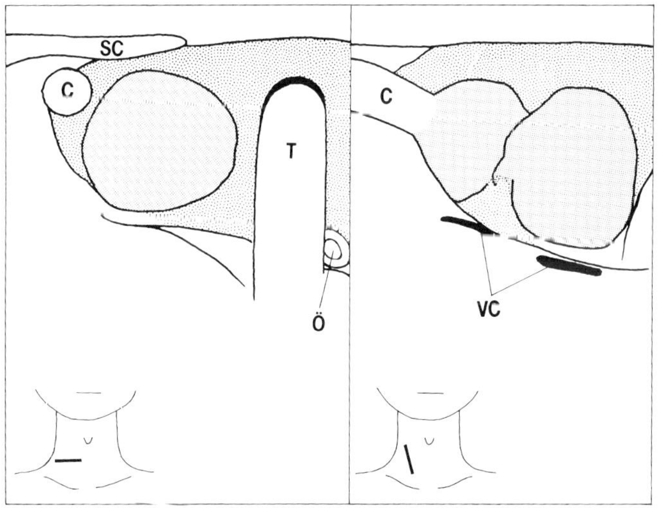


Abb. **54** Struma diffusa et nodosa I.–II. Grades

AG 56 Jahre, männlich
AN Struma als Zufallsbefund anläßlich einer routinemäßigen stationären Diagnostik vor Angiographie
PB Struma diffusa et nodosa I–II, mäßig derbe Konsistenz
IV euthyreote Stoffwechsellage, negativer TRH-Test
SZ kompensiertes autonomes „Adenom" (1), Speicherdefekt rechts kranial (2)
US solide echoreicher Herdbefund (1), zusätzlicher Herd mit ähnlicher Sonomorphologie rechts kranial (2)
ZY kein Anhalt für Malignität (2)
TH Radiojodtherapie

**Struma nodosa II. Grades**

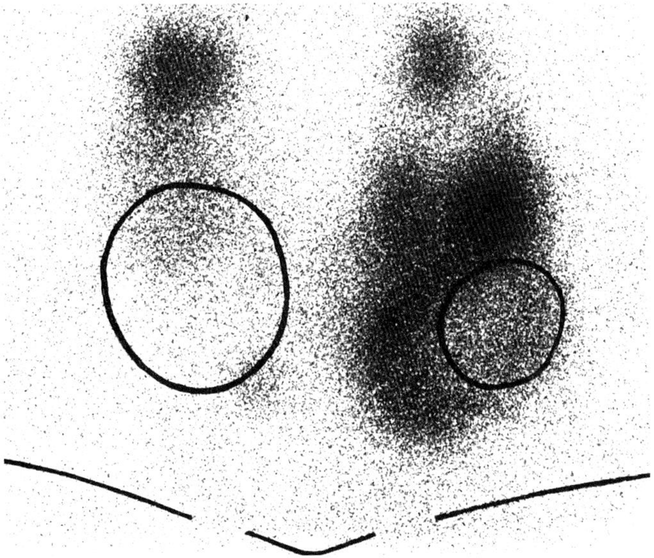

a

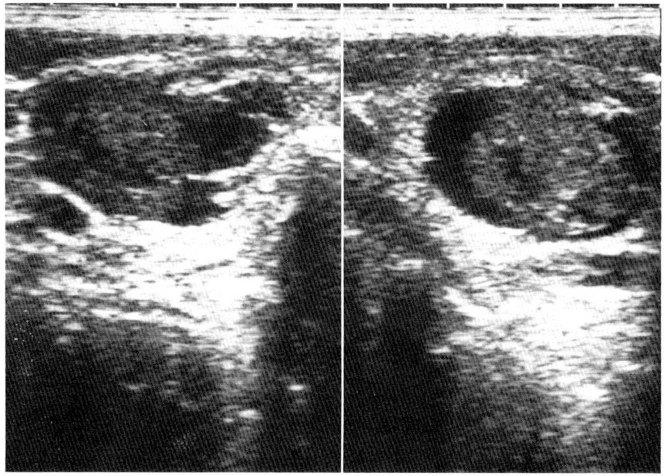

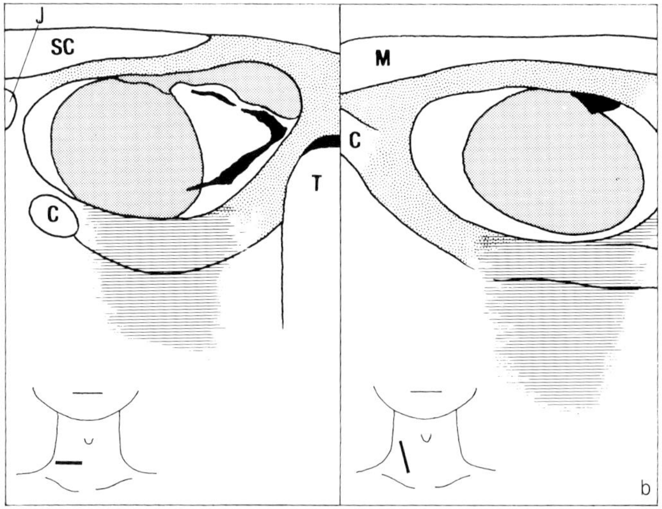


Abb. **55a–d** Struma nodosa II. Grades

AG 68 Jahre, weiblich

AN seit Gravidität (vor 32 Jahren) bekannte Knotenstruma, bisher keine konsequente Schilddrüsenhormontherapie erfolgt; jetzt relativ rasche Größenzunahme des rechtsseitigen Knotens, Druckgefühl im Hals

PB Struma nodosa II; mäßig derber, eingeschränkt verschieblicher Knoten rechts

IV euthyreote Stoffwechsellage, negativer TRH-Test

SZ multiregionale Autonomie (Diagnosesicherung unter Suppressionsbedingungen), im funktionell supprimierten Parenchym fraglicher „kalter" Knoten rechts (1) und Speicherverminderung links laterokaudal (2)

US solide echoarmer Herdbefund rechts mit randständigen liquiden Anteilen (1), solider Herdbefund mit diskret echoreicher Struktur links kaudal (2)

ZY ultraschallgezielte Feinnadelpunktion der soliden Anteile (1): Verdacht auf papilläres Schilddrüsenkarzinom, histologische Klärung erforderlich; kein Anhalt für Malignität (2)

TH Operation (Entscheidungskriterien: klinischer und zytologischer Malignomverdacht)

HI papillär-zystisches Schilddrüsenkarzinom (1), normomakrofollikuläres Adenom links (2)

**Struma nodosa II. Grades**

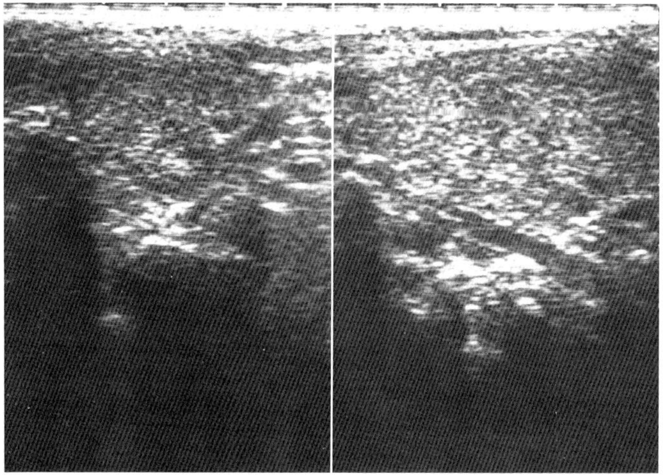
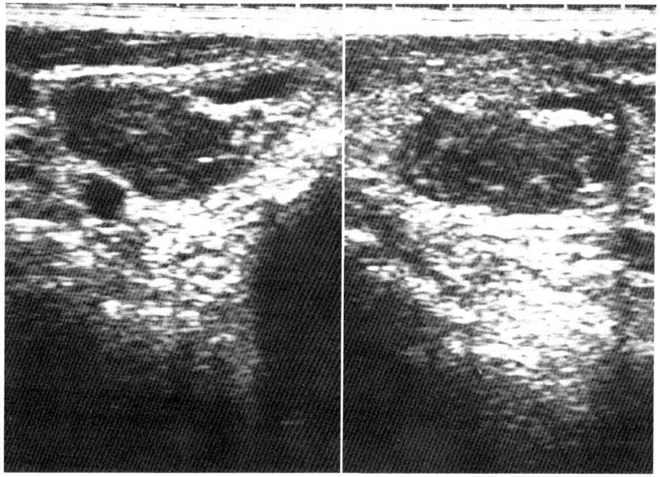
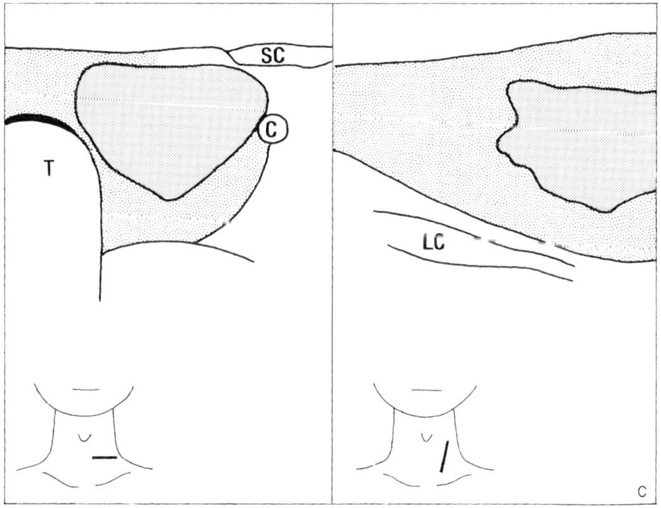

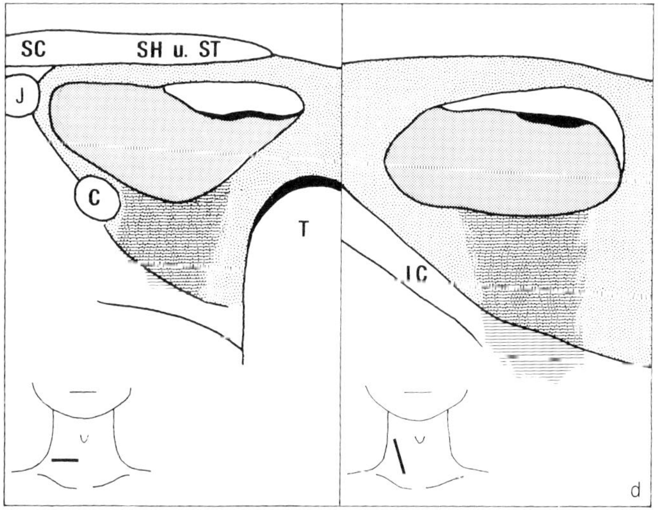


**c** Der links laterokaudal gelegene Knoten mit reduzierter Speicherung läßt sich vom umliegenden Gewebe im wesentlichen durch einen zarten echoarmen Randsaum abgrenzen (sog. „echogleicher" Herdbefund)

**d** Darstellung eines echokomplexen Herdbefundes (solide echoarm mit disseminierten echofreien Strukturanteilen) nach Abpunktion der liquiden Areale (zytologisch im zellarmen Punktat kein Hinweis für Malignität!)

**Struma nodosa II. Grades**

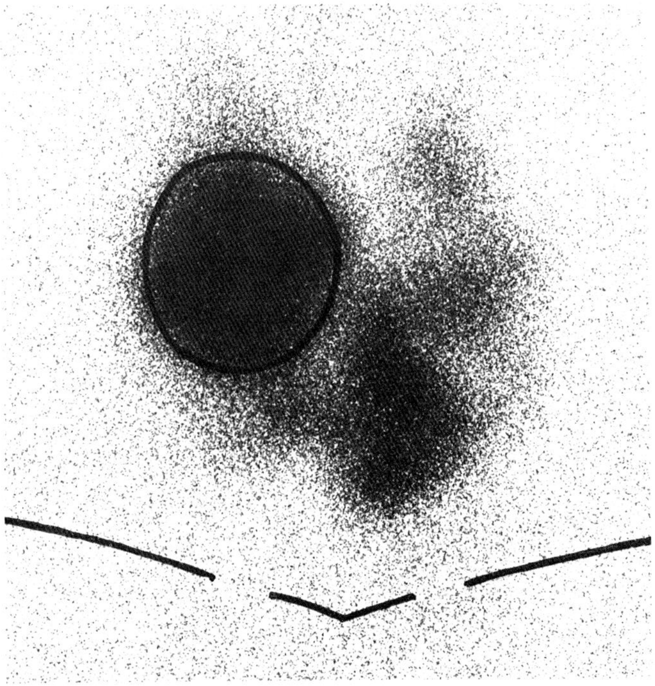

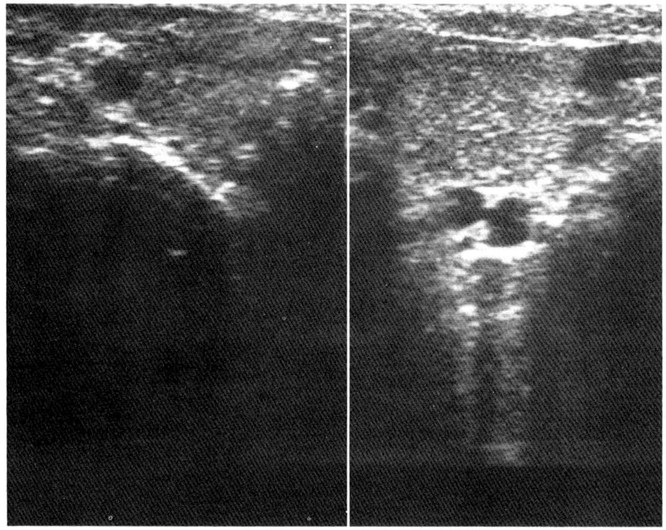

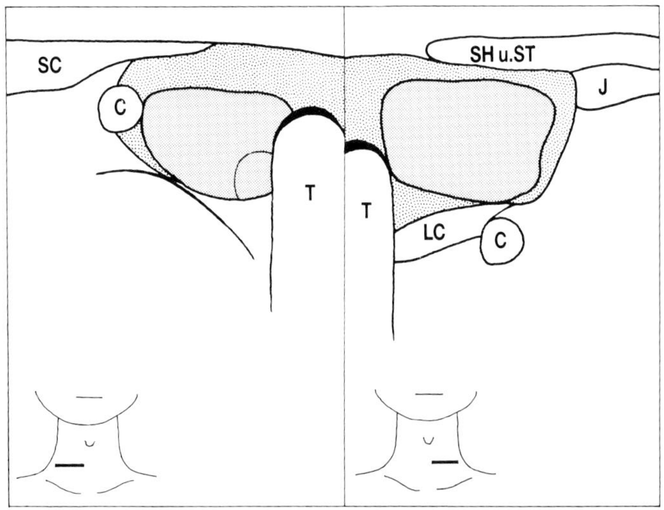


Abb. **56** Struma nodosa II. Grades

AG 53 Jahre, weiblich

AN klinische Hyperthyreosezeichen

PB Struma nodosa II, mäßig derber Knoten rechts

IV euthyreote Stoffwechsellage, negativer TRH-Test

SZ kompensiertes autonomes „Adenom" rechts (1), inhomogene Nuklidverteilung im funktionell supprimierten Parenchym (2)

US solide echoarm – echonormaler Herdbefund rechts (1), solide echoreicher Herd links kranial (2)

ZY kein Anhalt für Malignität (2)

TH Operation (Entscheidungskriterien: Alter der Patientin, zusätzlicher Herdbefund im „paranodulären" Gewebe)

HI adenomatöse Hyperplasie (1), mikronormofollikuläres Adenom (2)

## Regressive Knotenstruma

Im Gegensatz zu den echten Schilddrüsentumoren liegt bei der Knotenstruma kein autonomes Tumorwachstum vor, sondern eine kompensatorische Schilddrüsenvergrößerung, die in Jodmangelgebieten endemisch auftritt. Ebenso können verschiedene strumigene Substanzen und genetisch bedingte Störungen zur Knotenstruma führen, sofern sie die Hormonsynthese der Schilddrüse hemmen und ihre vermehrte Stimulation herbeiführen. Demnach ist zu Beginn der Erkrankung die gesamte Schilddrüse in Form einer diffusen Hyperplasie beteiligt. Erst später kommt es mit der Ausbildung von Proliferationszentren zu einer knotigen Hyperplasie und letztendlich zur adenomatösen Hyperplasie, der Struma nodosa. Häufig werden auch beide Proliferationsformen kombiniert angetroffen, d. h., es findet sich das Bild einer diffusen Hyperplasie mit gleichzeitiger Knotenbildung (4). Regressive Veränderungen wie Nekrosen, Einblutungen, Fibrose, Verkalkungen und Zystenbildungen sind im fortgeschrittenen Stadium der Struma nodosa die Regel.

Strumae im Erwachsenenalter zeigen in der Regel kleine bis mittelgroße noduläre Strukturen mit einem solide echoreichen oder echonormalen Aufbau als Ausdruck einer beginnenden knotigen Hyperplasie (Abb. **57**, **58**, **63**, **64**). Ein völlig homogenes Echomuster besteht gewöhnlich nur bei kindlichen oder juvenilen diffusen Strumae (Abb. **14b**).

Entsprechend dem außerordentlich unterschiedlichen pathologisch-anatomischen Aufbau findet sich im fortgeschrittenen Entwicklungsstadium einer regressiven Knotenstruma ein variables sonographisches Erscheinungsbild mit multiplen nodulären Strukturen, wobei in der Regel sämtliche Schallmuster angetroffen werden (Abb. **64–69**). Adenomatös-hyperplastische Veränderungen einer Knotenstruma zeigen ebenso wie auch follikuläre Adenome eine hohe Echovariabilität. Das Strukturmuster der adenomatös-hyperplastischen Veränderungen kann gegenüber dem umgebenden Parenchym echoärmer (30%), annähernd echonormal (25%) oder echoreicher (45%) erscheinen (Abb. **59–62, 66**, **68**) (12). Nach unseren Erfahrungen stellen sich zwar adenomatös-hyperplastische Knoten aufgrund eines relativ hohen Bindegewebeanteils in 45% der Fälle als echoreiche Herdbefunde dar. Eine Umkehrung dieser Beziehung – echoreicher Herd gleich adenomatös-hyperplastischer Knoten – trifft hingegen nicht zu. Es existiert demnach kein spezifisches sonographisches Erscheinungsbild; adenomatös-hyperplastische Veränderungen und follikuläre Adenome lassen sich allein aufgrund sonomorphologischer Struktur- und Konturkriterien nicht voneinander differenzieren

**Struma diffusa I. Grades**

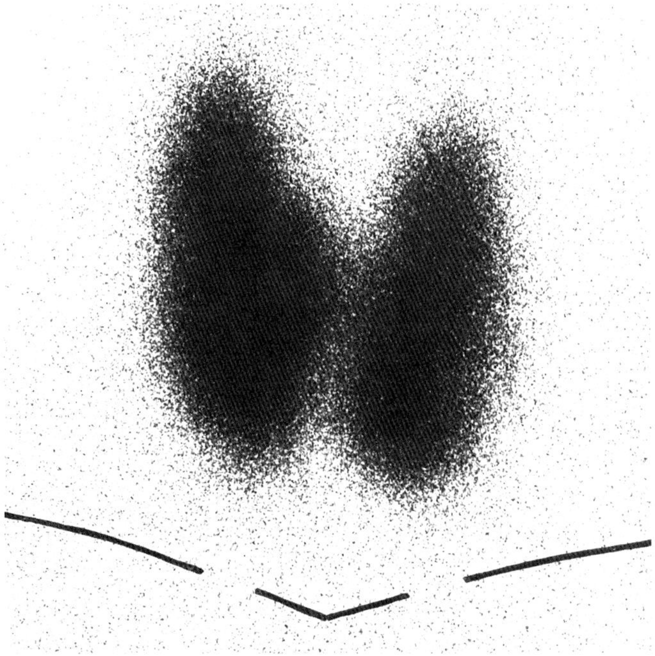

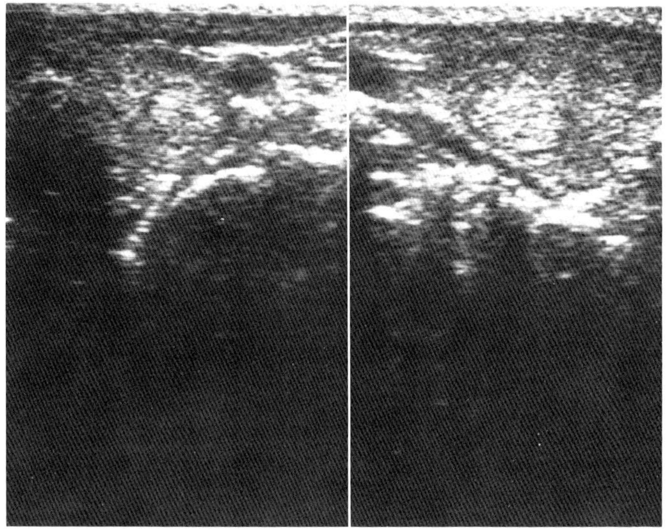

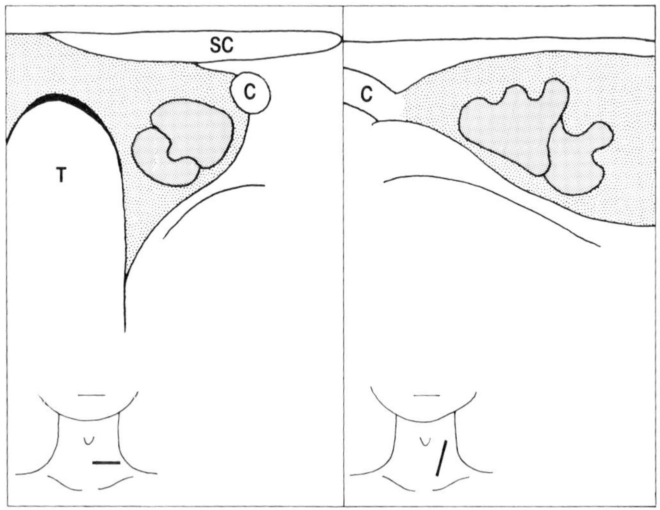


Abb. **57** Struma diffusa I. Grades

AG 59 Jahre, weiblich

AN Struma als Zufallsbefund anläßlich einer stationären Diagnostik vor Koronarangiographie

PB Struma diffusa I, noch weiche Konsistenz

IV euthyreote Stoffwechsellage

SZ homogene Speicherung

US solide echoreicher Herdbefund links mit diskret echoarmer Struktur im kaudalen Anteil, geringer nodulärer Strukturumbau des übrigen Parenchyms

ZY Feinnadelpunktion unter sonographischer Sichtkontrolle (bei Fehlen eines Tastbefundes und „indifferenter" Darstellung im Szintigramm): kein Anhalt für Malignität

DD Befund ist am ehesten vereinbar mit einem gutartigen Schilddrüsentumor (DD: follikuläres Adenom, adenomatöse Hyperplasie)

TH Levothyroxin zur Strumatherapie (Entscheidungskriterien: kein klinischer und zytologischer Malignomverdacht, keine Lokalbeschwerden); sonographische Verlaufskontrollen

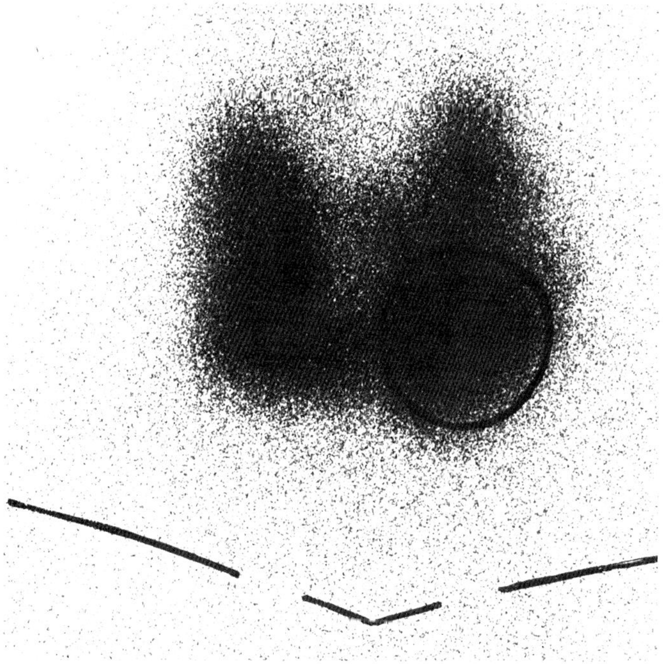

Abb. **58** Struma nodosa I.–II. Grades
AG 64 Jahre, weiblich
AN seit 4 Wochen verstärkte Nervosität, klinische Hyperthyreosezeichen, keine Lokalsymptome
PB Struma nodosa I–II, mäßig derber Knoten links kaudal
IV hyperthyreote Stoffwechsellage, TBIAb-Titer erhöht
SZ warmer Knoten links kaudal (unter Suppressionsbedingungen Klassifizierung als Dickeneffekt, kein Hinweis für regionale Autonomie)
US solide echorcicher Herdbefund links kaudal (1) mit zentral liquidem Areal, deutliche dorsale Schallverstärkung; Demarkierung eines kleinen echoreichen Herdes im rechten Lappen bei echoarmer Grundstruktur
ZY kein Anhalt für Malignität (1)
DD follikuläres Adenom, adenomatöse Hyperplasie
TH thyreostatische Therapie, nach Erreichen einer Euthyreose zusätzlich 50 µg Levothyroxin; nach 1 Jahr kontrollierter Auslaßversuch

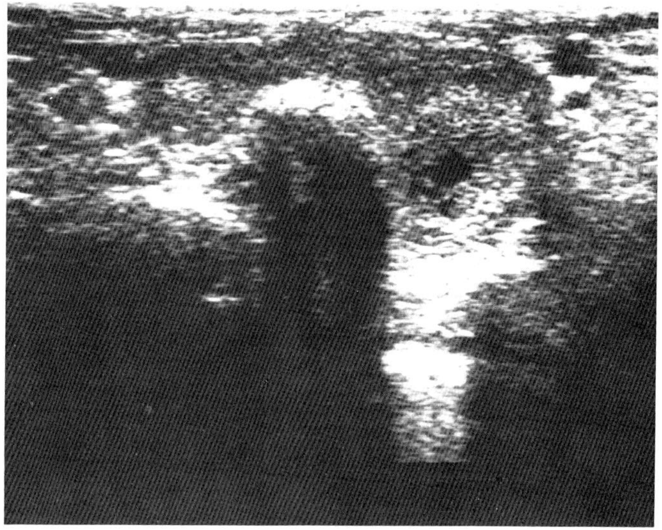

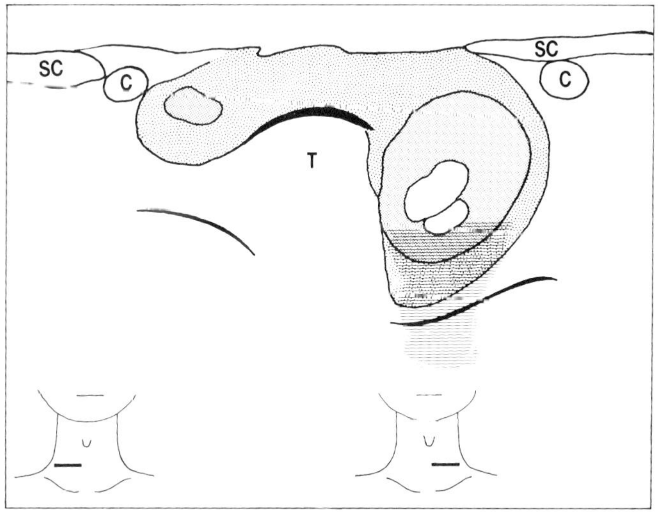


**Struma nodosa I.–II. Grades**

**Struma diffusa I. Grades**

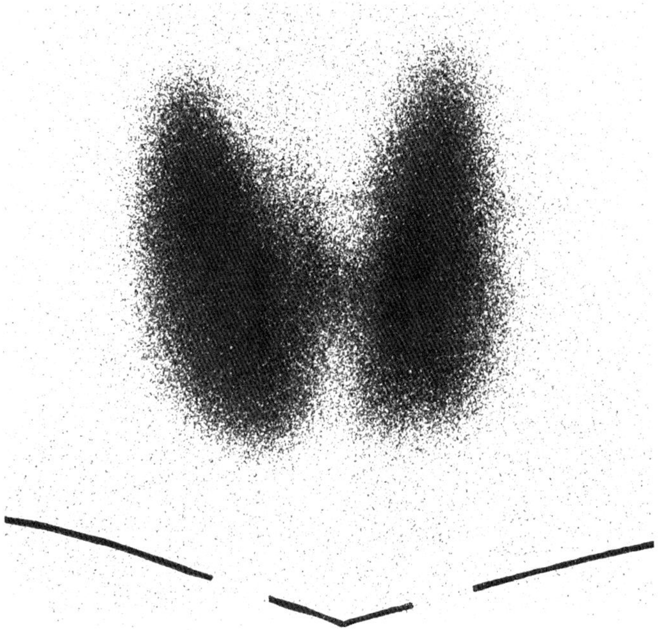

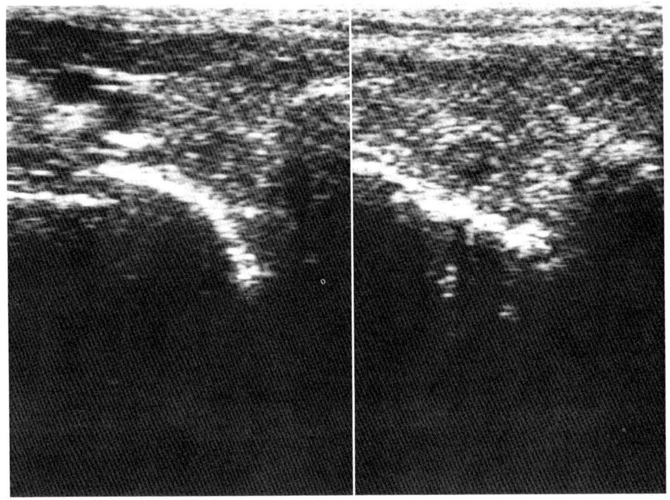

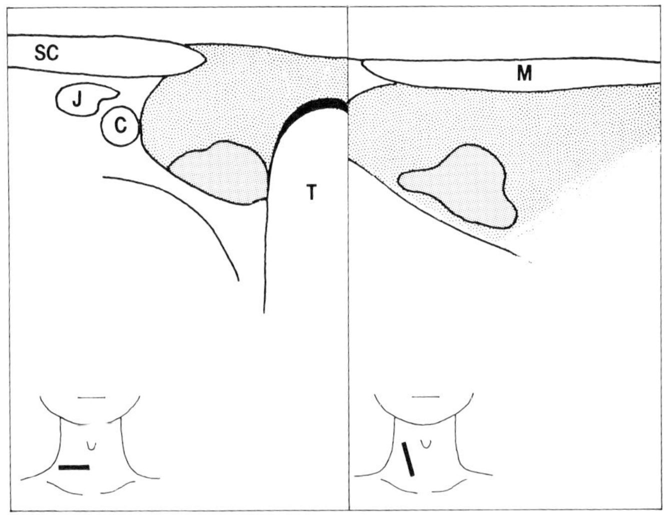


Abb. **59** Struma diffusa I. Grades

AG 74 Jahre, männlich

AN Primärtumorsuche; rechtsseitige, histologisch gesicherte Halslymphknotenmetastase eines Adenokarzinoms, keine sichere Aussage über Lokalisation des Primärtumors möglich

PB Struma diffusa I

IV euthyreote Stoffwechsellage

SZ homogene Nuklidverteilung, keine fokalen Speicherverminderungen

US solide echoarmer, relativ schwach abgrenzbarer Herdbefund rechts dorsal, angedeutet nodulärer Strukturumbau des übrigen Parenchyms

ZY Feinnadelpunktion unter sonographischer Sichtkontrolle: kein Anhalt für Malignität; bei klinischem Malignomverdacht kurzfristige Kontrolle erforderlich

TH Diagnosesicherung mittels histologischer Klärung bei klinischem Malignomverdacht

HI adenomatös-hyperplastischer Knoten als Korrelat für den sonographischen Herdbefund, kein Anhalt für Malignität

**Struma diffusa et nodosa II. Grades**

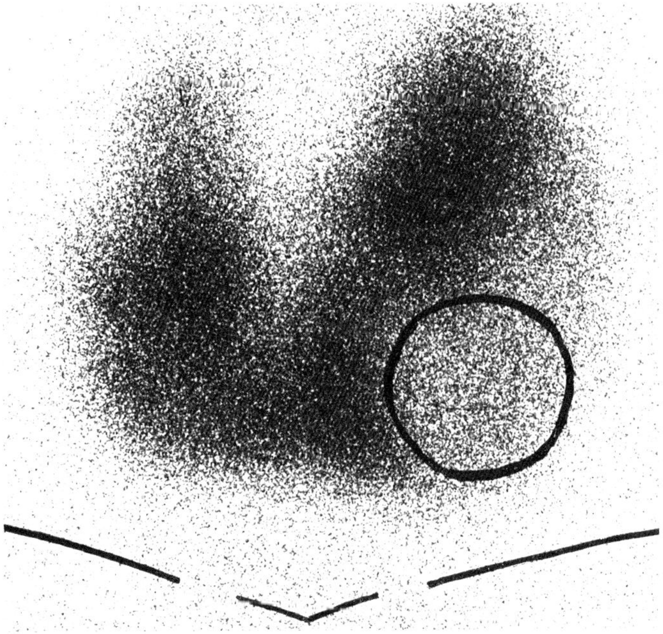

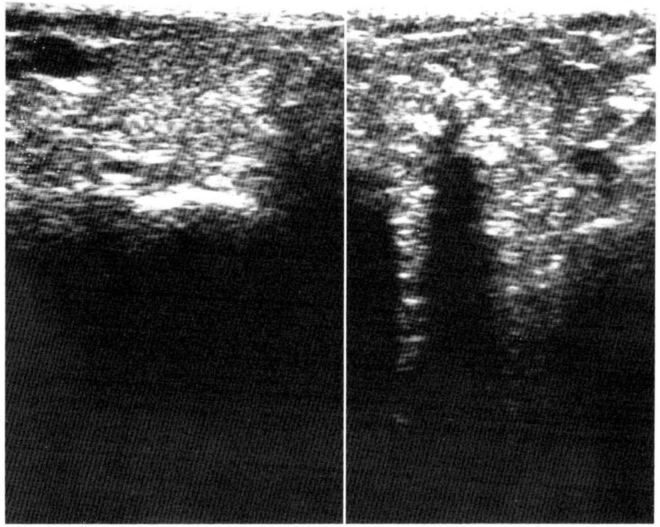

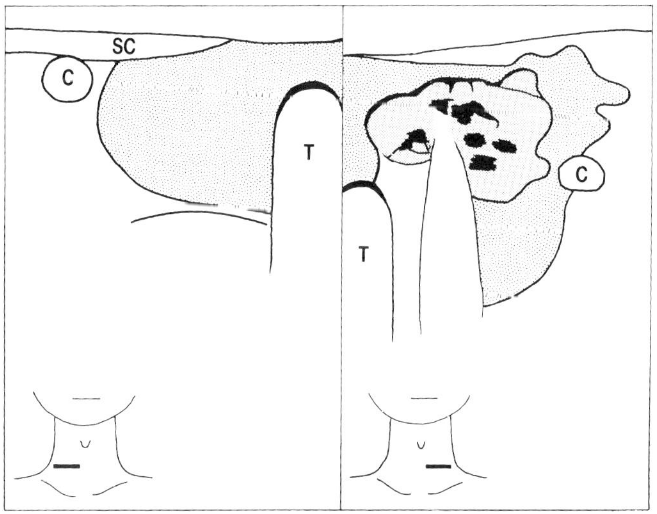


Abb. **60** Struma diffusa et nodosa II. Grades

AG 52 Jahre, männlich

AN seit mehr als 20 Jahren bekannte Struma, linksseitigen Knoten erstmals vor 5 Jahren bemerkt; unter Therapie mit Lovothyroxin keine Größenreduktion; während der letzten Monate zunehmendes Druckgefühl im Hals

PB Struma diffusa et nodosa II, derber Knoten links kaudal

IV euthyreote Stoffwechsellage

SZ kalter Knoten links kaudal, inhomogene Nuklidverteilung im übrigen Strumagewebe

US solide echoreicher Herdbefund mit multiplen zentralen Verkalkungen, diffuses echoreiches Strukturmuster der übrigen Schilddrüse

ZY kein Anhalt für Malignität

TH Operation (Entscheidungskriterien: Lokalbeschwerden, Alter des Patienten, erfolglose medikamentöse Therapie) trotz unauffälliger Histologie als Therapie der 1. Wahl

HI verkalkter, adenomatös-hyperplastischer Strumaknoten, deutliche regressive Veränderungen auch im übrigen Parenchym

**Struma diffusa et nodosa III. Grades**

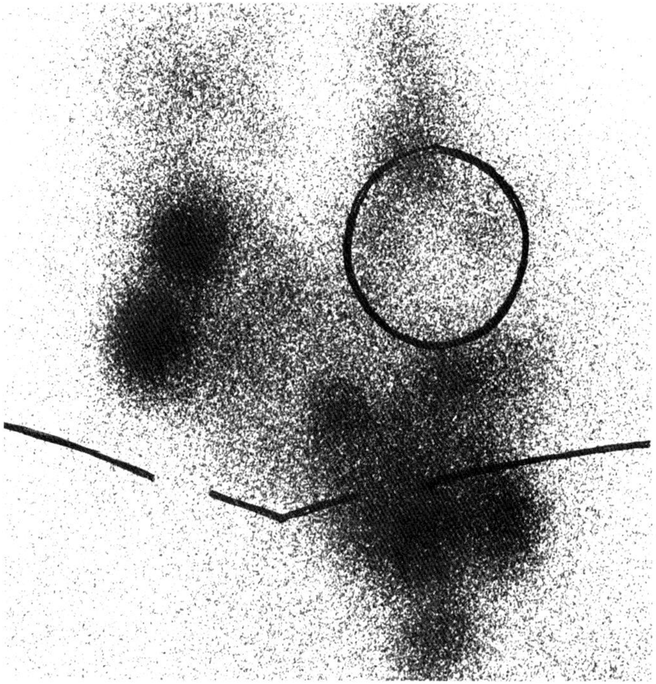

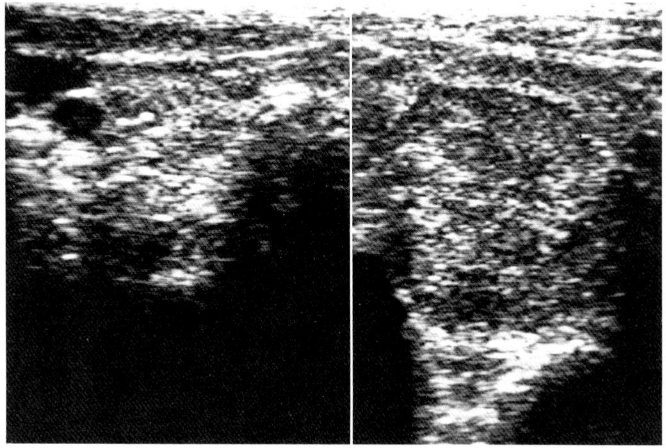

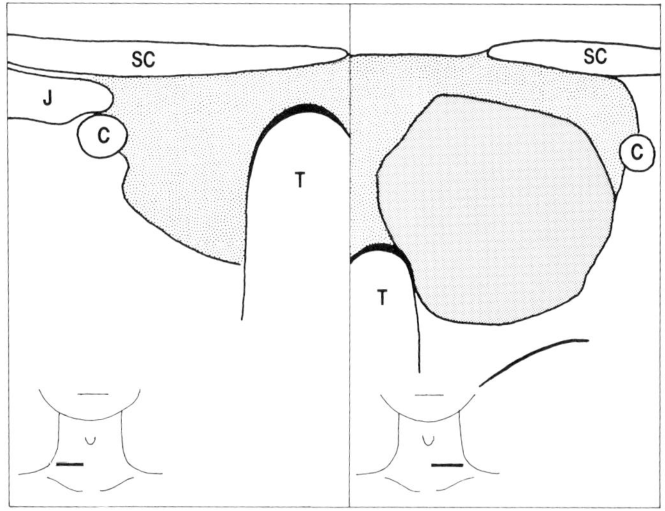


Abb. **61** Struma diffusa et nodosa III. Grades

AG 74 Jahre, weiblich

AN Struma seit Kindheit bekannt, bisher keine konsequente Schilddrüsenhormontherapie durchgeführt; Globusgefühl im Hals, obere Einflußstauung, altersentsprechender Allgemeinzustand

PB Struma diffusa et nodosa III, derber Knoten links kranial

IV hyperthyreote Stoffwechsellage, negativer TRH-Test (d. h. keine Stimulierbarkeit der TSH-Inkretion durch TRH)

SZ multifokale Autonomie, deutlich nach retrosternal reichender linker Schilddrüsenlappen, „kalter" Knoten im funktionell supprimierten Parenchym links kraniolateral (1)

US solide echoarmer Herdbefund mit echoreichen Anteilen links kraniolateral (1), kaudaler Lappenpol links nicht einsehbar, multinodulärer Strukturumbau

ZY kein Anhalt für Malignität (1)

TH Operation (Entscheidungskriterien: Größe der Struma, mechanische Beschwerden, multifokale Autonomie)

HI Struma colloides nodosa mit ausgeprägten regressiven Veränderungen (Nekrosen, Einblutungen, Vernarbungen); großer adenomatös-hyperplastischer Knoten im linken Schilddrüsenlappen; gleichzeitig mehrere follikuläre Adenome (mikro-, makro-, normofollikulär)

**Struma diffusa et nodosa II. Grades**

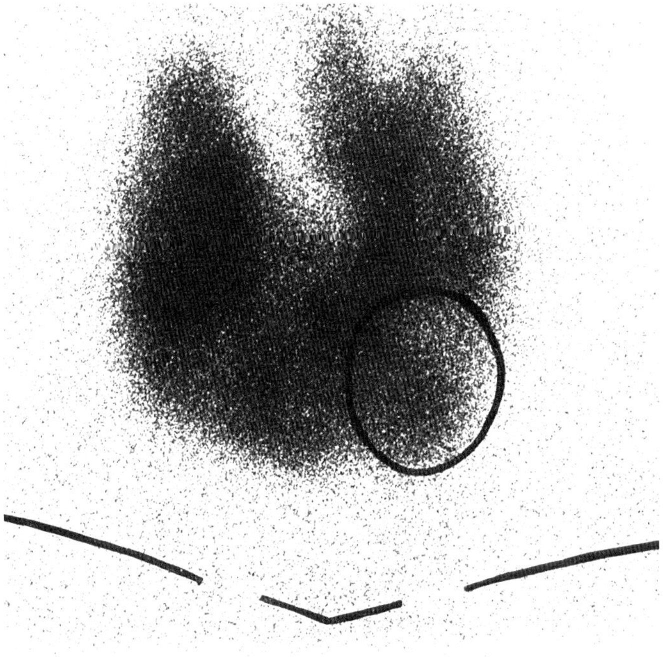

Abb. **62** Struma diffusa et nodosa II. Grades

AG 66 Jahre, weiblich

AN thyreostatische Therapie wegen Hyperthyreose vor 5 Jahren; im kontrollierten Auslaßversuch anhaltende Euthyreose, keine schilddrüsenspezifische Therapie; Druckgefühl im Hals, geringe Wachstumstendenz der Struma; jetzt wieder klinische Hyperthyreosezeichen

PB Struma diffusa et nodosa II, mäßig derber Knoten links

IV hyperthyreote Stoffwechsellage, TBIAb-Titer erhöht (kontinuierlicher Anstieg im Vergleich zu den diversen Voruntersuchungen)

SZ Knoten links kaudal lateral mit partiell reduzierter Speicherung (1), inhomogene Nuklidverteilung, Lobus pyramidalis

US großer solide echoreicher Herdbefund links (1), diffuse Echoverminderung im rechten Schilddrüsenlappen

ZY kein Anhalt für Malignität (Cave: thyreostatische Vorbehandlung)

TH Operation (Entscheidungskriterien: eindeutiges Hyperthyreoserezidiv, Strumagröße)

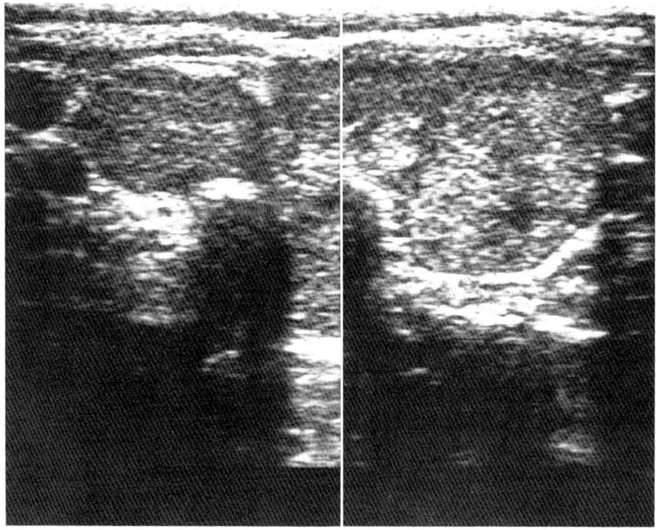

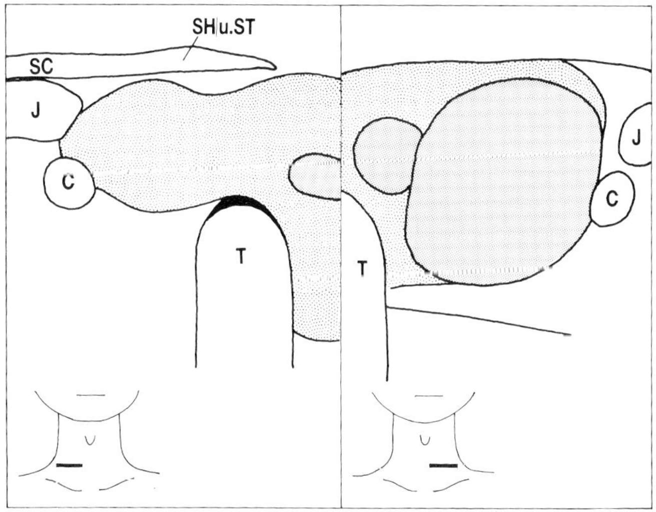


HI großer adenomatös-hyperplastischer Knoten links; typische Parenchymalterationen wie bei einer Struma basedowificata

**Struma diffusa et nodosa II. Grades**

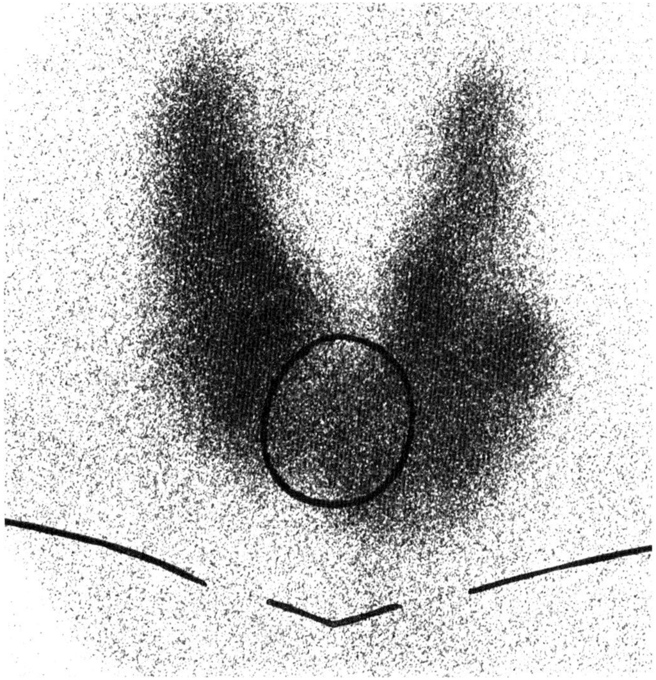

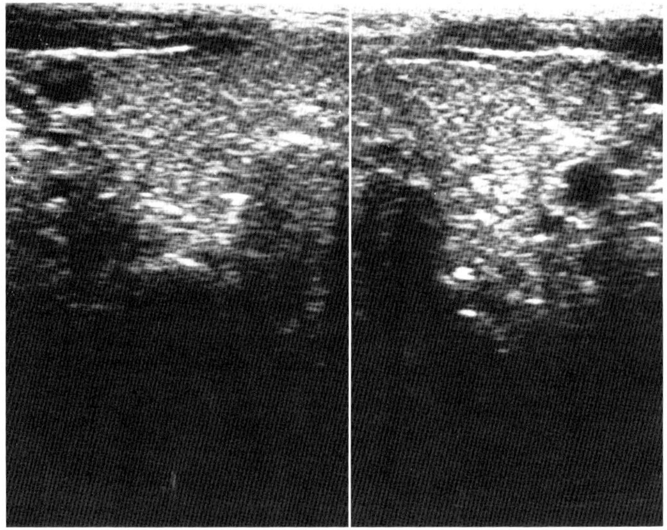

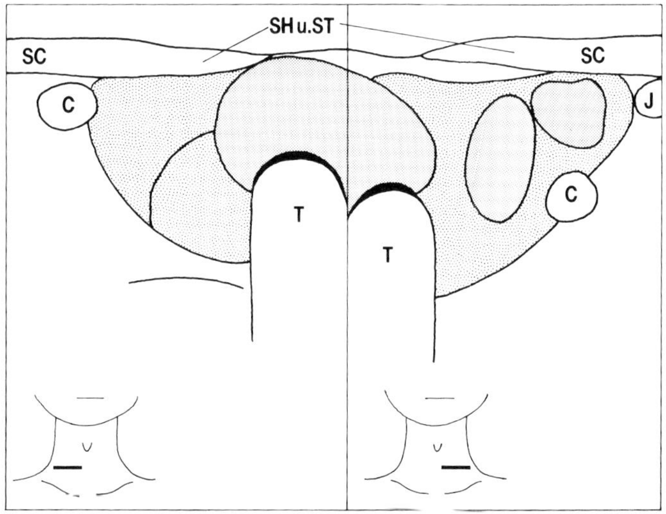


Abb. **63** Struma diffusa et nodosa II. Grades
AG 57 Jahre, männlich
AN Struma als Zufallsbefund im Rahmen einer routinemäßigen Schilddrüsenuntersuchung vor Koronarangiographie
PB Struma diffusa et nodosa II, mäßig derber Knoten im Isthmus
IV euthyreote Stoffwechsellage
SZ inhomogenes Speichermuster (links deutlicher als rechts), Speicherverminderung links laterokranial und laterokaudal
US zwei solide Herdbefunde (echoarm – echoreich) links laterokranial (1), solide echonormaler Herd im Isthmus (2), angedeutet nodulärer Strukturumbau des übrigen Strumagewebes
ZY kein Anhalt für Malignität (1, 2)
TH Levothyroxin zur Strumatherapie

**Struma diffusa III. Grades**

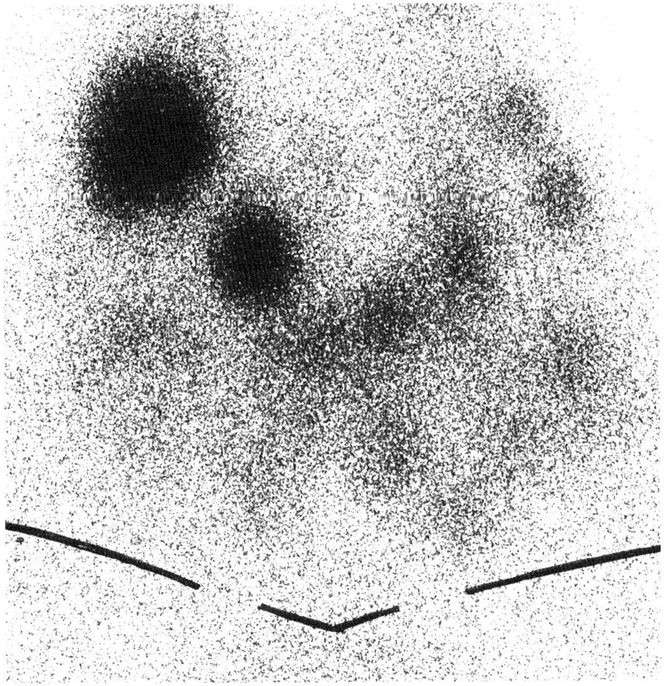

Abb. **64** Struma diffusa III. Grades

AG 84 Jahre, weiblich

AN seit mehr als 25 Jahren bestehende Struma, bisher keine konsequente Schilddrüsenhormontherapie durchgeführt; seit 12 Wochen verstärkte Nervosität, Gewichtsabnahme

PB Struma diffusa III, derbe Konsistenz, eingeschränkte Schluckverschieblichkeit

IV hyperthyreote Stoffwechsellage, negativer TRH-Test

SZ multifokale Autonomie (Diagnosesicherung unter Suppressionsbedingungen)

US multinodulärer Strukturumbau mit bis zu 1,5 cm großen, dichtgepackten „Noduli"

TH Radiojodtherapie (Entscheidungskriterien: eingeschränkte Operabilität bei kardialen Risikofaktoren, Alter der Patientin, keine gravierenden Lokalsymptome)

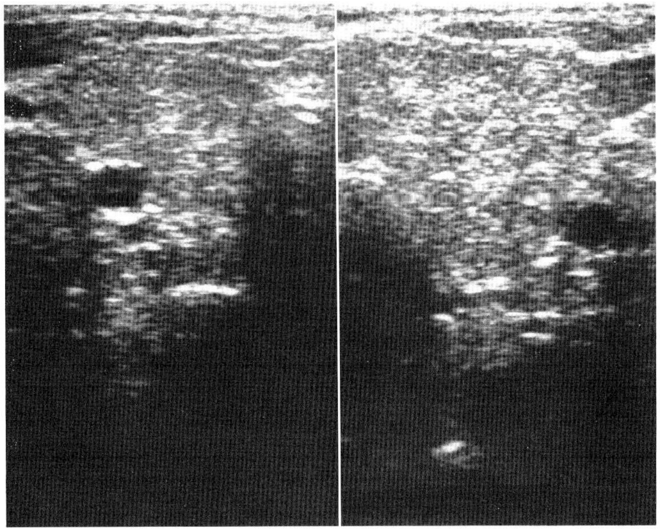

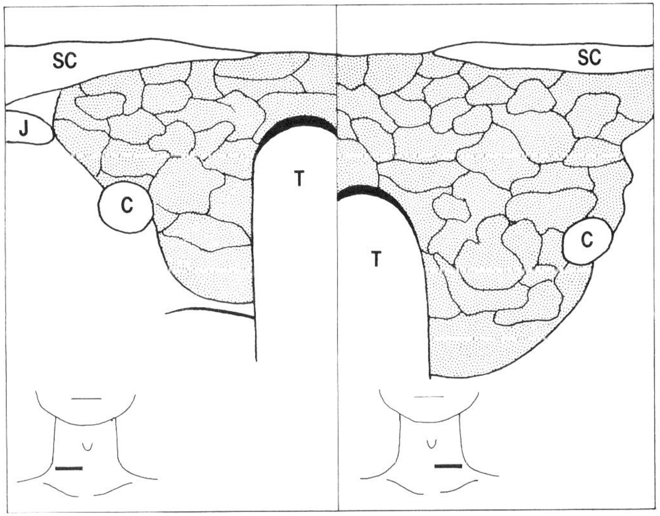

**Struma diffusa II. Grades**

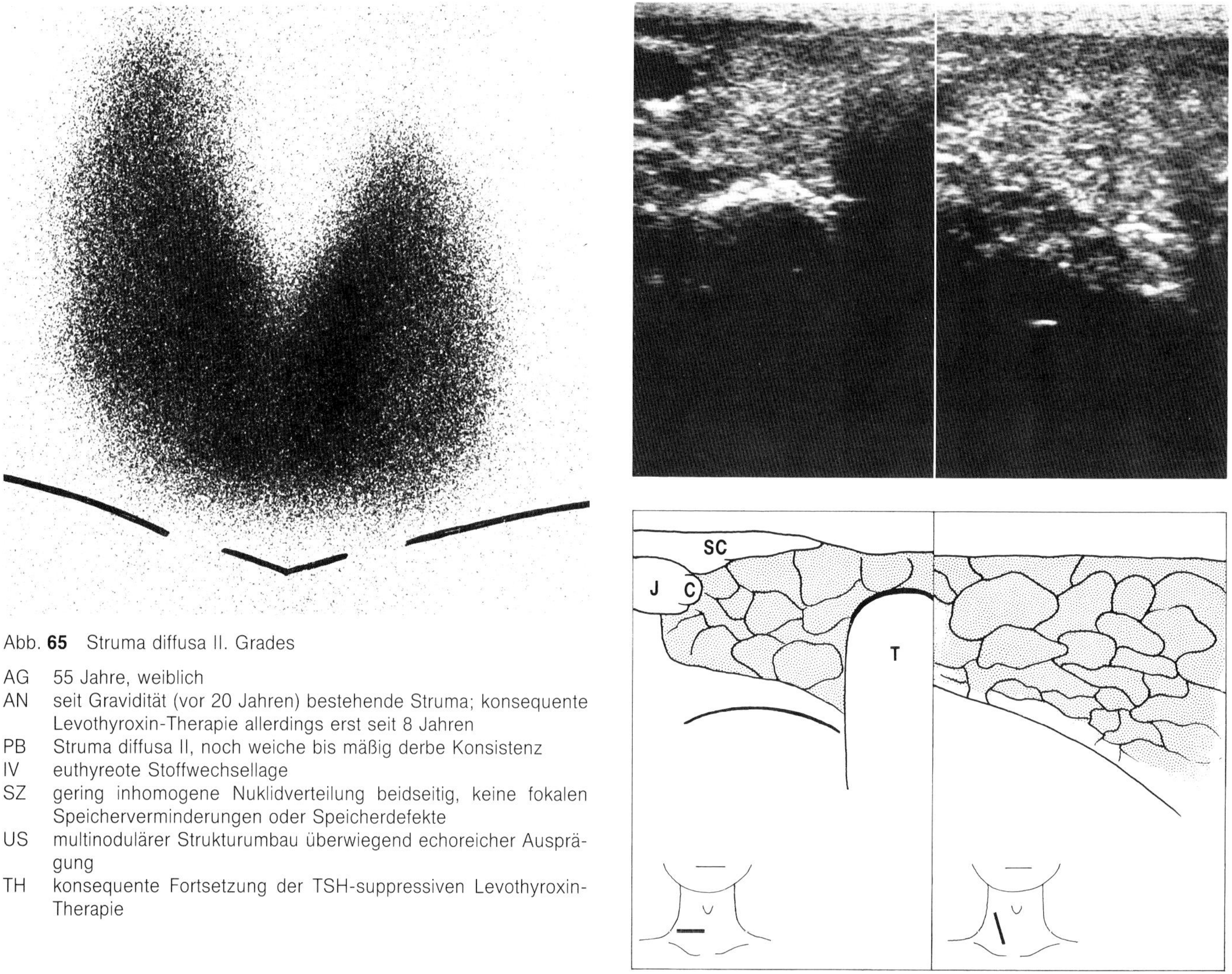


Abb. **65** Struma diffusa II. Grades

AG 55 Jahre, weiblich
AN seit Gravidität (vor 20 Jahren) bestehende Struma; konsequente Levothyroxin-Therapie allerdings erst seit 8 Jahren
PB Struma diffusa II, noch weiche bis mäßig derbe Konsistenz
IV euthyreote Stoffwechsellage
SZ gering inhomogene Nuklidverteilung beidseitig, keine fokalen Speicherverminderungen oder Speicherdefekte
US multinodulärer Strukturumbau überwiegend echoreicher Ausprägung
TH konsequente Fortsetzung der TSH-suppressiven Levothyroxin-Therapie

**Struma diffusa II.–III. Grades**

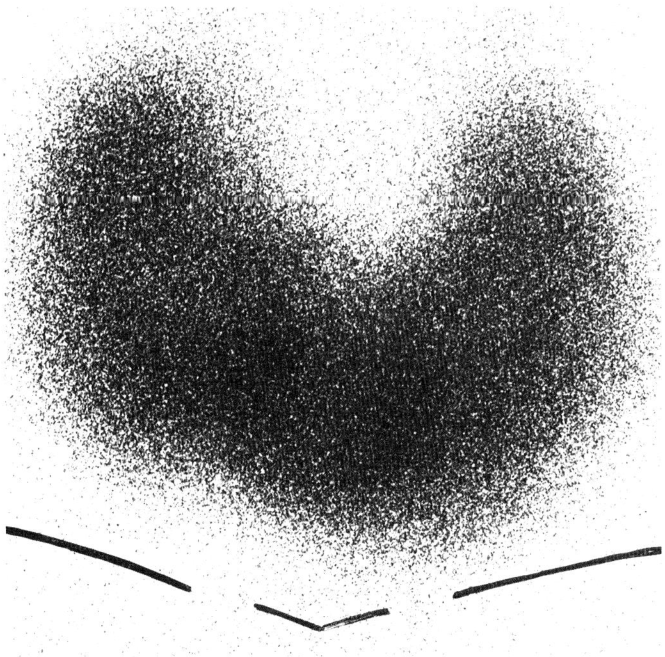

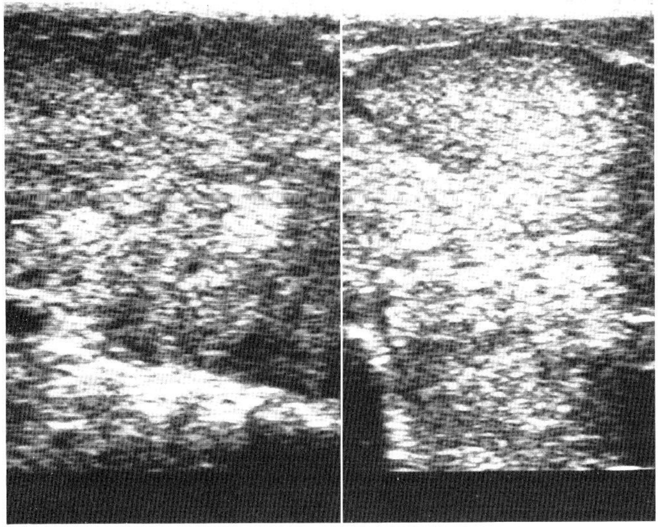

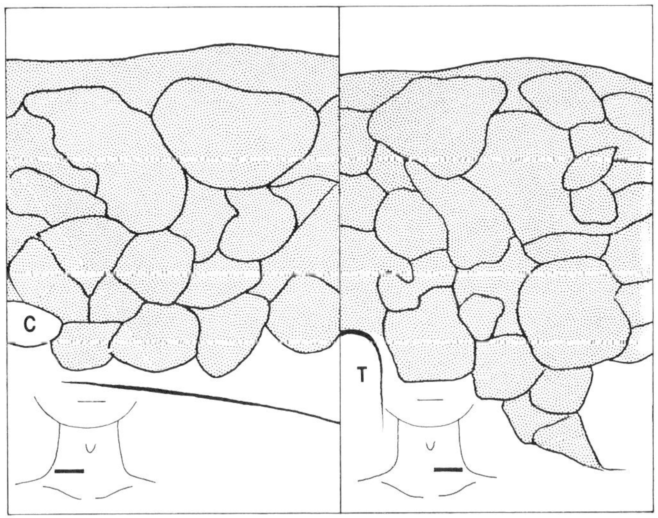


Abb. **66** Struma diffusa II.–III. Grades

AG 72 Jahre, weiblich

AN seit mehr als 30 Jahren bestehende Struma, seit 12 Jahren konsequente Therapie mit Levothyroxin; Globusgefühl im Hals

PB Struma diffusa II–III, derbe Konsistenz, normale Schluckverschieblichkeit

IV euthyreote Stoffwechsellage

SZ inhomogene Speicherung beidseitig, keine fokalen Speicherverminderungen oder Speicherdefekte

US multinodulärer Strukturumbau: mehrere, überwiegend große solide echoreiche Noduli

ZY kein Anhalt für Malignität (Durchführung als „Blindpunktion" bei Fehlen eines solitären sonographischen Korrelats)

TH Operation (Entscheidungskriterien: Strumagröße, Lokalsymptome, Strumaverkleinerung durch medikamentöse Therapie oder Radiojodtherapie wenig aussichtsreich)

HI adenomatöse Hyperplasie mit deutlichen regressiven Veränderungen

**Struma diffusa II. Grades**

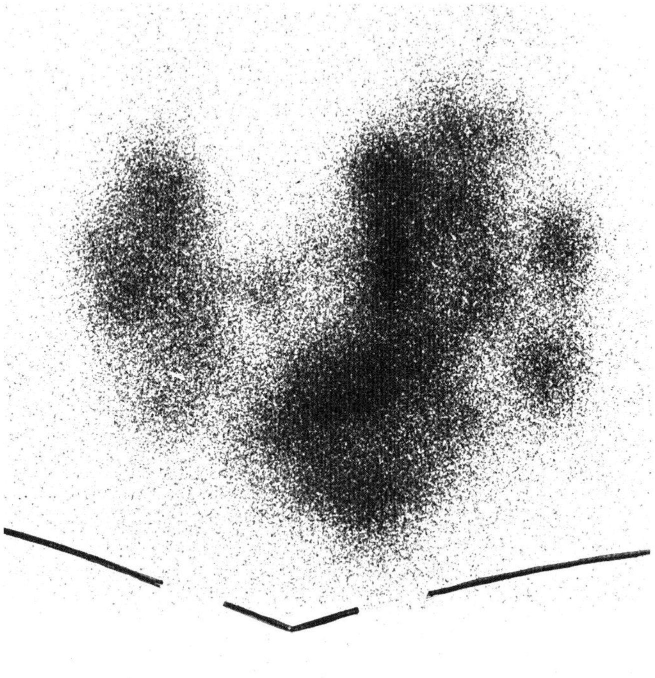

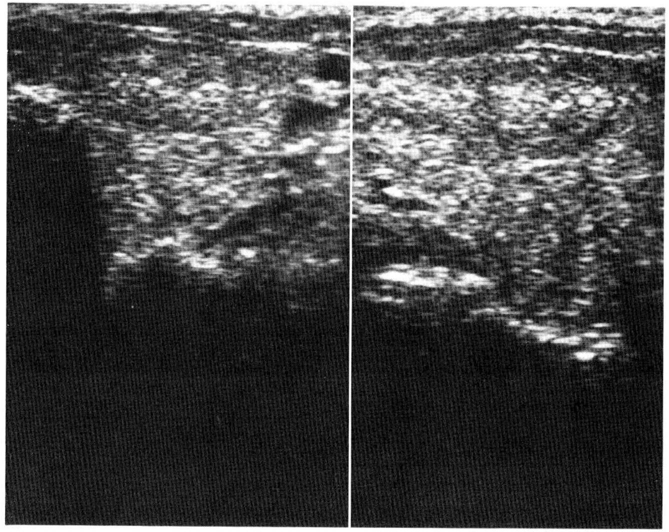

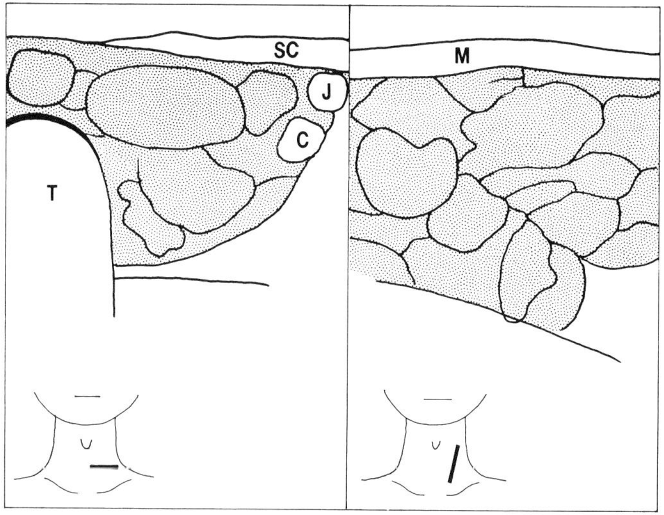


Abb. **67** Struma diffusa II. Grades

AG 72 Jahre, männlich

AN seit mehr als 15 Jahren bekannte Struma, bisher keine schilddrüsenspezifische Therapie durchgeführt; während der letzten 6 Monate zunehmend verstärkte Nervosität, Gewichtsabnahme; jetzt stationäre Aufnahme zum Ausschluß eines Malignoms; keine Lokalbeschwerden

PB Struma diffusa II

IV hyperthyreote Stoffwechsellage, negativer TRH-Test

SZ multifokale Autonomie (Diagnosesicherung unter Suppressionsbedingungen)

US multinodulärer Strukturumbau überwiegend echoreicher Ausprägung

TH Radiojodtherapie (Entscheidungskriterien: kardiale Risikofaktoren, keine Lokalsymptome, Reduktion der Strumagröße daher auch ohne Zeitdruck möglich)

**Struma diffusa et nodosa II. Grades**

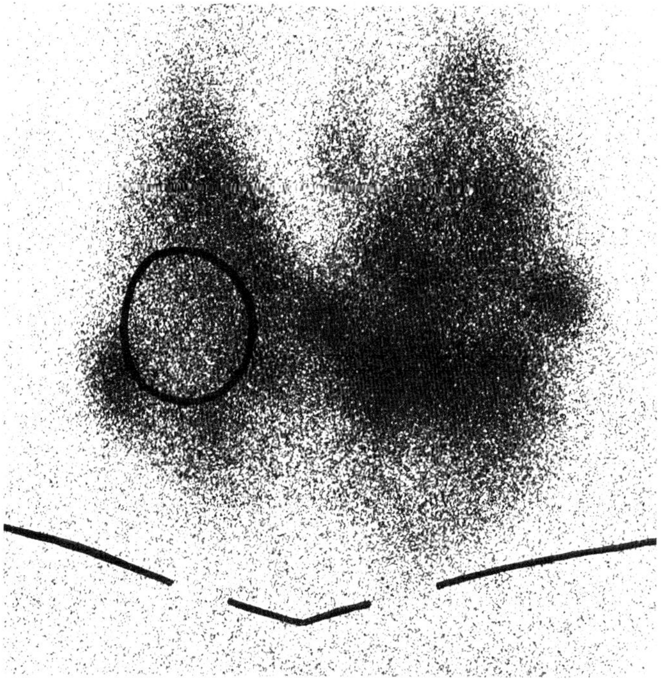

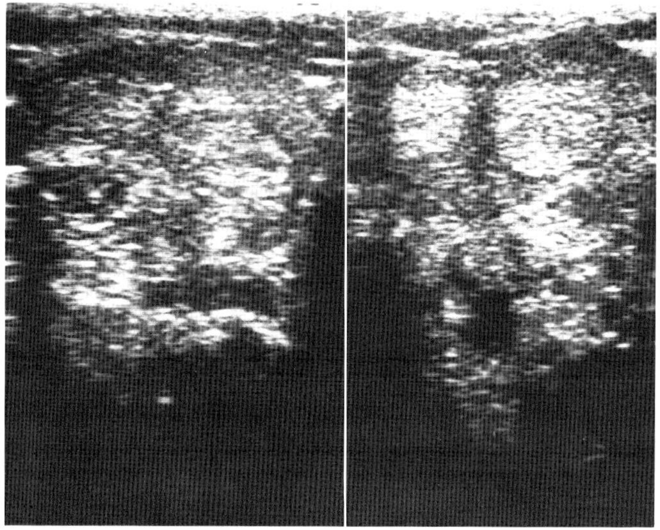

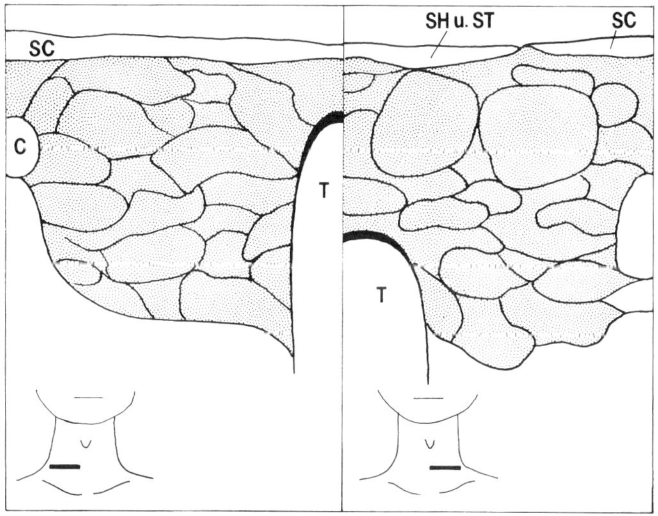


Abb. **68** Struma diffusa et nodosa II. Grades

AG 73 Jahre, weiblich
AN unter Levothyroxin-Therapie (seit 10 Jahren) keine wesentliche Abnahme der seit mindestens 40 Jahren bestehenden Struma; permanentes Druckgefühl im Hals
PB Struma diffusa et nodosa II, mäßig derber Knoten rechts (1)
IV euthyreote Stoffwechsellage
SZ deutlich inhomogene Nuklidverteilung (unter Suppressionsbedingungen kein Anhalt für Autonomie)
US multinodulärer Strukturumbau überwiegend echoreicher Ausprägung
ZY kein Anhalt für Malignität (1)
TH Operation (Entscheidungskriterien: jahrelang durchgeführte, erfolglose Schilddrüsenhormontherapie, Lokalbeschwerden)
HI adenomatöse Hyperplasie mit ausgeprägten regressiven Veränderungen

**Struma diffusa et nodosa I.–II. Grades**

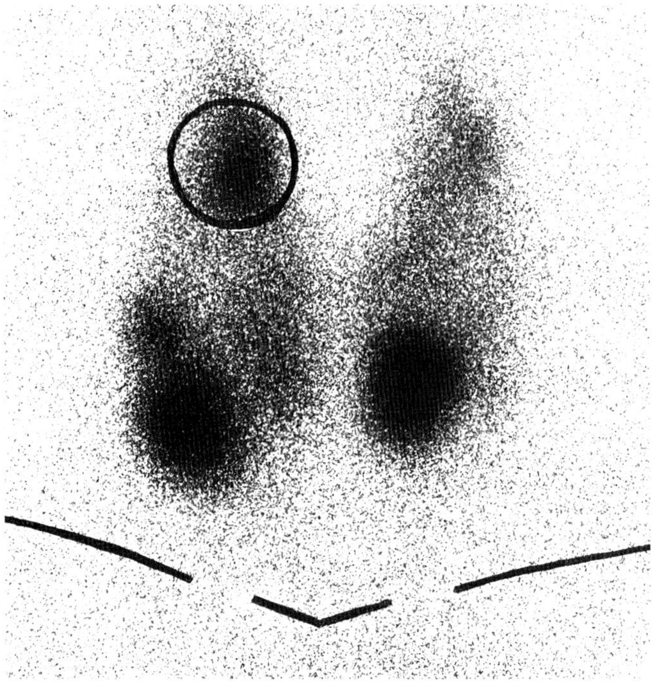

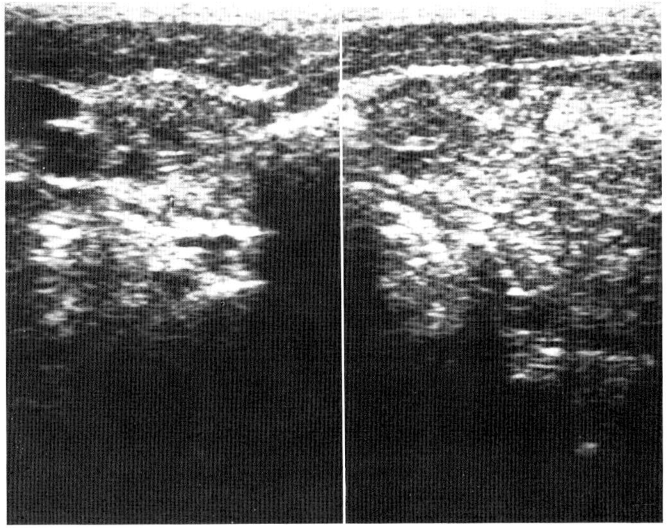

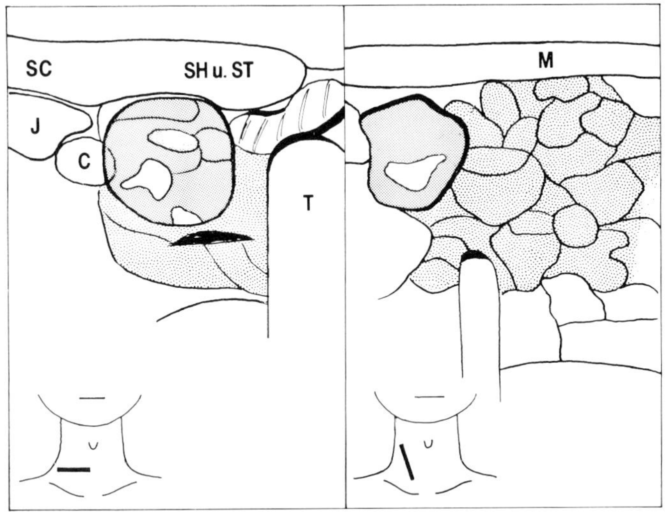


Abb. **69** Struma diffusa et nodosa I.–II. Grades

AG 72 Jahre, weiblich

AN seit 6 Monaten Herzrhythmusstörungen, verstärkte Nervosität

PB Struma diffusa et nodosa I–II, mäßig derber Knoten rechts

IV hyperthyreote Stoffwechsellage, negativer TRH-Test

SZ trilokuläres, kompensiertes autonomes „Adenom" (rechts kranial und kaudal, links kaudal)

US solide echoarmer, partiell liquider Herdbefund rechts kranial, ansonsten multinodulärer Strukturumbau (echoarm – echoreich); eine sichere sonographisch-szintigraphische Korrelation ist daher rein willkürlich und somit „pseudogenau" (!)

TH Radiojodtherapie (Entscheidungskriterien: kardiale Risikofaktoren, keine Lokalsymptome)

## Thyreoiditis

Die *akut-eitrige Thyreoiditis* stellt eine seltene Form der schmerzhaften Schilddrüsenentzündung dar. Im Vordergrund der klinischen Symptomatik steht ein hochakuter Krankheitsbeginn mit Fieber, Schüttelfrösten und den klassischen Entzündungszeichen bei ausgeprägten Lokalbeschwerden (Spontanschmerz, deutliche Druckempfindlichkeit, Hautrötung, Schluckbeschwerden, regionale Lymphknotenschwellungen). Im Blutstatus finden sich eine ausgeprägte Leukozytose und eine stark beschleunigte BSG mit Linksverschiebung. Das Szintigramm zeigt als Ausdruck der Parenchymdestruktion eine herabgesetzte oder fehlende Speicherung; sonographisch läßt sich das Bild eines Abszesses mit komplexer Echomorphologie nachweisen (Abb. **70**). Bei frühzeitiger antibiotischer Therapie ist der entzündliche Prozeß noch relativ gut zu beeinflussen, so daß sich die Lokalsymptome bald zurückbilden. Wenn jedoch die Diagnose zu einem relativ späten Zeitpunkt mit fortgeschrittener nekrotischer Parenchymeinschmelzung gestellt wird, sollte möglichst rasch eine chirurgische Therapie mit Abszeßdrainage angestrebt werden. Bei weniger stark ausgeprägter Parenchymdestruktion kann ggf. vor einer chirurgischen Intervention der Versuch einer ultraschallgezielten Punktion mit möglichst vollständiger Aspiration liquider Parenchymnekrosen unternommen werden.

Die *granulomatöse Thyreoiditis de Quervain* tritt oft im Anschluß an einen Virusinfekt der oberen Luftwege auf und kann akut bis subakut beginnen (7). Aufgrund eines nicht selten akuten Initialstadiums können sich zu Beginn der Erkrankung differentialdiagnostische Schwierigkeiten ergeben. Das klinische Bild ist gekennzeichnet durch ein stark beeinträchtigtes Allgemeinbefinden und eine ausgeprägte Lokalsymptomatik mit diffus angeschwollener, sehr druckempfindlicher derber Schilddrüse (5). Oft findet sich auch eine regional unterschiedlich stark ausgeprägte Schmerzsymptomatik. Häufig wird über eine Schmerzausstrahlung bis in die Kieferwinkelregion, den Hinterkopf oder die lateralen Halspartien geklagt. Seltener treten klinische Hyperthyreosezeichen auf. Die Labordiagnostik ergibt eine stark beschleunigte BSG, eine Vermehrung der Alpha-2-Globuline in der Elektrophorese und meist nicht erhöhte Schilddrüsen-Autoantikörpertiter gegen Thyreoglobulin und Mikrosomen (TAK, MAK). Die Funktionslage der Schilddrüse ist meist euthyreot; seltener kann eine passagere Hyperthyreose als Ausdruck der stattgefundenen Parenchyminfiltration vorkommen. Szintigraphisch findet sich eine diffus verminderte Nuklidspeicherung mit allenfalls angedeuteter Demarkierung der Organgrenzen (Abb. **71**). Bei geringerer Symptomausprägung sind mehr oder weniger stark umschriebene Speicherdefekte als Hinweise für eine eher regional begrenzte Organbeteiligung zu erkennen (Abb. **72**).

Sonomorphologisch zeigt sich in Abhängigkeit von der Ausdehnung und der Intensität der entzündlichen Parenchyminfiltrationen eine mehr diffuse oder mehr umschriebene Echoarmut. Im typischen Fall finden sich multifokale konfluierende echoarme Areale mit unscharfer Demarkierung zum gesunden Schilddrüsenparenchym (Abb. **71**, **72**). Seltener demarkieren sich die entzündlich veränderten Areale durch eine scharfe Randkontur. Mit zunehmender klinischer Besserung kommt es zu einer Abnahme der Echoarmut; die klinische Remission ist allerdings meist früher erreicht als die Rückbildung der sonomorphologisch erfaßbaren Strukturalterationen. Die unter Fibrosierung ausgeheilten, ehemals entzündlich befallenen Parenchymbezirke imponieren sonographisch als echoreiche Strukturen.

Diagnostisch richtungweisend sind bei der granulomatösen Thyreoiditis de Quervain die relativ charakteristischen anamnestischen und klinischen Kriterien (Tab. **7**). Die Diagnose sollte durch die Punktionszytologie gesichert werden. Das zytologische Bild der granulomatösen Thyreoiditis ist gekennzeichnet durch Epitheloidzellen und histiozytäre Riesenzellen (8). Die zytomorphologische Differenzierung ist nicht zuletzt deshalb unverzichtbar, als bei wenig ausgeprägten lokalen Beschwerden und unscharf demarkierter herdförmiger Parenchyminfiltration differentialdiagnostisch auch ein Schilddrüsenmalignom in Erwägung gezogen werden muß. Bei der diffentialdiagnostischen Abgrenzung der granulomatösen Thyreoiditis liegt daher eine wesentliche diagnostische Anwendung der Sonographie im Vorfeld und in der Ergänzung der Feinnadelpunktion:

1. Die Sonographie erlaubt eine direkte Darstellung entzündlich befallener Parenchymanteile, so daß sich in gewisser Hin-

sicht Informationen über die Ausdehnung und Intensität des Entzündungsprozesses gewinnen lassen.
2. Die ultraschallgezielte Feinnadelpunktion erhöht die Ausbeute an aspiriertem Zellmaterial und ermöglicht somit eine optimierte Zytodiagnostik.

Tabelle **7** Diagnostische Kriterien der granulomatösen Thyreoiditis de Quervain

*Anamnese*
Manifestation im Anschluß an einen Virusinfekt der oberen Luftwege

*Klinischer Befund*
- stark beeinträchtigtes Allgemeinbefinden
- deutliche Druckempfindlichkeit und Konsistenzvermehrung der Schilddrüse
- Schmerzausstrahlung (Kieferwinkelregion, Hinterkopf, laterale Halspartien)
- Hyperthyreosezeichen (Fingertremor, Schwitzen, verstärkte Nervosität, erhöhte Pulsfrequenz etc.)
- subfebrile Temperaturen

*Labordiagnostik*
- hohe BSG
- Vermehrung der Alpha$_2$-Globuline
- mäßige Leukozytose bei relativer Lymphozytose
- Euthyreose oder (selten) Hyperthyreose
- normale oder geringfügig erhöhte TAK- und MAK-Titer

*Sonographie*
konfluierende echoarme Areale mit unscharfer Demarkierung und kontinuierlichem Übergang ins echonormale Parenchym

*Szintigraphie*
diffus oder fokal verminderte Nuklidspeicherung

*Punktionszytologie*
disseminiert und gruppiert angeordnete aktivierte histiozytäre Zellelemente nach Art von Epitheloidzellen; Fibroblasten und Lymphozyten

*Krankheitsverlauf*
rasche Besserung der Krankheitssymptomatik nach Gabe nichtsteroidaler Antiphlogistika (ggf. auch Glukokortikoidtherapie bei schwerer Krankheitsmanifestation)
häufig: Restitutio ad integrum
selten: Parenchymdestruktion mit nachfolgender Hypothyreose

**Struma nodosa II. Grades**

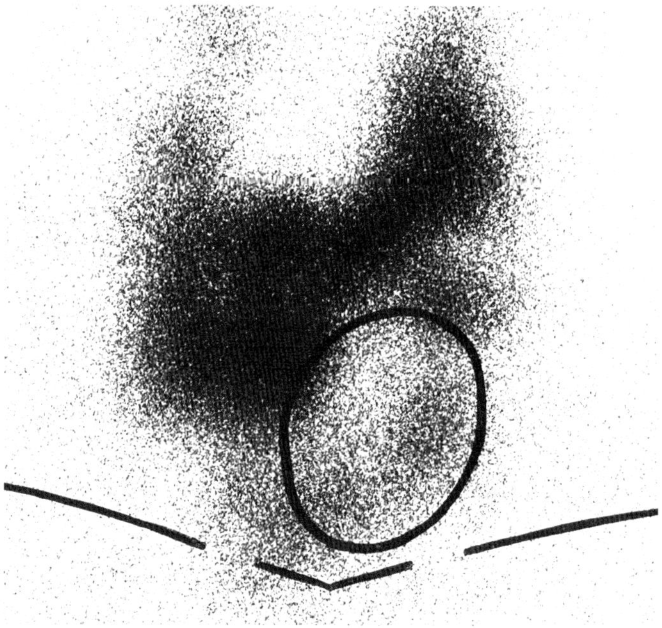

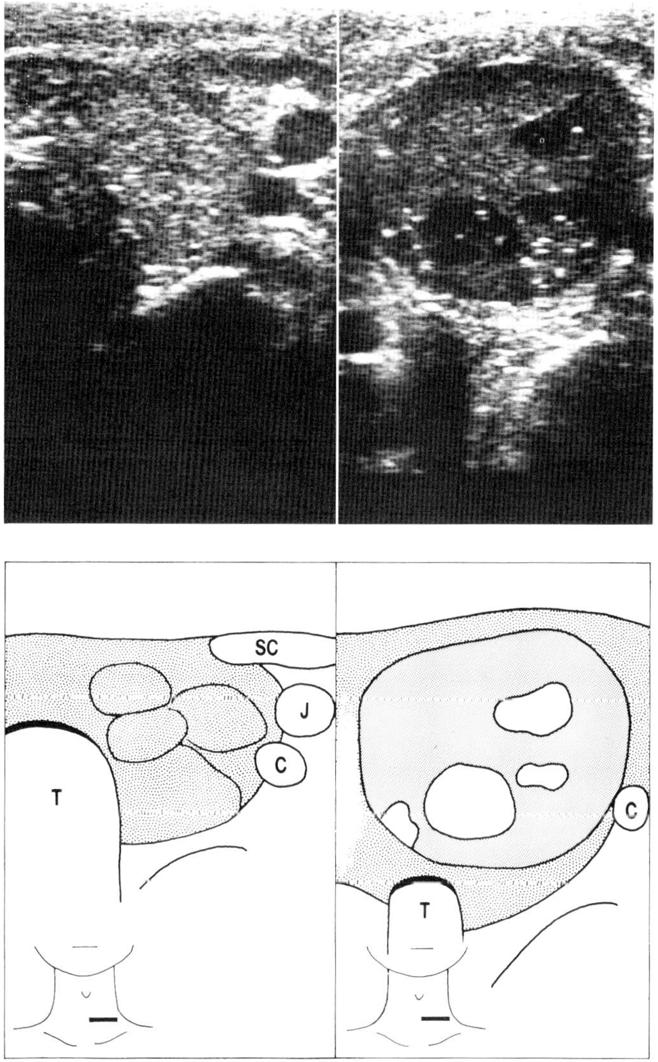


Abb. **70** Struma nodosa II. Grades

AG 75 Jahre, weiblich

AN seit mehr als 20 Jahren bekannte Struma; jetzt im Anschluß an einen Allgemeininfekt plötzlich einsetzende Volumenzunahme des linken Schilddrüsenlappens mit ausgeprägter Schmerzsymptomatik, Spannungsgefühl, Schluckbeschwerden

PB Struma diffusa et nodosa II mit einem äußerst druckdolenten linksseitigen Knoten

IV euthyreote Stoffwechsellage

SZ großer kalter Knoten im mittleren und kaudalen Anteil des linken Schilddrüsenlappens

US echokomplexer Herdbefund im linken Schilddrüsenlappen mit homogen-regulärer echoarmer Binnenstruktur und mehreren glatt begrenzten liquiden Arealen

ZY typischer Befund einer eitrigen Thyreoiditis (neutrophile Granulozyten, Makrophagen, Zelldetritus), mikrobiologisch Nachweis von Staphylokokken

HI histologische Bestätigung der klinischen und zytologischen Diagnose: akut-eitrige Thyreoiditis mit beginnender Abszedierung

**Struma diffusa I.–II. Grades**

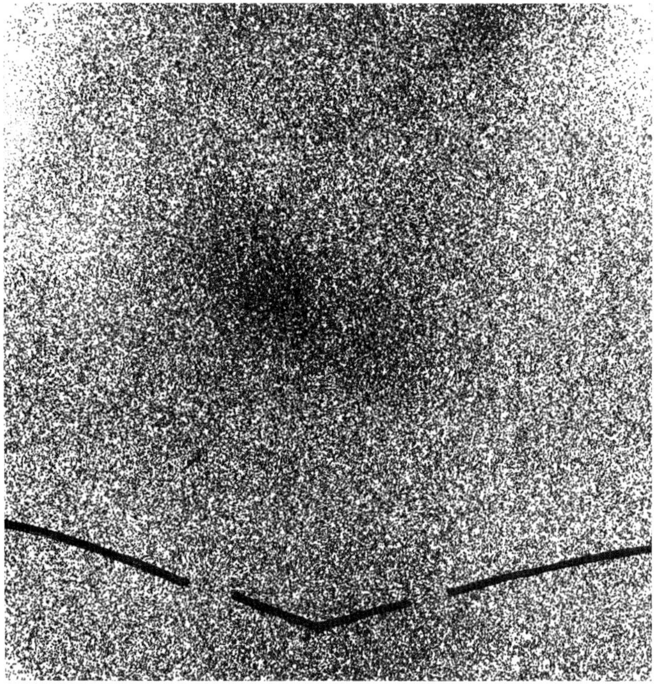

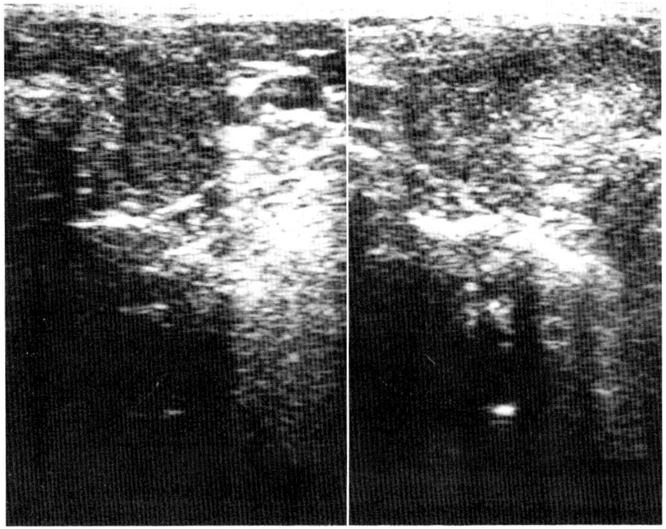

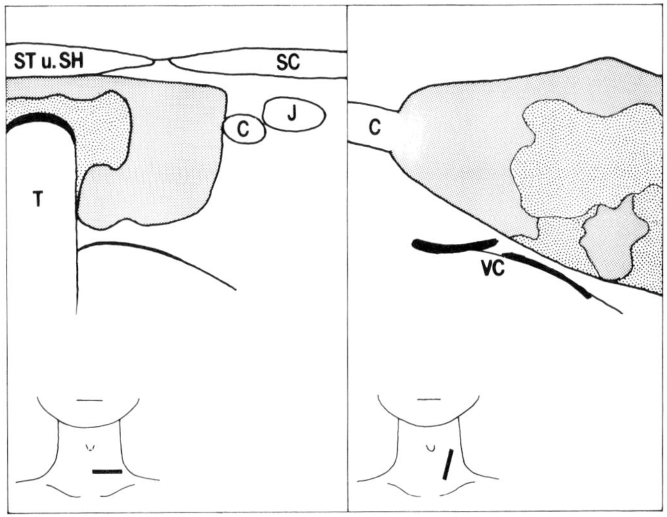


Abb. **71** Struma diffusa I.–II. Grades

AG 50 Jahre, weiblich

AN vor 3 Wochen Erkrankung wegen eines grippalen Infekts, jetzt deutliche Druckempfindlichkeit der Schilddrüse mit Schmerzausstrahlung bis in die Kieferwinkelregion beidseitig

PB Struma diffusa I–II, äußerst druckdolente Schilddrüsenlappen

IV euthyreote Stoffwechsellage, BSG-Erhöhung, Vermehrung der Alpha-2-Globuline in der Elektrophorese

SZ deutlich herabgesetzte bis fehlende Nuklidspeicherung

US echoarmes Strukturmuster links kranial, vorbestehender echoreicher Herdbefund links

ZY typisches zytologisches Bild einer granulomatösen Thyreoiditis de Quervain

TH Glukokortikoide (relativ schwerer Krankheitsverlauf), sonographische Verlaufsbeobachtung, Szintigramm zur Beurteilung des funktionstüchtigen Parenchyms in frühestens 3 Monaten

**Struma diffusa II. Grades**

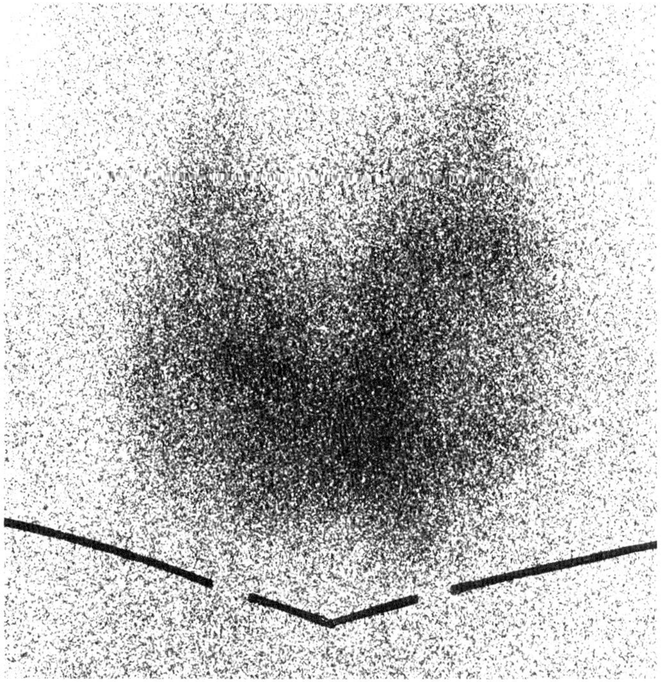

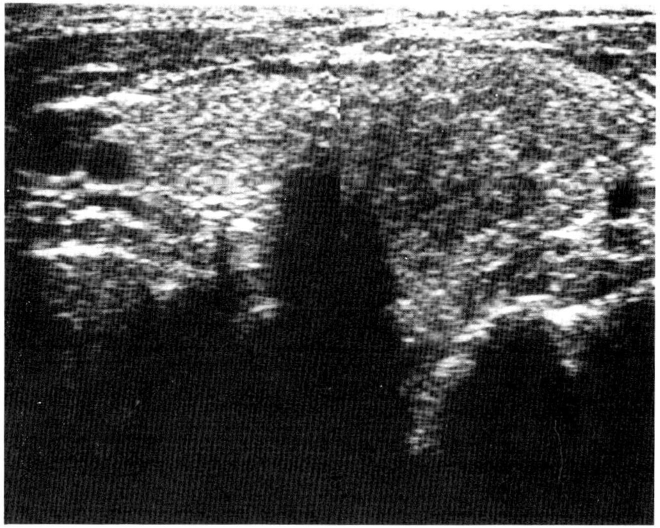

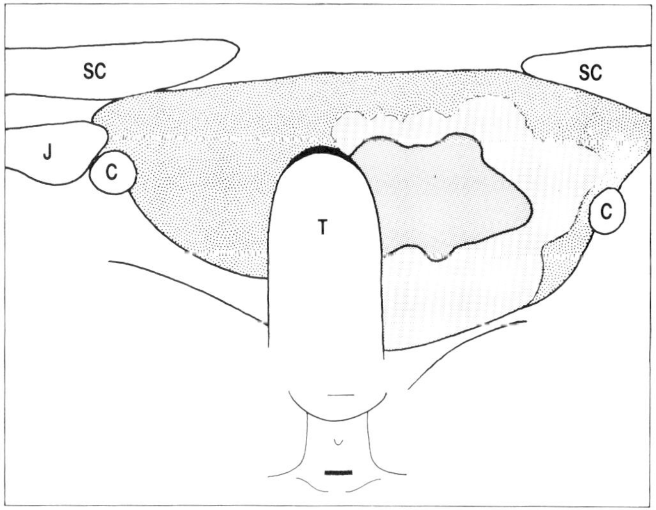


Abb. **72** Struma diffusa II. Grades

AG 74 Jahre, männlich

AN grippaler Infekt vor 2 Wochen, jetzt deutliche Druckschmerzhaftigkeit der Schilddrüse

PB Struma diffusa II, relativ umschriebene Druckdolenz im kaudalen Anteil des linken Schilddrüsenlappens

IV euthyreote Stoffwechsellage

SZ deutlich diffus reduzierte Nuklidspeicherung mit allenfalls angedeuteter Speicherverminderung links kaudal lateral

US solide echoarme Parenchymstruktur links kaudal mit unscharfer Abgrenzung zum umgebenden Gewebe; keine sonomorphologisch faßbaren Parenchymalterationen im rechten Schilddrüsenlappen

ZY typischer Befund einer granulomatösen Thyreoiditis de Quervain

TH antiphlogistische Therapie, sonographische Verlaufskontrollen, Szintigramm zur Beurteilung des funktionstüchtigen Parenchyms in frühestens 3 Monaten

## Literatur

1 Allen, F. H., P. M. Krook, W. P. H. De Groot: Ultrasound demonstration of a thyroid carcinoma within a benign cyst. Amer. J. Roentgenol. 132 (1979) 136
2 Fritzsche, H., J. Brändle, K. Dirschmid: Der sonographische Befund beim autonomen Adenom der Schilddrüse im Strumaendemiegebiet. Acta med. Austriaca 12 (1985) 39
3 Galvan, G.: Untersuchungen zur Pathophysiologie sekundärer Strumazysten. Wien. med. Wschr. 127 (1977) Suppl. Nr. 45
4 Hedinger, Chr.: Schilddrüse. In Büchner, F., E. Grundmann: Spezielle Pathologie, Bd. II. Urban & Schwarzenberg, München 1975
5 Hüfner, M., M. Grussendorf: Die Thyreoiditis – Pathophysiologie, Diagnostik und Therapie. Krankenhausarzt 56 (1983) 140–146
6 Olbricht, Th., L. Büstgens, H. U. Mellinghoft, G. Benker, D. Reinwein: Vergleichende sonographische und szintigraphische Untersuchungen beim autonomen Adenom der Schilddrüse. Med. Welt 33 (1982) 1720
7 Pickardt, C. R.: Ätiologie und Pathogenese der Thyreoiditis. Nuklearmediziner 8 (1985) 307–314
8 Schäffer, R., H.-A. Müller: Punktionszytologie bei Schilddrüsenerkrankungen. In Lutz, H., L. Reichel: Ultraschalldiagnostik 83. Thieme, Stuttgart 1984
9 Schenck, U.: Zytologie der Schilddrüse. Thieme, Stuttgart 1986
10 Spanel, R., B. Heymer: Funktionsmorphologie verschiedener Schilddrüsenerkrankungen und morphologische Veränderungen unter therapeutischen Maßnahmen. Therapiewoche 33 (1983) 5894–5902
11 Wiedemann, W., D. W. Nitz: Sonographische Differenzierung und Klassifizierung der Schilddrüsenzyste. Vortrag anläßlich des 1. Schwabinger Schilddrüsensymposiums, München, 15. Juni 1985
12 Wiedemann, W.: Sonographie bei Struma nodosa – Bedeutung für eine optimierte Diagnostik und differenzierte Therapie. Vortrag anläßlich der Frühjahrstagung der Bayerischen Röntgengesellschaft, München 1986
13 Wiedemann, W., H. Czempiel, C. Güttler, G. Voigt, Ch. Strohm: Optimierte Diagnostik des autonomen Schilddrüsenadenoms – Kombination von Szintigraphie und Sonographie. In Otto, R. Ch., P. Schnaars: Ultraschalldiagnostik 85. Thieme, Stuttgart 1986
14 Williamson, M. R., C. M. Boyd, S. L. Williamson, J. J. Seibert: An autonomous functioning cystic thyroid adenoma. Clin. nucl. Med. 11 (1986) 821

# 6 Maligne Tumoren

## Sonographische Kriterien

Im Gegensatz zu den benignen Veränderungen weisen Malignome eine relativ geringe Echovariabilität auf, sie stellen sich bei der Mehrzahl der Patienten als Herdbefunde mit verminderter Echointensität dar (12, 14, 17, 27, 34, 37, 42, 43, 44, 45, 47, 48, 49, 50). Sonographisch finden sich in der Regel solide echoarme Parenchymläsionen oder komplex aufgebaute Herdbefunde mit echoarmen und echofreien Strukturanteilen (Tab. **8**, Abb. **73**–**87**). In Karzinomen mit echokomplexem Aufbau sind zwar vereinzelt auch echofreie Strukturen, z. T. in Form von kleinen Kalkeinlagerungen enthalten (z. B. beim papillären Karzinom oder C-Zell-Karzinom) (Abb. **80**, **83**, **84**). Es erscheint jedoch deswegen nicht gerechtfertigt, die entsprechenden Herdbefunde als echoreich zu klassifizieren.
Maligne nichtepitheliale Schilddrüsentumoren zeigen ebenso wie Metastasen in der Schilddrüse sonographische Merkmale, wie sie auch bei malignen epithelialen Tumorformen beobachtet werden. Das sonographische Bild des Schilddrüsenmalignoms kann in Abhängigkeit von der Ausprägung des jeweiligen Tumorstadiums und dem Ausmaß der intratumoralen Gewebenekrosen mehr oder weniger stark variieren. Bei fortgeschrittenen Tumorstadien findet sich relativ häufig eine unregelmäßige, unscharfe Randbegrenzung als möglicher Hinweis, jedoch nicht als ein Beweis für invasives Wachstum. Ein organüberschreitendes Wachstum mit Penetration der Schilddrüsenkapsel und Infiltration des Halsweichteilgewebes kann zu einer Unschärfe oder gar zum Verschwinden der Organkontur führen.
Schilddrüsenmalignome weisen auch bei Untersuchung mit hochauflösenden Sonographiegeräten (5–8 MHz) oft außerordentlich intensitätsschwache Binnenechos auf, so daß sie sich bei standardisierter Einstellung der Verstärkungsparameter als Herdbefunde mit partiell echofreier Struktur darstellen (Abb. **74**, **78**, **79**, **81**). Bei den von uns in der Zeit vom 1. 2. 1984 bis 31. 3. 1987 untersuchten 72 Patienten mit Schilddrüsenmalignom fand sich in 55% der Fälle eine dorsale Schallabschwächung bzw. eine nur angedeutete dorsale Schallverstärkung in Relation zu einem teilweise liquide imponierenden Tumoraufbau. Dieses Phänomen war bei unseren Untersuchungen unabhängig von der histologischen Differenzierung. Das histomorphologische Korrelat für diese liquide imponierenden Strukturen sind jedoch in der Regel nicht echte flüssigkeitshaltige Tumoranteile, sondern relativ dicht angeordnete Zellformationen, Sklerosierungen und Kalkeinlagerungen. Die Korrelation des sonographischen Strukturmusters mit dem entsprechenden histologischen Aufbau zeigte, daß mit Zunahme der bindegewebigen Anteile und Kalkeinlagerungen auch die dorsale Schallabschwächung zunimmt. Eine mögliche Erklärung für das besondere Schallverhalten des Schilddrüsenmalignoms sehen wir darin, daß die akustischen Grenzflächen bei Anwendung üblicher Schallfrequenzen zwischen 5 und 8 MHz unterhalb des

Tabelle **8** Sonographische Darstellung des Schilddrüsenmalignoms

| | |
|---|---|
| solide | *echoarm*, homogen verteilte feine Strukturechos; glatte Randbegrenzung |
| komplex | irregulär konturierte *echoarme* und *echofreie* Strukturanteile bei inhomogen verteilten Echos unterschiedlicher Größe |
| liquide | auch bei maximaler Tiefenverstärkung überwiegend *echofrei*, jedoch *ohne* dorsale Schallverstärkung; unregelmäßige Randbegrenzung |

Auflösungsvermögens liegen; zusätzlich dürften in den inhomogen aufgebauten Tumoren Schallimpulse durch Streuung verlorengehen.

Von diesem besonderen schallphysikalischen Verhalten streng zu trennen sind Tumornekrosen mit den klassischen sonographischen Kriterien einer echten liquiden Strukturveränderung. Zentrale Einschmelzungen in malignen Schilddrüsentumoren können unterschiedliche Ausmaße annehmen. Die Tendenz zur Einschmelzung besteht überwiegend bei schnell wachsenden Tumoren, also beim wenig differenzierten follikulären oder beim anaplastischen Karzinom. In Extremfällen resultiert eine echofreie Raumforderung als morphologisches Korrelat für liquide Anteile wie z. B. in dem äußerst seltenen Fall eines sog. papillär-zystischen Schilddrüsenkarzinoms (Abb. **55**) (49).

**Struma diffusa et nodosa II. Grades**

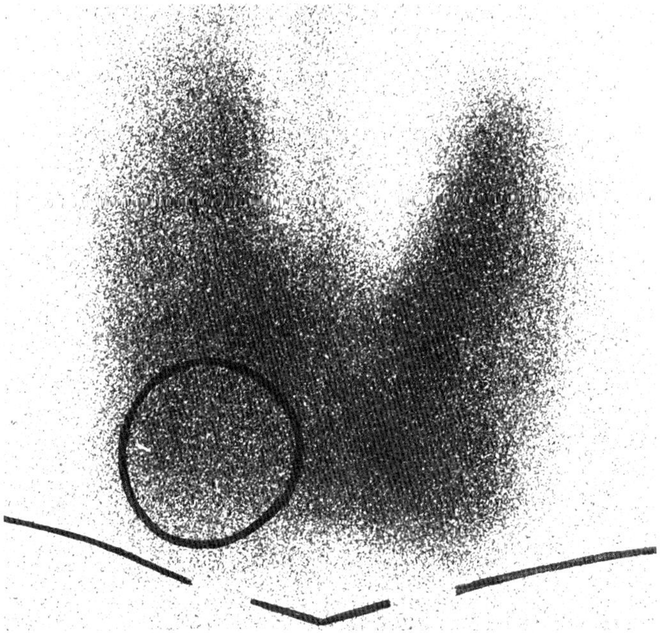

Abb. **73** Struma diffusa et nodosa II. Grades
AG 44 Jahre, männlich
AN seit der Pubertät bestehende Struma; jetzt unter TSH suppressiver Therapie mit Levothyroxin Entwicklung eines zweiten Knotens rechts kaudal
PB Struma diffusa et nodosa II, derber Knoten rechts kaudal
IV euthyreote Stoffwechsellage
SZ Knoten mit gering verminderter Nuklidanreicherung rechts kaudal (1), Speicherverminderung links lateral (2), angedeutete Darstellung eines Lobus pyramidalis
US solide echoarmer Herdbefund rechts kaudal (1), zusätzlich zwei kleine solide echoarme Herde in unmittelbarer Nachbarschaft eines solide echoreichen Knotens (2)
ZY Verdacht auf papilläres Karzinom (1), Kontrollpunktion erforderlich (im Kontrollpunktat hingegen kein eindeutig malignitätsverdächtiger Befund), kein Anhalt für Malignität (2)
TH Operation (Entscheidungskriterien: klinischer Malignomverdacht, zytologisch suspekter Befund)

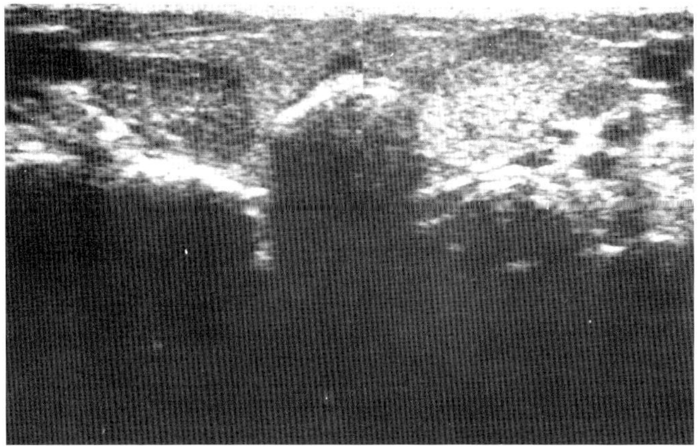

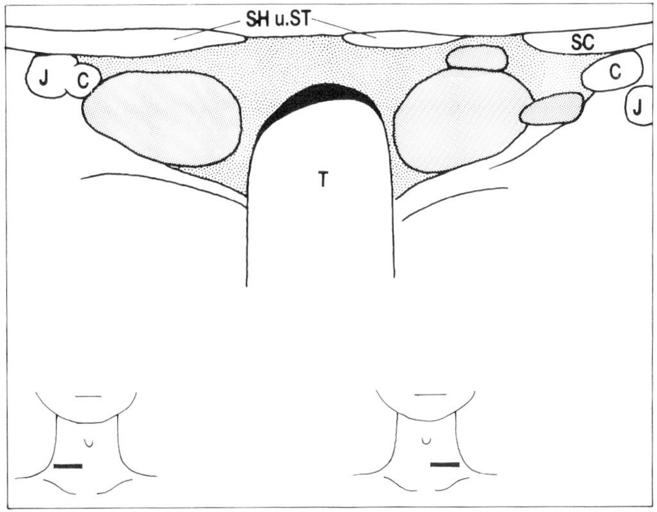


HI papilläres Schilddrüsenkarzinom (1) mit multizentrischem Wachstum, makrofollikuläres Adenom (2)
NB Cave: Ein einmal erhobener suspekter zytologischer Befund wird durch ein unauffälliges Punktionsresultat im Rahmen einer Kontrollpunktion nicht entkräftet (!)

**Struma nodosa III. Grades**

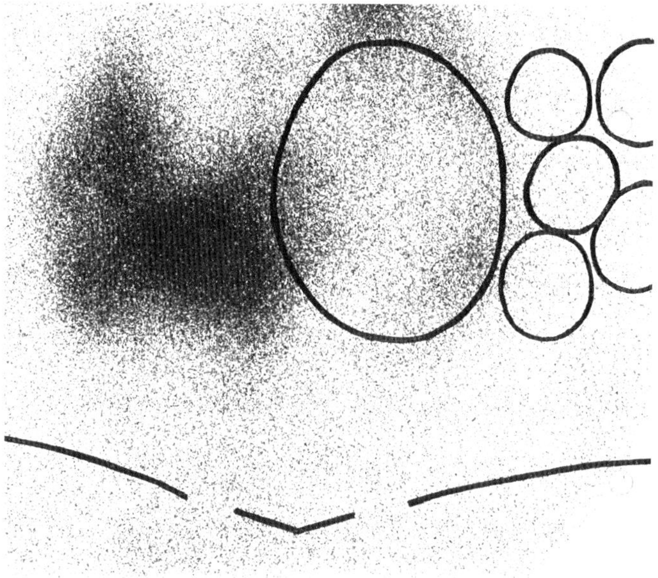

a

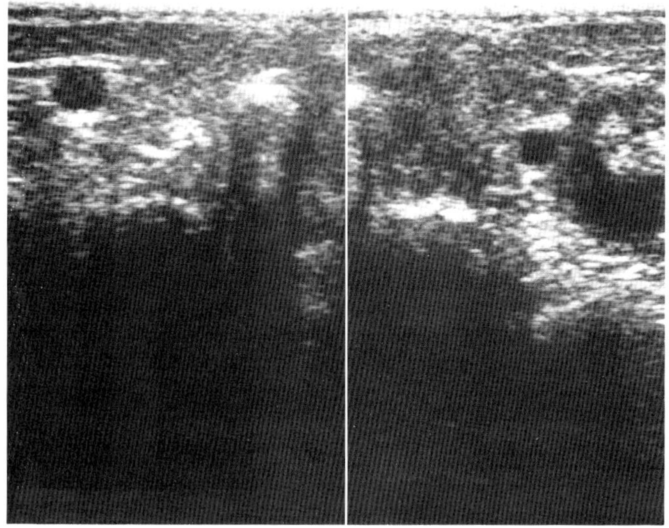

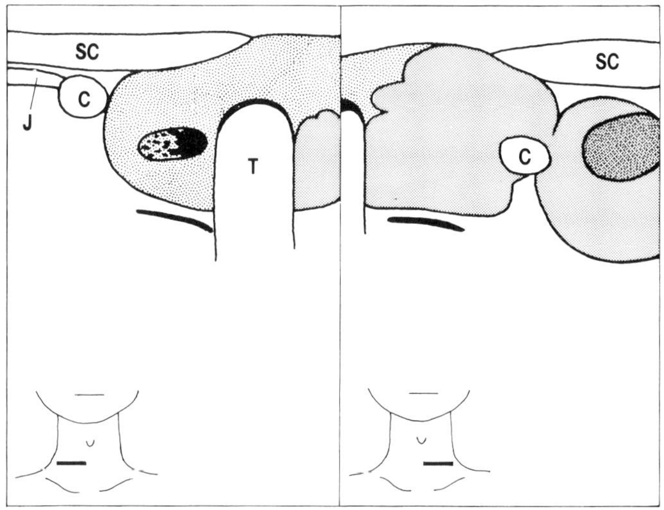


b

Abb. **74a–d** Struma nodosa III. Grades

AG 72 Jahre, weiblich

AN seit mehr als 20 Jahren bestehende Struma mit linksseitigem Knoten, jetzt multiple Halslymphknotenvergrößerung ipsilateral

PB Struma nodosa III, derber Knoten links (1), palpatorisch nicht davon abgrenzbare Konglomerattumoren in unmittelbarer Nachbarschaft (2)

IV euthyreote Stoffwechsellage

SZ großer kalter Knoten links (1), multiple kalte Knoten links lateral extrathyreoidal (2)

US echokomplexer Herdbefund (echoarm – echofrei) links (1) mit kontinuierlichem Übergang in einen großen Konglomerattumor mit ähnlicher Sonomorphologie (2), „Ummauerung" und Kompression der A. carotis communis

ZY Befund ist vereinbar mit einem mäßig differenzierten follikulären Karzinom (1); histologische Klärung erforderlich

HI wenig differenziertes follikuläres Schilddrüsenkarzinom mit organüberschreitendem Wachstum und lipsilateralen Hals-LK-Metastasen

**Struma nodosa III. Grades**

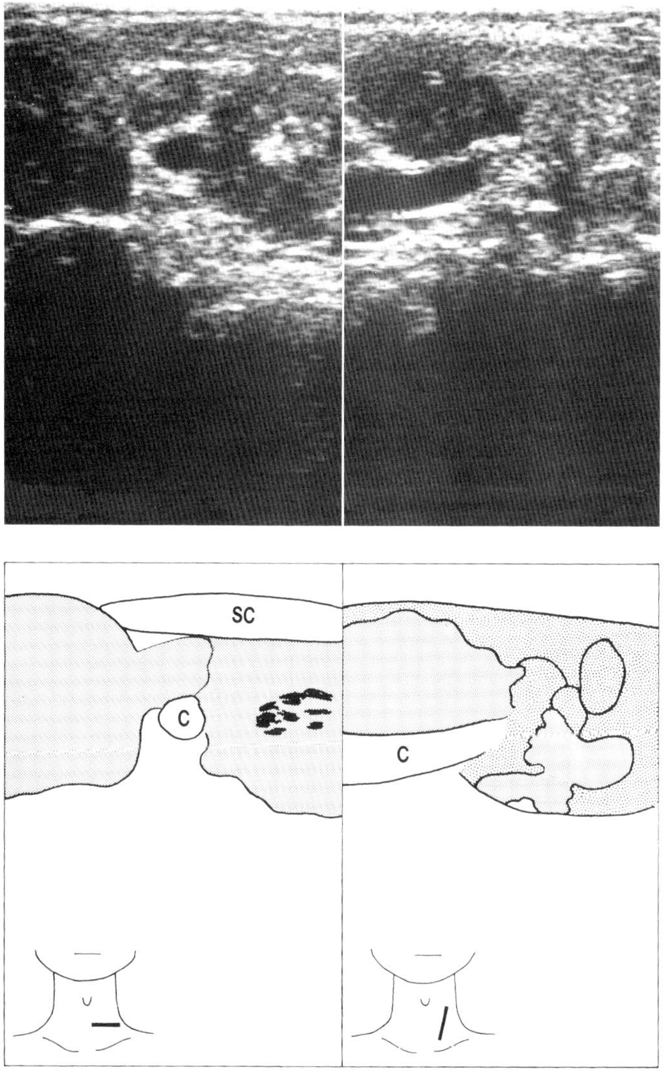


c

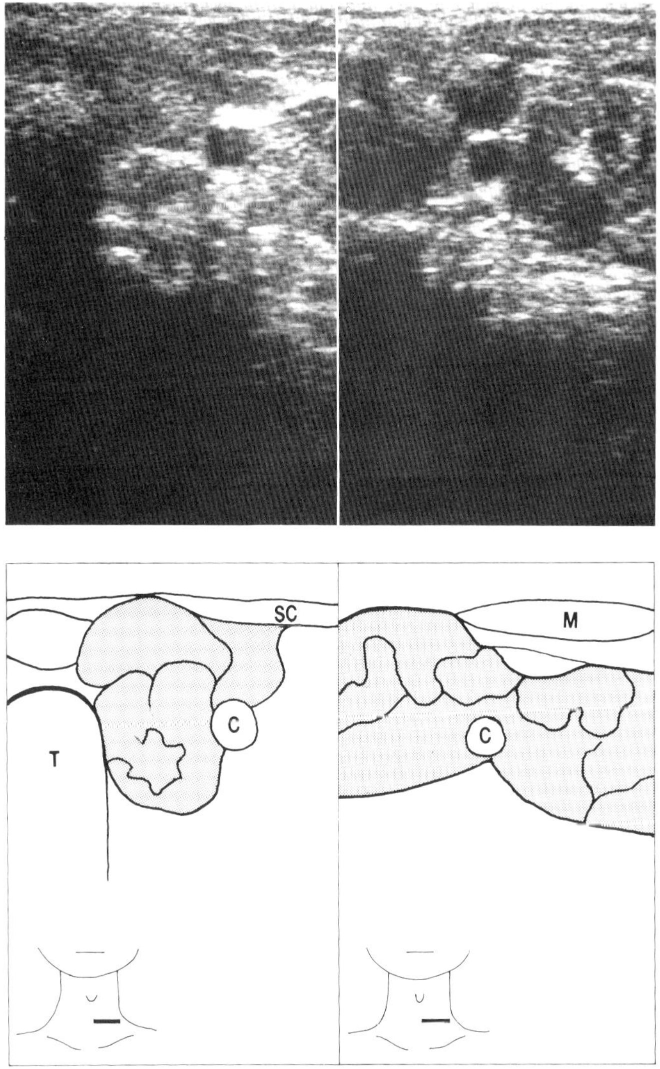


d

**Struma diffusa II. Grades**

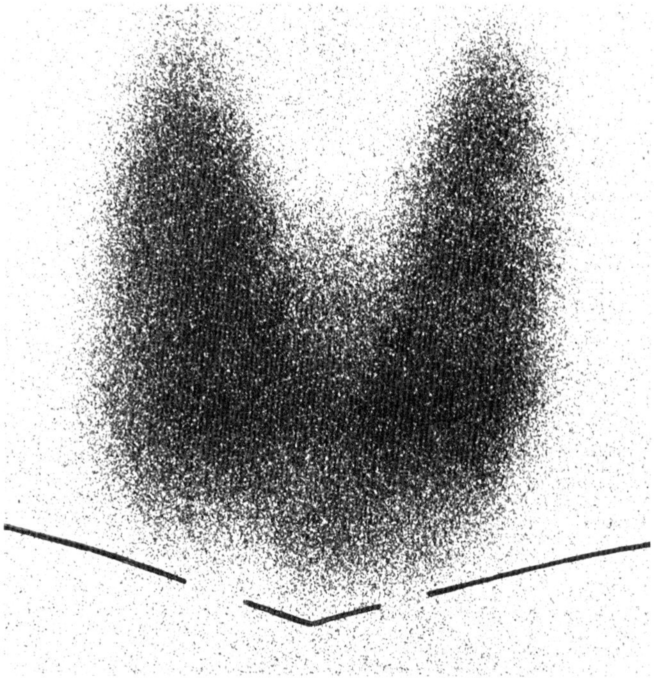

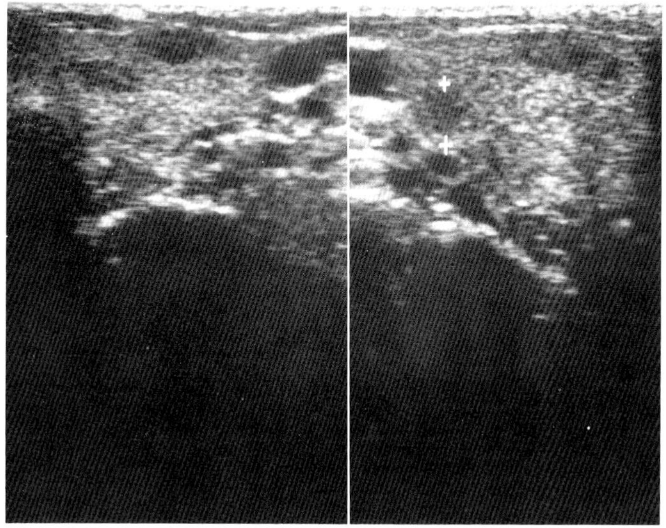

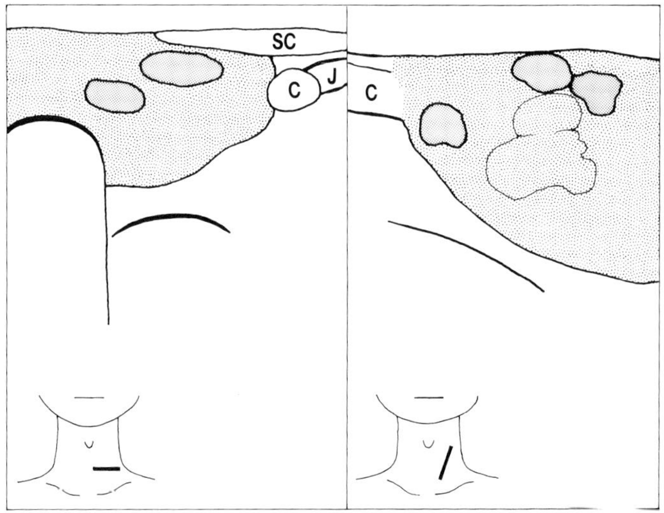


Abb. **75** Struma diffusa II. Grades

AG 49 Jahre, weiblich

AN TSH-suppressive Levothyroxin-Therapie seit 13 Jahren, keine Lokalbeschwerden

PB Struma diffusa II, keine tastbaren Knoten

IV euthyreote Stoffwechsellage

SZ inhomogene Speicherung, keine fokalen Speicherverminderungen

US drei kleine, bis zu 1 cm große solide echoarme Herdbefunde im linken Schilddrüsenlappen (im Vergleich zur sonographischen Voruntersuchung neu aufgetretener Befund)

ZY Feinnadelpunktion unter sonographischer Sichtkontrolle: Verdacht auf papilläres Schilddrüsenkarzinom

HI multizentrisches papilläres Schilddrüsenkarzinom (Mikrokarzinom)

NB entscheidende diagnostische Information durch Sonographie und ultraschallgezielte Feinnadelpunktion

**Struma nodosa et diffusa II. Grades**

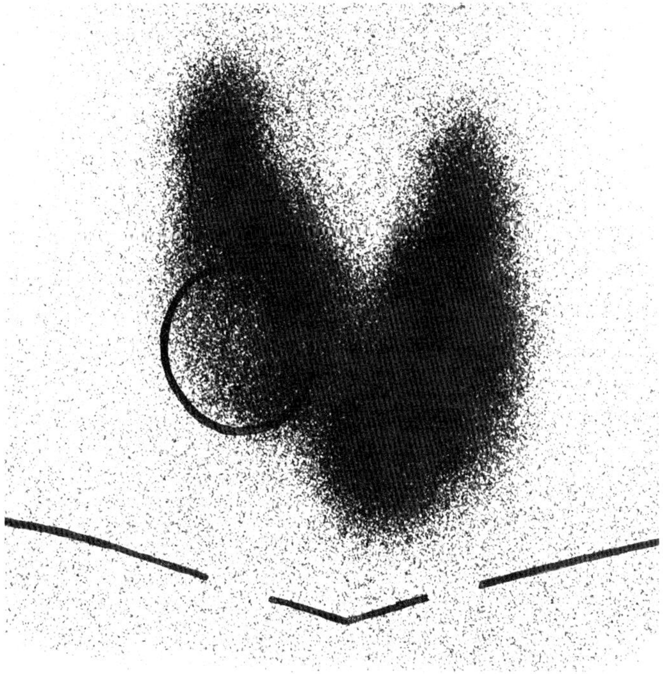

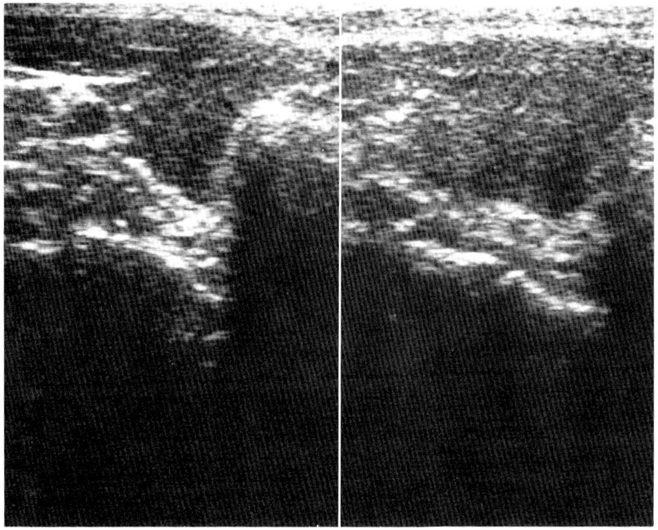

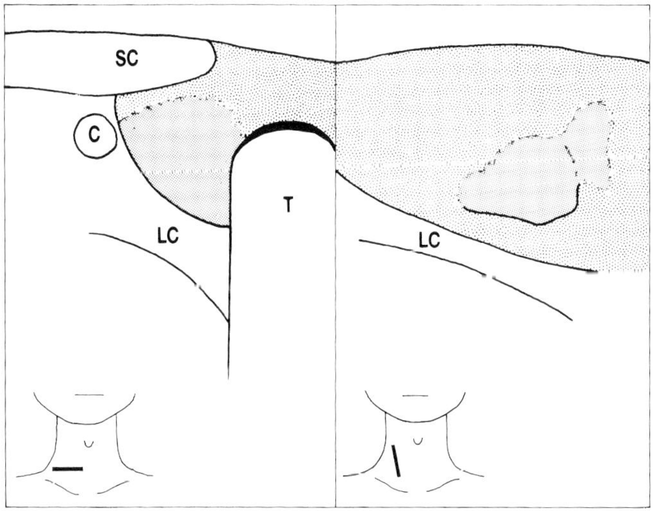


Abb. **76** Struma nodosa et diffusa II. Grades

AG 50 Jahre, weiblich

AN Levothyroxin zur Strumatherapie seit 16 Jahren; vor 6 Wochen erstmals von Patientin rechtsseitiger Knoten bemerkt

PB Struma nodosa et diffusa II, kleiner derber Knoten rechts

IV euthyreote Stoffwechsellage

SZ kalter Knoten rechts kaudal lateral, homogene Speicherung des übrigen Parenchyms

US solide echoarmer, teilweise unscharf demarkierter Herdbefund

ZY follikuläre Neoplasie, histologische Klarung erforderlich (Operation unter Schnellschnittbedingungen!)

HI mäßig differenziertes follikuläres Schilddrüsenkarzinom

**Struma nodosa et diffusa II. Grades**

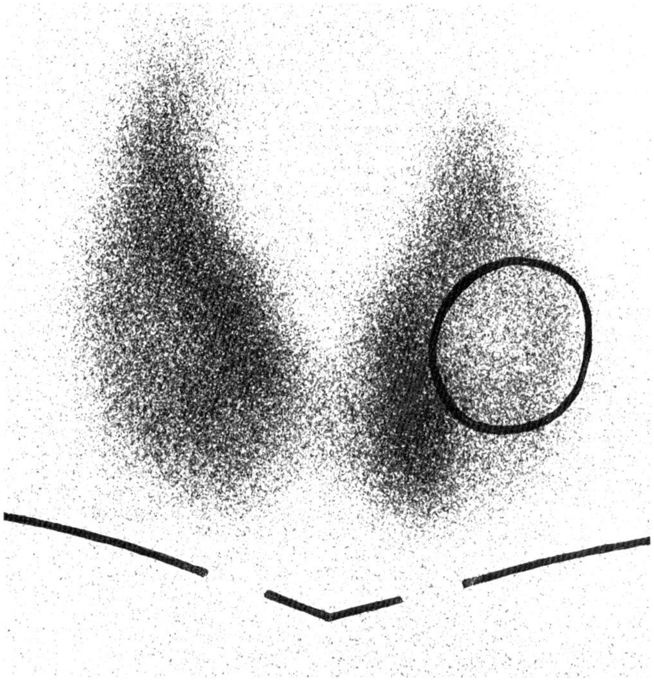

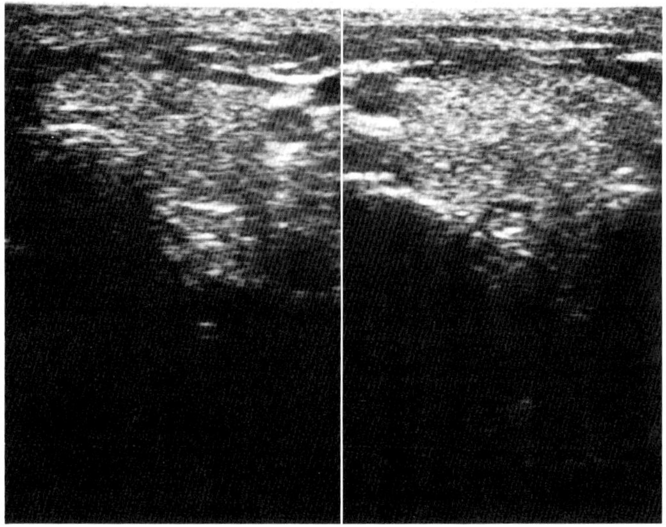

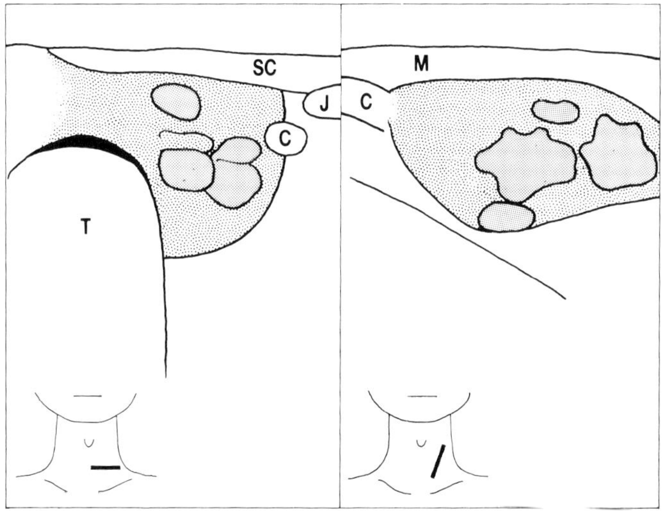


Abb. **77a** u. **b** Struma nodosa et diffusa II. Grades

AG 32 Jahre, männlich

AN seit der Pubertät bekannte Struma, Therapie mit Levothyroxin, vor 4 Wochen beim Rasieren erstmals Knoten festgestellt

PB Struma diffusa et nodosa II; derber, eingeschränkt verschieblicher Knoten links

IV euthyreote Stoffwechsellage

SZ kalter Knoten im Bereich der lateral-mittleren Anteile des linken Lappens, kalter Bezirk rechts lateral

US multiple solide echoarme Herdbefunde links lateral kaudal, diffuse echoreiche Strukturveränderungen rechts (nicht dargestellt)

ZY Feinnadelpunktion unter sonographischer Sichtkontrolle: Befund ist vereinbar mit einem C-Zell-Karzinom (Amyloidnachweis mit Kongorotfärbung)

HI C-Zell-Karzinom der Schilddrüse

**Struma diffusa et nodosa II. Grades**

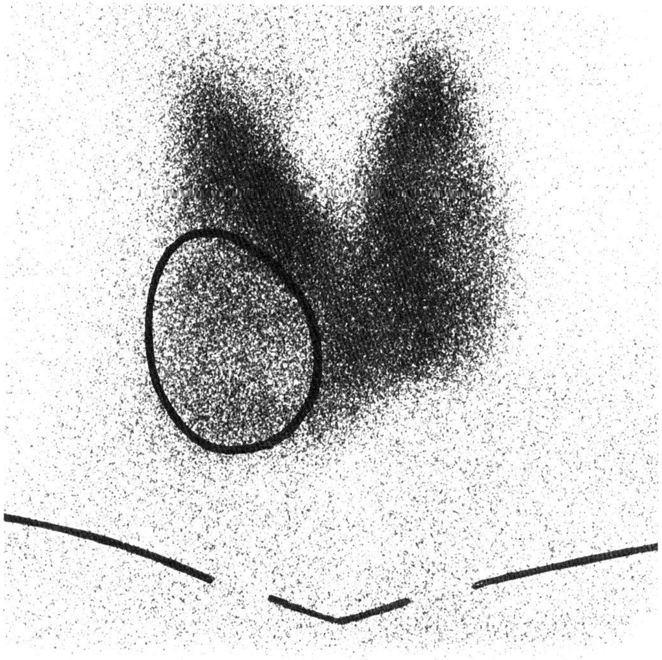

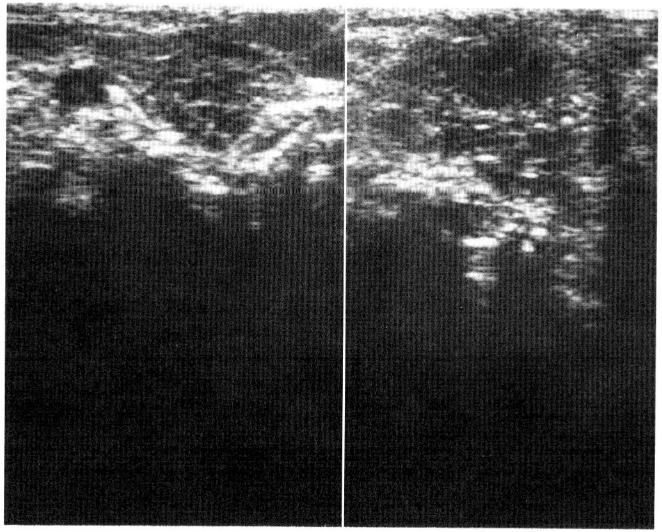

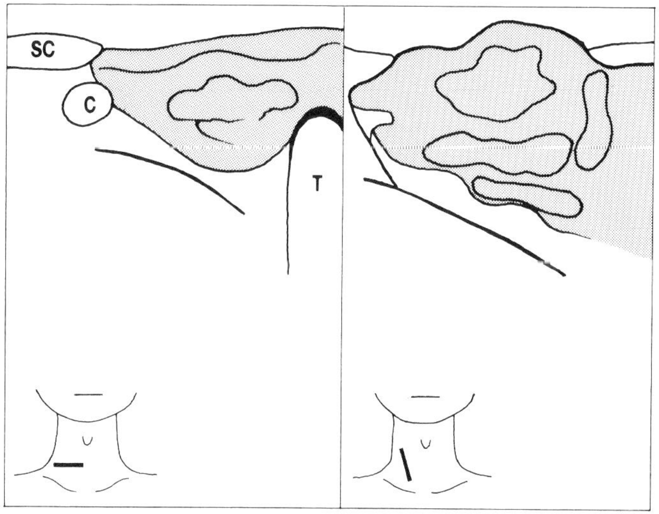


Abb. **78** Struma diffusa et nodosa II. Grades

AG 56 Jahre, männlich

AN innerhalb von 6 Wochen entstandener Strumaknoten; Schmerzausstrahlung in den rechten Kieferwinkel

PB Struma diffusa et nodosa II, derber eingeschränkt verschieblicher Knoten rechts kaudal

IV euthyreote Stoffwechsellage

SZ kalter Knoten rechts kaudal lateral

US solide echoarmer Herdbefund, inhomogen-irreguläre Binnenstruktur, keine dorsale Schallverstärkung trotz z.T. deutlicher Echoverminderung, konvexer Verlauf der Ventralkontur des rechten Lappens

ZY „follikuläre Neoplasie", histologische Klärung erforderlich (Operation unter Schnellschnittbedingungen!)

HI wenig differenziertes follikuläres Schilddrüsenkarzinom

**Struma diffusa et nodosa II. Grades**

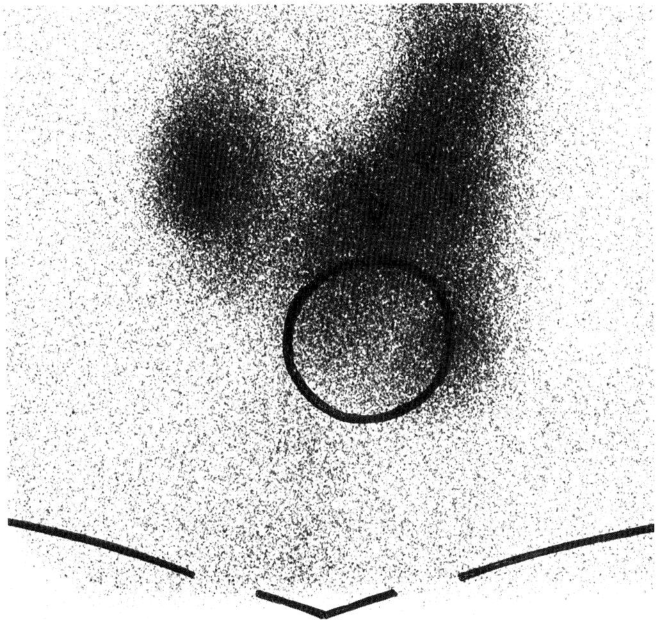

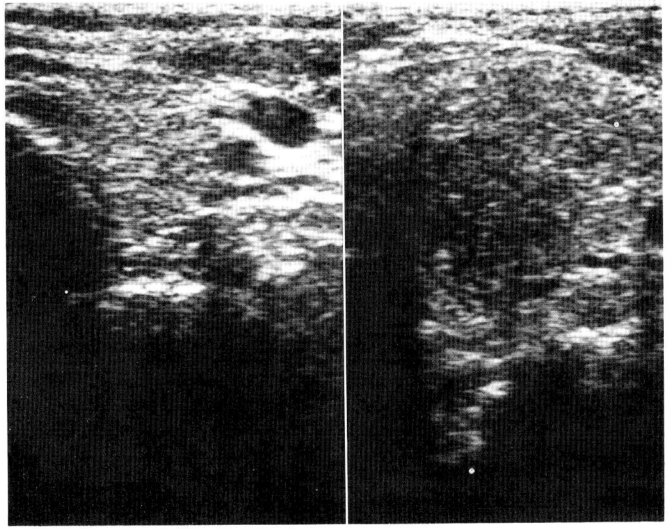

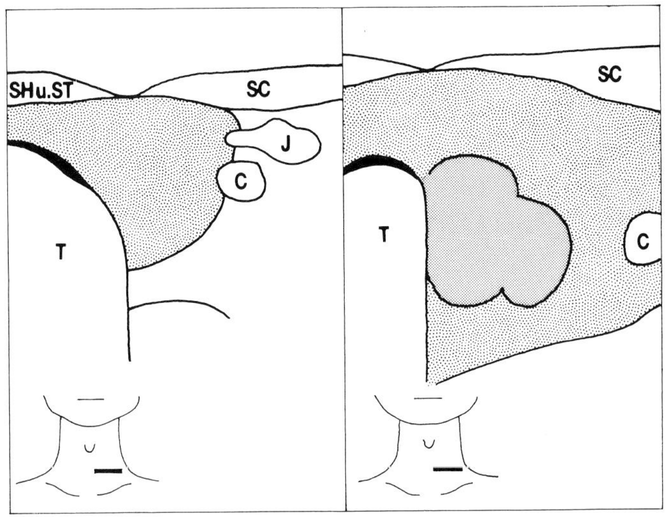


Abb. **79** Struma diffusa et nodosa II. Grades

AG 60 Jahre, weiblich

AN Levothyroxin zur Strumatherapie seit 12 Jahren, jetzt Wachstumstendenz des bekannten linksseitigen Knotens

PB linksseitige Struma diffusa et nodosa II, derber eingeschränkt verschieblicher Knoten links kaudal

IV euthyreote Stoffwechsellage

SZ kalter Knoten links kaudal

US solide echoarmer Herdbefund mit z. T. unregelmäßigen Randkonturen ohne dorsale Schallverstärkung

ZY bei ausreichend aspiriertem Zellmaterial kein sicherer Anhalt für Malignität, bei klinischem Malignomverdacht Kontrollpunktion erforderlich

HI hochdifferenziertes follikuläres Karzinom

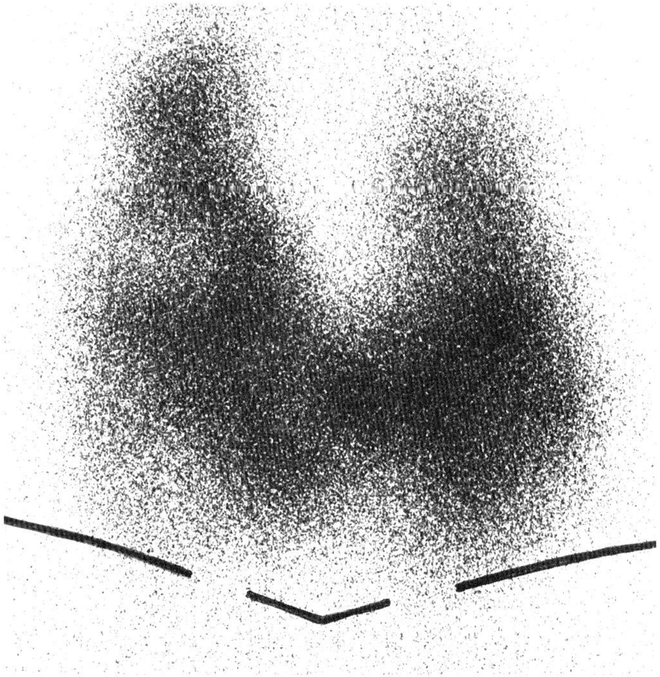

Abb. **80** Struma diffusa II. Grades
AG 48 Jahre, weiblich
AN Strumatherapie mit Levothyroxin, keine schilddrüsenspezifische Symptomatik
PB Struma diffusa II, mäßig derbe Konsistenz
IV euthyreote Stoffwechsellage
SZ insgesamt leicht reduzierte, inhomogene Speicherung, fokale Defekte rechts laterokranial (1) und laterokaudal (2)
US solide echoarmer Herd (1) mit intensiven Einzelreflexen, Kalkplatte, solide echoarmer Herd (2) mit homogen-regulärer Binnenstruktur und scharfer, aber unregelmäßiger Randbegrenzung
ZY kein Anhalt für Malignität (1), Verdacht auf papilläres Karzinom (2)
HI papilläres Mikrokarzinom der Schilddrüse (2), regressiv verändertes normomakrofollikuläres Adenom (1)

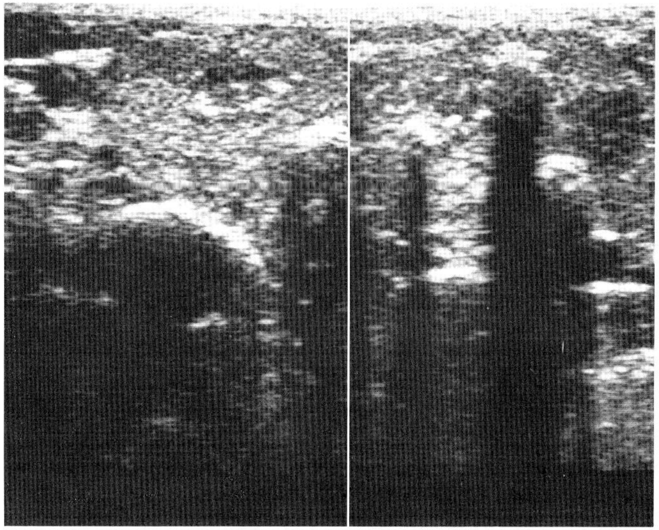

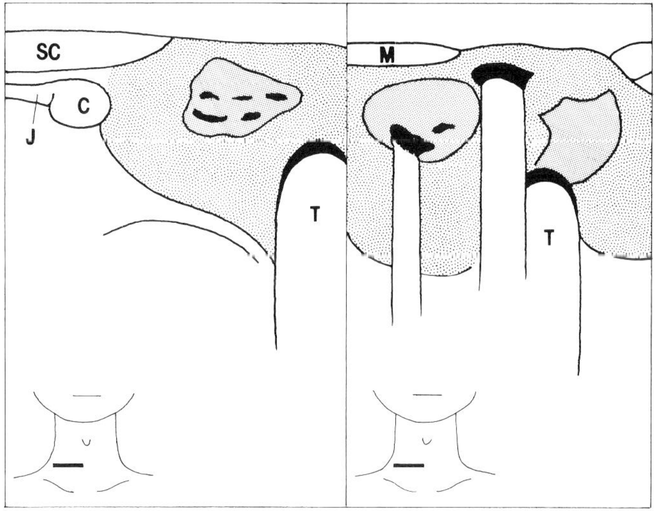


**Struma diffusa II. Grades**

**Struma nodosa II. Grades**

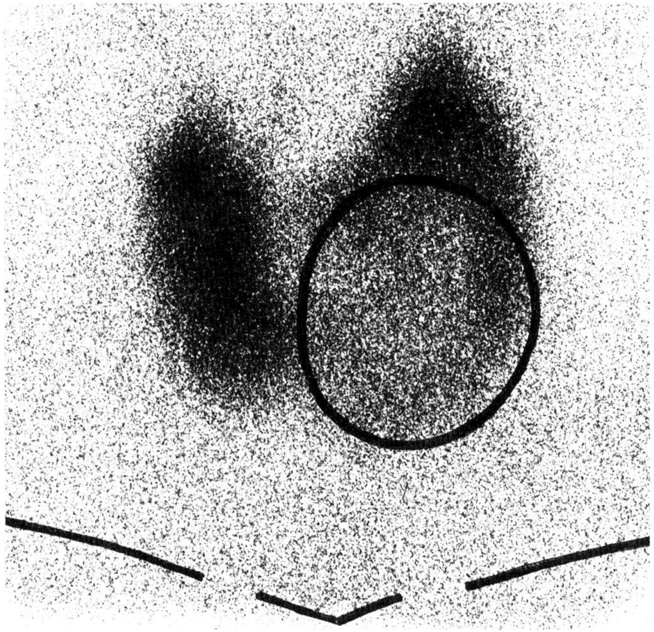

a

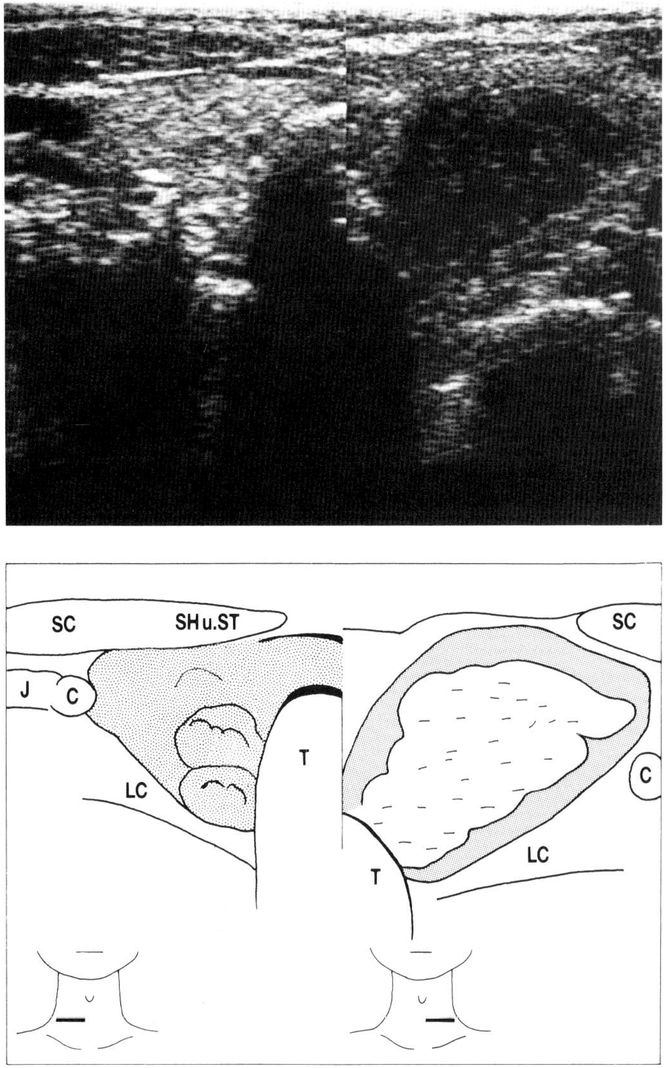


b

Abb. **81a–d** Struma nodosa II. Grades

AG 74 Jahre, männlich

AN rasche Wachstumstendenz eines linksseitigen Strumaknotens, Globusgefühl, Schmerzausstrahlung in linken Kieferwinkel

PB Struma nodosa II; harter, eingeschränkt verschieblicher Knoten links

IV euthyreote Stoffwechsellage

SZ kalter Knoten links

US echokomplexer Herdbefund mit solide echoarmen und echofreien Strukturanteilen, trotz deutlicher Echoverminderung keine dorsale Schallverstärkung

ZY Befund ist vereinbar mit einem undifferenzierten Karzinom vom kleinzelligen Typ, keine Aussage über die Lokalisation des Primärtumors möglich (DD: anaplastisches Schilddrüsenkarzinom, Metastase eines kleinzelligen Bronchialkarzinoms, malignes Lymphom)

HI anaplastisches Schilddrüsenkarzinom mit zentralen Tumornekrosen und soliden Tumoranteilen mit dichtgepackten Zellformationen

**Struma nodosa II. Grades**

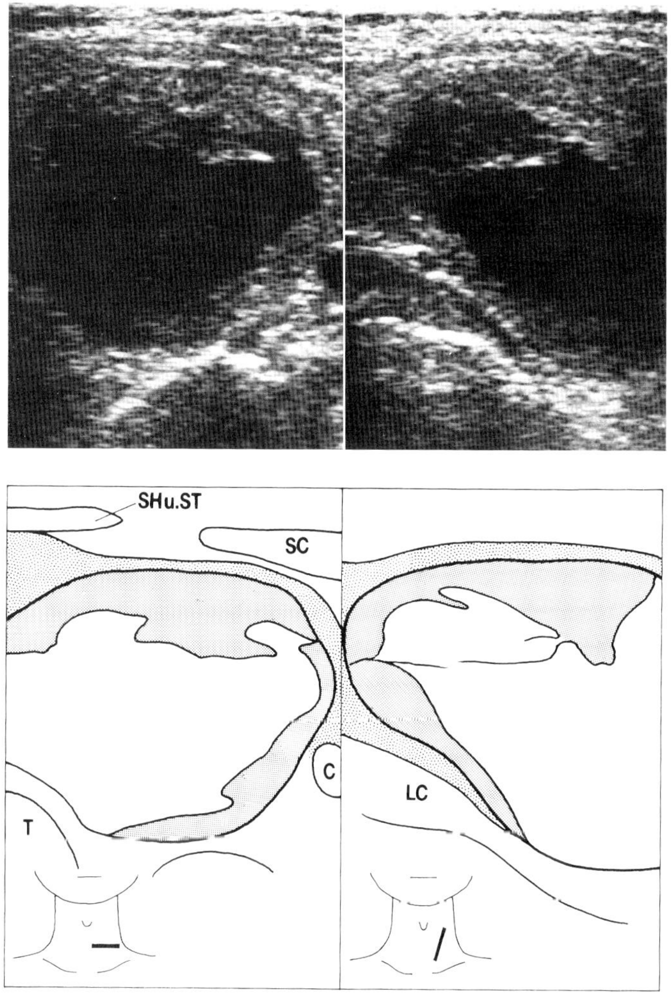


c

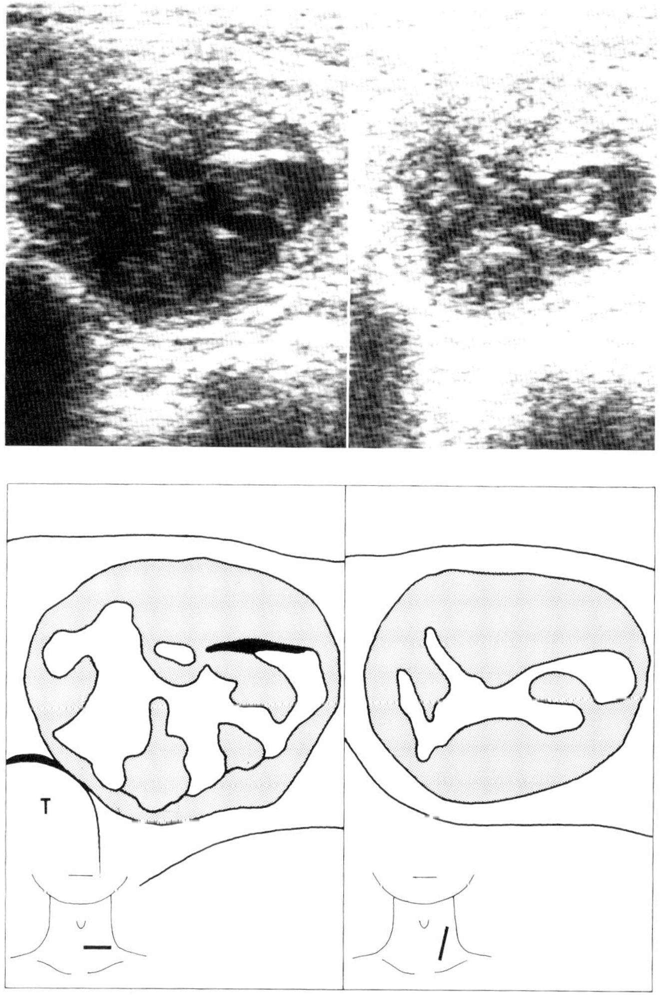


d

**c** u. **d** bessere Gewebedifferenzierung durch vergleichende Untersuchung bei „normaler" (standardisierter) (**c**) und höherer (**d**) Verstärkung des Tiefenausgleichs

**Struma nodosa III. Grades**

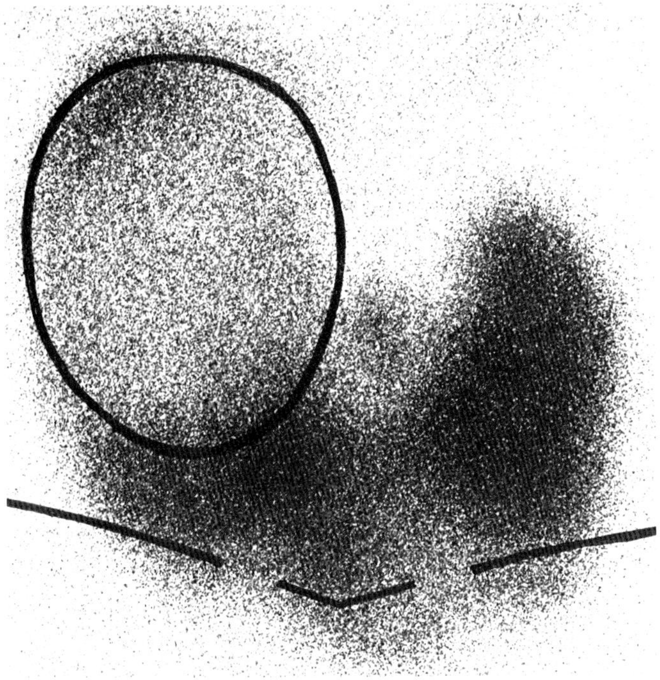

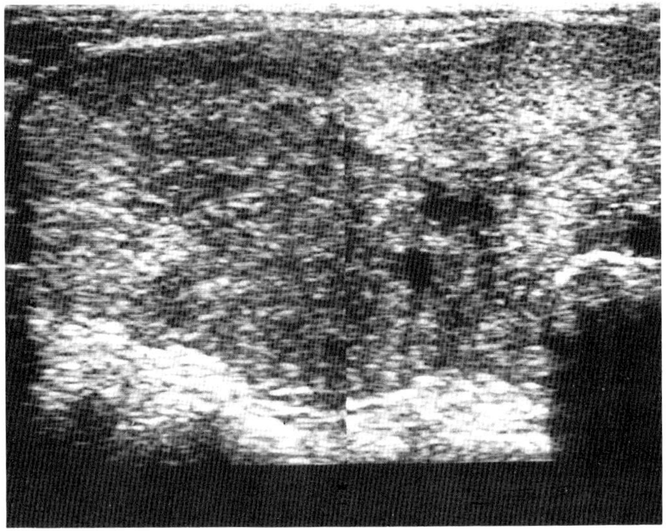

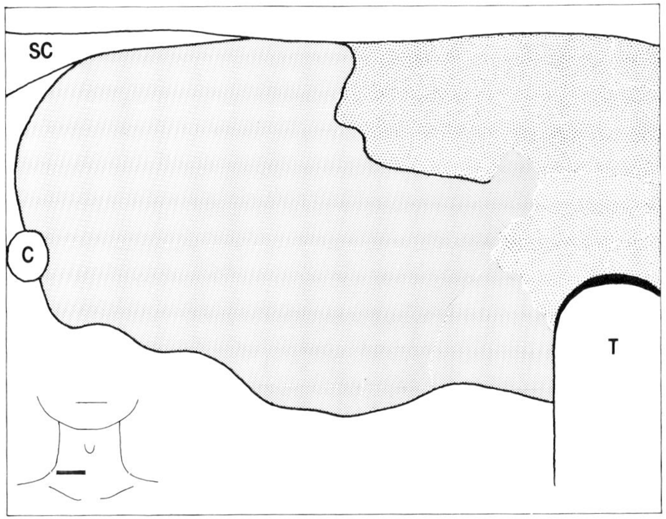


Abb. **82** Struma nodosa III. Grades
AG 74 Jahre, männlich
AN seit mehr als 30 Jahren bekannte Struma, jetzt seit 2 Wochen deutlich progrediente Größenzunahme des rechten Schilddrüsenlappens
PB Struma nodosa III, harter, nicht verschieblicher Knoten rechts
IV euthyreote Stoffwechsellage
SZ großer kalter Knoten rechts
US ausgedehnte, unregelmäßig und unscharf begrenzte solide echoarme Raumforderung
ZY Befund ist vereinbar mit einem entdifferenzierten Schilddrüsenkarzinom
HI anaplastisches Schilddrüsenkarzinom mit organüberschreitendem Wachstum

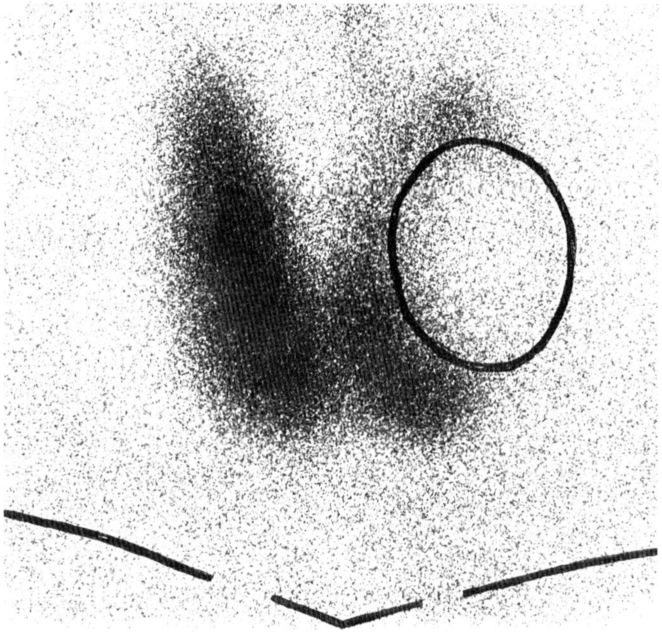

Abb. **83** Struma diffusa et nodosa II. Grades
AG 34 Jahre, männlich
AN innerhalb von 10 Wochen entstandener Strumaknoten
PB Struma nodosa et diffusa II, derber Knoten links mit eingeschränkter Verschieblichkeit
IV euthyreote Stoffwechsellage
SZ kalter Knoten im Bereich der lateral-mittleren Anteile des linken Schilddrüsenlappens
US echokomplexe Raumforderung mit unscharfer Demarkierung und lakunenartigen, echoarmen Parenchymalterationen; multiple kleine, bis zu 0,5 cm große Kalkeinlagerungen; Vorwölbung der Ventralkontur des linken Lappens; kein Hinweis für pathologisch vergrößerte Halslymphknoten
ZY Befund ist vereinbar mit einem C-Zell-Karzinom
HI C-Zell-Karzinom der Schilddrüse ohne Anhalt für regionale Lymphknotenmetastasierung

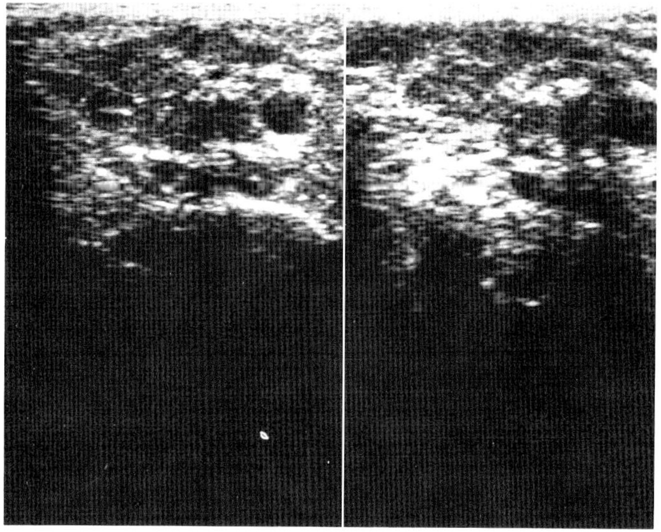

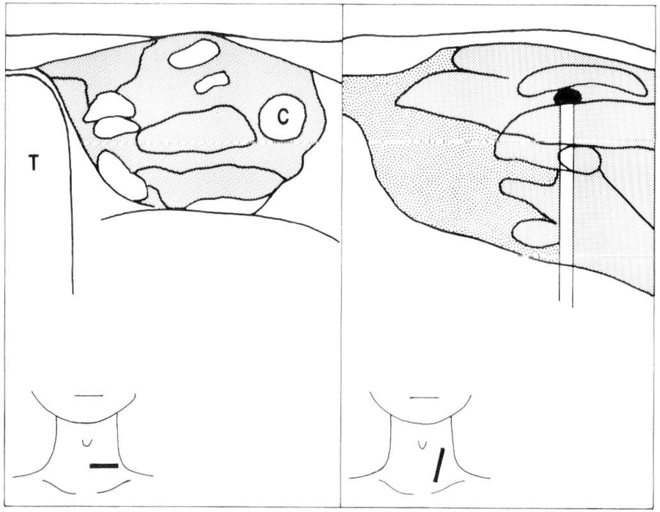


**Struma diffusa et nodosa II. Grades**

**Struma diffusa I. Grades**

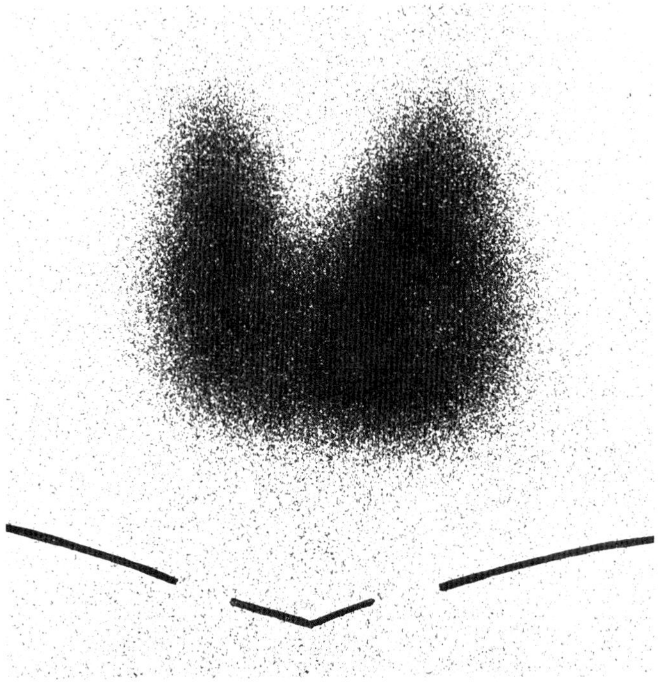

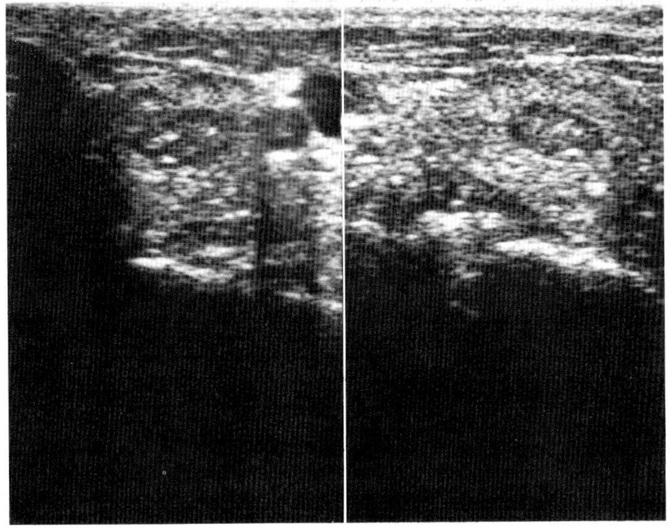

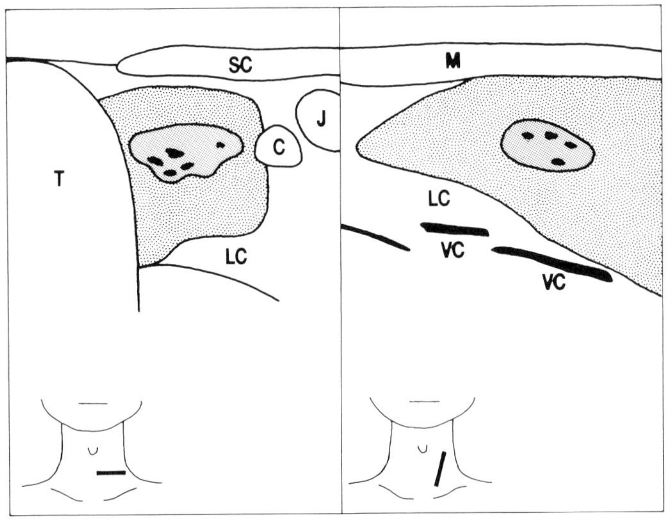


Abb. **84** Struma diffusa I. Grades
AG 56 Jahre, weiblich
AN Primärtumorsuche bei multiplen Skelettmetastasen
PB mäßig derbe linksbetonte Struma diffusa I
IV euthyreote Stoffwechsellage
SZ inhomogenes Speichermuster, vergrößerter Schilddrüsenisthmus
US kleiner, 0,8 × 1,3 × 1,2 cm großer solide echoarmer Herdbefund mit vereinzelten intensiven Einzelreflexen, glatte Randkontur, keine pathologisch vergrößerten Halslymphknoten
ZY Feinnadelpunktion unter sonographischer Sichtkontrolle: Verdacht auf anaplastisches Schilddrüsenkarzinom
HI papillär-anaplastisches Schilddrüsenkarzinom mit Kalkeinlagerungen

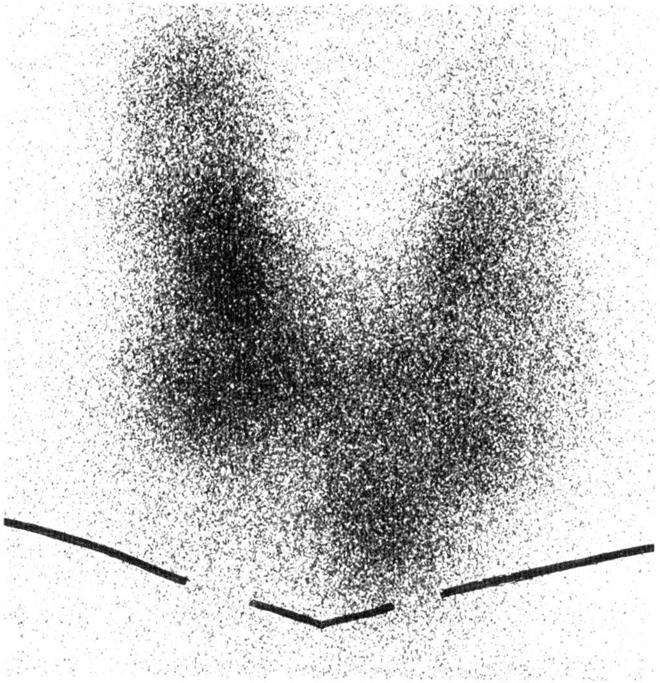

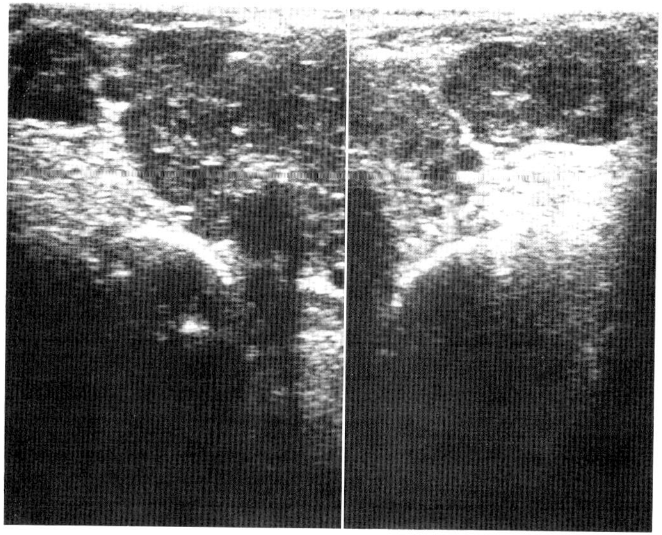

**Struma diffusa II. Grades**

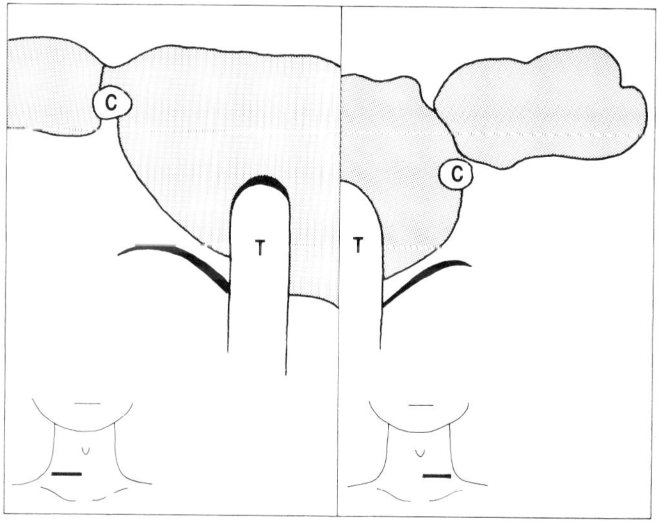


Abb. **85** Struma diffusa II. Grades

AG 73 Jahre, weiblich

AN zentrozytisch-zentroblastisches Non-Hodgkin-Lymphom, akut einsetzende Schwellung der Halsregion

PB Struma diffusa II, derbe Konsistenz, deutliche Druckschmerzhaftigkeit

IV euthyreote Stoffwechsellage

SZ inhomogene fleckige Nuklidverteilung, multiple Speicherverminderungen

US diffuse Echoarmut im Bereich der gesamten Schilddrüse; solide extrathyreoidale Raumforderungen in unmittelbarer Nachbarschaft zur Schilddrüse; Einengung des Lumens der A. carotis communis

ZY Infiltration der Schilddrüse im Sinne der Grunderkrankung

TH Therapie des malignen Non-Hodgkin-Lymphoms (Zytostase, perkutane Radiatio)

**Struma diffusa II. Grades**

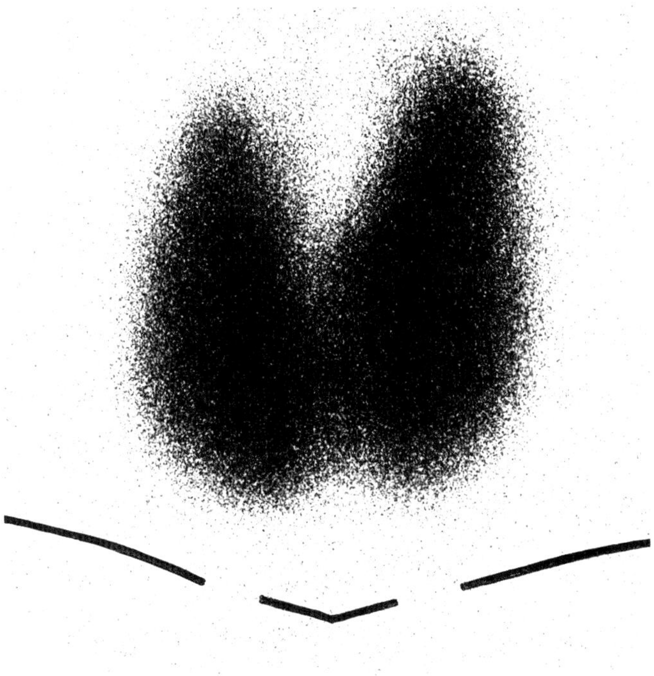

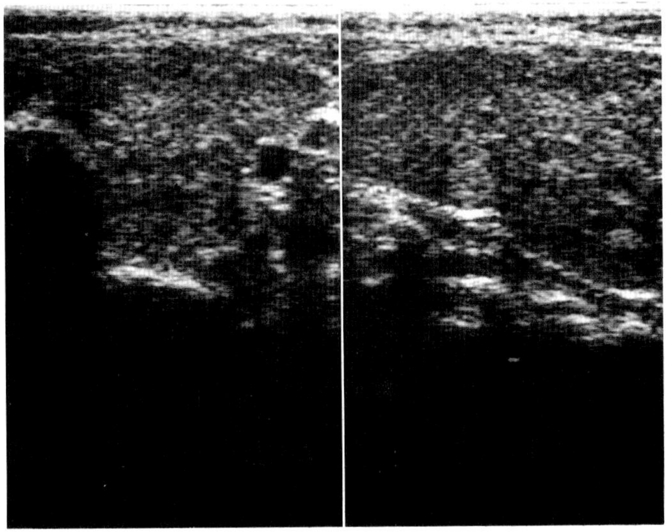

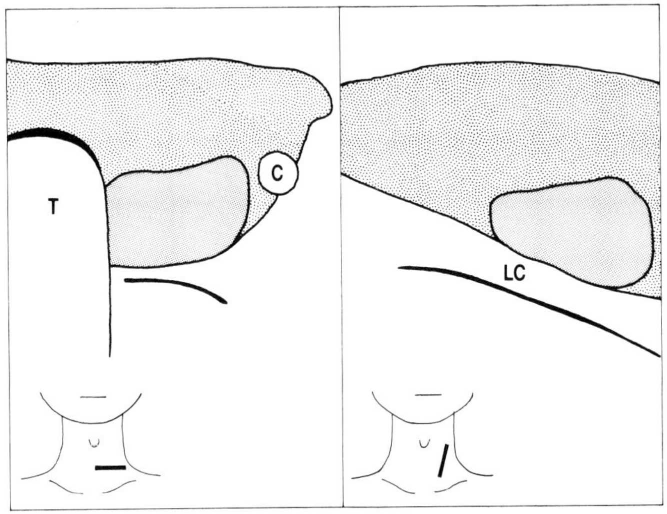


Abb. **86** Struma diffusa II. Grades

AG 48 Jahre, weiblich

AN Levothyroxin-Therapie wegen Schilddrüsenvergrößerung seit 12 Jahren, jetzt verstärkte Nervosität, klinische Hyperthyreosezeichen

PB Struma diffusa II, noch weiche bis mäßig derbe Konsistenz

IV hyperthyreote Stoffwechsellage, TBIAb-Titer nicht erhöht

SZ Diagnostik unter Suppressionsbedingungen: diffuse homogene Speicherung im Sinne einer disseminierten Autonomie

US solide echoarmer Herdbefund links dorsal kaudal mit unregelmäßiger, z. T. unscharfer Randkontur

ZY Feinnadelpunktion unter sonographischer Sichtkontrolle: Metastase eines hellzelligen Karzinoms

HI Metastase eines hypernephroiden Nierenkarzinoms

NB Maskierungseffekt durch superponiertes, intensiv speicherndes Schilddrüsenparenchym

**Struma diffusa II. Grades**

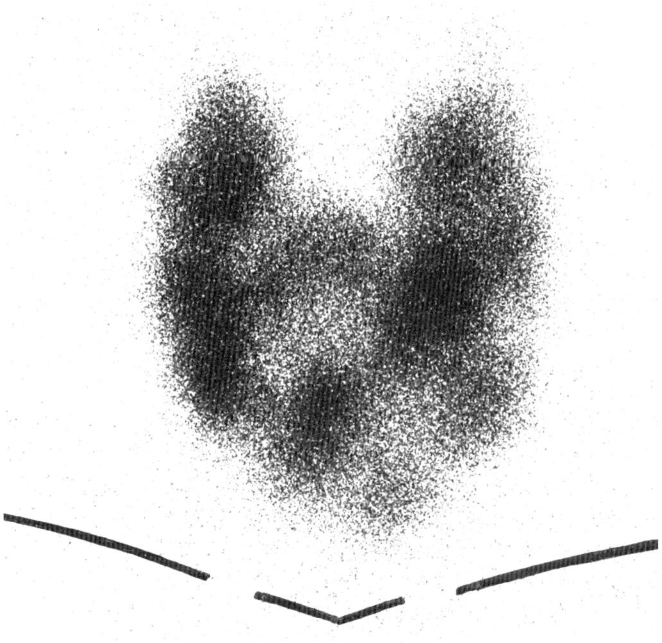

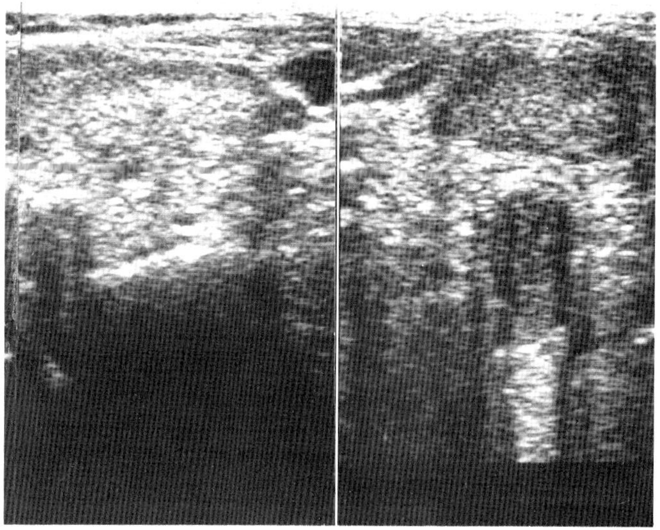

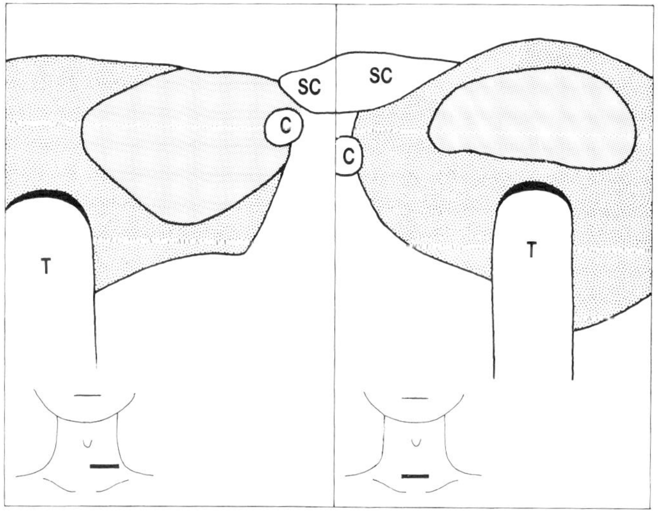


Abb. **87** Struma diffusa II. Grades
AG 68 Jahre, weiblich
AN seit mehr als 25 Jahren bekannte Knotenstruma, Therapie mit Levothyroxin
PB Struma diffusa II, eingeschränkt verschieblicher mäßig derber Knoten im Isthmusbereich
IV euthyreote Stoffwechsellage, negativer TRH-Test
SZ fraglich kalter Bezirk im Isthmus (1), unter Suppressionsbedingungen gesicherte multiregionale Autonomie
US solide echoarmer Herdbefund im Isthmus (1), solide echoreicher Herdbefund links kaudal lateral (2)
ZY Metastase eines Adenokarzinoms (1), kein Anhalt für Malignität (2)
HI Metastase eines Mammakarzinoms (1), normomakrofollikuläres Adenom (2)

## Differentialdiagnose des kalten Knotens

Der szintigraphisch „kalte“ Knoten stellt seit langem ein zentrales Problem in der Diagnostik und Therapie der Schilddrüsenkrankheiten dar. In einem Strumaendemiegebiet entsprechen knotige Parenchymveränderungen in der überwiegenden Zahl der Fälle follikulären Adenomen oder adenomatös-hyperplastischen Veränderungen (Tab. **9**). Das Verhältnis benigne zu maligne beträgt etwa 100:2 (29). Beim Malignom handelt es sich einerseits um eine relativ seltene Erkrankung in Relation zur großen Häufigkeit benigner Knotenstrumae; andererseits zeigt der kalte Knoten bekanntlich eine deutlich höhere Malignominzidenz als beispielsweise der warme oder heiße Knoten. Da Malignität letztendlich nur durch den Nachweis invasiven Wachstums bewiesen werden kann, wird man gerade im Hinblick auf die bekannten differentialdiagnostischen Schwierigkeiten der klinischen, sonographischen und zytologischen Differenzierung eines follikulären Adenoms von einem follikulären Karzinom auf eine diagnostisch-prophylaktische Strumaresektion nicht verzichten können. Die diagnostischen Bemühungen in einem Strumaendemiegebiet müssen daher darauf gerichtet sein, wegen der großen Häufigkeit benigner Knotenstrumae ein Malignom nicht zu übersehen; denn nur die frühzeitige Erkennung eines malignen Schilddrüsentumors stellt die entscheidende Grundlage für die relativ günstige Prognose zumindest der differenzierten Tumortypen dar. Eine generelle Operation aller kalten Knoten ist daher im endemischen Kropfgebiet der Bundesrepublik Deutschland ebensowenig vertretbar wie ein abwartendes konservatives Verhalten ohne jegliche aktive Therapie. Diese klinisch-relevante Problematik rechtfertigt im Rahmen der *Primärdiagnostik* ein breites Spektrum morphologisch und funktionell orientierter Untersuchungsmethoden mit möglichst sicherer Eingrenzung und Abschätzung des Malignomrisikos.

Trotz bedeutender Fortschritte in der Funktions- und Lokalisationsdiagnostik nehmen die spezielle Anamnese und die gezielte körperliche Untersuchung nach wie vor einen anerkannt hohen Stellenwert im Rahmen der Malignomdiagnostik ein. So können sich bereits erste wichtige differenzierende Hinweise ergeben, wenn ein derber, schlecht verschieblicher Knoten mit deutlicher Wachstumstendenz entdeckt wird (Tab. **10**). *Klinischer Malignomverdacht* stellt unabhängig vom Ergebnis anderer Untersuchungsbefunde eine *absolute Operationsindikation* dar. Ein Solitärknoten ist als malignomverdächtiger einzustufen als eine Struma multinodosa. Sonographisch gilt allerdings bei der endemischen Struma ein solitärer Herdbefund inmitten eines völlig homogenen Echomusters eher als eine Rarität; es dürfte sich hierbei in erster Linie um kindliche und juvenile diffuse Strumae handeln. Im Erwachsenenalter bestehen meist mehr oder weniger stark ausgeprägte paranoduläre Strukturveränderungen. So konnten wir in 76% der Fälle zusätzlich zum tastbaren Einzelknoten mehrere Herdbefunde lokalisieren (52).

Tabelle **9** Differentialdiagnose des szintigraphisch kalten Stromaknotens

- Zyste (unkompliziert, kompliziert)
- follikuläres Adenom
- adenomatöse Hyperplasie
- Schilddrüsenmalignom (primär, sekundär)
- atypisches Adenom
- Thyreoiditis

Tabelle **10** Klinische Symptome der Struma maligna

- rasches Strumawachstum innerhalb von Wochen oder Monaten
- deutliche Wachstumstendenz und Konsistenzvermehrung von Knoten
- Heiserkeit
- Luftnot, Stridor
- Dysphagie
- Schmerzausstrahlung in Kieferwinkel, Nacken oder Hinterkopf
- uni- oder bilaterale Halslymphknoten-Vergrößerungen
- Hornerscher Symptomenkomplex
- Einflußstauung
- eingeschränkte Verschieblichkeit

Die *Szintigraphie* bietet eine weitere wichtige Entscheidungshilfe bei der differentialdiagnostischen Abschätzung der Malignomwahrscheinlichkeit eines Strumaknotens.
Die Angaben über die Malignominzidenz des kalten Knotens schwanken je nach Selektion des Patientenkollektivs zwischen 3 und 33% (4, 6, 11). Die relativ große statistische Streuung ist bedingt durch eine unterschiedliche Selektion im internistischen und chirurgischen Untersuchungsgut. Hohe Prozentzahlen aus Statistiken chirurgischer Kliniken lassen sich daher nicht auf die Situationen in der täglichen Routine einer Schilddrüsenambulanz übertragen. Bei realistischer Einschätzung dürfte das „tatsächliche" Malignomrisiko bei 5% liegen (19). Szintigraphisch heiße Knoten weisen ein klinisch vernachlässigbares Malignomrisiko auf; in der Regel handelt es sich um eine zufällige Koinzidenz von regionaler Autonomie und Malignom, wobei der maligne Tumor als Zufallsbefund im paranodulären Gewebe entdeckt wird. Der Begriff „szintigraphisch warm" muß hinsichtlich der Risikoabschätzung mit einer gewissen Zurückhaltung betrachtet werden. Ein kalter Knoten kann durch superponiertes funktionstüchtiges Gewebe als „warmer" Herdbefund imponieren, wobei das „wahre" Speicherverhalten maskiert wird. Weitere Einschränkungen für die szintigraphische Abschätzung des Karzinomrisikos ergeben sich immer dann, wenn kleinere Knoten mit einem Druchmesser von weniger als 1,5 cm vorliegen und ventral oder dorsal dieser Knoten noch genügend funktionell intaktes Gewebe vorhanden ist (Abb. **57–59**, **75**, **84**, **86**). Hier sind die methodischen Grenzen der Szintigraphie erreicht, da derartige kleine Herdbefunde unterhalb der Auflösungsgrenze der Kollimatoren liegen.
Als weiteres Verfahren zur differentialdiagnostischen Abgrenzung des Schilddrüsenmalignoms wird die *Feinnadelpunktion* bereits seit mehreren Jahren mit Erfolg eingesetzt (10, 31, 38). Bei adäquater Punktionstechnik (Tab. **29**) und ausreichend großer Erfahrung des begutachtenden Zytologen läßt sich im Rahmen der Malignomdiagnostik eine Sensitivität von 81% und eine Spezifität von 90% erzielen (18); dabei ist allerdings zu berücksichtigen, daß auch im Falle eines unauffälligen Punktionsergebnisses die Operationsindikation aufrechterhalten werden muß, wenn sich aufgrund der übrigen Befunde ein Malignom nicht ausschließen läßt.

Die *sonographische Analyse* umschriebener Parenchymläsionen kann die Malignomwahrscheinlichkeit zusätzlich eingrenzen. Diese Differenzierungsmöglichkeit beruht auf der inzwischen allgemein anerkannten Beobachtung, daß der überwiegende Teil der Schilddrüsenmalignome ein echoarmes Reflexverhalten aufweist (Tab. **8**). So konnte im Rahmen einer von uns durchgeführten prospektiven Studie gezeigt werden, daß sich bei einem szintigraphisch kalten Knoten das Malignomrisiko um den Faktor 4,3 erhöht, wenn gleichzeitig ein echoarmer Herdbefund vorliegt (Tab. **11**) (52). Ein umschriebener echoarmer, szintigraphisch kalter Parenchymdefekt muß daher bis zum Beweis des Gegenteils als malignomverdächtig eingestuft werden (48). Der typische solide echoreiche Herdbefund weist ebenso wie auch der sonographische Befund einer klassischen, unkomplizierten Zyste ein klinisch vernachlässigbares Malignomrisiko von weniger als 1% auf. Die wenigen Literaturmitteilungen über sog. echoreiche Karzinome sollten nicht überbewertet werden, zumal in der Mehrzahl der Fälle keine überzeugende Bilddokumentation vorliegt. Nach einer von uns durchgeführten umfangreichen Literaturübersicht handelte es sich in der Regel um Karzinome mit echoreichen Strukturanteilen, teilweise in Form von Verkalkungen, jedoch nicht um Malignome mit überwiegend oder ausschließlich solide echoreichem Aufbau (Tab. **12**).
Sonographische Sekundärkriterien, wie z. B. die Art der Randbegrenzung sowie das Verteilungsmuster und die Größe der Strukturechos, können nach unseren Erfahrungen im Einzelfall nicht zur Dignitätsdifferenzierung herangezogen werden. Auch Kalkeinlagerungen schließen selbstverständlich ein Malignom nicht aus (Abb. **80**, **83**, **84**). Somit kann nur die Echoarmut als

Tabelle **11** Beispiel einer Eingrenzung der Malignomwahrscheinlichkeit im Münchner Strumaendemiegebiet

| Diagnostische Kriterien | n | Karzinominzidenz |
|---|---|---|
| szintigraphisch kalt | 267 | 7,9 |
| szintigraphisch kalt *und* sonographisch solide echoarm bzw. komplex (= echoarm, echofrei) | 62 | 34,0 |

gemeinsames diagnostisches Merkmal der Schilddrüsenkarzinome gelten.
Klinische Studien mit kritischem Vergleich von Sonographie und Szintigraphie sowie exakten Zahlenangaben zu einer möglichen Steigerung des Malignomrisikos bei bestimmten sonographisch-szintigraphischen Befundkonstellationen liegen bisher unseres Wissens nur vereinzelt vor (1, 42, 50). Derartige Studien sind zur aktuellen Standortbestimmung und Überprüfung der diagnostischen Aussagekraft der Sonographie unter Routinebedingungen unverzichtbar, auch wenn die jeweils ermittelten Inzidenzzahlen von der Präselektion der Patienten abhängen und daher in erster Linie die Situation in einem geographisch definierten Strumaendemiegebiet widerspiegeln. In diesem Zusammenhang darf das Ergebnis einer italienischen Multicenterstudie nicht fehlinterpretiert werden (44). 52% (n = 13) der sonographisch untersuchten follikulären Karzinome wurden von den an der Studie beteiligten Arbeitsgruppen als „solide echogleich" eingestuft, weil sie inmitten einer regressiv veränderten Knotenstruma entstanden waren und sich wegen des „bunten" Echobildes nicht als eindeutig umschriebene Herdbefunde abgrenzen ließen. Die sonographische Klassifikation „echogleich" schließt allerdings nicht aus, daß diese Malignome zumindest teilweise nicht auch einen echoarmen Aufbau zeigten. Hierbei wird deutlich, daß durch eine mißverständliche sonographische Klassifizierung die diagnostische Wertigkeit eines sonographischen Merkmals falsch eingeschätzt werden kann. Wenn nämlich ein Herdbefund im Vergleich zum umliegenden Schilddrüsenparenchym als echogleich beschrieben wird, so darf daraus nicht zwangsläufig ein echonormaler Aufbau vermutet werden.

Tabelle **12** Sonographische Darstellung des Schilddrüsenmalignoms in der Literatur von 1968–1983 (n = 506)

| n | Sonographisches Erscheinungsbild |
|---|---|
| 396 (78%) | solide echoarm |
| 78 (16%) | komplex (echoarm – echofrei) |
| 27 (5%) | „zystisch" (Literatur v. 1966–1979), liquide (echofrei) |
| 5 (1%) | solide echoreich |

Solange die Grundlagenforschung zum Thema „sonographische Darstellung des Schilddrüsenmalignoms" noch nicht abgeschlossen ist, sollte zunächst versucht werden, die Ergebnisse jeweils einer Arbeitsgruppe zu interpretieren; hierbei ist zu fordern, daß die Sonogramme im Rahmen dieser wissenschaftlichen Studien jeweils von einem *einzigen* Untersucher angefertigt *und* interpretiert werden, da nur so eine kontinuierliche Befunderstellung und Befundinterpretation möglich ist.

## Präoperative Sonographie

Vor Einführung der Sonographie in die präoperative Organdiagnostik ließen sich – abgesehen von der Punktionszytologie – Ausmaß und Ausprägungsgrad pathologischer Parenchymveränderungen nur indirekt anhand des Palpations- und Szintigraphiebefundes abschätzen. Auch mittels der intraoperativen Inspektion und Palpation war pathologisch verändertes Gewebe nur indirekt durch makroskopisch sichtbare Veränderungen der Organoberfläche oder durch eine knotige Gewebekonsistenz zu vermuten.
Die präoperative Sonographie eröffnet dem Chirurgen neue Einblicke in die Feinstruktur der Schilddrüse mit *direkter* Darstellung pathologischer Parenchymläsionen; sie kann daher nicht nur die Operationsstrategie (Selektion von Befunden mit erhöhtem Malignomrisiko), sondern auch die Operationstaktik und -technik beeinflussen. So gelingt beispielsweise der Nachweis auch kleinerer herdförmiger Parenchymveränderungen, die aufgrund ihrer geringen Größe oder ihrer ungünstigen Lage weder szintigraphisch noch palpatorisch zu erfassen sind. In diesem Zusammenhang ist zu berücksichtigen, daß sich auch größere, szintigraphisch kalte Läsionen mit einem Durchmesser von 1,0 bis 1,5 cm dem szintigraphischen Nachweis entziehen können, wenn ventral oder dorsal dieser Herdbefunde noch genügend funktionell intaktes Gewebe vorhanden ist.
Die präoperative Sonographie erlaubt darüber hinaus eine detaillierte Abklärung der topographischen Verhältnisse im Halsbereich; es läßt sich z. B. die Lagebeziehung der Schilddrüse zu den großen Halsgefäßen und zur Halsmuskulatur bestimmen. Bei größeren Strumae (Grade II und III nach WHO-Klassifikation) ist die A. carotis communis oder die V.

jugularis interna oft nach dorsal oder dorsolateral verlagert. Ein atypischer Verlauf der A. carotis communis infolge einer tumorbedingten Verlagerung nach ventral wird den Operateur veranlassen, eine vorsichtige Präparation ggf. mit modifizierter Schnittführung durchzuführen. Der routinemäßige Einsatz der Halssonographie kann für den Chirurgen eine wesentliche Bereicherung darstellen, wenn die Ausdehnung pathologisch vergrößerter Lymphknoten exakt beurteilt werden soll. Falls sich z. B. anhand der intraoperativen Schnellschnittuntersuchung die Diagnose eines Schilddrüsenmalignoms histologisch sichern läßt, kann unter Berücksichtigung des sonographischen Befundes im Anschluß an eine totale Thyreoidektomie eine Neck-dissection mit möglichst vollständiger Ausräumung der Lymphknotenmetastasen erfolgen.

Eine zuverlässige präoperative sonographische Diagnostik setzt eine genaue Beschreibung der Lokalisation herdförmiger Parenchymveränderungen sowie Angaben über den kraniokaudalen, ventrodorsalen und transversalen Durchmesser voraus. Ein Verzicht auf die präoperative Szintigraphie bei immunologisch gesicherter Basedow-Hyperthyreose stellt hohe Anforderungen an die Interpretation und Dokumentation des sonographischen Befundes. Transversale Schnittbilder mit einem Schichtabstand von mindestens 0,5 cm und festgelegten, reproduzierbaren Schnittebenen müssen zusammen mit mehreren Längsschnitten eine exakte dreidimensionale Vorstellung über das gesamte Organ vermitteln. Wenn beide kaudalen Lappenpole sonographisch nicht eindeutig dargestellt werden können, sollte im Interesse einer optimierten Operationsplanung eine Szintigraphie zur Lokalisation eventueller größerer substernaler Strumaanteile durchgeführt werden.

Nach den umfangreichen Untersuchungen von Fritzsche u. Mitarb. lassen sich die Ergebnisse der Strumaresektion durch eine exakte präoperative Lokalisierung intrathyreoidaler Herdbefunde entscheidend verbessern (15). Zur Ausschöpfung der vollen diagnostischen Aussagekraft der präoperativen Sonographie ist eine enge Kooperation mit einem sonographieerfahrenen Chirurgen unverzichtbar. Unter dieser Voraussetzung können sich die präoperative sonomorphologische Gewebecharakterisierung und die sonotopographische Lokalisierung zu wertvollen Werkzeugen des Operateurs entwickeln, die eine selektive und optimierte chirurgische Therapie der Struma nodosa ermöglichen.

## Nachsorge des Schilddrüsenmalignoms

Bei der relativ günstigen Prognose der differenzierten Karzinome im Vergleich zu anderen malignen Tumoren nimmt heute eine konsequente postoperative Nachsorge einen anerkannt hohen Stellenwert ein (28). Während bei den differenzierten Karzinomen der Thyreozyten zunächst die hochdosierte ablative Radiojodtherapie mit nachfolgender diagnostischer Ganzkörperszintigraphie im Vordergrund steht, gewinnt nach vollständiger Radiojodresektion des Restparenchyms die Thyreoglobulinbestimmung im Serum immer mehr an Bedeutung (8, 21, 30, 35). Die Halssonographie läßt sich in dieses Nachsorgekonzept erfolgreich integrieren (39), wenn sie als Ergänzung der Palpation, $^{131}$J-Szintigraphie und ggf. Punktionszytologie zur Lokalisierung einer regionären Lymphknotenmetastase oder eines lokoregionalen Rezidivs eingesetzt wird (Abb. **90**, **91**).

Die erste postoperative Kontrolle als Ausgangsbefund zur leichteren Erkennung eines eventuellen späteren Rezidivs sollte ca. 6–8 Wochen nach totaler Thyreoidektomie durchgeführt werden. In der unmittelbaren postoperativen Phase bestehen außerordentlich ungünstige schallphysikalische Untersuchungsbedingungen, so daß der meist im Bereich der hinteren Kapsel verbliebene kleine Schilddrüsenrest aufgrund ödematöser Schwellung der Subkutis und in Organisation begriffener Hämatome nicht mit ausreichender Genauigkeit lokalisiert werden kann.

Bei Patienten mit speicherndem Restgewebe sollte eine Sonographie in vierteljährlichen Abständen in Zusammenhang mit den im Nachsorgeprogramm routinemäßig vorgesehenen Kontrolluntersuchungen (klinische Untersuchung, Überprüfung der TSH-suppressiven Schilddrüsenhormonmedikation, Thyreoglobulinbestimmung im Serum, Röntgenthoraxaufnahme, Skelettszintigraphie, Speicheldrüsenszintigraphie) durchgeführt werden. Nach totaler Ablation der Schilddrüse mittels Radiojod genügen regelmäßige sonographische Kontrollen in halbjährlichen Abständen. Unter der TSH-suppressiven Schilddrüsenhormon-Medikation erlaubt die Sonographie eine relativ zuver-

lässige morphologische Lokalisationsdiagnostik mit Größenbestimmung der Restschilddrüse. In diesem Zusammenhang ist zu berücksichtigen, daß auch bei vollständiger funktioneller Ablation der Restschilddrüse durch Radiojod sonographisch-morphologisch in der Regel noch kleine Reste echoreichen vernarbten Gewebes nachgewiesen werden können. Ein Lokalrezidiv stellt sich nach unseren Erfahrungen immer als eine im Vergleich zur Umgebung gut abgrenzbare, solide echoarme Raumforderung dar (Abb. **90**, **91**).
Die Halssonographie nimmt im Rahmen der Langzeitnachsorge aus zwei Gründen eine zentrale Stellung ein (21):

1. Bei etwa 10% der Patienten mit differenziertem Schilddrüsenkarzinom kann ein Spätrezidiv auftreten.
2. Etwa 60–70% der Spätrezidive bzw. Metastasen, die sich später als 6 Monate nach radikaler Primärtherapie entwikkeln, weisen keine Radiojodspeicherung auf.

Bei klinischem Verdacht auf ein Lokalrezidiv oder eine regionäre Lymphknotenmetastasierung sollten stets eine subtile sonographische Untersuchung der Halsregion *und* eine *aktuelle* Serum-Thyreoglobulinbestimmung erfolgen. Sonographische Befunde müssen in *jeder* Phase der Tumornachsorge mit dem sorgfältig erhobenen Palpationsbefund und dem Thyreoglobulinspiegel korreliert werden. Der Anstieg des Serum-hTg-Spiegels aus einem nicht meßbaren Bereich in einen Bereich oberhalb der Nachweisgrenze gilt nach dem derzeitigen Kenntnisstand als beweisend für ein Lokalrezidiv und/oder regionäre Lymphknotenmetastasen. Bei gleichzeitigem sonographischen Nachweis von Raumforderungen im Schilddrüsenbett oder im Bereich der Lymphabflußgebiete (Abb. **92**) muß daher eine chirurgische Revision mit möglichst radikaler Entfernung der sonographisch lokalisierten Raumforderungen erfolgen. Wenn die entsprechenden Tumorrezidive oder Metastasen nach Applikation diagnostischer Radiojoddosen (74–185 MBq $^{131}$J) eine Speicherung zeigen, sollte nach weitgehend vollständiger chirurgischer Resektion eine hochdosierte Radiojodtherapie durchgeführt werden.
Die sonographische Lokalisationsdiagnostik stellt gerade bei den nicht $^{131}$J-speichernden Metastasen eine wichtige Ergänzung der Serum-Thyreoglobulinbestimmung dar. Hinsichtlich der Nachweisgenauigkeit knotiger Veränderungen ist die sonographisch kontrollierte Palpation der szintigraphisch-palpatorischen Lokalisierung in der Regel überlegen. Unter günstigen schallphysikalischen Bedingungen kann die Auflösungsschwelle für umschriebene extrathyreoidale Raumforderung bei 0,5 cm liegen (39). Üblicherweise gilt für Lymphknotenvergrößerungen eine Nachweisbarkeitsgrenze von 0,5–1,0 cm, jedoch können auch größere Lymphknotenmetastasen dann sonographisch nicht erfaßt werden, wenn ihre akustischen Eigenschaften sich vom umgebenden inhomogen strukturierten Halsweichteilgewebe nicht unterscheiden. Ausgeprägte narbige Veränderungen z. B. nach konservativer oder radikaler Neck-dissection oder nach vorangegangener perkutaner Bestrahlung können die sonographische Lokalisationsdiagnostik umschriebener Raumforderungen im Halsbereich erheblich erschweren. Diese Einschränkung ist z. B. dann gegeben, wenn narbige flächige Verwachsungen eine dorsale Schallabschwächung verursachen und das in diesem Bereich gelegene Gewebe nicht mehr exakt beurteilt werden kann.
Eine sichere Differenzierung metastatisch befallener und entzündlich-reaktiv vergrößerter Lymphknoten ist allein aufgrund sonomorphologischer Kriterien nicht möglich. Fehldiagnosen, d. h. falsch-positive Befunde, lassen sich daher nur bei kritischer, eher zurückhaltender Interpretation des sonographischen Befundes vermeiden. Die relativ geringe Spezifität der Sonographie kann jedoch durch klinische Informationen (Palpationsbefund, Seitenlokalisation des Primärtumors) und das Ergebnis der Thyreoglobulinbestimmung im Serum deutlich verbessert werden, so daß sich nur durch eine Kombination von Anamnese, Klinik, Palpation und Sonographie sowie den ggf. erforderlichen gezielten diagnostischen Einsatz spezifischer Methoden ($^{131}$J-Szintigraphie, ultraschallgezielte Feinnadelpunktion) eine optimierte Nachsorge des Schilddrüsenmalignoms durchführen läßt (Abb. **93**).

Abb. **88** „Totale" Thyreoidektomie beidseitig vor 15 Monaten; im letzten Posttherapieszintigramm (im Anschluß an die zweite Radiojodtherapie) noch geringe Restspeicherung beidseitig nachweisbar; im Ultraschall noch relativ gut abgrenzbares minimales Restschilddrüsengewebe beidseitig

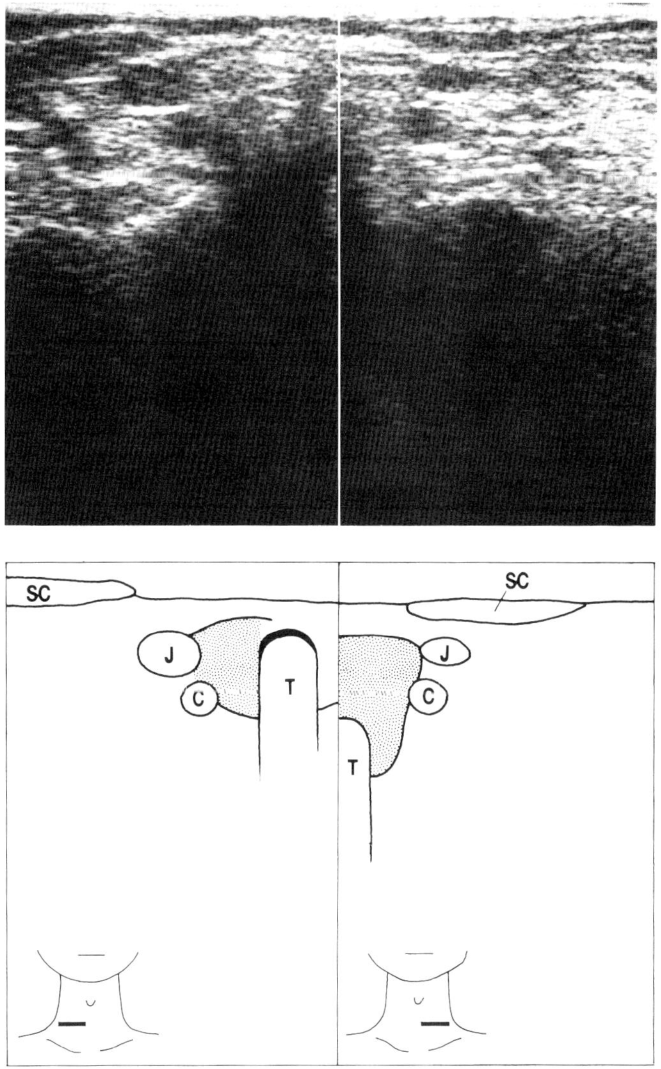


**„Totale" Thyreoidektomie**

**„Totale" Thyreoidektomie**

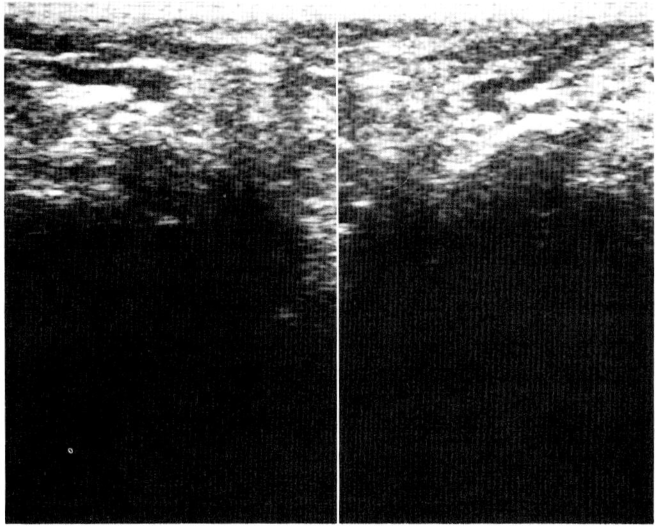

◁ Abb. **89** „Totale" Thyreoidektomie beidseitig vor 5½ Jahren; Durchführung einer ablativen Radiojodtherapie mit insgesamt 650 mCi$^{131}$J; im Ultraschall gegenüber dem umgebenden Halsweichteilgewebe nur relativ schlecht abgrenzbares echoreiches Restschilddrüsengewebe von ca. 1 cm Größe

CAVE: Trotz sonographisch echoreicher Darstellung im Einzelfall anhand des Ultraschallbefundes keine Aussage über die Funktion des Restschilddrüsengewebes möglich

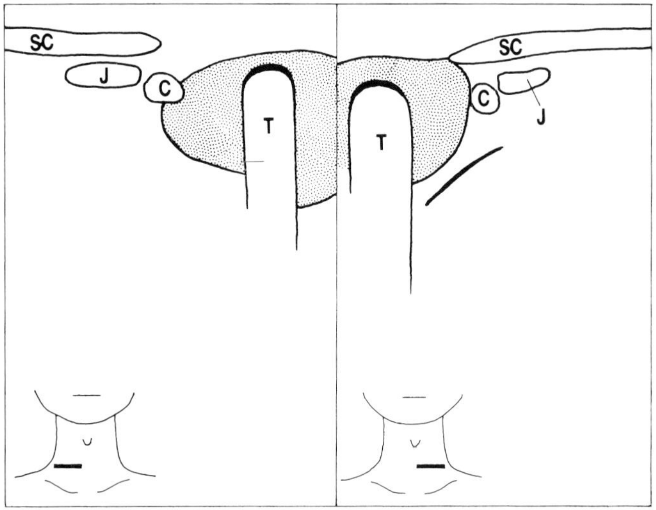


Abb. **89**

Abb. **90** Rezidivstruma nodosa I. Grades; „totale" Thyreoidektomie ▷ beidseitig wegen eines wenig differenzierten follikulären Schilddrüsenkarzinoms vor 7 Jahren, ablative Radiojodtherapie; innerhalb von 6 Wochen Entwicklung eines derben, nicht verschieblichen Knotens rechts paramedian im Schilddrüsenbett; erhöhter Serum-Thyreoglobulinspiegel. Im Radiojodszintigramm keine Speicherung nachweisbar. Im Sonogramm Darstellung einer solide echoarmen Raumforderung, kein Hinweis für pathologisch vergrößerte Halslymphknoten

Histologische Diagnose: Lokalrezidiv eines wenig differenzierten follikulären Schilddrüsenkarzinoms

Abb. **91** Rezidivstruma nodosa I. Grades; „totale" Thyreoidektomie ▷ beidseitig wegen eines follikulären Schilddrüsenkarzinoms vor 3 Jahren; Durchführung einer ablativen Radiojodtherapie, Serum-Thyreoglobulinspiegel nicht meßbar, seit 4 Wochen plötzlich entstandener, mäßig derber und schlecht verschieblicher Knoten im Operationsgebiet; erhöhter Serum-Thyreoglobulinspiegel; im Ultraschall unregelmäßig und unscharf begrenzter solide echoarmer Herdbefund rechts paramedian, im kranialen Anteil des rechten Restlappens noch „normal" strukturiertes Parenchym nachweisbar

Histologische Diagnose: Lokalrezidiv eines follikulären Schilddrüsenkarzinoms

**Rezidivstruma nodosa I. Grades**

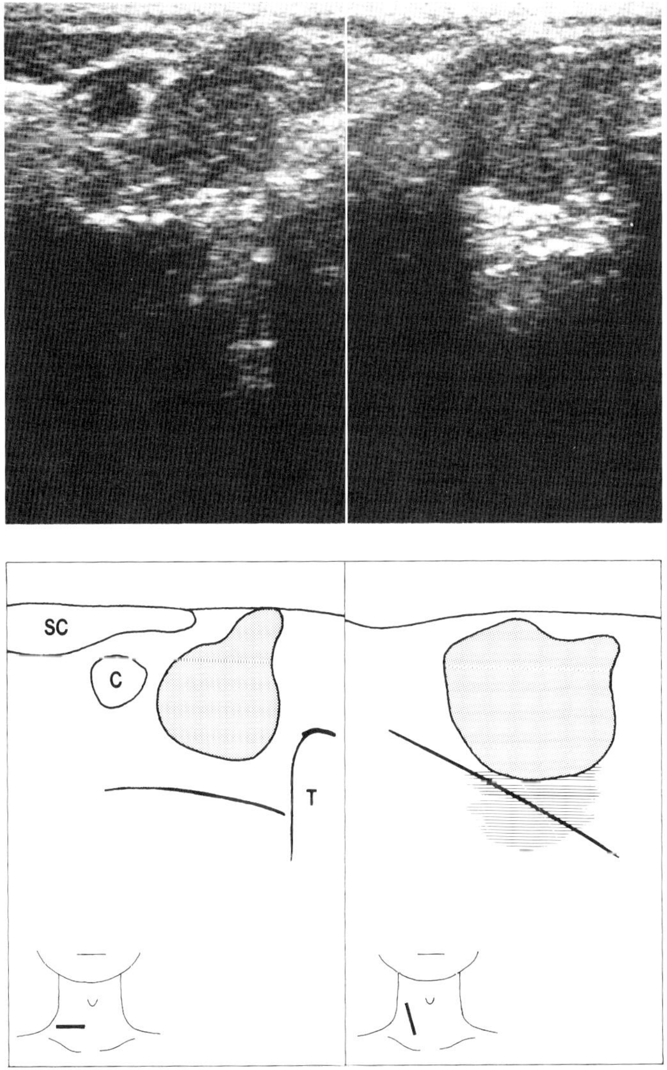


Abb. **90**

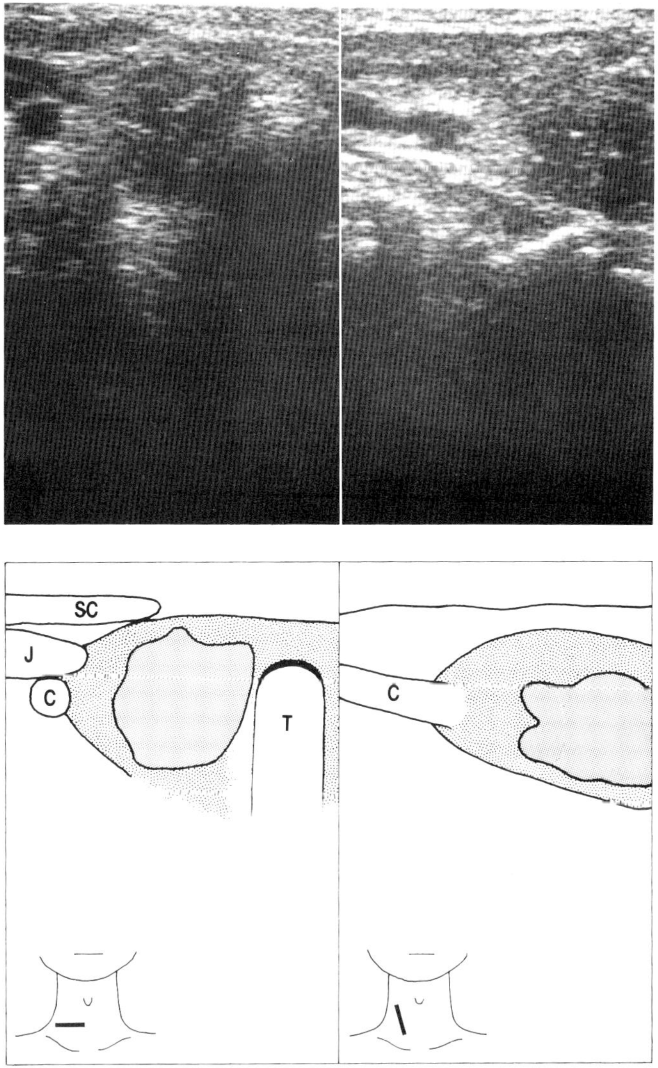


Abb. **91**

**Metastasenlokalisation beim Schilddrüsenmalignom**

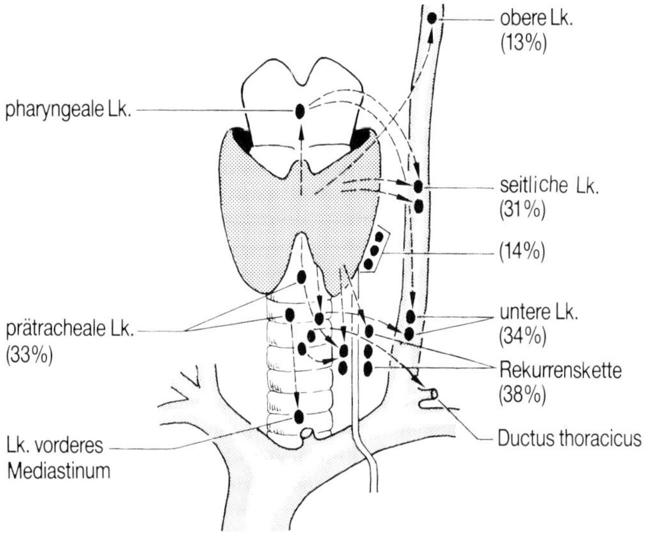


Abb. **92** Metastasenlokalisation beim Schilddrüsenmalignom, Lk. = Lymphknoten (nach *Thomas* u. *Buckwalter*)

**Nachsorgeschema für differenzierte Schilddrüsenkarzinome**

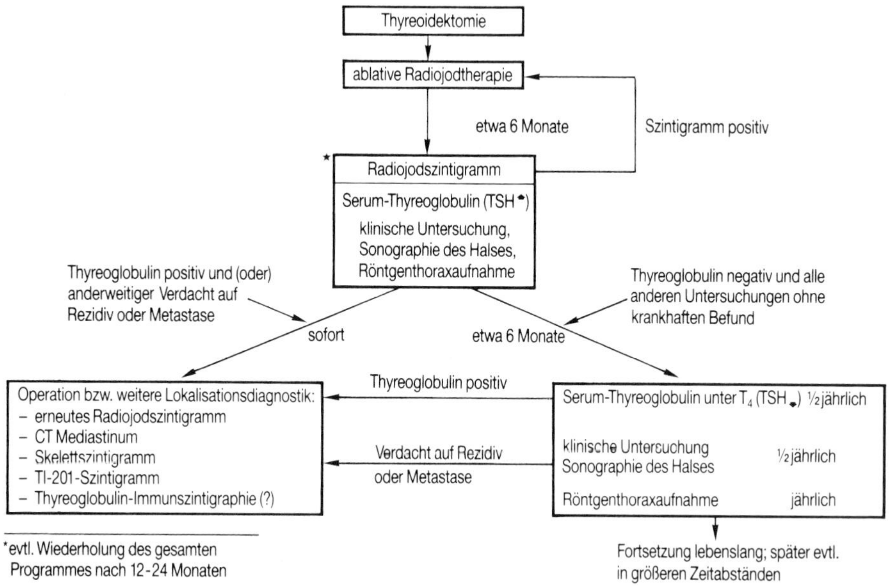


Abb. **93** Nachsorgeschema für differenzierte Schilddrüsenkarzinome (nach *Hüfner* u. *Reiners*)

# Mikrokarzinom der Schilddrüse

## Diagnostische Strategien und therapeutische Konzepte bei sonographischen Zufallsbefunden

Die klinische Symptomatik kann keinen Beitrag zur *Früherkennung* des Schilddrüsenmalignoms leisten. Es gibt bekanntlich keine typischen klinischen Frühsymptome. Bei den klassischen klinischen Symptomen (vgl. Tab. **10**) handelt es sich ausnahmslos um Spätsymptome als Ausdruck eines organüberschreitenden, invasiven Wachstums. Auch die Szintigraphie ist bezüglich der Frühdiagnose des Schilddrüsenmalignoms nur eingeschränkt aussagefähig, da Läsionen mit einem Durchmesser von weniger als 1 cm auch bei Anwendung spezieller hochauflösender Kollimatoren in der Regel nicht lokalisiert werden können. Die gezielte Palpation der Halsregion kann sich dagegen bei der Suche nach einem Schilddrüsenmalignom als hilfreich erweisen (Tab. **13**). Knotige Veränderungen der Schilddrüse oder vergrößerte Halslymphknoten lassen sich aufgrund ihrer oberflächennahen Lage relativ frühzeitig erfassen. Schwierigkeiten in der palpatorischen Lokalisierung können allerdings auftreten bei kleineren knotigen Veränderungen im dorsalen Anteil der Struma, bei unmittelbar unter dem M. sternocleidomastoideus gelegenen Knoten oder bei adipösen Hälsen.

Durch das höhere räumliche Auflösungsvermögen im Vergleich zur Szintigraphie und die Erfassung der Tiefenausdehnung der Schilddrüse ist die *Sonographie* hinsichtlich der Früherkennung des Schilddrüsenmalignoms als wichtige Informationsquelle anzusehen. Mit den heute zur Verfügung stehenden hochauflösenden Small-parts-Schallkopfen lassen sich ungünstig gelegene Herdbefunde ebenso schnell und sicher lokalisieren wie kleinere Parenchymläsionen mit einem Durchmesser von weniger als 1 cm. In der Regel handelt es sich hierbei um sonographische „Zufallsbefunde", die weder palpatorisch noch szintigraphisch zu erfassen sind (Abb. **75**, **84**). In diesem Zusammenhang ist eine eher zurückhaltende sonographische Definition des Begriffes „Herdbefund" von besonderer klinisch-praktischer Bedeutung. Bei den relativ diskreten echoreichen Parenchymveränderungen einer adenomatös-hyperplastischen diffusen Struma entspricht die Bezeichnung „multinoduläre Strukturen" eher der eigentlichen klinischen Bedeutung. Eine Klassifizierung dieser klinisch oft wenig relevanten sonographischen Strukturveränderungen mit dem Terminus „multiple Herdbefunde" stellt eine Überinterpretation dar und kann zu unnötigen diagnostischen Maßnahmen (z. B. Feinnadelpunktion) veranlassen. Bei diffusen Strumae mit diskreten morphologischen Veränderungen ist eine zusätzliche punktionszytologische Klärung nicht erforderlich, wenn sich klinisch keine Malignitätshinweise ergeben und im Szintigramm kein umschriebenes Korrelat nachgewiesen werden kann. Der Begriff „Herdbefund" sollte daher derjenigen Parenchymveränderung vorbehalten bleiben, die sich als eindeutig fokaler Strukturdefekt mit deutlichem Impedanzunterschied im Vergleich zum umgebenden Gewebe abgrenzen läßt.

Wie in einer prospektiven Studie unserer Arbeitsgruppe gezeigt werden konnte, lassen sich bei subtiler sonographischer Untersuchungstechnik in etwa drei Viertel der Fälle (76%) mit Struma „uninodosa" zusätzliche paranoduläre Herdbefunde lokalisieren, ohne daß im Palpations- und Szintigraphiebefund ein entsprechendes Korrelat zugeordnet werden kann (52). Der Anteil sonographischer Zufallsbefunde liegt bei regressiv veränderten Knotenstrumae erwartungsgemäß deutlich höher (93%) als bei diffusen Strumae mit kürzerer Erkrankungsdauer (24%). Kindliche und juvenile diffuse Strumae weisen nur einen geringen Anteil (8%) sonographischer Zufallsbefunde auf; dies dürfte auch für diffuse Strumae in Regionen mit besserer Jodversorgung gelten. Aus dieser unterschiedlich hohen Frequenz sonographischer Zufallsbefunde in Endemiegebieten und Nichtendemiegebieten resultiert zwangsläufig die Empfehlung, daß in Strumaendemiegebieten nicht jede sonographisch auffällige Echostruktur punktiert werden kann, während hingegen in einem Nichtendemiegebiet derartige diagnostische Strategien durchaus praktikabel erscheinen.

Tabelle **13** Diagnostische Aussagekraft der Schilddrüsenpalpation

- Beurteilung von Form und Größe der Schilddrüse
- Aussage über die Anzahl und Konsistenz von Knoten
- Prüfung auf Verschieblichkeit

Sonographische Zufallsbefunde entsprechen in der Regel umschriebenen adenomatös-hyperplastischen Veränderungen oder kleinen follikulären Adenomen. Hinter derartigen klinisch und szintigraphisch inapparenten Läsionen kann sich jedoch auch ein Mikrokarzinom verbergen (5, 9, 20, 40, 41). Nahezu ein Fünftel (19%) der von uns untersuchten und histologisch gesicherten Schilddrüsenmalignome wurden bei routinemäßiger Schilddrüsenuntersuchung zufällig entdeckt (52). Die Sonographie ist somit derzeit – in Kombination mit der gezielten Feinnadelpunktion – das einzige *bildgebende* Untersuchungsverfahren zur Früherfassung des Schilddrüsenkarzinoms. Szintigraphie und Computertomographie sind für diese Fragestellung weniger geeignet, da die untere Nachweisgrenze für herdförmige Parenchymveränderungen im Durchschnitt bei etwa 1 cm liegt. Nur unter günstigen Bedingungen (kleine Strumae mit geringer ventrodorsaler Ausdehnung des paranodulären, „superponierten" Parenchyms) gilt für Herdbefunde eine szintigraphische Auflösungsschwelle von 0,5–1 cm. Der routinemäßige Einsatz der Computertomographie als Screeninguntersuchung verbietet sich nicht zuletzt aus Gründen des unvertretbaren Aufwandes und der Strahlenbelastung. Die Ergebnisse unserer Studie bestätigen darüber hinaus die hinlänglich bekannte klinische Erfahrung, daß klinische Malignitätshinweise bereits Ausdruck eines lokal weit fortgeschrittenen Tumorwachstums sind. Bei 85% der zufällig entdeckten Karzinome konnte ein prognostisch günstiges Tumorstadium ($pT_1N_0M_0$) diagnostiziert werden. Kein einziger Tumor in dieser Gruppe der zufällig entdeckten Malignome hatte zum Zeitpunkt der Diagnose bereits Metastasen gesetzt. Bei den klinisch symptomatischen Tumoren ließen sich histologisch fortgeschrittenere Tumorstadien nachweisen. Trotzdem konnten 87% dieser Tumoren noch einer radikalchirurgischen Therapie zugeführt werden.

In Zusammenhang mit der sonographischen Lokalisierung von Zufallsbefunden steht zunächst die Frage im Vordergrund des klinischen Interesses, ob diese Befunde einer weiteren, eher extensiven diagnostischen Klärung zugeführt werden sollen oder ob ein konservativ-abwartendes Verhalten mit regelmäßigen sonographischen Größenkontrollen gerechtfertigt erscheint. Die Konsequenzen, die sich aus dem sonographischen Nachweis sog. Zufallsbefunde ergeben, hängen entscheidend vom klinischen Befund ab. Bei sonographischem Nachweis eines *solitären Herdbefundes* sind strengere diagnostische Maßstäbe anzulegen als bei multiplen herdförmigen Läsionen. Die nicht seltene multifokale Manifestation eines papillären Karzinoms stellt allerdings eine Einschränkung dieses Kriteriums dar. Die jeweilige klinische Fragestellung bietet daher in diesem Zusammenhang die wichtigste Entscheidungshilfe. So wird man insbesondere bei sog. Risikopatienten mit kleinen solitären Herdbefunden in einer sonst gering veränderten Struma stets eine zytologische und ggf. histologische Klärung anstreben. Bei *multiplen kleinen Herdbefunden* in einer deutlich regressiv veränderten Knotenstruma existieren keine allgemein verbindlichen Empfehlungen zum diagnostischen Procedere. Bei größeren Knoten, die sich auch szintigraphisch klassifizieren lassen, wird man kalte Knoten wegen des höheren Malignomrisikos häufiger punktieren als warme oder gar heiße Knoten. Bei kleineren Herdbefunden empfiehlt es sich, echoarme Strukturveränderungen häufiger punktionszytologisch abzuklären als echonormale oder echofreie Herde. Es wird sich daher in diesem Zusammenhang in gewisser Hinsicht stets um eine relativ willkürliche Auswahl der zu punktierenden Läsionen handeln.

In der neuen Einteilung der WHO (1986) werden differenzierte Schilddrüsenkarzinome mit einem Durchmesser von maximal 1 cm als „Mikrokarzinome" bezeichnet (s. auch S. 23). Beim klinisch nicht manifesten, okkulten Mikrokarzinom handelt es sich in der Regel um ein papilläres Karzinom. Okkulte papilläre Mikrokarzinome stellen nicht selten Zufallsbefunde dar, die sich oft unerwartet bei der histologischen Aufarbeitung einer Struma nodosa ergeben. Obwohl histologisch nicht vom manifesten Karzinom zu unterscheiden, hat es offensichtlich kein malignes Potential entfaltet. Die Häufigkeit ist vielfach abhängig von der pathohistologischen Untersuchungstechnik und schwankt zwischen 2,3 und 35,6% (36). Im Hinblick auf das relativ gutartige biologische Verhalten dieser kleinen Tumoren wird bei sonographischen Zufallsbefunden ein eher zurückhaltendes diagnostisch-therapeutisches Konzept befürwortet mit kritischer Wertung von Eingriffs- und Krankheitsrisiko. Es muß also im Einzelfall kritisch abgewogen werden zwischen dem relativ geringen Risiko einer klinischen Manifestation einerseits und dem vergleichsweise hohen Operationsrisiko andererseits.

Dieses differenzierte Vorgehen soll auch dazu beitragen, unnötige diagnostische Maßnahmen zu vermeiden und zugleich die Früherkennung des Schilddrüsenmalignoms durch eine möglichst weitgehende Integration sonomorphologischer Zusatzinformationen zu optimieren:

1. Bei sonographischem Nachweis multipler kleiner Herdbefunde *ohne* klinischen Malignitätsverdacht kann eine routinemäßige Feinnadelpunktion dieser kleinen Herdbefunde (Durchmesser ≤1 cm) aus Gründen der Praktikabilität und Zumutbarkeit ebensowenig empfohlen werden wie ein radikales chirurgisches Vorgehen.
2. Wenn es sich sonographisch um einen *solitären Herd* inmitten eines *homogenen* Echomusters handelt, sollten auch bei fehlenden klinischen Malignitätszeichen weitere diagnostische Maßnahmen in Form einer ultraschallgezielten Feinnadelpunktion oder Feinstanzbiopsie angeschlossen werden.
3. Wenn klinische Malignitätshinweise bestehen (z. B. Primärtumorsuche), kann bei sonographischem Nachweis multipler kleiner Herdbefunde auf weiterführende diagnostische Maßnahmen (Feinnadelpunktion, Feinstanzbiopsie) nicht verzichtet werden. Falls anhand der Feinnadelpunktion oder Feinstanzbiopsie z. B. der Verdacht auf ein follikuläres Karzinom geäußert wird und diese Verdachtsdiagnose durch die anschließende Schnellschnittuntersuchung bestätigt werden kann, läßt sich in derselben Sitzung eine klassische Thyreoidektomie anschließen. Bei dieser Vorgehensweise erübrigt sich somit eine Reoperation, so daß das Risiko einer Rekurrensparese auf ein Minimum reduziert wird. Bei Vorliegen von Halslymphknotenmetastasen ist wegen der bekannten Problematik falsch-negativer zytologischer Befunde eine primäre histologische Klärung absolut indiziert.
4. Bei sonographischem Nachweis eines solitären Herdbefundes *und* gleichzeitigem Bestehen von Halslymphknotenmetastasen ist eine alleinige punktionszytologische Klärung als Grundlage für eine differenzierte Operationsstrategie nicht ausreichend. Bei dieser Befundkonstellation muß daher einer konsequenten Diagnostik mit primärer histologischer Klärung der Vorzug gegeben werden vor einer punktionszytologischen Diagnostik mit evtl. konservativ-abwartendem Verhalten. Dabei hat es sich bewährt, den sonographisch lokalisierten, mit einem ausreichend großen perinodulären Parenchymsaum resezierten Herdbefund bereits intraoperativ histologisch untersuchen zu lassen.

Bei zufällig im Operationspräparat histologisch gesichertem, klinisch nicht manifestem Mikrokarzinom wird das weitere Vorgehen im wesentlichen durch den histologischen Tumortyp bestimmt. Liegt nach den histologischen Kriterien ein follikuläres Mikrokarzinom vor, so sollte die klassische chirurgische Karzinomoperation im Sinne einer totalen Thyreoidektomie erfolgen. Beim papillären Mikrokarzinom der Schilddrüse wird dagegen nach dem heutigen Kenntnisstand ein differenzierteres Therapiekonzept mit eingeschränkter Radikalität praktiziert (2, 3, 7, 16, 23, 32, 33). Die Sonographie liefert in diesem Zusammenhang wesentliche Entscheidungskriterien für das operationstaktische Vorgehen. Bei einem solitären Karzinomherd wird man sich im allgemeinen zunächst auf eine einseitige Lobektomie beschränken können. Falls nachträglich anhand des histologischen Befundes ein multizentrischer, sonographisch nicht erkannter Befall des resezierten Lappens nachgewiesen werden kann, sollte im Sinne einer Karzinomprophylaxe auch die kontralaterale Lobektomie durchgeführt werden. Wenn im Rahmen der intraoperativen Schnellschnittuntersuchung eindeutig ein papilläres Mikrokarzinom diagnostiziert werden kann *und* sich sonographisch zusätzlich mehrere Herdbefunde lokalisieren lassen, muß zunächst eine weitere Schnellschnittuntersuchung dieser Befunde veranlaßt werden. Bei histologisch gesicherter multizentrischer Tumormanifestation sollte das konventionelle radikale Konzept mit totaler Thyreoidektomie bds. beibehalten werden.

## Literatur


1 Baum, K., Chr. Reiners, W. Wiedemann, H.-A. Müller, W. Börner: Differentialdiagnose von Schilddrüsenknoten. Dtsch. med. Wschr. 108 (1983) 1359

2 Becker, H. D., H.-D. Röher, W. Peitsch, R. A. Wahl: Chirurgie der malignen Struma. In Becker, H. D., H. G. Heinze: Maligne Schilddrüsentumoren. Springer, Berlin 1984 (S. 136)

3 Berchtold, R., H. Rösler, U. Büll, B. Leisner, D. Emrich, H. D. Becker, M. Droese, H. Pichlmaier, D. Reinwein, H. D. Röher: Differenzierte Schilddrüsenkarzinome – Radikalität der therapeutischen Strategie. Dtsch. med. Wschr. 109 (1984) 626

4 Berkhoff, M., H. Becker, E. Ungeheuer: Benigne und maligne Schilddrüsenerkrankungen: Indikationen zur operativen Behandlung. Diagn. u. Intensivther. 13 (1980) 53
5 Berkhoff, M., H. Wacha, H. Becker, E. Ungeheuer, O. Cloos: Zufallsbefund: Das kleine, differenzierte Schilddrüsenkarzinom. Chirurg 54 (1983) 94
6 Berkhoff, M., E. Ungeheuer: Die Knotenstruma. Med. Klin. 78 (1983) 16
7 Biersack, H. J., B. Helpap, C. Winkler: Behandlung des Schilddrüsenkarzinoms – eingreifendes oder zurückhaltendes Konzept? In Biersack, H. J., C. Winkler: Neue Aspekte in Diagnostik und Therapie des Schilddrüsenkarzinoms. Schattauer, Stuttgart 1982
8 Böttger, I., W. Kanitz, H. W. Pabst: Klinische Reevaluierung der radioimmunologischen Thyreoglobulin (hTg)-Bestimmung in der Nachsorge des differenzierten Schilddrüsenkarzinoms. Nuc-compact 16 (1985) 182
9 Caroll, B. A.: Asymptomatic thyroid nodules: incidental sonographic detection. AJR 133 (1982) 499
10 Droese, M.: Aspirationszytologie der Schilddrüse. Schattauer, Stuttgart 1979
11 Emrich, D.: Autonomes Schilddrüsenadenom und kalter Knoten – Aktive Therapie oder abwartendes Beobachten? Internist (Berl.) 20 (1979) 138
12 Espinasse, P., D. Espinasse: Radionuclide imaging and echography of thyroid nodules. Clin. nucl. Med. 4 (1979) 269
13 Finsterer, H.: Ergebnisse der Feinnadelbiopsie in der Schilddrüsendiagnostik. Nuklearmediziner 9 (1986) 43
14 Frank, Th., S. v. Bary, M. Zander, I. Busch: Ergebnisse der sonographischen Analyse umschriebener Knoten der Schilddrüse. Akt. Endokr. Stoffw. 4 (1983) 100
15 Fritzsche, H., M. Kargl, E. Blum, G. Gassner: Morphologische und funktionelle Ergebnisse der Strumaresektion unter Berücksichtigung der präoperativen Sonographie. Therapiewoche 36 (1986) 4747
16 Gemsenjäger, E.: Begründung einer differenzierten Therapie bei papillärem Schilddrüsenkarzinom. In Biersack, H. J., C. Winkler: Neue Aspekte in Diagnostik und Therapie des Schilddrüsenkarzinoms. Schattauer, Stuttgart 1982
17 Gorman, B., J. W. Charboneau, E. M. James, C. C. Reading, L. E. Wold, C. S. Grant, H. Gharib, J. D. Hay: Medullary thyroid carcinoma: Role of high-resolution US. Radiology 162 (1987) 147
18 Herold, R.: Die Wertigkeit der Aspirationspunktion (Feinnadelpunktion) in der Diagnostik von Schilddrüsenerkrankungen, insbesondere des Schilddrüsenmalignoms. Diss., Würzburg 1979
19 Horster, F. A.: Autonomes Schilddrüsenadenom und kalter Knoten – Aktive Therapie oder abwartendes Beobachten. Internist (Berl.) 20 (1979) 142
20 Hubert, J. P., P. D. Kiernan, O. H. Beahrs, W. M. Mc Conahey, L. B. Woolner: Occult papillary carcinoma of the thyroid. Arch. Surg. 115 (1980) 394
21 Hüfner, M., Chr. Reiners: Nachsorge des differenzierten Schilddrüsenkarzinoms. Dtsch. med. Wschr. 111 (1986) 1732
22 Kempken, K., E. Bayer-Pietsch: Aussagekraft der Punktionszytologie im Rahmen der nuklearmedizinischen Strumadiagnostik. Nuklearmediziner 3 (1980) 267
23 Koch, B., G. Simonis, E. H. Farthmann: Differenzierte chirurgische Behandlung des Schilddrüsenkarzinoms. Med. Welt 33 (1982) 988
24 Krasemann, P. H.: Struma-Indikationen zur Operation. Dtsch. med. Wschr. 102 (1977) 247
25 Miller, M. J., S. R. Kini, J. I. Hamburger: Needle Biopsy of the Thyroid. Praeger, New York 1983
26 Müller, H.-A., Die Feinnadelpunktion der Schilddrüse aus der Sicht des Cytologen. Nuklearmediziner 3 (1980) 261
27 Pfannenstiel, P.: Sonographische Befunde bei Schilddrüsenerkrankungen. Internist (Berl.) 24 (1983) 460
28 Reiners, Chr., W. Börner: Ein differenziertes Nachsorgeprogramm für das Schilddrüsenkarzinom. Med. Klin. 77 (1982) 515
29 Reiners, Chr., W. Börner: Zur Diagnose und Verlaufskontrolle des Schilddrüsenmalignoms. Nuklearmediziner 3 (1980) 193
30 Reiners, Chr.: Serum-Thyreoglobulin und Thyreoglobulin-Antikörper. Thieme, Stuttgart 1983
31 Röher, H.-D., P. Goretzki: Wertigkeit prä-, intra-, postoperativer Untersuchungen und Kontrollen bei malignen Schilddrüsentumoren. In Pfannenstiel, P., D. Emrich, B. Weinheimer: Schilddrüse 1985. Henning Symposium Publikation. Thieme, Stuttgart 1986 (S. 548)
32 Röher, H.-D.: Schilddrüse. In Röher, H.-D.: Endokrine Chirurgie. Thieme, Stuttgart 1986
33 Röher, H.-D., R. A. Wahl: Chirurgische Behandlung des Schilddrüsenkarzinoms. In Heitland, W.: Ergebnisse der chirurgischen Onkologie 5: Schilddrüsenkarzinom. Enke, Stuttgart 1983
34 Rosen, I. B., P. G. Walfish, M. Miskin: The ultrasound of thyroid masses. Surg. Clin. N. Amer. 59 (1979) 19
35 Schatz, H., S. Grebe, E. Mäser, J. Teuber, W. Horn, O. Schröder, Ch. Schatz: Serum-Thyreoglobulinspiegel als Tumormarker bei Schilddrüsencarcinom. Klin. Wschr. 60 (1982) 457
36 Schäffer, R.: Aktuelle Gesichtspunkte zur histologischen Klassifikation. Verlauf und Prognose der Struma maligna. Nuklearmediziner 9 (1986) 73
37 Scheible, W., G. R. Leopold, V. L. Woo, B. B. Gosink: High-resolution real-time-ultrasonography of thyroid nodules. Radiology 133 (1979) 413
38 Schenk, U.: Zytologie der Schilddrüse. Thieme, Stuttgart 1986
39 Schober, O., P. Heintz, R. Schwarzrock, H. Dralle, K. F. Gratz, W. Döhring, H. Hundeshagen: Schilddrüsen-Carcinom: Rezidiv- und Metastasensuche, Sonographie, Röntgen und CT. Nuklearmediziner 9 (1986) 139
40 Schröder, S., W. Becker: Frühcarcinome der Schilddrüse – Subklassifikation von 268 differenzierten Schilddrüsencarcinomen. Pathologe 4 (1983) 225
41 Schröder, S., H. Kastendieck, W. Böcker: Das okkulte papilläre Schilddrüsenkarzinom. Dtsch. med. Wschr. 111 (1986) 582
42 Schwarzrock, R., St. Müller, O. Schober, H. Hundeshagen: Bedeutung der Sonographie für die Diagnose der Schilddrüsenmalignome. Akt. Endokr. Stoffw. 4 (1983) 107
43 Simeone, J. F., G. H. Daniels, P. R. Mueller, F. Maloof, E. van Sonnenberg, D. A. Hall, R. S. O'Connell, J. F. Ferrucci, J. Wittenberg: High-resolution real-time sonography of the thyroid. Radiology 145 (1982) 431
44 Solbiati, L., L. Volterrani, G. Rizzatto, M. Bazzocchi, P. Busilacchi, F. Candiani, F. Ferrari, G. Giuseppetti, G. Maresca, P. Mirk, L. Rubaltelli, F. Zappasodi: The thyroid gland with low uptake lesions: Evaluation by ultrasound. Radiology 155 (1985) 187

45 Swaenepoel, L., N. Demeester-Mirkine, R. Sacre, M. H. Jonckheer, J. van Geertruyden: Ultrasound examination of the thyroid. Fortschr. Röntgenstr. 137 (1982) 12
46 Thomas, C. G., J. A. Buckwalter: Poorly differentiated neoplasms of the thyroid gland. Ann. Surg. 177 (1973) 632
47 Thomas, C. G., J. A. Buckwalter, E. V. Staab, C. Y. Kerr: Evaluation of dominant thyroid masses. Ann. Surg. 183 (1976) 464
48 Wiedemann, W., K. Baum, Chr. Reiners, W. Börner: Möglichkeiten und Grenzen der Schilddrüsensonographie bei der Diagnostik des Schilddrüsenmalignoms. Fortschr. Röntgenstr. 137 (1982) 247
49 Wiedemann, W.: Wertigkeit der Ultraschalluntersuchung und sonographische Differentialdiagnose beim Schilddrüsenmalignom. Akt. Endokr. Stoffw. 4 (1983) 121
50 Wiedemann, W., W. Becker, W. Börner: Zur sonographischen Differentialdiagnostik umschriebener Schilddrüsenveränderungen unter besonderer Berücksichtigung echoarmer Parenchymläsionen. In Lutz, H., L. Reichel: Ultraschalldiagnostik 83. Thieme, Stuttgart 1984
51 Wiedemann, W., K. Wurster, H. Czempiel, Ch. Strohm: Bedeutung der Sonographie für eine differenzierte Diagnostik und Therapie des szintigraphisch kalten Strumaknotens. In Otto, R. Ch., P. Schnaars: Ultraschalldiagnostik 85. Thieme, Stuttgart 1986
52 Wiedemann, W.: Sonographie bei Struma nodosa – Bedeutung für eine optimierte Diagnostik und differenzierte Therapie. Vortrag anläßlich der Frühjahrstagung der Bayerischen Röntgengesellschaft, München 1986

# 7 Konservative Prinzipien in der Therapie der Schilddrüsenkrankheiten

Eine optimierte Schilddrüsendiagnostik mit rationaler und rationeller Integration der Sonographie in das diagnostisch-therapeutische Gesamtkonzept liefert zwei Grundvoraussetzungen für eine differenzierte, dem einzelnen Patienten angepaßte therapeutische Strategie:

1. konsequente histologische Klärung von Befundkonstellationen mit erhöhtem Malignomrisiko (s. Kap. 6)
2. konservativ-abwartendes Verhalten bzw. Verlaufskontrolle bei Parenchymveränderungen mit statistisch deutlich niedrigerer Malignomwahrscheinlichkeit.

## Struma diffusa

Bei der *diffusen Struma* sind fließende Übergänge vom normalen bis hin zum diskret echoreichen Strukturmuster mit vereinzelten nodulären Veränderungen möglich. Eine Definition des Übergangsbereichs vom *noch normalen* Echomuster zum Parenchymmuster mit *beginnenden pathologischen* Strukturveränderungen ist schwierig. Auch durch die quantitative Beurteilung der Echogenität lassen sich in diesem Zusammenhang keine wesentlichen diagnostischen Fortschritte erzielen. Die quantitative Grauwertanalyse kann allenfalls Zahlenwerte für das jeweilige Endemiegebiet liefern, ohne daß diesen mehr oder weniger willkürlich festgelegten „Normbereichen" eine allgemeingültige Bedeutung zukommt. Bei diffusen Strumae mit Hinweisen auf diskrete regressive Strukturalterationen ergeben sich keine klinisch relevanten Konsequenzen für das therapeutische Vorgehen: Wenn anhand der ausführlich erhobenen Anamnese und der gezielten körperlichen Untersuchung keine Malignitätshinweise vorliegen sowie eine unauffällige kardiale Situation und eine physiologische Stimulierbarkeit der hypophysären TSH-Inkretion durch TRH (sog. positiver TRH-Test) besteht, wird bei diesen diffusen Strumae stets eine TSH-suppressive Schilddrüsenhormontherapie eingeleitet.

Bei längerem Bestehen einer Struma diffusa führt eine zunehmende Sklerosierung mit Fortschreiten des fibrotischen Umbaus zu einer Steigerung der tiefenabhängigen Schallabschwächung und zur Veränderung der Echostruktur mit Zunahme multinodulärer echoreicher Parenchymveränderungen. Dieser sonographische Befund eines multinodulären Strukturumbaus läßt erwarten, daß durch eine Schilddrüsenhormon-Behandlung kein optimaler Therapieerfolg gewährleistet ist (Abb. **66**). Bei gleichzeitigem Vorliegen mechanischer Verdrängungsbeschwerden ist daher eine primäre operative Therapie sinnvoll. Der sonographische Befund kann somit ein wesentliches Entscheidungskriterium für ein operatives Vorgehen darstellen.

## Richtlinien für die konservative Therapie der Strumazyste

Aufgrund der äußerst geringen, klinisch vernachlässigbaren Malignominzidenz stellt die *klassische Schilddrüsenzyste* per se keine Operationsindikation dar, wenn sich klinisch und zytologisch keine Malignitätshinweise ergeben. Kleine, allmählich entstehende Zysten mit einem Durchmesser von weniger als 2 cm verursachen in der Regel keine Lokalsymptome; es erscheint daher der Versuch einer konservativen Therapie gerechtfertigt (4,5). Nach vorheriger sonographischer Bestimmung des Zystenvolumens muß stets eine vollständige Aspiration des Zysteninhalts angestrebt werden. Zur vollständigen Entleerung von Zysten mit dickflüssigem Inhalt haben sich Feinnadeln mit einem etwas größeren Kaliber bewährt (20 G oder 0,9 mm äußerer Durchmesser). Der Punktionserfolg läßt sich sonographisch einfach und schnell objektivieren sowie für spätere Verlaufskontrollen exakt reproduzierbar dokumentieren; ggf. können evtl. noch vorhandene kleinere liquide Areale im Rahmen einer Wiederholungspunktion sonographisch gezielt entleert werden. Die Binnenarchitektur einer Zyste kann mittels einer differenzierenden Strukturanalyse bei „normaler", d.h. standardisierter und höherer Schallverstärkung häufig besser dargestellt werden, was im Hinblick auf die Erfolgsquote einer konservativen Therapie von essentieller Bedeutung ist (Tab. **14** u. **15**). Bei septierten Zysten kann die Punktion der verschiedenen liquiden Kompartimente unter sonographischer Sichtkontrolle erfolgen. Nach vollständiger Abpunktion des Zysteninhalts findet sich sonographisch in der Regel ein überwiegend solide imponierender Herdbefund; eine evtl. noch vorhandene diskrete dorsale Schallverstärkung kann als Hinweis für geringe, disseminiert über den gesamten Herdbefund verteilte liquide Restanteile interpretiert werden, die unterhalb der sonographischen Nachweisgrenze liegen. Im Anschluß an die Punktion soll eine mindestens fünfminütige manuelle Kompression das Risiko einer Nachblutung oder eines Zystenrezidivs verringern. Bei Zysten mit einem Durchmesser von mehr als 2,5 cm ist das Risiko eines Rezidivs auch bei Anwendung der sonographisch gezielten Punktionstechnik erwartungsgemäß höher, so daß bereits innerhalb weniger Wochen wieder der Ausgangsbefund vorliegen kann. Erst wenn sich nach dreimaliger sonographisch kontrollierter vollständiger Abpunktion des Zysteninhalts keine dauerhafte Verkleinerung der Zyste erzielen läßt, ist bei Vorliegen subjektiver Beschwerden und mechanischer Verdrängungserscheinungen (Druckgefühl im Hals, Schluckstörungen, Atemnot, Verlagerung und Impression der Trachea) die Indikation für eine operative Therapie gegeben. Die Notwendigkeit einer Operation ergibt sich also im wesentlichen aus der klinischen Symptomatik.

Die Punktionstechnik unter Ultraschallsicht bietet die Möglichkeit einer „direkten" Überwachung des therapeutischen Eingriffs (Abb. **23**, **24**, **35**, **42**). Darüber hinaus stellt die Sonographie ein verläßliches meßtechnisches und morphologisches Verfahren zur exakten und objektiven Beurteilung der Erfolgsrate der konservativen Therapie von Strumazysten dar. Vor Einführung der Sonographie in die klinische Routinediagnostik stand mit der Palpation eine relativ ungenaue, subjektive Methode zur Therapiekontrolle zur Verfügung. Aufgrund unserer Ergebnisse läßt sich die Erfolgsquote der konservativen Strumazystentherapie durch die sonographische Objektivierung einer vollständigen Aspiration des Zysteninhalts unmittelbar nach der Punktion steigern. Des weiteren wird die Erfolgsrate wesentlich

Tabelle **14** Untersuchungstechnische Voraussetzungen für eine adäquate Therapie von Strumazysten durch Feinnadelpunktion

- differenzierende sonographische Analyse der Binnenstruktur
- Aspiration der Zystenflüssigkeit unter permanenter sonographischer Sichtkontrolle
- Feinnadeln mit größerem Kaliber (20 G) bei viskösem Zysteninhalt
- sonographische Objektivierung des Punktionsergebnisses
- ggf. gezielte Abpunktion einer Restliquidität in einer zweiten Sitzung
- reproduzierbare sonographische Bilddokumentation (Größe, Struktur) für spätere Verlaufskontrollen
- Zystenrezidiv: Mehrfachpunktionen bei kleineren Zysten (∅ < 2,5 cm) zur Erhöhung der Erfolgsquote durchaus sinnvoll
- Vermeidung von Arrosionen der „Zystenwand"

Tabelle **15** Beitrag der Sonographie zur Verbesserung der Erfolgsquote der konservativen Therapie von Strumazysten

| Information | Anwendung |
|---|---|
| – Möglichkeit einer gezielten Punktion unter Ultraschallsicht | – „direkte" Überwachung des Eingriffs |
| – objektive Beurteilung des Punktionsergebnisses | – ggf. erneute Punktion bei nicht vollständiger Aspiration des Zysteninhalts |
| – exakte Beurteilung der Binnenstruktur durch eine differenzierende sonographische Strukturanalyse | – sukzessive Abpunktion der flüssigkeitshaltigen Kompartimente bei mehrfach gekammerten Zysten |
| – frühzeitige Lokalisierung liquider Areale bei regelmäßigen Verlaufskontrollen | – frühzeitige Erkennung eines Zystenrezidivs |

beeinflußt durch den Zystendurchmesser und die Beschaffenheit der Binnenstruktur. So ist in unserem Untersuchungsgut das Ergebnis deutlich günstiger bei kleinen, nicht septierten Zysten (Ø≤1,5 cm) als bei großen, septierten Zysten (Ø≥3,5 cm). Große Zysten mit kompletter Septierung oder mit mehreren, flüssigkeitshaltigen Kompartimenten in Form kommunizierend-gekammerter Raumforderungen lassen die ungünstigsten Therapieresultate erwarten (Tab. **16**). Daher ist es wünschenswert, durch eine detaillierte Strukturanalyse bereits vor dem Eingriff über den sonomorphologischen Aufbau der Zyste informiert zu sein.

Bei konsequenter Anwendung der ultraschallgezielten Punktionstechnik lassen sich kleinere Strumazysten mit einem Durchmesser von weniger als 2,5 cm durch Mehrfachpunktionen erfolgreicher therapieren. Wie aus der Tab. **17** ersichtlich wird, konnten wir die therapeutischen Ergebnisse bei nur einmaliger Aspirationspunktion durch zwei weitere Eingriffe in verschiedenen Sitzungen deutlich verbessern. Das zeitliche Intervall zwischen der zweiten und dritten Feinnadelpunktion betrug 8–12 Monate. Aufgrund dieser günstigen Resultate erscheint es in der klinischen Routine gerechtfertigt, bei kleineren rezidivierenden Strumazysten (Ø<2,5 cm) in insgesamt drei Punktionssitzungen den Zysteninhalt jeweils vollständig zu aspirieren. Die exakte Beurteilung von Größe und Struktur der verbliebenen soliden Herdbefunde während sonographischer Verlaufskontrollen ermöglicht die frühzeitige Erkennung eines Zystenrezidivs. Die hohe Erfolgsquote der konservativen Strumazystentherapie läßt sich daher nur durch eine regelmäßige sonographische Verlaufsbeobachtung realisieren. Die erste Kontrolluntersuchung sollte jeweils 8–12 Wochen nach dem therapeutischen Eingriff durchgeführt werden. Falls die sonographische Untersuchung zu diesem Zeitpunkt keinen Hinweis für ein Zystenrezidiv ergibt, erscheinen die nächsten Kontrollen, Beschwerdefreiheit des Patienten vorausgesetzt, in 3–4 Monaten sowie anschließend in 4–6 Monaten ausreichend. Bei anhaltender Rezidivfreiheit sollten dann die nächsten Kontrolluntersuchungen in 6–9 Monaten sowie 9–12 Monate durchgeführt werden.

Die perkutane Sklerotherapie wurde bisher nur selten praktiziert (2, 3, 6–8). Durch Injektion eines Verödungsmittels in den Zystenhohlraum wird eine nichtbakterielle entzündliche Reizung der Zystenwand verursacht, wodurch eine Bindegewebevermehrung und die Verklebung der kollabierten Zyste ausgelöst werden. Die Applikation des Verödungsmittels muß in jedem Falle unter permanenter Ultraschallsichtkontrolle durchgeführt werden, um eine versehentliche Punktion der benachbarten A. carotis communis oder V. jugularis interna mit fatalen

Tabelle **16** Erfolgsquote der konservativen Therapie von Strumazysten – Abhängigkeit von Zystengröße bzw. Zystenvolumen

| Maximaler Durchmesser (cm) | Volumen (ml) | Patienten (n) | Erfolgsquote (%) |
|---|---|---|---|
| 1,0–1,49 | 0,5– 1,6 | 16 | 93 |
| 1,5–2,49 | 1,6– 7,4 | 29 | 82 |
| 2,5–3,49 | 7,4– 20,4 | 19 | 70 |
| 3,5–6,5 | 20,4–131,5 | 14 | 54 |

Tabelle **17** Erfolgsquote der konservativen Therapie von Strumazysten – Abhängigkeit von der Anzahl der Punktionen

| Maximaler Durchmesser (cm) | Patienten (n) | Erfolgsrate (%) 1 Punktion | 2 Punktionen | 3 Punktionen |
|---|---|---|---|---|
| 1,0–1,49 | 16 | 87 | 94 | 99 |
| 1,5–2,49 | 29 | 76 | 83 | 86 |
| 2,5–3,49 | 19 | 67 | 71 | 73 |
| 3,5–6,5 | 14 | 52 | 54 | 55 |

Tabelle **18** Mögliche Indikationen zur perkutanen Sklerotherapie der Strumazyste

- erhöhtes Operationsrisiko
- mangelnde Operationsbereitschaft des Patienten
- adjuvante Therapie bei größeren, septierten Zysten (Ø > 2,5 cm)

unabdingbare Voraussetzung: Instillation des Verödungsmittels unter permanenter sonographischer Sichtkontrolle

Konsequenzen zu vermeiden. Da sich nach unseren Ergebnissen bei kleinen, meist symptomlosen Zysten (Ø<1,5 cm) auch ohne eine perkutane Sklerotherapie durch eine vollständige, ultraschallkontrollierte Abpunktion des Zysteninhalts in über 80% der Fälle akzeptable Therapieerfolge erzielen lassen, scheidet der routinemäßige Einsatz der perkutanen Verödungsbehandlung bei allen Patienten zur generellen konservativen Strumazystentherapie unseres Erachtens aus. Für die perkutane Sklerotherapie könnten sich folgende Indikationen ergeben (Tab. **18**):

1. Ergänzende Methode bei größeren, septierten Zysten mit einem Durchmesser von mehr als 2 cm, wenn sich nach einem erstmaligen konventionellen Therapieversuch ohne perkutane Sklerotherapie die Zyste bereits innerhalb weniger Wochen wieder gefüllt hat.
2. Bei erhöhtem Operationsrisiko oder mangelnder Operationsbereitschaft des Patienten erscheint es gerechtfertigt, die Verödungsbehandlung bereits in der primären konservativen Behandlung von *größeren* Strumazysten (Ø≥2,5 cm) einzusetzen.

## Solide echoreicher Herdbefund

Der sonographische Nachweis eines *solide echoreichen Herdbefundes* stellt ein weiteres wichtiges Entscheidungskriterium für ein konservativ-abwartendes Verhalten dar. Selbstverständlich gilt auch für diese Strategie als unabdingbare Voraussetzung, daß die übrigen Untersuchungsbefunde einschließlich einer ultraschallgezielten Feinnadelpunktion keine Malignitätshinweise ergeben. Solide echoreiche Herdbefunde weisen nach dem bisherigen Kenntnisstand ein äußerst geringes Malignomrisiko auf. In der Tab. **12** sind die Ergebnisse der sonographischen Darstellung des Schilddrüsenmalignoms aus der Literatur wiedergegeben. Nur 5 von insgesamt 506 Schilddrüsenmalignomen ließen sich als mehr oder weniger solide echoreich klassifizieren, wobei zu betonen ist, daß keiner dieser Fälle durch plausibles Bildmaterial belegt wurde. Es muß daher leider offenbleiben, ob es sich hier um ausschließlich solide echoreich aufgebaute Herdbefunde gehandelt hat. Bei 11 zusätzlichen Patienten stellten sich Malignome als solide echoarme Herdbefunde mit partiell echoreichen Tumoranteilen dar. Über den Fall eines echoreichen papillären Schilddrüsenkarzinoms mit ebenfalls echoreichem zweitem Tumorherd im kontralateralen Lappen wurde vor kurzem berichtet (1).

Wenn bei älteren Patienten mit eingeschränkter Operabilität klinische und zytologische Malignitätshinweise fehlen, erscheint es durchaus vertretbar, zunächst regelmäßige sonographische Verlaufskontrollen durchzuführen – unabhängig davon, ob es sich um einen solide echoarmen oder echoreichen Herdbefund handelt. Bei gleichbleibender Größe und weiterhin fehlendem klinischem sowie zytologischem Malignomverdacht besteht dann bei diesen Patienten nach unserer Ansicht auch bei Vorliegen einer soliden echoarmen, szintigraphisch kalten Parenchymveränderung keine absolute Operationsindikation.

Entscheidende Grundlage für differenzierte therapeutische Strategien ist stets die *genaue Kenntnis des klinischen Befundes.* So stellt ein klinischer Malignomverdacht nach wie vor eine absolute Operationsindikation dar. In diesem Zusammenhang kommt den Ergebnissen der bildgebenden Diagnostik nur eine untergeordnete Bedeutung zu. Auch ein echoreicher, kalter Strumaknoten oder ein echonormaler, warmer Knoten muß einer operativen Therapie zugeführt werden, wenn anhand klinischer und anamnestischer Kriterien ein Malignom nicht ausgeschlossen werden kann. Bei diesem Procedere wird die größtmögliche diagnostische Sicherheit erreicht.

## Literatur

1 Cordes, M., P. Lorbacher, P. Pfannenstiel: Intrathyreoidal-metastasierendes papilläres Schilddrüsenkarzinom: Diagnostik durch Sonographie, Szintigraphie und Zytologie. Nuklearmediziner 9 (1986) 375
2 Crile, G.: Treatment of thyroid cysts by aspiration. Surgery 59 (1966) 210
3 Crile, G.: Aspiration biopsy of thyroid nodules. Surg. Gynec. Obstet. 136 (1973) 241
4 Galvan, G., H. Maurer: Entleerung von Strumazysten durch Feinnadelpunktion. Dtsch. med. Wschr. 102 (1977) 829
5 Galvan, G., M. Manzl, Ch. Balcke, F. Maier: Therapie von Strumazysten durch Feinnadelaspiration. Schweiz. med. Wschr. 112 (1982) 926
6 Reske, W., P. K. H. Schmidt, P. Reske: Die Behandlung von Schilddrüsenzysten durch Injektion von Polidocanol in den Zystenhohlraum. Dtsch. Gesundh.-Wes. 37 (1982) 69
7 Sykes, D.: The solitary thyroid nodule. Brit. J. Surg. 68 (1981) 510
8 Wenzel, K.-W., C. Fuhrmann: Verödungsbehandlung bei rezidivierenden Schilddrüsenzysten. Nuc-compact 17 (1986) 262

# 8 Schilddrüsenautonomie

Die Diagnostik der Schilddrüsenautonomie konnte im Laufe der letzten 10 Jahre durch die Einführung praktikabler Funktionstests mit quantitativer Erfassung der thyreoidalen Radionuklidakkumulation wesentlich erweitert und bereichert werden (2, 16–21, 25–31).

Neue Aspekte in der Diagnostik der Schilddrüsenautonomie haben sich in den letzten Jahren durch eine zunehmende routinemäßige Anwendung der Sonographie ergeben (4, 11, 15, 38, 43). Durch dieses morphologische Untersuchungsverfahren kann selbstverständlich *nicht* der Beweis für eine Autonomie erbracht werden. Durch eine subtile Strukturanalyse werden jedoch klinisch relevante Zusatzinformationen gewonnen, die wesentliche, mit keiner anderen Methode sonst mögliche Aussagen über die Organmorphologie und die topographischen Lagebeziehungen intrathyreoidaler Herdbefunde erlauben. Durch den kombinierten Einsatz von Basisszintigraphie und Sonographie läßt sich eine Optimierung der Diagnostik erzielen, indem die Wahrscheinlichkeit für eine Autonomie vor Durchführung der Suppressionsszintigraphie erhöht wird.

## Definition und Einteilung

Nach Joseph versteht man unter thyreoidaler Autonomie die Unregulierbarkeit aller Partialfunktionen des Follikels, die von der fehlenden autoregulatorischen Anpassung an steigende Serumjodidspiegel bis hin zur vermehrten und zu einer Hyperthyreose führenden Hormoninkretion reicht (20).

Bei den Begriffen „kompensiert“ und „dekompensiert“ handelt es sich um rein szintigraphische Kriterien. In der klinischen Routine hat sich die von Heinze vorgeschlagene Klassifizierung in Abhängigkeit von der Speicherintensität des funktionell mehr oder weniger stark supprimierten „paranodulären“ Gewebes am besten bewährt (14). Nach Heinze liegt ein kompensiertes autonomes Adenom dann vor, wenn die Speicheraktivität des paranodulären Gewebes mehr als 20% der Aktivität im heißen Knoten (Impulsmaximum) beträgt. Beim szintigraphisch dekompensierten autonomen Adenom nimmt das paranoduläre supprimierte Gewebe weniger als 10% der Aktivität im heißen Knoten auf. Bei den sog. Übergangsformen im Sinne „nahezu vollständig“ dekompensierter autonomer Adenome weist das paranoduläre Gewebe eine Speicherung von 10–20% auf.

Bei ausreichender Jodversorgung kann ein negativer TRH-Test bei euthyreoter Stoffwechsellage und unauffälliger Nuklidspeicherung im Szintigramm als erster Hinweis für disseminiert in der Schilddrüse verteilte autonome Follikel angesehen werden (12). Vor geplanter diagnostischer oder therapeutischer Jodapplikation erscheint in diesem Fall eine weitere diagnostische Abklärung mittels Suppressionstest empfehlenswert, um das Vorliegen einer „maskierten“ Autonomie auszuschließen. Bei Jodmangel werden die peripheren Hormonspiegel durch eine verstärkte TSH-Stimulation des „gesunden“ paranodulären Gewebes zunächst noch kompensiert. Szintigraphisch kompensierte Autonomien gehen daher in der Mehrzahl mit einer normalen TSH-Antwort auf TRH-Stimulation einher (sog. positiver TRH-Test). Auch die Funktionslage der Schilddrüse ist häufiger euthyreot als hyperthyreot. Bei dem von uns untersuchten Patientenkollektiv mit einem Durchschnittsalter von 54 Jahren wies mehr als die Hälfte der kompensierten Autonomien (67%) eine Euthyreose auf. 76% dieser euthyreoten Patienten hatten einen positiven TRH–Test (43). Eine physiologische Stimulierbarkeit der hypophysären TSH-Inkretion durch TRH schließt daher das Vorliegen autonomen Schilddrüsengewebes nicht aus. Bei einer fehlenden TSH-Antwort auf TRH-Stimulation kann nur dann der Verdacht auf eine Regelkreisstörung im Sinne einer Autonomie geäußert werden, wenn eine Immunhyperthyreose vom Typ des Morbus Basedow aufgrund der klinischen Differenzierungskriterien und der Laborbefunde (Schilddrüsen-Autoantikörper, TSH-Rezeptor-Antikörper) wenig wahrscheinlich ist und extrathyreoidale Ursachen (z. B. jodhaltige Pharmaka oder Röntgenkontrastmittel) ausgeschlossen werden können.

Es sei nochmals betont, daß eine Schilddrüsenautonomie unabhängig von der szintigraphischen Klassifikation mit einer euthyreoten oder hyperthyreoten Stoffwechsellage einhergehen kann. Entgegen einer oft noch weitverbreiteten Ansicht beinhaltet diese Klassifikation keine Aussage über die aktuelle Stoffwechsellage. Der Begriff „autonomes Adenom“ ist aufgrund einer jahrzehntelangen Anwendung zu einem festen Bestandteil des endokrinologisch-nuklearmedizinischen Vokabulars geworden, so daß nicht selten die pathologisch-anatomisch definierte Begriffsbezeichnung „Adenom“ mit dem Funktionszustand „autonomes Adenom“ gleichgesetzt wird. Nach pathologisch-anatomischem Verständnis kann sich die Schilddrüsenautonomie nicht nur in einem follikulären Adenom, sondern z. B. fokal auch in einer adenomatös-hyperplastischen Parenchymveränderung entwickeln.

## Diagnostischer Stellenwert der Szintigraphie

Das funktionelle Ausmaß der Autonomie läßt sich nach den verdienstvollen Untersuchungen von Joseph und Mahlstedt durch eine quantitative Szintigraphie genauer erfassen als durch eine einfache Darstellung der Aktivitätsverteilung im statischen Schilddrüsenszintigramm.

Voraussetzung für die Entwicklung eines praktikablen Funktionstests war dabei die anhand umfangreicher experimenteller Daten gesicherte Erkenntnis, daß Pertechnetataufnahme und Jodidclearance eine für diagnostische Zwecke ausreichend genaue Korrelation aufweisen (25). Zur quantitativen Erfassung der Jodavidität hat sich der von Mahlstedt und Joseph inaugurierte $^{99m}$Tc-Thyroid-Uptake-Test (TcTU-Test) in der klinischen Routine bisher am besten bewährt. Dieser Funktionstest als Äquivalent für die thyreoidale Jodidclearance liefert wichtige Zusatzinformationen bei der Diagnostik der Schilddrüsenautonomie. Da sich die Verwendung von $^{123}$J zum gegenwärtigen Zeitpunkt noch auf spezielle Fragestellungen beschränkt, steht mit dem $^{99m}$Tc-Uptake-Test das in der Routine einzige praktikable Verfahren zur Verfügung, um die thyreoidale Radionuklidakkumulation quantitativ zu erfassen. Ein Meßzeitpunkt von 20 Min. p.i. erscheint dabei am besten geeignet (31).

Die praktische Bedeutung des TcTU-Tests erstreckt sich bei der Abklärung der Schilddrüsenautonomie im wesentlichen auf folgende klinische Anwendungsgebiete:

### Hinweis für autonome Dysregulation im TcTU-Test

Unter Jodmangelbedingungen kompensiert funktionsfähiges, nichtautonomes Schilddrüsengewebe sinkende periphere Hormonspiegel durch eine Steigerung der Jodidraffung mit entsprechendem Anstieg des Technetium-Uptake-Wertes (Autoregulation). Die TSH-Antwort auf TRH-Stimulation kann noch normal oder bei persistierender hoher Jodavidität und sinkenden Hormonspiegeln mehr oder weniger stark gesteigert sein. Umgekehrt gehen steigende periphere Schilddrüsenhormonwerte mit einer Abnahme der Jodidclearance und dementsprechend niedrigen Uptakewerten einher. Im TRH-Test besteht eine geringe oder fehlende Stimulierbarkeit der hypophysären TSH-Inkretion durch TRH, und zwar in Abhängigkeit davon, ob die Hormonspiegel noch an der oberen Normbereichsgrenze liegen oder bereits erhöht sind. Normal funktionierendes Schilddrüsengewebe kann also seine Jodidclearance dem aktuellen Schilddrüsenhormonstatus in der Peripherie anpassen. Diese reziproke Korrelation zwischen Technetiumuptake als quantitativem Parameter für die Jodavidität und den peripheren Schilddrüsenhormonen fehlt bei der Schilddrüsenautonomie. Im TcTU-Test kann sich also ein erster Hinweis für eine Regelkreisstörung im Sinne einer thyreoidalen Autonomie ergeben, wenn ein in Relation zu den peripheren Hormonkonzentrationen zu hoher Uptakewert gemessen wird. Ein strikter Beweischarakter kommt dieser Befundkonstellation nicht zu.

### Beweis der Autonomie durch kombinierten Einsatz von TcTU-Test und Suppressionstest

Der Beweis für eine autonome Dysregulation kann nur durch einen standardisierten Suppressionstest erbracht werden. Entscheidend für die diagnostische Aussagekraft dieses Funktionstests ist eine ausreichend lange und regelmäßige Einnahme des supprimierenden Schilddrüsenhormons. Nach JOSEPH läßt sich durch eine zweiwöchige Gabe von 200 µg Levothyroxin/Tag ein wirkungsvollerer Suppressionseffekt erzielen als durch eine einwöchige Applikation von 100 µg Trijodthyronin/Tag. (16) Bei Patienten ab dem 65. Lebensjahr kann das Risiko von Nebenwirkungen reduziert werden, wenn nach einer zweiwöchigen Einnahme von 75 µg Levothyroxin die Hormondosis in der 3. und 4. Woche auf 150 µg Levothyroxin/Tag gesteigert wird. Bei Patienten mit Herzrhythmusstörungen und grenzwertigen bzw. leicht erhöhten Hormonspiegeln sollten in der Initialphase des Suppressionstests zunächst relativ geringe Hormondosen von z. B. 50 µg Levothyroxin verabreicht werden, um dann bei subjektiver Beschwerdefreiheit und Fehlen hyperthyreosetypischer Symptome die Hormondosis ggf. auch 75 µg Levothyroxin/Tag steigern zu können. Die regelmäßige Einnahme des Schilddrüsenhormonpräpates ist durch eine $FT_3$- oder eine TSH-Bestimmung zu überprüfen.

Normal funktionsfähiges und autonomes Gewebe läßt sich nur durch eine quantitative Bestimmung der thyreoidalen $^{99m}Tc$-Pertechnetataufnahme oder eines anderen Funktionsparameters ($^{123}J$-Uptake) unter suppressiven Bedingungen differenzieren. Wenn die Änderung der regionalen Aktivitätsverteilung unter Suppression lediglich rein qualitativ durch den unmittelbaren visuellen Vergleich von Basis- und Suppressionsszintigramm beurteilt wird, verzichtet man auf eine wesentliche Information des Suppressionstests.

BÄHRE u. EMRICH haben 1983 erneut auf den großen diagnostischen Wert der von JOSEPH und MAHLSTEDT für die Routinediagnostik entwickelten quantitativen Schilddrüsenszintigraphie hingewiesen und die Technik der quantitativen Szintigrammauswertung mittels der Gammakamera weiter verfeinert, so daß sich inzwischen auch die Anhänger der rektilinearen Scannerszintigraphie von den hervorragenden diagnostischen Möglichkeiten einer optimierten Gammakamera-Funktionsszintigraphie überzeugen ließen (2). In einer interessanten Vergleichsstudie konnte nachgewiesen werden, daß bei 12 von insgesamt 24 Patienten die qualitative Beurteilung der Szintigramme einen unauffälligen Befund ergab, während sich dagegen bei quantitativer Auswertung ein pathologisches Suppressionsverhalten zeigte. In 10 Fällen fanden sich bei rein qualitativer Beurteilung lediglich fragliche Befunde; bei quantitativer Auswertung konnte in 8 dieser 10 Fälle eine Schilddrüsenautonomie diagnostiziert werden (2).

Eine wesentliche Anwendung der quantitativen Szintigraphie liegt in einer verbesserten Differenzierung und Klassifizierung der Schilddrüsenautonomie. Nach BÄHRE u. EMRICH sind für die quantitative Beurteilung des Suppressionsverhaltens ein globaler und ein regionaler Funktionsparameter heranzuziehen. Die Erscheinungsformen der thyreoidalen Autonomie lassen sich nach ihrem Suppressionsverhalten in drei Gruppen einteilen (2):

1. Eine fokale Autonomie ist in der Regel durch eine normale globale und eine pathologische regionale Supprimierbarkeit gekennzeichnet. Der Einsatz des TcTU-Tests erstreckt sich im wesentlichen auf die szintigraphisch „kompensierte“ fokale Autonomie. Die Diagnose einer szintigraphisch „dekompensierten“ fokalen Autonomie ist einfach und erfordert nur einen geringen untersuchungstechnischen Aufwand. Das sog. paranoduläre funktionell supprimierte Gewebe läßt sich durch computergestützte Bildbearbeitung einfach darstellen.
2. Die disseminierte Autonomie ist durch eine pathologische globale Supprimierbarkeit charakterisiert. Bei der disseminierten Autonomie ist keine nennenswerte Änderung der Aktivitätsverteilung im Suppressionsszintigramm festzustellen; im TcTU-Test kommt das pathologische Suppressionsverhalten in einer fehlenden oder allenfalls geringen Absenkung des Uptakes zum Ausdruck, und zwar in Abhängigkeit von der Relation zwischen autonom funktionierenden und regelbarem, gesundem Gewebe.
3. Bei pathologischer globaler *und* regionaler Supprimierbarkeit ist eine kombinierte fokale und disseminierte Autonomie anzunehmen. So läßt sich in der Suppressionsszintigraphie

nicht selten ein umschriebenes nuklidspeicherndes Areal abgrenzen, während das übrige paranoduläre Parenchym nur einen unvollständigen Suppressionseffekt aufweist und der residuale TcTU unter Suppression nicht wesentlich reduziert wird. Wenn eine unregelmäßige Einnahme des Schilddrüsenhormons ausgeschlossen ist, kann diese Befundkonstellation als Beweis für eine kombinierte fokale und disseminierte Autonomie angesehen werden.

Da zwischen diesen Erscheinungsformen der thyreoidalen Autonomie je nach quantitativer Ausprägung fließende Übergänge möglich sind, ist in der Praxis eine allzu strenge Schematisierung oft gar nicht möglich. Hierdurch wird jedoch die Bedeutung dieser Klassifizierung nach Bähre u. Emrich nicht eingeschränkt.

Durch die Suppressionsszintigraphie lassen sich bei TSH-suppressiv behandelten Patienten in einem Strumaendemiegebiet sog. „maskierte" Schilddrüsenautonomien nachweisen, die sich hinsichtlich des Speicherverhaltens im Basisszintigramm nicht vom regelbaren Gewebe unterscheiden und erst durch den Suppressionstest bewiesen werden. Generelle Suppressionsuntersuchungen sind bei der relativ hohen Inzidenz endemischer Strumae aus ökonomischen Gründen abzulehnen. Bei speziellen Fragestellungen sollte jedoch auf diese wichtige funktionstopographische Information nicht verzichtet werden. Ein Suppressionsszintigramm bei unauffälligem Basisszintigramm ist immer dann gerechtfertigt, wenn bei Patienten mit einem höheren Autonomierisiko (ab 40. Lebensjahr) und länger bestehenden Strumae eine diagnostische oder therapeutische Jodapplikation geplant ist. Als weitere Indikation gilt der sichere Ausschluß einer Schilddrüsenautonomie bei Patienten mit therapierefraktären Herzrhythmusstörungen.

## Abschätzung der Menge autonomen Schilddrüsengewebes vor geplanter diagnostischer oder therapeutischer Jodapplikation

Die Menge autonomen Schilddrüsengewebes ist um so größer, je weniger sich der residuale TcTU supprimieren läßt (31). Diese Erkenntnis liefert die Grundlage für ein wichtiges klinisches Anwendungsgebiet des TcTU-Tests. Im Interesse einer Prävention der jodinduzierten Hyperthyreose ist bei jeder Struma vor geplanter diagnostischer (Röntgenkontrastmittel) oder therapeutischer (Amiodarone) Jodapplikation eine individuelle Abschätzung des Hyperthyreoserisikos notwendig.

Eine Residualspeicherung von weniger als 0,5% der applizierten Testaktivität stellt nach Mahlstedt keine Kontraindikation für die Verabreichung jodhaltiger Pharmaka oder Röntgenkontrastmittel dar. Höhere Uptakewerte (3–7%) lassen bereits größere Mengen autonomen Gewebes erwarten, so daß bei höherem Hyperthyreoserisiko die Indikation zur Radiojodtherapie kritisch überprüft werden muß. Jodhaltige Therapeutika sollten, wann immer möglich, nur dann verabreicht werden, wenn das thyreoidale Risiko durch eine adäquate ablative Therapie (Strumaresektion oder Radiojodtherapie) eliminiert wurde. Besteht eine zwingende Indikation zur Applikation eines jodhaltigen Kontrastmittels, so sollte die Kontrastmitteluntersuchung nur unter prophylaktischer „Blockade" der Schilddrüse durchgeführt werden. Die Wahl des Zeitpunktes dieser „Schutzmedikation" hat zu berücksichtigen, daß bei Perchlorat und Carbimazol aufgrund unterschiedlicher Angriffspunkte im thyreoidalen Stoffwechsel unterschiedlich lange Zeitintervalle bis zum vollen Wirkungseintritt bestehen. Es empfiehlt sich, die Perchloratmedikation mindestens 2 Tage vor der geplanten Jodapplikation einzuleiten; bei Carbimazol ist ein mindestens 10tägiges Zeitintervall erforderlich. Nach der Jodexposition sollte die prophylaktische Gabe von Perchlorat (3–4 × 20 Tropfen tgl.) und/oder Carbimazol (20–30 mg tgl.) in Abhängigkeit von den pharmakokinetischen und -dynamischen Eigenschaften des verabreichten Kontrastmittels noch mindestens 1–2 Wochen lang beibehalten werden. Wasserlösliche, nierengängige Röntgenkontrastmittel werden in der Regel innerhalb dieses Zeitintervalls aus dem Organismus eliminiert. Nach der Applikation gallegängiger Kontrastmittel empfiehlt sich wegen des Depoteffekts ein längeres Behandlungsintervall von mindestens 10 Wochen.

## Versuch der prognostischen Beurteilung einer Immunhyperthyreose unter thyreostatischer Therapie

Bei einer immunologisch gesicherten Hyperthyreose vom Typ des Morbus Basedow zielt die thyreostatische Therapie auf eine Beseitigung hyperthyreosetypischer Symptome bei entsprechen-

der Senkung der peripheren Hormonspiegel. Da Basedow-Hyperthyreosen zu Spontanremissionen neigen können, erscheint ein mindestens einjähriger Behandlungszeitraum zur „Überbrückung“ der hyperthyreoten Stoffwechselphase sinnvoll. In Abhängigkeit von der „immunologischen Aktivität“ werden zunächst die peripheren Schilddrüsenhormone reduziert, während die klinische Euthyreose erst mit einer gewissen Verzögerung erreicht wird. Die Dauer der thyreostatischen Therapie bzw. der richtige Zeitpunkt für die Therapiebeendigung wird allerdings in der Literatur kontrovers diskutiert (7, 22, 23, 35, 36). Der TRH-Test während und nach Abschluß der Behandlung ermöglicht keine zuverlässige Aussage über den Krankheitsverlauf und die Rezidivgefährdung des Patienten (6, 13, 24, 33, 37). Supprimiertes TSH bei normalen peripheren Schilddrüsenfunktionswerten findet sich auch nach Behandlung einer immunogenen Hyperthyreose (34). Der TRH-Test bietet daher keine zuverlässige Entscheidungshilfe, ob und wann eine thyreostatische Therapie abgesetzt werden kann.
Nach den verdienstvollen Untersuchungen der Arbeitsgruppe von Schleusener lassen immunologische und immungenetische Untersuchungsverfahren relativ zuverlässige Aussagen über die prognostische Beurteilung einer Hyperthyreose erwarten. Bei zwei Drittel der Basedow-Patienten werden schilddrüsenfunktionsstimulierende TSH-Rezeptor-Antikörper (TBIAb = *T*SH-*b*inding *i*nhibiting *a*nti*b*odies) im Radioligandenassay unter thyreostatischer Therapie wieder negativ; ein erneuter Anstieg im Auslaßversuch kann ein Rezidiv anzeigen (8). Antikörperpositive Patienten mit dem Histokompatibilitätsantigen HLA-Typ DR3 scheinen besonders rezidivgefährdet zu sein (5, 32, 41). Bei einigen Basedow-Patienten kann sich jedoch auch dann ein Hyperthyreoserezidiv manifestieren, wenn die Antikörper negativ bleiben (1, 42). Wenn die schilddrüsenfunktionsstimulierenden Antikörper unter thyreostatischer Therapie negativ werden, kann hierdurch ein Rezidiv im Auslaßversuch grundsätzlich nicht ausgeschlossen werden: Bei einem Teil der von Schleusener u. Mitarb. untersuchten Patienten mit dieser Befundkonstellation traten ebenfalls Rezidive auf (8). Eine sichere prognostische Aussage über die Rezidivgefährdung ist somit im Einzelfall nicht möglich.
Wegen dieser Problematik ist jedes diagnostische Verfahren wertvoll, das zur prognostischen Beurteilung einer Immunhyperthyreose unter thyreostatischer Therapie beitragen kann, um so möglicherweise schon nach Abschluß einer einjährigen konservativen Therapie entscheiden zu können, welcher Behandlungsform (Radiojodtherapie oder Operation?) ein Patient zugeführt werden sollte. Die quantitative Auswertung der globalen Supprimierbarkeit kann ein weiteres wichtiges Entscheidungskriterium liefern. Eine niedrige Residualspeicherung im TcTU-Test unter Suppression bei voller Supprimierbarkeit der Schilddrüse läßt nach Mahlstedt eine niedrigere Rezidivquote im Auslaßversuch erwarten, während bei Patienten mit persistierend hohen Uptake-Werten (TcTU >7%) eine Remission als unwahrscheinlicher anzusehen ist (31).
Bei klinischer Euthyreose und Verdacht auf eine endokrine Orbitopathie stellt das Ergebnis des Suppressionstests ein wichtiges differentialdiagnostisches Kriterium dar. Eine fehlende Supprimierbarkeit der Schilddrüse kann als ein Hinweis auf eine Störung des übergeordneten Regelkreises (Hypothalamus-Hypophyse) aufgefaßt werden und somit – neben anderen diagnostischen Verfahren – die klinische Verdachtsdiagnose bestätigen.

## Diagnostischer Stellenwert der Sonographie

Der Einsatz der Sonographie bei der Abklärung der Schilddrüsenautonomie erstreckt sich selbstverständlich weder auf den Beweis noch auf den Ausschluß des autonomen Funktionszustandes. Die Bedeutung der Sonographie liegt vielmehr in der weiteren differentialdiagnostischen Eingrenzung und in der

Tabelle **19** Schilddrüsenautonomie: Sonographie als Ergänzung der Szintigraphie

- Quantifizierung der deskriptiven Begriffe „kompensierte“ und „dekompensierte“ fokale Autonomie
- Lokalisierung pathologischer Läsionen im paranodulären Parenchym, ggf. ultraschallgezielte Feinnadelpunktion
- genaue Abgrenzung dorsal gelegener fokaler Autonomien
- Relativierung der Indikation zur Radiojodtherapie bei nahezu vollständiger liquider Degeneration
- Volumenbestimmung vor Radiojodtherapie

Abschätzung der Wahrscheinlichkeit für das Vorliegen einer Schilddrüsenautonomie (Tab. **19**). Durch die Möglichkeit einer dreidimensionalen Darstellung der Schilddrüse kann die Sonographie wertvolle morphologische Zusatzinformationen zum Aufbau des autonomen Adenoms sowie zur Struktur des paranodulären, funktionell supprimierten Gewebes liefern.

### Bestimmung des Impuls-Dicke-Quotienten (IDQ)

Zur quantitativen Erfassung eines dickenbezogenen Impulsratenverhältnisses stellt die Sonographie ein wichtiges diagnostisches Hilfsmittel dar. Da die ventrodorsale Ausdehnung eines Schilddrüsenlappens einfach und exakt bestimmt werden kann, lag es nahe, die Impulsraten über der umschriebenen regionalen Radionuklidmehrspeicherung und einer sonographisch intakten Referenzregion mittels Regions-Of-Interest-(ROI-)Technik zu messen und jeweils durch die sonographisch ermittelte Schilddrüsendicke zu dividieren. Dieser von Igl u. Mitarb. inaugurierte Impuls-Dicke-Quotient (IDQ) erlaubt somit eine quantitative Aussage über die Speicheraktivität pro Volumeneinheit Schilddrüsengewebe (Abb. **94**). Bei dem in der Routine häufigen Befund einer mehr oder weniger umschriebenen regionalen Mehrspeicherung oder einer asymmetrischen Darstellung der Schilddrüse mit unterschiedlich starker Nuklidspeicherung bietet der IDQ zusätzliche Entscheidungskriterien, ob es sich eher um eine umschriebene noduläre Hyperplasie („Dickeneffekt") oder aber um eine kompensierte regionale Autonomie handelt.

Im Rahmen einer von uns durchgeführten prospektiven Studie (n = 327) ließ sich durch Vergleich mit einer Kontrollgruppe von Patienten mit einem sog. Dickeneffekt (n = 39) eine obere Normbereichsgrenze von 1,9 errechnen (43). Andere Untersucher legten als oberen Grenzwert 1,6 (15) und 2,0 (38) fest. Die geringfügig abweichenden Ergebnisse verschiedener Arbeitsgruppen zur Festlegung eines „Normbereichs" lassen sich durch den regional unterschiedlichen Ausprägungsgrad regressiver Parenchymveränderungen erklären.

Die Bestimmung des Impuls-Dicke-Quotienten setzt eine exakte Messung der regionalen Impulsraten voraus. Eine für klinische Zwecke notwendige hohe diagnostische Sicherheit läßt sich bei dem heutigen Stand einer optimierten szintigraphischen

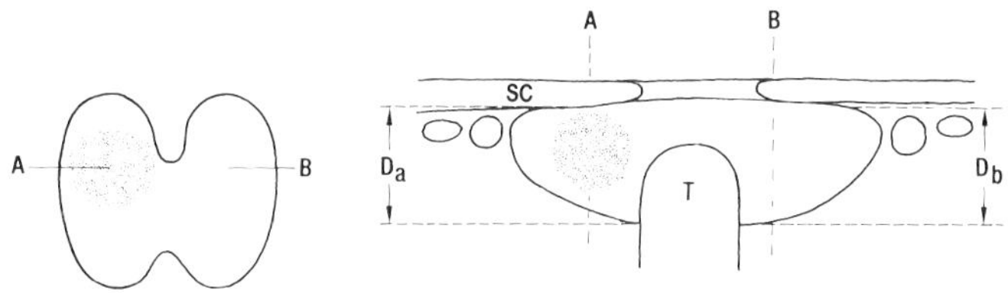


**Berechnung des Impuls-Dicke-Quotienten**

Abb. **94** Schemazeichnung zur Berechnung des Impuls-Dicke-Quotienten (IDQ)
A = Messung der Nuklidspeicherung über regionaler Mehranreicherung mit Region-of-interest-(ROI-)Technik,
B = Messung der Nuklidspeicherung über sonographisch intaktem Referenzareal mit gleich großer ROI,
Da = Dicke der Schilddrüse am Punkt A,
Db = Dicke der Schilddrüse am Punkt B,
SC = M. sternocleidomastoideus,
T = Trachea

$$IDQ = \frac{A : Da}{B : Db}$$

Technik nur durch Verwendung einer Gammakamera mit angeschlossenem Rechnersystem erzielen. Die Berechnung des IDQ bedeutet somit in der Routine keinen erhöhten diagnostischen Aufwand, weshalb auf die diagnostische Information dieser einfachen Methode bei keiner Schilddrüsenuntersuchung verzichtet werden sollte.

Fehlerquellen im Rahmen der IDQ-Bestimmung können sich immer dann ergeben, wenn sich die Speicheraktivität pro Volumeneinheit Schilddrüsengewebe durch regressiv-zystische Veränderungen im autonomen Adenom oder im Referenzgewebe verringert. Zur Vermeidung von Fehlinterpretationen sind daher zwei wesentliche *Ursachen für Fehlermöglichkeiten* zu beachten: Beim autonomen Adenom mit zystischer Degeneration errechnet sich ein zu niedriger IDQ, wenn die gesamte Adenomdicke zugrunde gelegt wird. Während bei solitären liquiden Herden die entsprechende Distanz noch relativ einfach subtrahiert werden kann, liefert die sonographische Dickenbestimmung bei autonomen Adenomen mit multipler feinzystischer Degeneration nur annähernd richtige Werte. Umgekehrt ergeben sich zu hohe Impuls-Dicke-Quotienten, wenn die Speichermessung über szintigraphisch kaltem, regressiv verändertem Referenzgewebe durchgeführt wird (Tab. **20**). Es ist unbedingt darauf zu achten, daß die Impulsraten stets über sonographisch intaktem Referenzparenchym gemessen werden (Abb. **95**). Die Auswertung mittels ROI-Technik sollte daher nur nach exakter sonographisch-szintigraphischer Korrelation erfolgen. In der Praxis hat es sich bewährt, die Sonographie im Rahmen dieser Fragestellung *nach* der Szintigraphie durchzuführen; ein sonographischer Herdbefund läßt sich dann anhand des unmittelbar vorliegenden Szintigramms einfacher und genauer einem Speicherbezirk im Szintigramm zuordnen als bei der umgekehrten diagnostischen Reihenfolge mit einem größeren zeitlichen Intervall zwischen Sonographie und Szintigraphie. Vor einem allzu großen Schematismus in der Beurteilung des IDQ muß gewarnt werden. Bei der Bewertung der diagnostischen Aussagekraft der IDQ-Bestimmung sollte immer berücksichtigt werden, daß der IDQ nur ein Baustein im Mosaik der anamnestischen, laborchemischen und szintigraphischen Befunde sein kann. Im Hinblick auf den unterschiedlich starken Ausprägungsgrad regressiver Veränderungen im autonomen Adenom und paranodulären Parenchym hat es sich daher in der Praxis bewährt, die bisher angegebenen Zahlenwerte für die obere Normbereichsgrenze lediglich als Orientierungshilfe anzusehen. So erscheint es beispielsweise nicht zulässig, die Diagnose eines autonomen Adenoms nur aufgrund eines gering erhöhten IDQ-Wertes zu stellen, wenn die übrigen Befunde eher gegen eine Schilddrüsenautonomie sprechen oder methodische Fehlerquellen zugrunde liegen. Wenn sich sonographisch kein intaktes paranoduläres Referenzgewebe nachweisen läßt oder das autonome Adenom selbst multiple liquide Degenerationsherde aufweist, kann die Bestimmung des IDQ keinen zusätzlichen differentialdiagnostischen Beitrag leisten (Abb. **96**).

Aus diesen Überlegungen ergibt sich bei der Abklärung der thyreoidalen Autonomie die praktische Konsequenz, daß eine diagnostisch relevante Eingliederung des IDQ in das bestehende Untersuchungsspektrum nur unter den o.g. Voraussetzungen möglich ist. Die differentialdiagnostische Unterscheidung zwischen szintigraphisch „dekompensierter" regionaler Autonomie und „Dickeneffekt" mittels des IDQ bereitet keine Schwierigkeiten (Abb. **97**). Diese Differenzierung ist jedoch in der Regel auch ohne IDQ durch eine rein qualitative Beurteilung der Aktivitätsverteilung im Szintigramm möglich (Abb. **98**). Eine Aplasie des kontralateralen Schilddrüsenlappens oder einer kugelig konfigurierten Schilddrüse ist sonographisch einfach und sicher zu erkennen. Bei der differentialdiagnostischen Abgrenzung der „kompensierten" regionalen Autonomie vom sog. Dickeneffekt ergeben sich jedoch nicht selten Probleme, da nach unseren Erfahrungen eine Grauzone von 2,0–2,5 zwischen noch negativen bzw. grenzwertigen und bereits pathologisch erhöhten IDQ-Werten existiert. Es muß daher in diesem Zusammenhang nochmals ausdrücklich betont werden, daß insbesondere in diagnostisch unklaren Fällen auf einen Suppressionstest zum Beweis einer Autonomie nicht verzichtet werden kann.

Tabelle **20** Fehlermöglichkeiten bei der IDQ-Bestimmung

| Ursache | Resultat | Richtiges Vorgehen |
|---|---|---|
| regressive Veränderungen im Referenzgewebe | IDQ zu hoch | Speichermessung über sonographisch intaktem Gewebe |
| regressive Veränderungen im autonomen Gewebe | IDQ zu niedrig | methodenspezifischer „Pitfall", bei unilokulärer liquider Degeneration Subtraktion des liquiden Anteils möglich |

## Sonomorphologische und sonotopographische Zusatzinformationen

Autonomes Schilddrüsengewebe ist sehr häufig durch ein echoarmes Reflexverhalten gekennzeichnet. Bei den von uns untersuchten Patienten (n = 327) wies die Mehrzahl der fokalen Autonomien (84%) eine deutlich verminderte Echointensität auf (43). Bei mehr als der Hälfte dieser Patienten (53%) fanden sich echokomplexe Herdbefunde mit echoarmen und echofreien Strukturanteilen als Ausdruck der häufig zu beobachtenden zystischen Degeneration autonomer Adenome (9). In den übrigen Fällen mit einer Echoverminderung des autonomen Gewebes ließ sich noch ein relativ homogener, solide echoarmer Aufbau nachweisen. 9% der fokalen Autonomien zeigten eine solide echoreiche Struktur. In 7% der Fälle konnte das autonome Gewebe nur aufgrund eines echoarmen Randsaums abgegrenzt werden (vgl. Tab. **6**).

Die hinlänglich bekannte Beobachtung, daß sich autonomes Schilddrüsengewebe im Ultraschall überwiegend echoarm darstellt, kann *nicht* zur Differentialdiagnose herangezogen werden. Eine wesentliche Anwendung der sonographischen Differenzierung und Lokalisierung der Schilddrüsenautonomie liegt im Vorfeld der konservativen und operativen Therapie:

1. *Relativierung der Indikation zur Radiojodtherapie*

Bei sonographischem Nachweis eines großen, nahezu vollständig liquide degenerierten Knotens sollte eine operative Therapie vorgezogen werden, da neben der funktionellen Ausschaltung eine klinisch relevante Größenreduktion und somit die Beseitigung mechanischer Kompressionserscheinungen durch eine Radiojodtherapie nicht erwartet werden kann. Das Ergebnis der sonographischen Differenzierung liefert somit ein zusätzliches Entscheidungskriterium für ein operatives Vorgehen.

2. *Sonographische Volumetrie*

Zur Berechnung der erforderlichen Aktivitätsmenge vor geplanter Radiojodtherapie ist eine möglichst exakte Volumenbestimmung des autonomen Schilddrüsengewebes erforderlich. Während die sonographische Volumetrie der Gesamtschilddrüse mit einem durchschnittlichen Fehler von mindestens 15% verbunden ist (s. Kap. 10), liegen bei der Volumenbestimmung umschriebener Parenchymveränderungen wie z. B. der fokalen Autonomie ideale methodische Voraussetzungen vor. Bei den von uns untersuchten Patienten ließen sich fast alle (98%) fokalen Autonomien sonographisch sehr gut als umschriebene Herdbefunde abgrenzen. Das sonographisch ermittelte Volumen kann jedoch nicht kritiklos in die Formel zur Berechnung der Therapiedosis eingesetzt werden, da selbstverständlich nur die Menge des speichernden Gewebes zu berücksichtigen ist. Bei kleinen fokalen Autonomien, die in der Regel noch einen homogenen Aufbau ohne wesentliche regressive Veränderungen aufweisen, darf die größte Übereinstimmung zwischen dem sonographisch errechneten Volumen und der szintigraphischen Volumenabschätzung erwartet werden. In größeren autonomen Arealen mit einem Durchmesser von mehr als 2 cm entwickeln sich häufig regressiv-zystische Parenchymveränderungen, so daß bei alleiniger Einbeziehung des sonographisch ermittelten Volumens ein zu großes „Zielvolumen" zugrunde gelegt wird. Allerdings können sich ähnliche Fehlermöglichkeiten auch bei der szintigraphischen Volumenabschätzung ergeben. Bei 78% unserer Patienten mit regressiv veränderten fokalen Autonomien gingen die Parenchymdegenerationen vom Zentrum der autonomen Gewebeareale aus, während das weiter peripher gelegene autonome Gewebe einen homogenen soliden Aufbau zeigte. In mehr als der Hälfte (67%) dieser Fälle waren die zentral gelegenen regressiv-zystischen Areale im Szintigramm *nicht* zu erkennen, weil offenbar die zu erwartende Speicherverminderung durch das intensiv nuklidanreichernde Parenchym in den Randbereichen maskiert wurde. Durch Einbeziehung der sonographischen Strukturdifferenzierung kann eine falsch zu hohe szintigraphische Volumenabschätzung bei größeren regressiv-zystisch veränderten Autonomien rechtzeitig erkannt werden. Die Sonographie ist somit als wichtiges ergänzendes Verfahren zur Volumenbestimmung autonomen Schilddrüsengewebes anzusehen, wenn die diagnostischen Möglichkeiten *und* Grenzen dieses morphologischen Verfahrens richtig eingeschätzt werden.

In Verbindung mit dem Technetiumuptake unter Suppression kann die sonographische Volumetrie auch zur Abschätzung der Menge klinisch relevanten autonomen Schilddrüsengewebes herangezogen werden. Bei 80 von insgesamt 84 untersuchten hyperthyreoten Patienten mit solide echoarm strukturiertem autonomen Gewebe fanden wir einen Knotendurchmesser von über 3 cm (43). Hieraus ergibt sich die praktische Konsequenz, daß ein Zusammenhang besteht zwischen Funktionslage der Schilddrüse und dem Volumen autonomen Gewebes. Auf dieses sog. „kritische Volumen" hat Joseph bereits vor 10 Jahren hingewiesen (17). Die umgekehrte Schlußfolgerung, daß autonomes Gewebe oberhalb dieses Grenzwerts zwangsläufig mit einer Hyperthyreose einhergeht, ist jedoch nicht möglich. Als Ursache für diese Feststellung muß angenommen werden, daß größere autonome Adenome häufig regressiv-zystische Veränderungen aufweisen und daher die effektive Menge autonomen Schilddrüsengewebes den o.g. Grenzwert unterschreitet.

3. *Beurteilung des sog. paranodulären Gewebes*

Nach MAHLSTEDT müssen im Rahmen der präoperativen Diagnostik evtl. zusätzlich bestehende, „maskierte" fokale Autonomien durch einen Suppressionstest ausgeschlossen werden. Als Ziel einer adäquaten chirurgischen Therapie sollte stets eine funktionsorientierte Resektion angestrebt werden (Tab. **21**) (10, 31). Neben der Strukturdifferenzierung des autonomen Gewebes bietet die Sonographie die Möglichkeit, den morphologischen Aufbau der gesamten Schilddrüse in den drei Raumebenen anschaulich darzustellen. Die Kenntnis der genauen Lokalisation des autonomen Gewebes ist für das operationstaktische Vorgehen von ebenso großer Bedeutung wie die exakte sonomorphologische Analyse des paranodulären, funktionell supprimierten Parenchyms. In diesem Zusammenhang ist ein exakter, prospektiver Vergleich der funktions-topographischen Aussage über die Menge und Verteilung autonomer Schilddrüsenareale mit dem Ergebnis der sonographischen Lokalisationsdiagnostik zu fordern. Eine retrospektive Korrelation sonographischer Herdbefunde mit umschriebenen Nuklidspeicherungen im Szintigramm ist allenfalls bei der unifokalen Autonomie möglich und bei Vorliegen mehrerer umschriebener Parenchymveränderungen mit der Zielsetzung einer optimierten Schilddrüsendiagnostik nicht vereinbar. Dies sollte insbesondere auch für wissenschaftlich fundierte Studien gelten. Wenn die Szintigraphie als primäre Maßnahme durchgeführt wird und das Ergebnis zum Zeitpunkt der Ultraschalluntersuchung vorliegt, läßt sich dieses unabdingbare Qualitätskriterium am besten realisieren. Bei 53% unserer Patienten reichten die fokalen Autonomien bis an die dorsale Schilddrüsenkapsel; nur in einem Drittel dieser Fälle lag jedoch das autonome Gewebe überwiegend im dorsalen Anteil der Schilddrüse. 65% der dorsal gelegenen fokalen Autonomien konnten auch präoperativ sicher getastet werden. In den übrigen Fällen ließ sich das autonome Gewebe in Kenntnis des sonographischen Befundes auch intraoperativ erfassen. Bei Vorliegen einer bindegewebigen Kapsel konnten die fokalen Autonomien auch ohne Berücksichtigung des sonographischen Befundes getastet werden. Die Quote unvollständig resezierten autonomen Schilddrüsengewebes im Sinne einer sog. Restautonomie sollte daher nicht überbewertet werden. Im übrigen ist zu bedenken, daß ein relativ radikales chirurgisches Vorgehen mit vollständiger Resektion der bis zur dorsalen Schilddrüsenkapsel reichenden Parenchymanteile das Risiko einer Rekurrensparese im Vergleich zu der üblichen Operationstechnik deutlich erhöht. Das Ergebnis der sonographischen Lokalisationsdiagnostik darf daher nicht dazu verleiten, auf eine differenzierte Wertung von Eingriffs- und Krankheitsrisiko zu verzichten. Es muß also stets kritisch abgewogen werden zwischen dem erhöhten Risiko einer Rekurrensparese bei relativ radikaler chirurgischer Operationstechnik und der klinisch weniger relevanten „Gefahr" einer diskreten Restautonomie mit vergleichsweise niedrigem Krankheitswert. Ein zusätzliches Szintigramm in seitlicher Projektion kann in diesem Zusammenhang eine verläßliche Information liefern, ob sich der szintigraphische Befund einer fokalen Autonomie auch tatsächlich mit dem sonographisch lokalisierten, dorsal gelegenen Herdbefund korrelieren läßt. Falls sich im postoperativen Szintigramm noch autonomes Restgewebe nachweisen läßt, steht mit der Radiojodtherapie eine adäquate Therapie dieser Restautonomie zur Verfügung.

Bei sonographischem Hinweis für regressiv-zystische Veränderungen im paranodulären Parenchym empfiehlt es sich, nicht nur das autonome Gewebe, sondern zusätzlich auch das morphologisch alterierte paranoduläre Gewebe zu resezieren. Die alleinige „Enukleation" der fokalen Autonomie gewährleistet in diesen Fällen keine sichere Prophylaxe des autonomen Rezidivs (10).

Tabelle **21** Therapie der Schilddrüsenautonomie – Rangordnung der Behandlungsziele

- Ausschaltung des autonomen Gewebes: Operation oder Radiojodresektion
- Beseitigung der Hyperthyreose
- Prophylaxe des autonomen Rezidivs durch funktionsorientierte Resektion

**Struma nodosa et diffusa II. Grades**

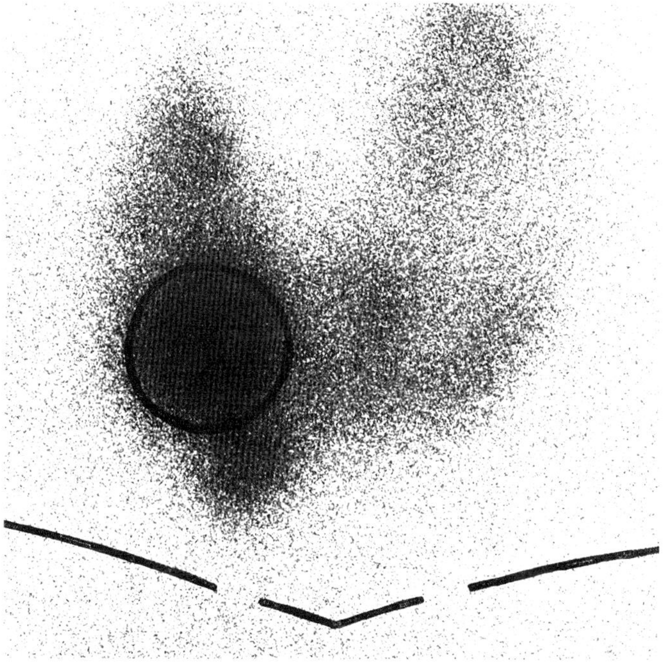

Abb. **95** Struma nodosa et diffusa II. Grades

AG 80 Jahre, weiblich

AN seit mehr als 25 Jahren bestehende Struma, bisher keine adäquate Schilddrüsenhormontherapie durchgeführt; keine Wachstumstendenz der Schilddrüse im Laufe der letzten Jahre, keine Lokalbeschwerden

PB Struma diffusa et nodosa II, mäßig derber Knoten rechts

IV euthyreote Stoffwechsellage, negativer TRH-Test

SZ kompensiertes autonomes „Adenom" rechts (1), kalter Bezirk links (2)

US solide echoarmer Herdbefund rechts dorsal (1), solide echoreicher Herd links mit zentral liquidem Areal (2), IDQ = 4,7

ZY kein Anhalt für Malignität (2)

TH Operation (Entscheidungskriterien: Strumagröße, zusätzlicher Herd im sog. paranodulären, funktionell supprimierten Parenchym)

HI adenomatöse Hyperplasie (1), mikrofollikuläres Adenom mit zentraler Einblutung (2)

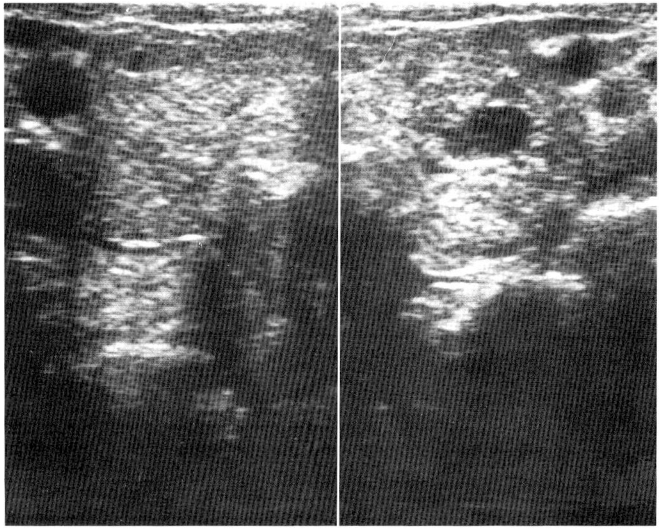

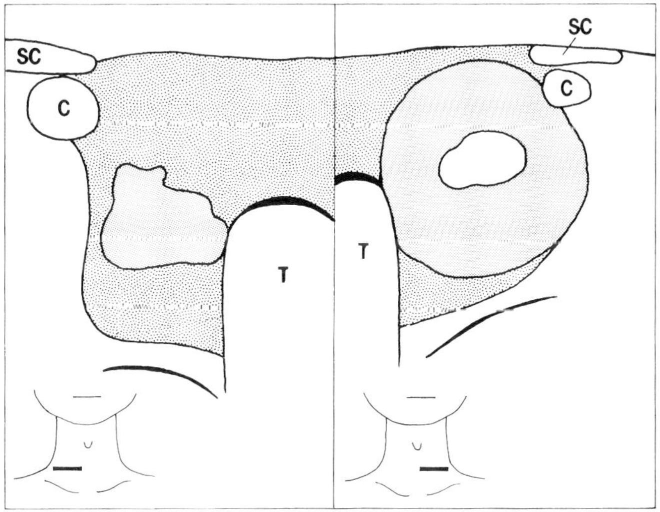


NB CAVE: Für IDQ-Bestimmung Impulsratenmessung nicht im kalten Bezirk links (2) durchführen

**Struma nodosa II. Grades**

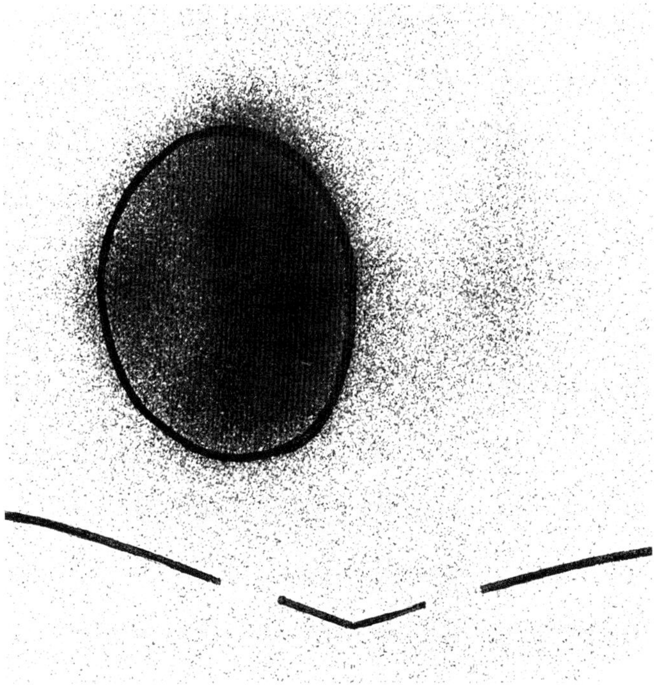

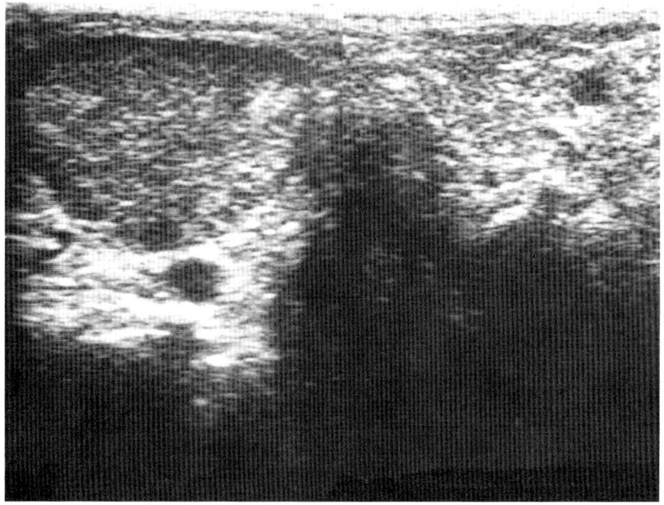

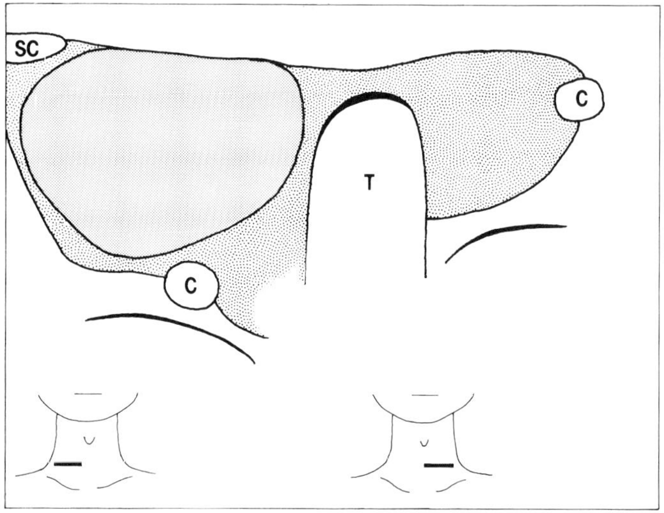


Abb. **96** Struma nodosa II. Grades

AG 56 Jahre, männlich

AN seit mehr als 20 Jahren bekannte Struma nodosa, geringes Druckgefühl im Hals, verstärkte Nervosität, klinische Hyperthyreosezeichen

PB Struma nodosa II, mäßig derber Knoten rechts

IV hyperthyreote Stoffwechsellage, negativer TRH-Test, TBlab-Titer nicht erhöht

SZ dekompensiertes autonomes „Adenom" mit lateraler Speicherverminderung

US großer, solide echoarmer Herdbefund mit echoreichen Strukturanteilen, linker Schilddrüsenlappen aufgrund seiner echoreichen Parenchymstruktur nur schlecht vom umgebenden Halsweichteilgewebe abgrenzbar, IDQ = 2,1

TH Operation (Entscheidungskriterien: Strumagröße, Alter des Patienten)

HI mikrofollikuläres Adenom

NB Impulsratenmessung im Rahmen der IDQ-Bestimmung ist nur mit eingeschränkter Genauigkeit möglich (regressive Veränderungen im autonomen Adenom und im kontralateralen Referenzgewebe)

**Struma diffusa II. Grades**

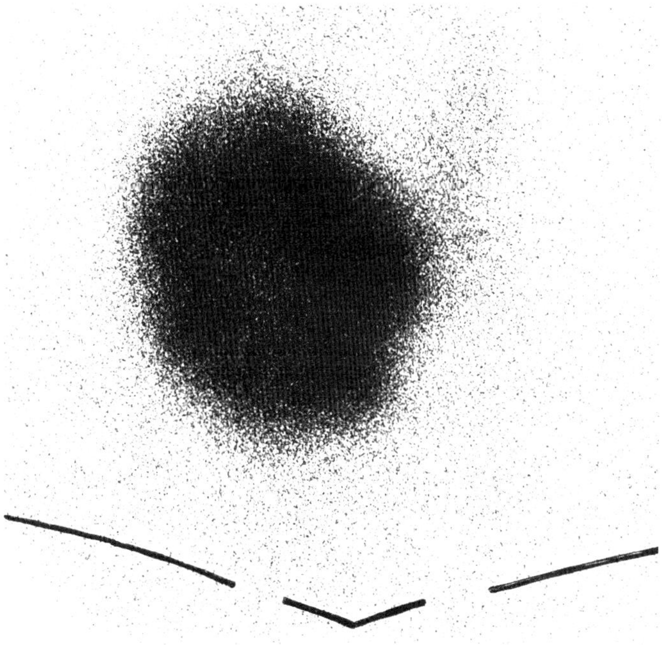

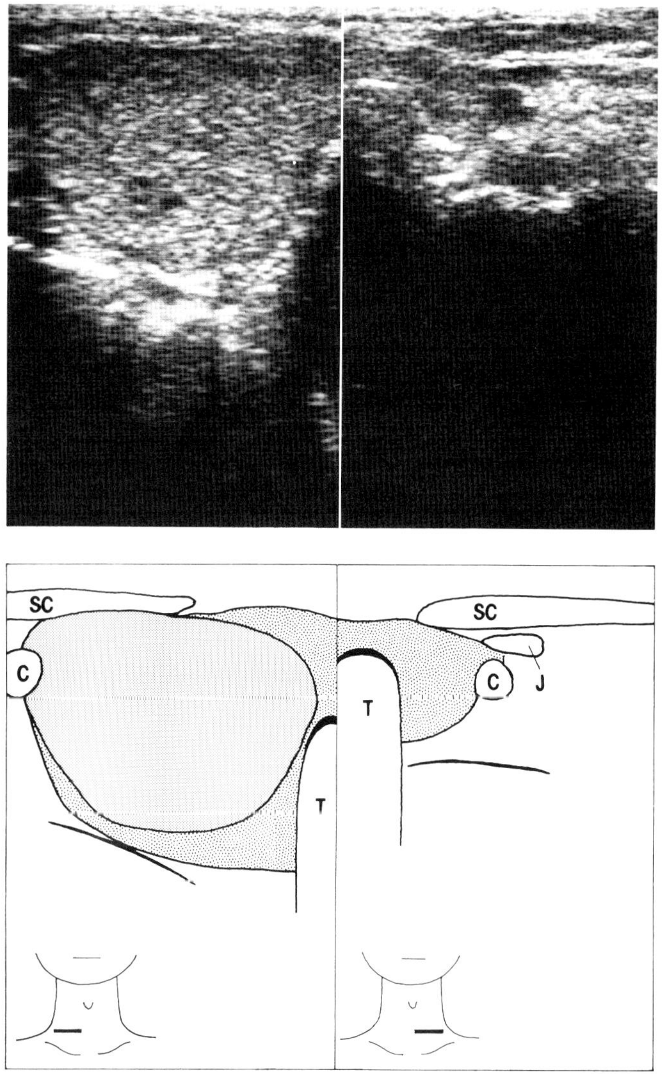


Abb. **97** Struma diffusa II. Grades

AG 71 Jahre, weiblich

AN klinische Hyperthyreosezeichen, therapieresistente Herzrhythmusstörungen

PB Struma diffusa II

IV hyperthyreote Stoffwechsellage, negativer TRH-Test

SZ dekompensiertes autonomes „Adenom" rechts

US deutliche Lappenasymmetrie zugunsten rechts in Korrelation mit dem Palpationsbefund: zusätzlich zum rechtsseitigen Speicherbezirk ist nur ein schmaler perinodulärer Parenchymsaum nachweisbar, IDQ = 5,3

TH Radiojodtherapie (Entscheidungskriterien: kardiale Risikofaktoren, homogene intensive Speicherung des autonomen Adenoms)

NB 1. autonomes Adenom trotz deutlicher Lappenasymmetrie
2. Wahrscheinlichkeitsdiagnose „autonomes Adenom" nur anhand der quantitativen IDQ-Berechnung möglich

**Struma diffusa II. Grades**

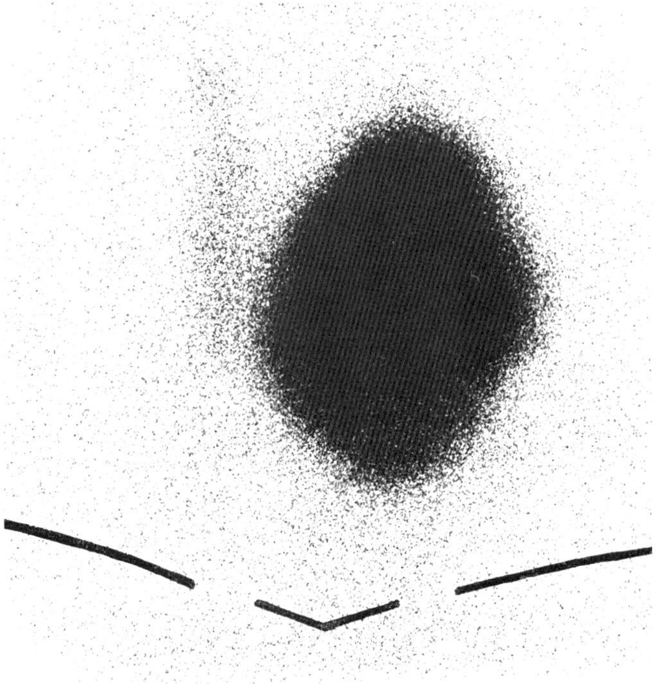

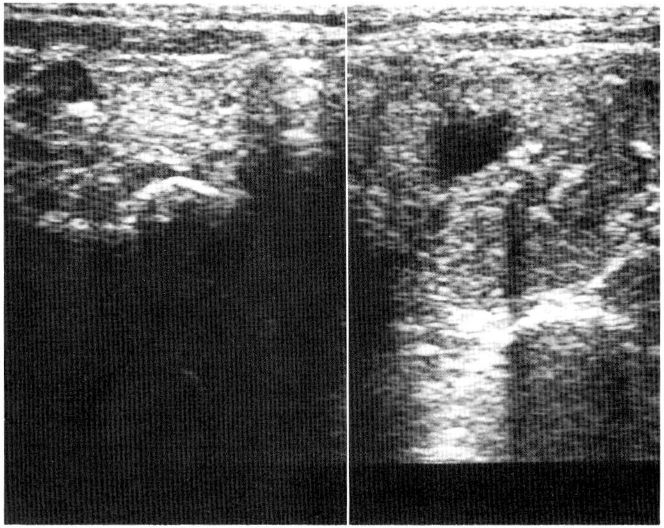

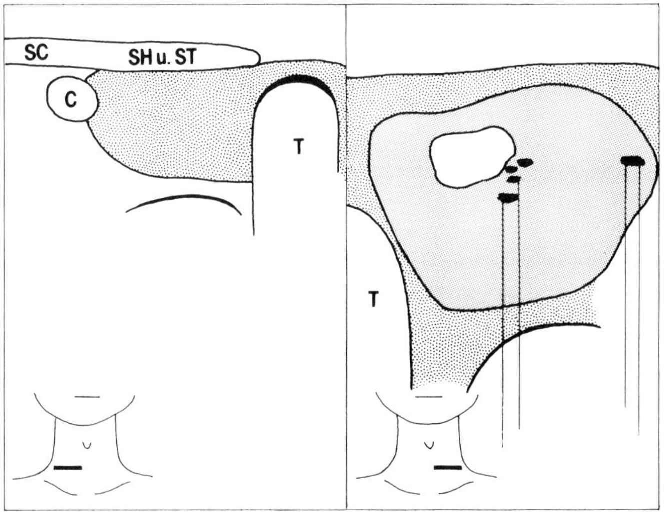


Abb. **98** Struma diffusa II. Grades
AG 61 Jahre, weiblich
AN seit mehr als 30 Jahren bekannte Struma, Druckgefühl im Hals, seit 2 Monaten klinische Hyperthyreosezeichen
PB linksbetonte Struma diffusa II, derbe Konsistenz
IV hyperthyreote Stoffwechsellage, negativer TRH-Test
SZ dekompensiertes autonomes „Adenom" links
US solider Herdbefund (echoarm – echoreich) mit zentral liquider Struktur und Kalkeinlagerungen, diffus echoreiche Struktur des rechten Schilddrüsenlappens, IDQ = 7,3
TH Operation (Entscheidungskriterien: Lokalsymptome, Strumagröße)
HI großes normomakrofollikuläres Adenom mit Verkalkungen
NB Wahrscheinlichkeitsdiagnose „autonomes Adenom" bereits anhand der rein qualitativen Abschätzung des Impulsraten-Dikken-Verhältnisses möglich

## Differenzierung immunogener und nicht immunogener Hyperthyreosen

Unbedingte Voraussetzung für eine adäquate Therapie der Hyperthyreose ist die umfassende Diagnostik der ursächlich zugrundeliegenden Funktionsstörung. Die nuklearmedizinische Differenzierung immunogener und nicht immunogener Hyperthyreosen bereitet keine Schwierigkeiten, wenn eine lokalisierte Nuklidspeicherung mit dem szintigraphischen Bild einer „kompensierten" oder „dekompensierten" fokalen Autonomie oder ein Morbus Basedow mit begleitender endokriner Orbitopathie vorliegt. Schwieriger ist dagegen die differentialdiagnostische Unterscheidung, wenn eine diffuse Hyperthyreose mit homogener diffuser Nuklidspeicherung besteht. Die quantitative Erfassung der Jodavidität in Form des TcTU-Tests kann in Strumaendemiegebieten keinen differentialdiagnostischen Beitrag leisten, da Strumae mit disseminierter Autonomie ebenso wie auch Basedow-Strumae erhöhte Uptakewerte aufweisen können (31). Schicha u. Emrich haben ein praktikables Schema entwickelt, das als Versuch einer klinischen Differenzierung von Immunhyperthyreose und disseminierter Schilddrüsenautonomie aufzufassen ist (Abb. **99**). Die Autoren gehen zunächst davon aus, daß bei Vorliegen einer endokrinen Orbitopathie die Immunpathogenese der Hyperthyreose als gesichert angesehen werden kann und das Fehlen von Augensymptomen und mikrosomalen Antikörpern eher für eine nicht immunogene disseminierte Autonomie spricht (40). Bei Patienten *ohne* endokrine Orbitopathie, jedoch mit erhöhten Antikörpertitern wurde in Abhängigkeit von Alter, Strumahäufigkeit, Vorkommen von Knotenstrumae und szintigraphisch kalten Bezirken sowie einer mit dem Ausbruch der Hyperthyreose in Zusammenhang stehenden Jodkontamination eine weitergehende Differenzierung durchgeführt. Diese Sekundärkriterien können zu einer zusätzlichen differentialdiagnostischen Abgrenzung immunogener und nicht immunogener Hyperthyreosen beitragen. Bei ≥ 3 Punkten liegt die Voraussagewahrscheinlichkeit für eine Immunhyperthyreose bei mehr als 50%, während dagegen bei ≤ 2 Punkten eine nicht immunogene Hyperthyreose als die Diagnose mit der größeren Wahrscheinlichkeit anzusehen ist. Diesen Sekundärkriterien liegt die klinische Beobachtung

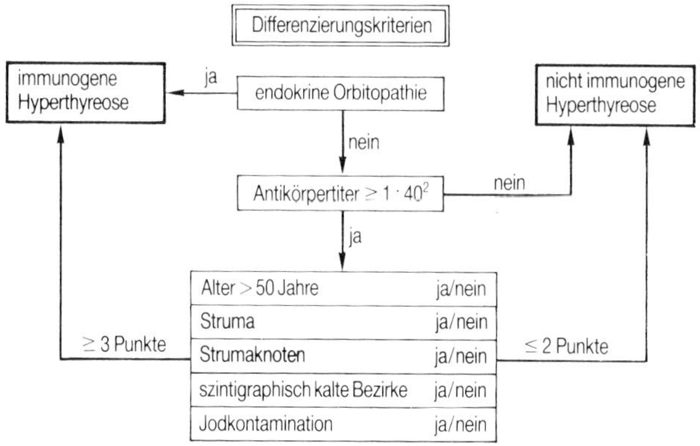


Abb. **99** Schema der Zuordnung zu wahrscheinlich immunogener und wahrscheinlich nichtimmunogener Hyperthyreose; bei den Sekundärkriterien (Frage: ja/nein) wird für jedes Nein 1 Punkt vergeben (nach *Schicha* u. *Emrich*)

**Zuordnung zu immunogener und nichtimmunogener Hyperthyreose**

zugrunde, daß die diagnostischen Merkmale „Alter über 50 Jahre", „Knotenstruma" und „szintigraphisch kalte Areale" signifikant häufiger bei der nicht immunogenen disseminierten Autonomie vorkommen. Da das Entscheidungsschema rein empirisch ermittelt wurde, kann die diagnostische Differenzierung bei Fehlen einer begleitenden endokrinen Orbitopathie im Einzelfall Schwierigkeiten bereiten. Basedow-Strumae zeigen bei längerem Bestehen nicht selten einen multinodulären Aufbau mit echoreichen Parenchymveränderungen (Abb. **101**, **102**), während eine disseminierte Autonomie auch in relativ homogen strukturierten diffusen Strumae vorkommen kann.
Der Nachweis stimulierender Immunglobuline vom Typ der stimulierend wirkenden Antikörper gegen TSH-Rezeptoren im TRAK-Assay (Fa. Henning) kann bei der Differenzierung immunogener und nicht immunogener Hyperthyreosen einen weiteren wichtigen differentialdiagnostischen Beitrag leisten. Bei eindeutigem Nachweis von TSH-Rezeptor-Antikörpern ist eine Immunhyperthyreose als weitgehend gesichert anzunehmen. Die Antikörperbestimmung weist allerdings eine relativ

niedrige Sensitivität von nur etwa 70–80% auf, so daß ein negatives Testergebnis das Vorliegen einer Immunpathogenese grundsätzlich nicht ausschließen kann. Bei Patienten mit diffuser Hyperthyreose und fehlender endokriner Orbitopathie sowie negativem Ergebnis der Antikörperbestimmung können dann die von SCHICHA u. EMRICH angegebenen Sekundärkriterien eine gewisse Entscheidungshilfe bieten.

## Literatur


1 Allannic, H., R. Fauchet, Y. Lorcy, M. Gueguen, A. M. Leguerrier, B. Genetet: A prospective study of the relationship between relapse of hyperthyroid Graves' disease after antithyroid drugs and HLA haplotype. J. clin. Endocr. 57 (1983) 719

2 Bähre, M., D. Emrich: Funktionsszintigraphie der Schilddrüse. Akt. Endokr. Stoffw. 4 (1983) 66

3 Becker, W., Chr. Reiners, W. Wiedemann, R. Schäffer, W. Börner: Sonographie bei diffuser Hyperthyreose: Sind immunogene Formen differenzierbar? Klinikarzt 13 (1986) 920

4 Becker, W., W. Börner, G. Gruber: Szintigraphie und Sonographie bei der Diagnostik der Schilddrüsenautonomie. Dtsch. med. Wschr. 111 (1986) 1630

5 Davies, T. F., M. Platzer, N. R. Farid: Prediction of therapeutic response to radioactive iodine in Graves' disease using TSH-receptor antibodies and HLA-status. Clin. Endocr. 16 (1982) 183

6 Emrich, D., A. v. z. Mühlen, R.-D. Hesch, H. P. Breuel: Observations concerning the long-term course of hyperthyroidism after successful treatment. Acta endocr. (Kbh.), Suppl. 193 (1975) 8

7 Emrich, D., V. Bay, P. Freyschmidt, K. Hackenberg, J. Herrmann, A. v.z. Mühlen, C. R. Pichardt, C. Schneider, P. C. Scriba, P. Stubbe: Therapie der Schilddrüsenüberfunktion. Dtsch. med. Wschr. 102 (1977) 1261

8 Finke, R., P. Kotulla, B. Wenzel, U. Bogner, H. Meinhold, H. Schleusener: Klinische Bedeutung der Bestimmung von schilddrüsenstimulierenden Antikörpern. Dtsch. med. Wschr. 106 (1981) 38

9 Galvan, G., G. B. Pohl: Zystische Degeneration autonomer Adenome. Münch. med. Wschr. 118 (1976) 21

10 Gemsenjäger, E.: Das Resektionsausmaß bei Hyperthyreose. Dtsch. med. Wschr. 112 (1987) 479

11 Gemsenjäger, E., M. Grosjean: Die Bedeutung der Ultraschalluntersuchung zur adäquaten Resektion bei benigner und bei maligner Struma. Schweiz. med. Wschr. 117 (1987) 270

12 Gemsenjäger, E., J. J. Staub, J. Girard, T. Heitz: Preclinical hyperthyroidism in multinodular goitre J. clin. Endocr. 43 (1976) 810

13 Heberling, H.-J., W. Heilmann, J. Gauer, G. Müller, J. Loebe, D. Gottschild: Therapiekontrolle der Hyperthyreose. Vergleich von in-vitro- und in-vivo-Methoden. Z. ges. inn. Med. 32 (1977) 109

14 Heinze, H. G., C.R. Pickardt, P. C. Scriba: Das autonome Adenom der Schilddrüse. Dtsch. med. Wschr. 100 (1975) 2223

15 Igl, W., U. Fink, B. Leisner: Die Kombination von Szintigramm und Sonogramm in der Diagnostik des autonomen Schilddrüsenadenoms. Nuc-compact 10 (1979) 184

16 Joseph, K., J. Mahlstedt, U. Welcke: Die Beeinflussung der thyreoidalen $^{99m}$Tc-Pertechnetat-Aufnahme (TcTU) durch therapeutische und diagnostische Suppression. Nuc-compact 3 (1972) 22

17 Joseph, K., J. Mahlstedt, H.-H. Pries, U. Schmidt, U. Welcke: Früherkennung und Abschätzung des Hyperthyreoserisikos autonomen Schilddrüsengewebes. Nuc-compact 8 (1977) 134

18 Joseph, K.: Statische, dynamische und quantifizierte Schilddrüsen-Szintigraphie. Nuklearmediziner 2 (1979) 83

19 Joseph, K., J. Mahlstedt, U. Welcke: Früherkennung der thyreoidalen Autonomie durch Kombination von quantitativer Szintigrammauswertung mit einem Äquivalent des freien $T_4$. Nucl.-Med. (Stuttg.) 19 (1980) 54

20 Joseph, K.: Nicht immunogene Hyperthyreosen - Rechtzeitige Diagnostik und rationale Grundlage einer definitiven Behandlung. Internist. Welt 3 (1984) 80

21 Joseph, K.: Thyreoidale Autonomie-Diagnostik, Therapie, Nachsorge. Therapiewoche 36 (1986) 1711

22 Klein, E.: Die Schilddrüse, 2. Aufl. Springer, Berlin 1978

23 Labhart, A.: Die Schilddrüse. In Labhart, A.: Klinik der Inneren Sekretion, 3. Aufl. Springer, Berlin 1978

24 Lamberg, B.-A., A. Aro, P. Saarinen, T.Tötterman, I. Mäkinen: Responseto TRH, serum thyroid hormone concentration, and serum markers of autoimmunity after antithyroid therapy in Graves' disease. J. endocr. Invest. 1 (1978) 9

25 Mahlstedt, J., H. Schmidt, K. Joseph: Untersuchungen zur Verläßlichkeit des $^{99m}$Tc-Speichertests als Schätzer der thyreoidalen Stimulation. Fortschr. Röntgenstr. 131 (1979) 536

26 Mahlstedt, J.: Autonomie bei euthyreoter Struma. Therapiewoche 31 (1981) 1567

27 Mahlstedt, J., K. Joseph: $^{99m}$Tc-Thyroid Uptake (TcTU) – ein Clearanceäquivalent zur Beurteilung der Schilddrüsenregulation. Prozeßgesteuerte ROI-Technik und vereinfachte mechanische ROI-Technik für die Gammakamera. Nuc Compact 7 (1976) 108

28 Mahlstedt, J.: Stellenwert der Funktionsszintigraphie in der Schilddrüsendiagnostik. Therapiewoche 34 (1984) 2684

29 Mahlstedt, J., H. Schmidt, K. Joseph: Untersuchungen am Schilddrüsenmodell zum Vergleich der Kinetik von $^{99m}$Tc-Pertechnetat und $^{131}$J-Jodid. Nuc Compact 9 (1978) 194

30 Mahlstedt, J.: Schilddrüsenfunktionsdiagnostik und die Diagnose von Schilddrüsenkrankheiten – Neue Empfehlungen der Sektion Schilddrüse der Deutschen Gesellschaft für Endokrinologie, 1985 (Compact Review). Nuc-compact 16 (1985) 107

31 Mahlstedt, J.: Statische und dynamische Schilddrüsen-Szintigraphie. Nuklearmediziner 9 (1986) 15

32 McGregor, A. M., B. R. Smith, R. Hall, P. H. Petersen, M. Miller, P. J. Dewar: Prediction of relapse in hyperthyroid Graves' disease. Lancet 1980/II, 1101

33 von zur Mühlen, A., R. D. Hesch, J. Köbberling: The TRH-test in the course of treatment of hyperthyroidism. Clin. Endocr. 4 (1975) 165

34 von zur Mühlen, A., R. D. Hesch, D. Emrich, W. Creutzfeldt: Wirkung von

synthetischen „thyreotropin releasing factor" auf Plasmaspiegel von thyreotropem Hormon und Wachstumshormon bei Gesunden, Patienten mit Hyperthyreose und primärer Hypothyreose. Dtsch. med. Wschr. 95 (1970) 2623
35 Pfannenstiel, P.: Therapie der Basedow-Hyperthyreose. In Pfannenstiel, P.: Therapie von Schilddrüsenerkrankungen, 2. Aufl. Grosse, Berlin 1979
36 Pickardt, C. R.: Behandlung der Hyperthyreose vom Typ des Morbus Basedow. Dtsch. med. Wschr. 103 (1978) 959
37 Pickardt, C. R., K. Horn, P. C. Scriba: Moderne Aspekte der Schilddrüsenfunktionsdiagnostik. Internist (Berl.) 13 (1972) 133
38 Reiners, Chr., W. Wiedemann: Kombination von Sonographie und Szintigraphie – Bestimmung des Impuls-Dickenquotienten. Akt. Endokr. Stoffw. 4 (1983) 130
39 Reiners, Chr., W. Becker, W. Börner: Der Suppressionstest zur Verlaufskontrolle der thyreostatischen Therapie: Renaissance eines nuklearmedizinischen In-vivo-Verfahrens? Nucl.-Med. (Stuttg.) 24 (1985) 135
40 Schicha, H., D. Emrich: Immunogene und nicht immunogene Hyperthyreose. Versuch einer klinischen Abgrenzung. Dtsch. med. Wschr. 108 (1983) 6
41 Schleusener, H., G. Schernthaner, W. R. Mayr, P. Kotulla, U. Bogner, R. Finke, H. Meinhold, K. Koppenhagen, K. W. Wenzel: HLA-DR3 and HLA-DR5 associated thyrotoxicosis – two different types of toxic diffuse goiter. J. clin. Endocr. 56 (1983) 781
42 Teng, C. S., R. T. T. Yeung: Changes in thyroid-stimulating antibody activity in Graves' disease treated with antithyroid drug and its relationship to relapse. A prospective study. J. clin. Endocr. 50 (1980) 144
43 Wiedemann, W., H. Czempiel, C. Güttler, G. Voigt, Ch. Strohm: Optimierte Diagnostik des autonomen Schilddrüsenadenoms-Kombination von Szintigraphie und Sonographie. In Otto, R. Ch., P. Schnaars: Ultraschalldiagnostik 85. Thieme, Stuttgart 1986
44 Wiener, J. D.: Is partial thyroidectomy definitive treatment for Plummer's disease (autonomous goitre)? Clin. nucl. Med. 8 (1983) 78

# 9 Autoimmunerkrankungen

## Immunhyperthyreose vom Typ des Morbus Basedow

Das klinische Bild der Basedow-Hyperthyreose ist gekennzeichnet durch die bekannten Symptome des Schilddrüsenhormonüberschusses mit entsprechenden morphologischen und funktionellen Veränderungen der schilddrüsenhormonabhängigen Organe und Organsysteme (Herz, Muskulatur, Knochen, Gastrointestinaltrakt, ZNS). Diese typischen klinischen Symptome (z. B. tachykarde Herzrhythmusstörungen, erhöhte Blutdruckamplitude, motorische Unruhe, feinschlägiger Fingertremor, verstärkte Nervosität mit innerer Unruhe, Muskelschwäche, warme feuchte Hände, Wärmeintoleranz) sind Ausdruck einer vermehrten Schilddrüsenhormonwirkung, ohne daß sie per se einen Rückschluß auf die diesem Schilddrüsenhormonexzeß zugrundeliegende Erkrankung erlauben. Anhand dieser klinischen Leitsymptome ist daher keine Differenzierung zwischen Immunhyperthyreose und Schilddrüsenautonomie möglich. Oligosymptomatische Verlaufsformen sind insbesondere bei älteren Patienten nicht selten und erschweren die frühzeitige Diagnosestellung. Im Gegensatz zur Schilddrüsenautonomie ist der klinische Verlauf der Basedow-Hyperthyreose durch Spontanremission und Neigung zu Rezidiven gekennzeichnet. Die Immunhyperthyreose kommt mit und ohne Struma sowie mit und ohne endokrine Orbitopathie vor. Die klinischen Symptome der endokrinen Orbitopathie werden in sechs Stadien eingeteilt:

I. Oberlidretraktion, Konvergenzschwäche
II. mit Bindegewebsbeteiligung (Lidschwellungen, Tränenträufeln, Chemosis)
III. mit Protrusio bulbi oder bulborum
IV. mit Augenmuskelparesen (Unscharf- und Doppeltsehen)
V. mit Hornhautaffektionen (meist Lagophthalmus mit Trübungen, Ulzerationen)
VI. mit Sehnervkomplikationen (Sehausfälle bis Sehverlust).

In diesem Klassifikationsschema der Sektion Schilddrüse der Deutschen Gesellschaft für Endokrinologie werden sechs verschiedene Schweregrade ohne Berücksichtigung von Ein- oder Doppelseitigkeit der Orbitopathie unterschieden. Die Symptome jeweils geringerer Schweregrade können in der gewählten Gruppe mitenthalten sein oder fehlen. Der Einsatz therapeutischer Maßnahmen (Glukokortikoide, Retrobulbärbestrahlung, Immunsuppressiva, Thyreoidektomie, Dekompressionsoperation) richtet sich nach dem jeweiligen Schweregrad.
Bei klinischer Manifestation einer *endokrinen Orbitopathie* und/oder Nachweis des symmetrisch ausgebildeten zirkumskripten *prätibialen Myxödems* ist die Diagnose einer Basedow-Hyperthyreose einfach. Wenn diese beweisenden Zuordnungskriterien fehlen, liefert die Koinzidenz mit anderen Autoimmunerkrankungen (z. B. perniziöse Anämie, Sjögren-Syndrom, Myasthenia gravis, Vitiligo, Morbus Addison) Hinweise für eine Immunpathogenese. Bei Fehlen einer endokrinen Orbitopathie *und* Nachweis einer diffusen Nuklidspeicherung im Szintigramm kann die Bestimmung *schilddrüsenstimulierender Immunglobuline* (TBIAb = *T*SH-*b*inding *i*nhibiting *a*nti*b*odies) zur weiteren differentialdiagnostischen Abgrenzung beitragen (s. auch Kap. 8, S. 156 u. 165). Bei erstmaligem Auftreten einer Basedow-Hyperthyreose lassen sich diese Antikörper nur bei etwa 70% der Patienten nachweisen (3). Die Zuordnung einer Hyperthyreose zum Typ des Morbus Basedow ist nur bei positivem Ausfall der Antikörperbestimmung möglich; ein negativer Befund schließt

**Struma diffusa II. Grades**

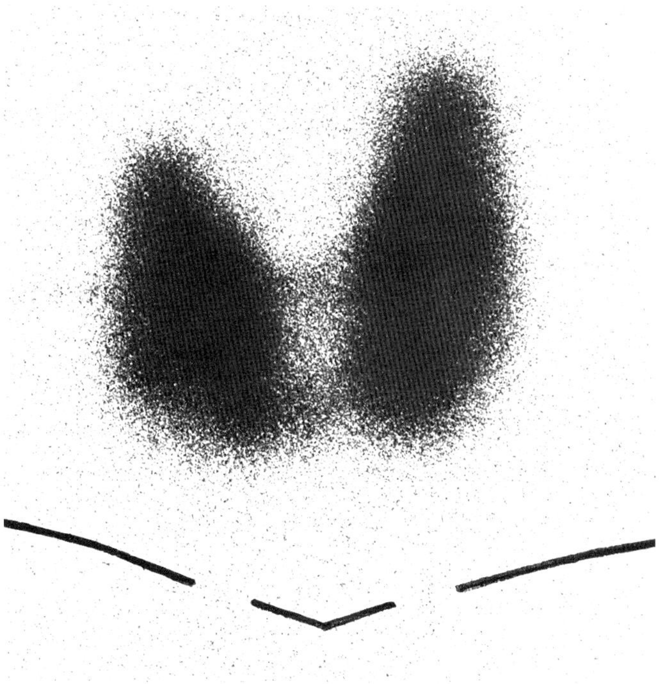

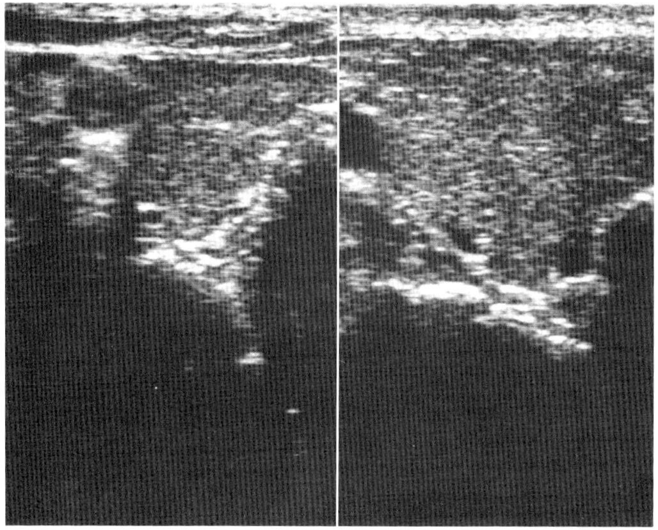

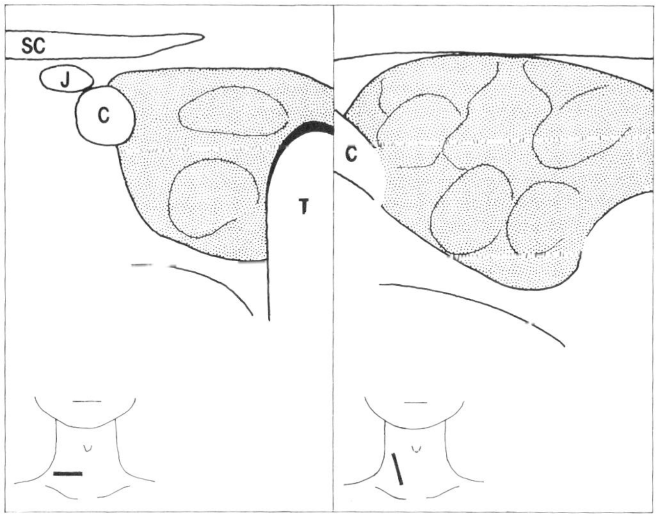


Abb. **100** Struma diffusa II. Grades
AG 26 Jahre, männlich
AN Struma seit 10 Jahren bekannt, verstärkte Nervosität seit 4 Monaten, Gewichtsabnahme
PB Struma diffusa II, mäßig derbe Konsistenz
IV hyperthyreote Stoffwechsellage, TBIAb-Titer erhöht
SZ homogene intensive Speicherung
US diffuse Echoarmut, typische Formveränderung mit Zunahme des Tiefendurchmessers
TH thyreostatische Therapie, nach ca. 1 Jahr kontrollierter Auslaßversuch

**Rezidivstruma diffusa II. Grades**

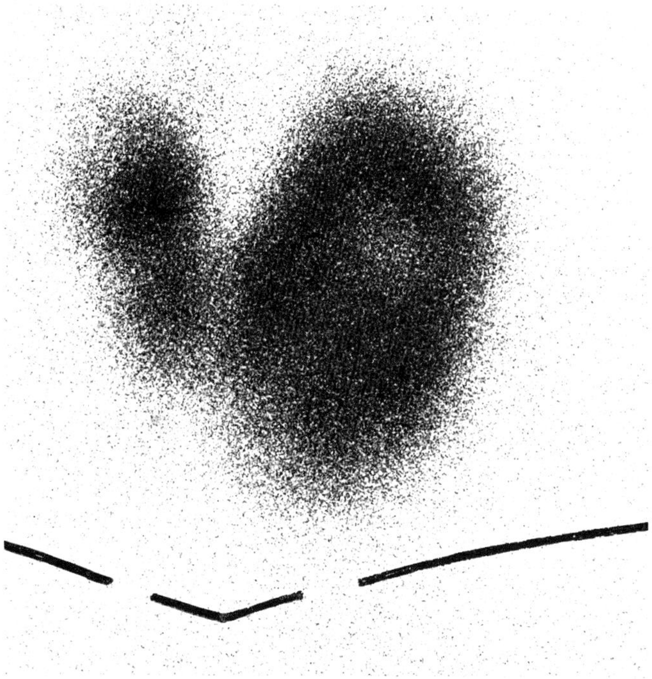

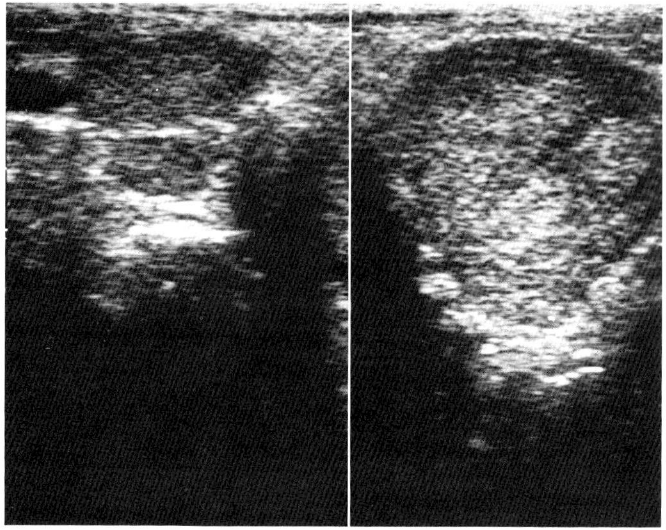

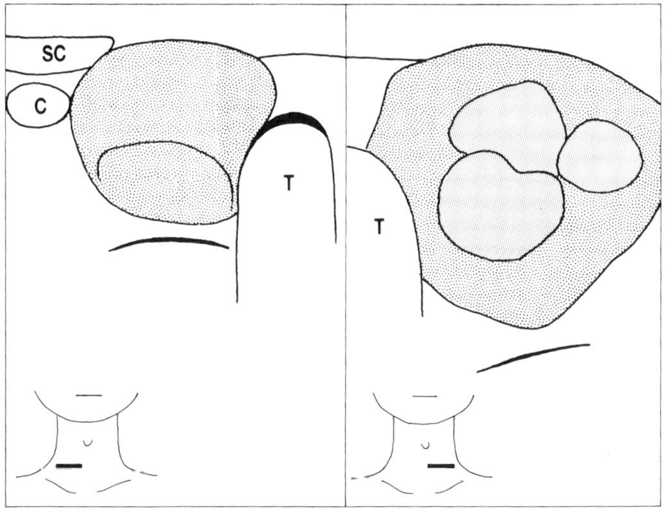


Abb. **101** Rezidivstruma diffusa II. Grades

AG 65 Jahre, weiblich

AN subtotale Strumaresektion beidseitig vor 26 Jahren, thyreostatische Therapie vor 1 Jahr; jetzt wieder verstärkte Nervosität, Herzrhythmusstörungen, Druckgefühl im Hals

PB Struma diffusa II, derber linker Schilddrüsenlappen

IV hyperthyreote Stoffwechsellage, erhöhter TBIAb-Titer auch während des kontrollierten Auslaßversuches im Stadium der Euthyreose

SZ zentrale Speicherverminderung im linken Schilddrüsenlappen

US diffuse Echoarmut rechts, multinodulärer echoreicher Strukturumbau (Maskierung der Echoarmut); typische Konfiguration mit relativer Zunahme des Tiefendurchmessers

TH Radiojodtherapie (Entscheidungskriterien: Rezidivstruma, relativ rasche Remanifestation der Hyperthyreose, persistierender TBIAb-Titer)

**Struma diffusa II. Grades**

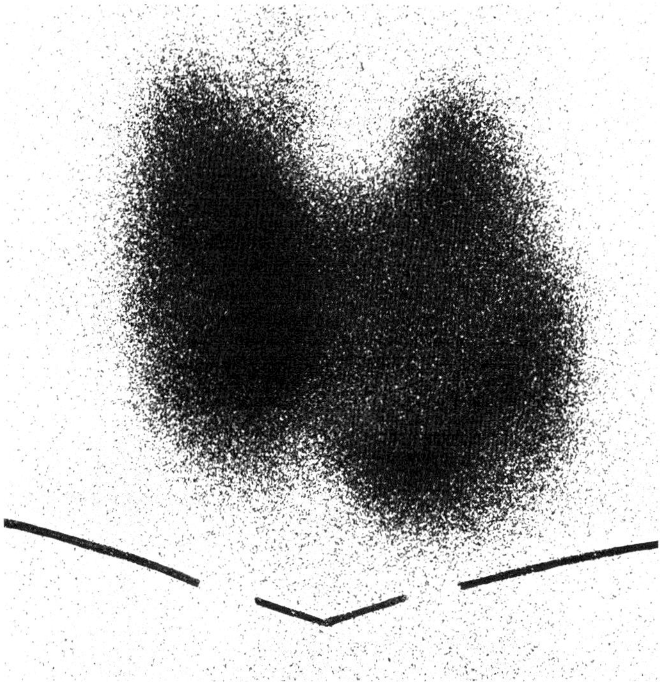

Abb. **102** Struma diffusa II. Grades
AG 75 Jahre, weiblich
AN Levothyroxin zur Strumatherapie aufgrund von Herzrhythmusstörungen vor 4 Wochen abgesetzt, jetzt zunehmend verstärkte Nervosität und Gewichtsabnahme
PB Struma diffusa II, mäßig derbe Konsistenz
IV hyperthyreote Stoffwechsellage, TBIAb-Titer erhöht
SZ Speicherverminderung im mittleren Anteil des linken Schilddrüsenlappens
US multinodulärer Strukturumbau überwiegend echoreicher Ausprägung, geringe Echoverminderung mit vereinzelten echoarmen Strukturen im rechten Schilddrüsenlappen
TH Radiojodtherapie
NB Maskierung der Echoarmut durch echoreiche, regressive Veränderungen

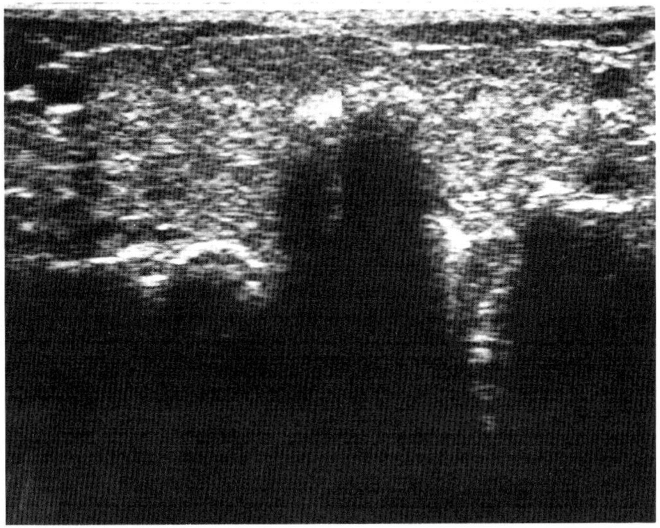

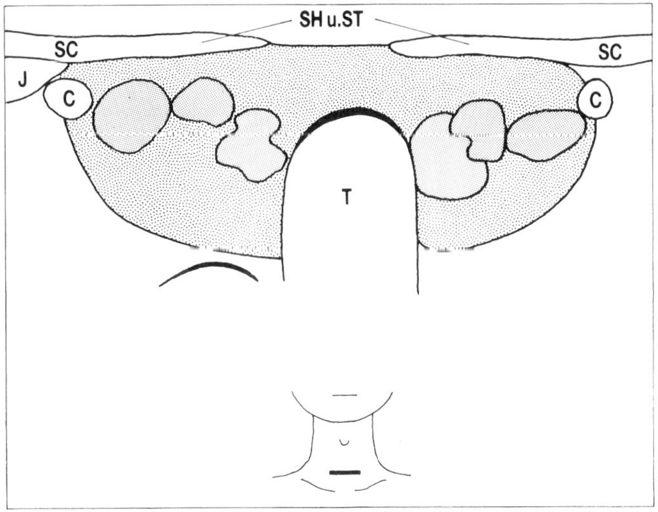

eine Immunhyperthyreose nicht aus. Wegen dieser Problematik wurden daher relativ hohe Erwartungen auf die *sonomorphologische Gewebedifferenzierung* gesetzt.
Eine Immunhyperthyreose vom Typ des Morbus Basedow ist im typischen Fall durch eine diffus verminderte Echointensität des gesamten Schilddrüsenparenchyms gekennzeichnet (Abb. **100**). Diese gleichmäßig über die gesamte Schilddrüse verteilte Echoarmut findet sich allerdings in der Regel nur bei kindlichen und juvenilen diffusen Strumae sowie bei Patienten über 40 Jahren in einem Nichtendemiegebiet. In regressiv veränderten Strumae eines Endemiegebietes führt eine zunehmende Bindegewebeeinlagerung mit Fortschreiten des fibrotischen Umbaus zu einer mehr oder weniger gleichmäßig verdichteten Parenchymstruktur im Sinne einer Zunahme von Zahl und Intensität der Strukturechos. Die bei einer Basedow-Hyperthyreose im typischen Fall vorhandene diffuse Echoarmut wird daher in Abhängigkeit von der Ausdehnung und dem Ausprägungsgrad bindegewebiger regressiver Umbauvorgänge durch echoreiche Strukturalterationen überlagert und somit maskiert (Abb. **101, 102**). Die diffuse Echoarmut ist im floriden Krankheitsstadium der Hyperthyreose gewöhnlich stärker ausgeprägt als in der Remissionsphase; mit Normalisierung der Schilddrüsen-Stoffwechsellage kann eine allmähliche Zunahme der Echogenität einhergehen. Allerdings kann die Echoverminderung auch noch mehrere Monate nach Erreichen einer Euthyreose persistieren. Es existieren somit bei der Basedow-Hyperthyreose drei verschiedene sonographische Bildmuster:

1. diffuse Echoarmut mit Übergang in ein echonormales Parenchymmuster nach Erreichen einer Euthyreose
2. Persistieren der diffusen Echoarmut trotz Normalisierung der Schilddrüsen-Stoffwechsellage
3. multinoduläres echoreiches Strukturmuster bei hyperthyreoter *und* euthyreoter Funktionslage der Schilddrüse

Eine Differenzierung zwischen Morbus Basedow und disseminierter Autonomie ist anhand sonographischer Kriterien leider nicht möglich. Die Unzulänglichkeit der Sonographie beruht im wesentlichen darauf, daß sich Basedow-Hyperthyreosen in einem Strumaendemiegebiet häufig in regressiv veränderten Strumae mit präexistenten echoreichen Strukturalterationen manifestieren (4). Diese klinische Erfahrung konnte durch Korrelation von sonographischer Struktur und histomorphologischem Aufbau bestätigt werden; im aktivierten Zustand zeigten die Schilddrüsenepithelien identische histologische Bilder unabhängig davon, ob ein autonomer Funktionszustand oder eine immunogene Genese zugrunde lag (1). Daraus kann die klinisch relevante Schlußfolgerung gezogen werden, daß das sonographische Merkmal „Echoarmut" als ein Kriterium des Ausmaßes und nicht der Ursache einer funktionellen Aktivierung interpretiert werden muß. Was die klinische Wertigkeit wissenschaftlicher Studien zu dieser Problematik betrifft, so läßt sich in einem Endemiegebiet ein Patientenkollektiv ohne regressiv veränderte Strumae allenfalls auf Kosten einer geringen Untersuchungszahl realisieren. Der durch regressive Parenchymveränderungen bedingte methodische Fehler kann daher strenggenommen nur in einem Nichtendemiegebiet vermieden werden.

Für das praktische Vorgehen in der klinischen Routine ergeben sich hieraus folgende Konsequenzen:

1. Der Grad der Echoverminderung erlaubt keine diagnostisch zuverlässigen Aussagen über die aktuelle Funktionslage der Schilddrüse. Im Falle einer zunehmenden Normalisierung des Schallmusters halten wir es daher für nicht vertretbar, die thyreostatische Medikation allein aufgrund sonographisch erfaßbarer Strukturveränderungen abzusetzen, wenn die für diese Entscheidung maßgeblichen klinischen Daten, In-vitro-Testergebnisse und immunologischen Parameter (mikrosomale Autoantikörper, TSH-Rezeptor-Autoantikörper) noch keine wesentliche Remissionstendenz erkennen lassen. Ein sog. kontrollierter Auslaßversuch sollte daher wie bisher nach frühestens 12 Monaten durchgeführt werden.
2. Die alleinige sonographische Differenzierung immunogener und nicht immunogener Hyperthyreosen ist nicht möglich. Bei fehlender Echoarmut kann eine Basedow-Hyperthyreose nicht ausgeschlossen werden.
3. Nach dem derzeitigen Kenntnisstand sind Basedow-Hyperthyreosen mit persistierender Echoarmut prognostisch nicht ungünstiger einzustufen als diejenigen mit einer relativ schnellen Normalisierung des Schallbildes. Die Frage, ob sonomorphologische Kriterien Rückschlüsse auf die Pro-

gnose der Basedow-Hyperthyreose zulassen, kann erst dann beantwortet werden, wenn prospektive Studien mit ausreichend langen Beobachtungsintervallen vorliegen. Infolgedessen muß derzeit noch offenbleiben, ob eine allmählich zunehmende Echoarmut bei euthyreoten Basedow-Patienten im Auslaßversuch als diagnostisch zuverlässiger Hinweis für ein Hyperthyreoserezidiv interpretiert werden kann.

## Hashimoto-Thyreoiditis

Die chronisch lymphozytäre Thyreoiditis kann mit oder ohne Struma einhergehen. Im Gegensatz zur akuten oder subakuten Thyreoiditis ist das klinische Bild zumindest in einem frühen Krankheitsstadium relativ uncharakteristisch, da klassische klinische Leitsymptome wie z. B. akute Entzündungszeichen oder ein lokaler Schmerz fehlen. Die *atropisch-lymphozytäre Immunthyreoiditis* wird häufig erst bei klinisch manifester Hypothyreose erkannt. Bei der hypertrophen Manifestationsform der chronisch-lymphozytären Thyreoiditis, der *Hashimoto-Thyreoiditis*, ergibt sich die Verdachtsdiagnose oft als Zufallsbefund, wenn im Rahmen einer routinemäßigen Strumadiagnostik erhöhte Titer der Schilddrüsen-Autoantikörper im Hämagglutinationstest nachgewiesen werden. Initial kann die Hashimoto-Thyreoiditis mit einer hyperthyreoten Stoffwechsellage einhergehen. Bei der Mehrzahl der Patienten besteht in einem frühen Krankheitsstadium meist noch eine euthyreote Funktionslage der Schilddrüse, während sich bei ausgedehnten Parenchymdestruktionen im weiteren Krankheitsverlauf eine Hypothyreose entwickelt. Die Diagnose einer Hashimoto-Thyreoiditis basiert zum einen auf dem serologischen Antikörpernachweis gegen Thyreoglobulin *und* mikrosomales Antigen und zum anderen auf der punktionszytologischen Auswertung eines unter Ultraschallsicht gewonnenen Feinnadelpunktats. Bei Antikörpertitern über 1:25 600 kann eine Autoimmunthyreoiditis als weitgehend gesichert angesehen werden. Bei nur leicht erhöhten Titern (z. B. 1:6400) erlaubt die sonographisch gezielte Feinnadelpunktion mit anschließender Zytologie die Sicherung der Diagnose. Das in fortgeschrittenen Krankheitsstadien vorhandene Narbengewebe läßt sich sonographisch eindeutig lokalisieren, so daß bevorzugt entzündlich infiltrierte echoarme Parenchymanteile punktiert werden können. Durch Anwendung einer optimierten ultraschallgezielten Punktionstechnik lassen sich somit insbesondere bei kleinen Schilddrüsen falsch-negative Punktionsergebnisse vermeiden. Das Szintigramm zeigt eine inhomogene, fleckige Speicherung; bei ausgedehnten Parenchymdestruktionen findet sich in der Regel das Bild einer „teilblockierten" Schilddrüse mit geringer Radionuklidaufnahme (Abb. **103**).

Die chronisch-lymphozytäre Thyreoiditis ist pathologisch-anatomisch durch ausgedehnte Lymphozyten- und Plasmazellherde mit Lymphfollikeln gekennzeichnet. Bei längerer Erkrankungsdauer kommt es zu einer Parenchymdestruktion mit nachfolgender Sklerosierung; das Schilddrüsengewebe wird durch Narbenstränge ersetzt, in denen noch Reste entzündlicher Infiltrate und einzelne Epithelreste, häufig mit pflasterzellartigen Herden, nachweisbar sind (2). Als Korrelat der lymphoplasmazellulären Entzündung findet sich sonographisch eine diffuse Echoarmut. Die Echoverteilung ist meist inhomogen. Je nach dem Ausmaß des bindegewebigen Umbaus werden echoreiche bandförmige Strukturen angetroffen (Abb. **104, 105**). Das sonographische Merkmal „Echoarmut" erlaubt per se keine definitive Diagnose, da sowohl die Differenzierung der subakuten und chronisch-lymphozytären Thyreoiditis als auch die Abgrenzung zur Immunhyperthyreose vom Typ des Morbus Basedow allein aufgrund sonographischer Kriterien nicht möglich ist. Da die Schilddrüse in der Regel nicht druckdolent ist, können sich im Einzelfall differentialdiagnostische Schwierigkeiten bei der Abgrenzung des Schilddrüsenmalignoms ergeben. Im Falle eines derben, schnell wachsenden, wenig verschieblichen szintigraphisch kalten Knotens ist daher eine histologische Klärung absolut indidziert, unabhängig vom Ergebnis der übrigen Untersuchungsbefunde. Die wichtigste klinische Anwendung der Sonographie liegt also ähnlich wie bei anderen Fragestellungen nicht in der artdiagnostischen Differenzierung, sondern im Vorfeld der Punktionszytologie.

**Hashimoto-Thyreoiditis**

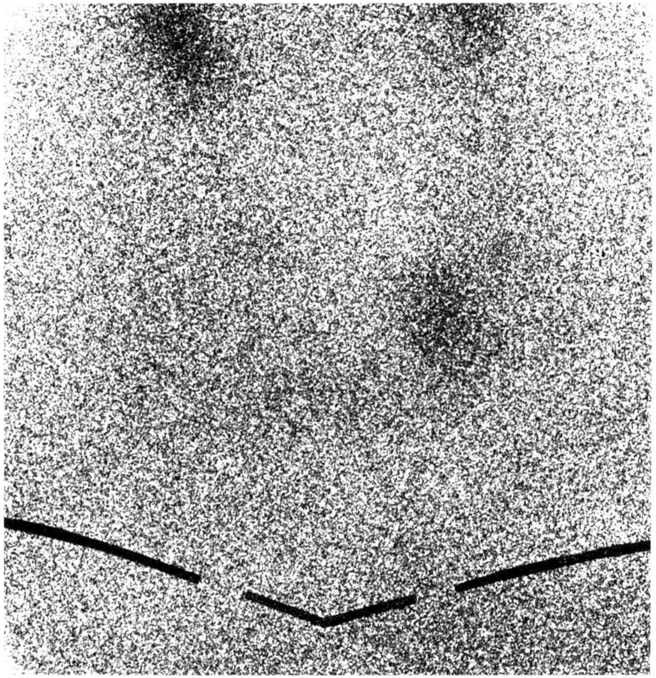

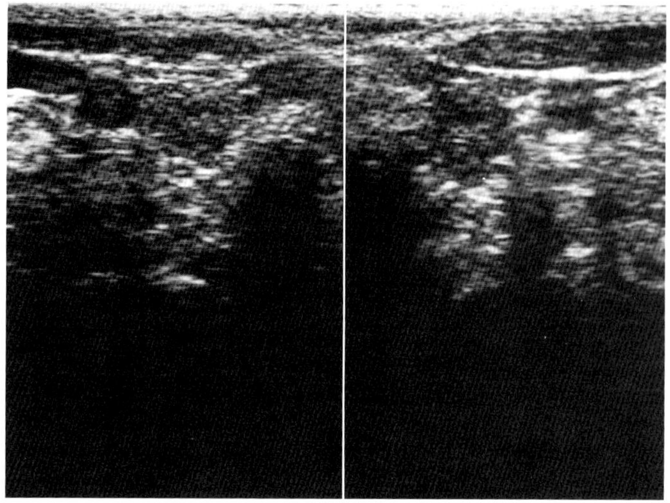

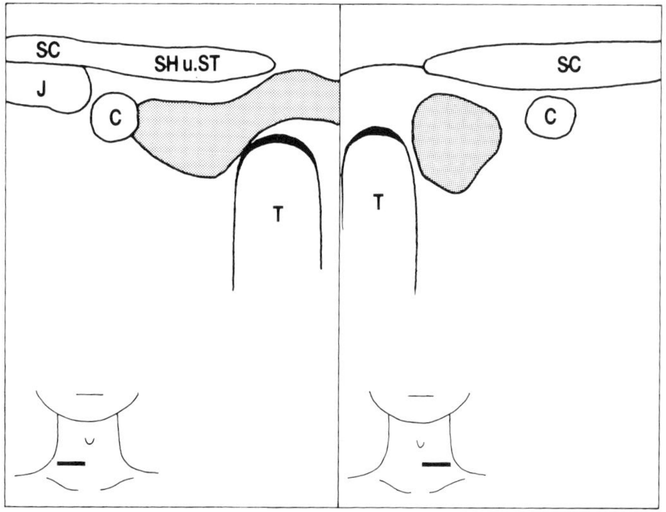


Abb. **103** Normal große Schilddrüse

AG 73 Jahre, weiblich

AN klinische Hypothyreosezeichen

PB keine Struma tastbar

IV hypothyreote Stoffwechsellage mit deutlich überschießendem TSH-Anstieg nach TRH-Applikation, erhöhte Titer der Schilddrüsen-Autoantikörper

SZ deutlich herabgesetzte (links) bis fehlende (rechts) Nuklidspeicherung, Darstellung der Glandulae submandibulares

US kleine Schilddrüsenlappen beidseitig (jeweils ca. 1,5 × 1,0 × 2,0 cm) mit diffuser Echoarmut

ZY typischer Befund einer chronisch-lymphozytären Thyreoiditis Hashimoto

TH lebenslange Substitution mit Levothyroxin

**Hashimoto-Thyreoiditis**

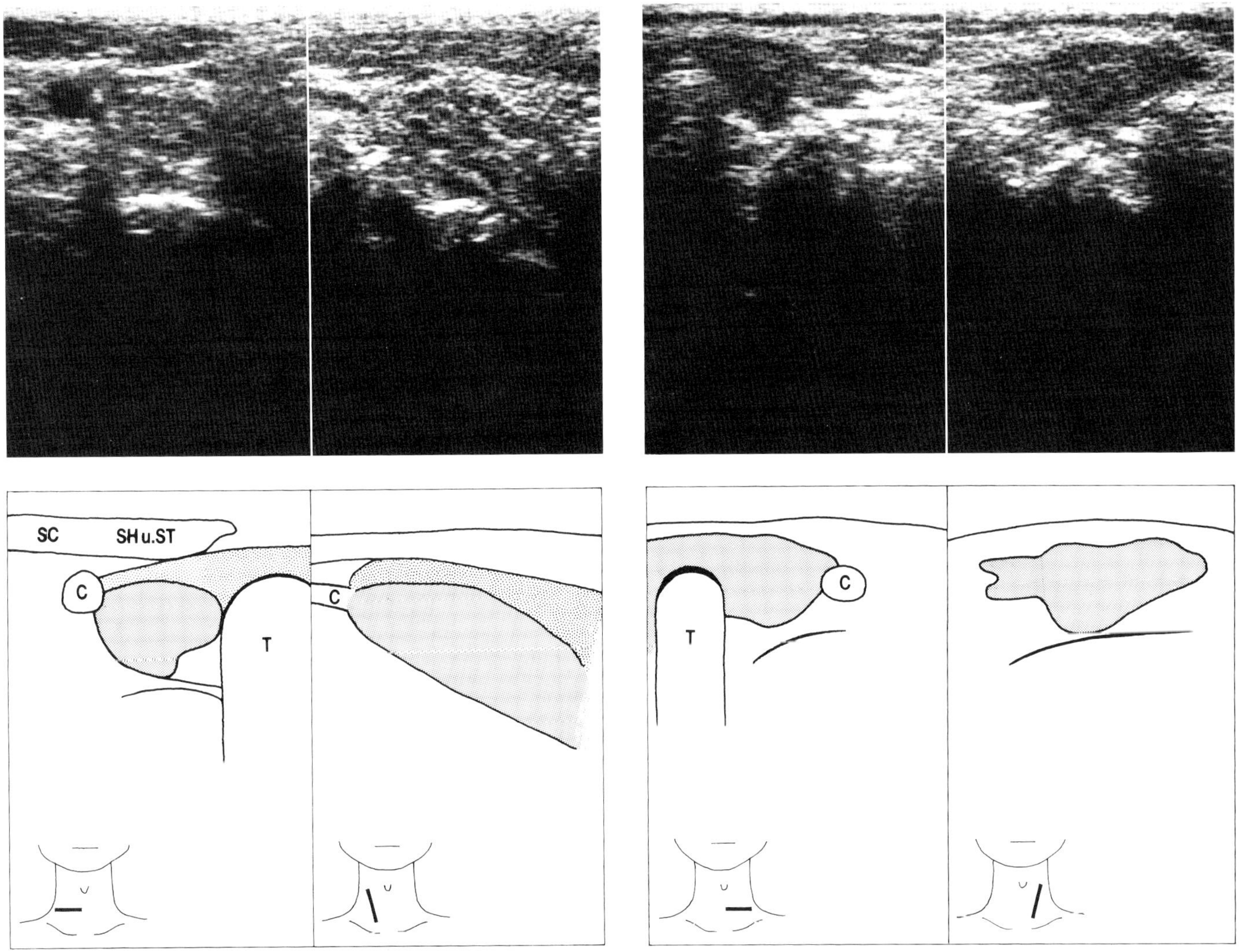


Abb. **104** Zytologisch gesicherte Hashimoto-Thyreoiditis
Normal große Schilddrüse, diffus verminderte Echointensität (inhomogen-irreguläre Parenchymstruktur mit echoreichen, septenartig konfigurierten Strukturen im rechten Schilddrüsenlappen, weitgehend homogen-reguläres echoarmes Parenchymmuster im linken Schilddrüsenlappen)

**Hashimoto-Thyreoiditis**

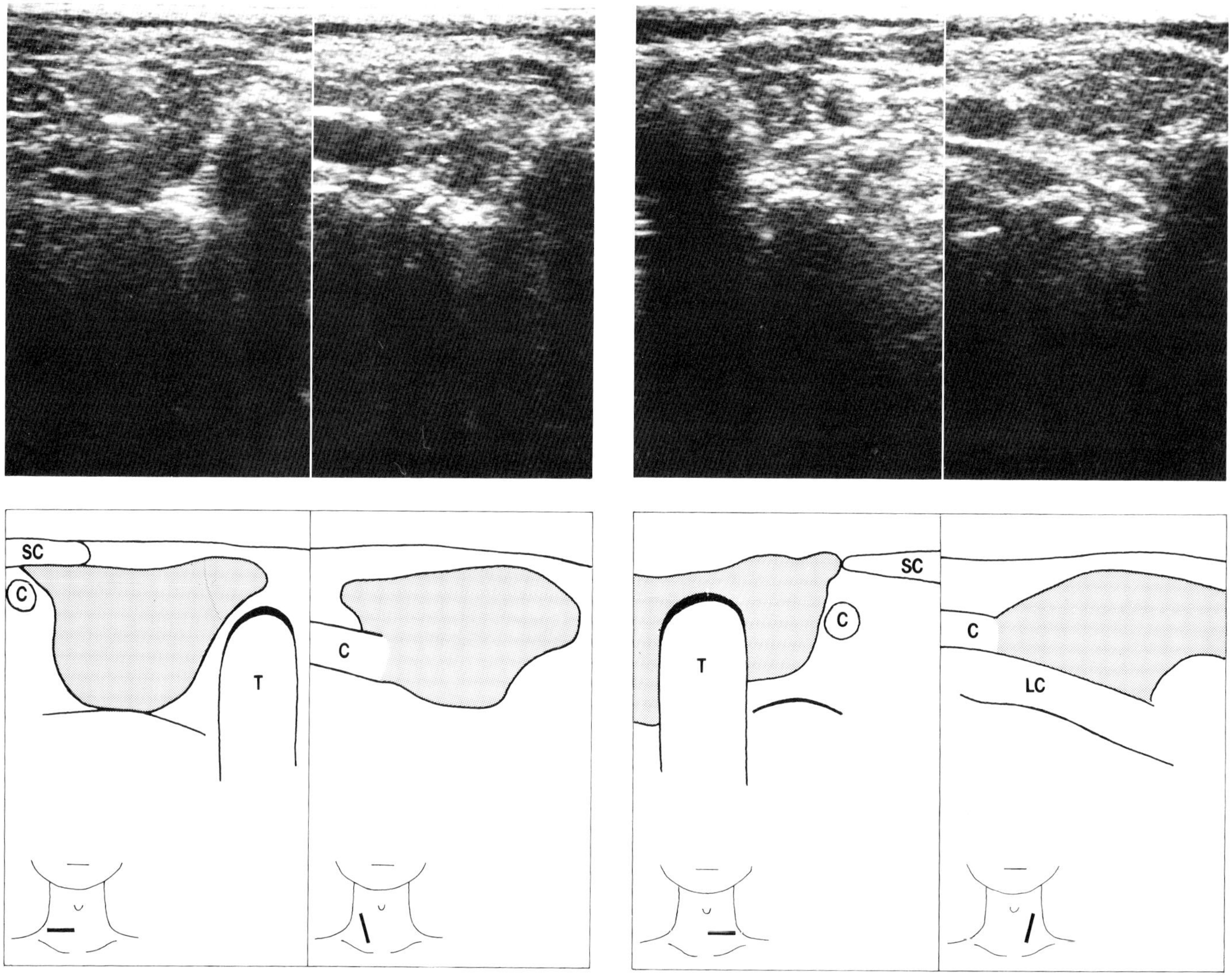


Abb. **105** Zytologisch gesicherte Hashimoto-Thyreoiditis
Struma diffusa I. Grades, inhomogen-irreguläre echoarme Parenchymstruktur beidseitig (partielle Maskierung der Echoarmut durch echoreiche Strukturen als Ausdruck der Bindegewebevermehrung)

# Literatur

1 Becker, W., Chr. Reiners, W. Wiedemann, R. Schäffer, W. Börner: Sonograpohie bei diffuser Hyperthyreose: sind immunogene Formen differenzierbar? Klinikarzt 13 (1984) 920
2 Hedinger, Chr.: Schilddrüse. In Büchner, F., E. Grundmann: Spezielle Pathologie, Bd. II. Urban & Schwarzenberg, München 1975
3 Schleusener, P., P. Kotulla: Die Bestimmung schilddrüsenfunktionsstimulierender Antikörper. Dtsch. med. Wschr. 108 (1983) 967
4 Wiedemann, W., W. Börner: Ultraschalldiagnostik bei Schilddrüsenerkrankungen. Marseille, München 1984

# 10 Sonographische Volumetrie

Die orientierende Beurteilung der Schilddrüsengröße mittels Palpation und Messung des Halsumfangs gehört zu jeder Schilddrüsenuntersuchung (vgl. Tab. **13**). Beide Methoden unterliegen einer subjektiven Beurteilung; die Ergebnisse sind daher relativ ungenau und schlecht reproduzierbar, überwiegend bedingt durch unterschiedliche Techniken der Halsumfangmessung und individuelle anatomische Gegebenheiten. So kann die Schilddrüsengröße bei schlanken Hälsen mit Hyperlordosierung der Halswirbelsäule oft überschätzt, bei adipösen Hälsen oder kräftig ausgeprägten Mm. sternocleidomastoidei oft unterschätzt werden (9). Für die klinisch-palpatorische Untersuchung der Schilddrüse haben Igl u. Mitarb. einen durchschnittlichen Fehler von 34% ermittelt, bei einem maximalen Fehler von 154% (6). Szintigraphische Techniken ermöglichen zwar eine relativ gut reproduzierbare Messung der Schilddrüsengröße; der durchschnittliche Fehler liegt jedoch bei 32% (6).

Die von Igl u. Mitarb. inaugurierte „Scheibchenmethode" mittels Compound-Scan-Technik stellt das genaueste Verfahren zur sonographischen Volumenbestimmung dar. In 1-cm-Abständen werden Querschnitte der Schilddrüse angefertigt, planimetriert und dann das Volumen nach der Formel $V = k \times S \times \sum_{i=1}^{n} Fi$ berechnet, wobei Fi die Einzelfläche des jeweiligen Transversalschnittes und S den Schnittabstand bedeutet (Abb. **106**). Der Korrekturfaktor k muß in Abhängigkeit von dem Maßstab der jeweiligen Gerätekombination (Sonographiegerät, Kamera) durch entsprechende Eichmessungen individuell ermittelt werden. Bezogen auf die *Gesamtschilddrüse*, ergab sich mit dieser Methode ein *maximaler* Fehler (in 95% der Fälle) von 11,8% *unabhängig* von der Form des zu untersuchenden Objektes und der Compound-Schnittbildtechnik durchführbare Methode als Referenzverfahren zugrunde gelegt wird, ergibt sich für die Real-time-Methode – wiederum bezogen auf die Gesamtschilddrüse – ein mittlerer Fehler von 16% bei einem maximalen Fehler von 31%.

Mit der Entwicklung der Real-time-Sonographie ist eine einfachere Messung der Schilddrüsengröße möglich geworden (8). Die Form normal großer oder leicht vergrößerter Schilddrüsen erlaubt die Anwendung eines Ellipsoidmodells zur Berechnung des Schilddrüsenvolumens mit der Formel: Länge a × Breite b × Dicke c × π/6. Im direkten Vergleich mit dem „reellen" Schilddrüsenvolumen, gewonnen mittels Archimedes-Prinzip an freipräparierten Leichenschilddrüsen, haben Brunn u. Mitarb. ein Verfahren zur Schilddrüsenvolumetrie mittels sonographischer Messung vorgestellt (1). Die Autoren hatten zunächst 25 Leichenschilddrüsen mittels Real-time-Sonographie in situ vermessen, wobei jeweils die maximale Länge, Breite und Dicke der beiden Schilddrüsenlappen einzeln bestimmt wurden. Die

$$V = k \times S \times \sum_{i=1}^{n} F_i$$

V = Volumen der Gesamtschilddrüse
k = Korrekturfaktor (abhängig von der verwendeten Kombination von Ultraschallgerät und angeschlossenem bildgebendem Verfahren)
S = Schnittabstand (1 cm)
$F_i$ = Einzelfläche der Schilddrüse im sonographischen Querschnittsbild
n = Anzahl der Schnitte

Abb. **106** Sonographische Volumenbestimmung mit der „Scheibchenmethode" (nach *Igl*)

Genauigkeit der Einzelmessung lag bei 1 mm entsprechend der Graduierung des Sonographiegerätes. Nach dem Ausmessen wurden die Schilddrüsen freipräpariert; mit dem Lineal wurden erneut Länge, Breite und Höhe gemessen. Anschließend erfolgte die Volumenbestimmung im Wasserbad nach dem Archimedes-Prinzip. Die mittels Schilddrüsensonographie gewonnenen Volumina wurden mit denen nach dem Archimedes-Prinzip gemessenen „reellen" Volumina in Beziehung gesetzt. Dabei ergab sich ein Korrekturfaktor von f = 0,479. Aus diesen Ergebnissen folgern die Autoren, daß sich das bestmögliche rechnerische Schilddrüsenvolumen aus der sonographisch gemessenen Länge a × Breite b × Dicke c × dem empirisch ermittelten Faktor f = 0,479 bestimmen läßt (Abb. **107**). Die maximale Breite wird im 90°-Winkel zur Längsachse bestimmt. Bei der Plazierung des Schallkopfes im Längsschnitt ist zu berücksichtigen, daß die Längsachsen beider Schilddrüsenlappen in kaudaler Richtung leicht konvergieren. Da die A. carotis nicht selten durch die Struma verlagert ist, erscheint es wenig sinnvoll, eine exakte longitudinale Darstellung der A. carotis im gesamten Längsschnitt als obligates Qualitätskriterium zu fordern. Bei direktem Vergleich beider Meßmethoden (Sonographie, Wasserbad) zeigte sich bei der sonographischen Volumenbestimmung – bezogen auf den *einzelnen* Schilddrüsenlappen – ein *durchschnittlicher* Fehler von 16%. Für die *Gesamtschilddrüse* kann sich somit ein durchschnittlicher Fehler von 32% ergeben. Der maximale Fehler für *jeden* Schilddrüsenlappen wird von Brunn u. Mitarb. mit jeweils 35% angegeben.

$$V = F \times a \times b \times c$$

V = Volumen eines SD-Lappens
a = maximale kranio-kaudale Ausdehnung des Lappens im Szintigramm
b = maximale Breite des Lappens im Szintigramm
c = maximale Dicke des Lappens, senkrecht zur Hautoberfläche im Sonogramm gemessen
F = 0,479

Abb. **107** Sonographische Volumenbestimmung mit der Real-time-Methode (nach *Brunn*)

Diesen Berechnungen zu durchschnittlichem und maximalem Fehler liegen Untersuchungsdaten an normal großen oder leicht vergrößerten Schilddrüsen mit einem maximalen Gesamtvolumen von 60 ml zugrunde. Bei der Volumenbestimmung nach dem Ellipsoidmodell kann der Mittellappen aus geometrischen Gründen nicht berücksichtigt werden. Auch bei leicht vergrößerten Schilddrüsen lassen sich daher nur dann hinreichend genaue Meßergebnisse erzielen, wenn das Volumen eines evtl. vergrößerten Mittellappens gesondert bestimmt wird. Die höhere Fehlerquote der Real-time-Methode im Vergleich zur „Scheibchenmethode" nach Igl ergibt sich durch die höhere Meßungenauigkeit, also durch das Ultraschallverfahren als solches, und durch die vereinfachende Annahme eines Ellipsoidmodells. Als Ursache für die höhere Fehlerquote sind vor allem untersuchungstechnische Fehler (z. B. falsche Positionierung des Schallkopfes) und Interpretationsunterschiede bei der Ausmessung der Schilddrüsenlappen zu sehen, die sich bei der Multiplikation potenzieren. Außerdem zeigt die Lappenform beträchtliche interindividuelle und in Abhängigkeit von der Reklination des Kopfes und dem Applikationsdruck des Schallkopfes auch intraindividuelle Unterschiede, so daß der Ersatz der Methode nach Igl durch die sonographische Volumenbestimmung nach dem Real-time-Verfahren mit dem systembedingten Verlust an Genauigkeit erkauft werden muß.

Gegenüber der orientierenden Beurteilung der Schilddrüsengröße mittels Palpation und Messung des Halsumfangs stellt die Sonographie zweifellos das einzige praktikable bildgebende Verfahren dar, um das Schilddrüsenvolumen unter *Routinebedingungen* mit der größtmöglichen Genauigkeit bestimmen zu können. Unbestritten ist die Bedeutung der Volumetrie mittels Real-time-Sonographie in Zusammenhang mit epidemiologischen Studien. Die Definition einer sog. „normal großen" Schilddrüse ist allerdings abhängig von der regionalen Jodversorgung. Da Schilddrüsenvolumina in Endemiegebieten und Nichtendemiegebieten zwangsläufig differieren, können generell keine verläßlichen, einheitlichen und allgemeinverbindlichen Angaben über die Normal- und Grenzwerte der Schilddrüsengröße gemacht werden. In einer prospektiven Studie an deutschen und schwedischen 13jährigen Schulkindern zeigten Gutekunst u. Mitarb., daß die Schilddrüsenvolumina der deutschen Kinder um mehr als das Zweifache größer sind als die der Schweden (3). Bei den 13jährigen Schweden ließ sich ein Mittelwert von 4,2 ± 1,7 ml ermitteln, während dagegen das entsprechende mittlere Schilddrüsenvolumen bei den deutschen Kindern 9,3 ± 5,3 ml betrug. Olbricht u. Mitarb. konnten erstmals anhand detaillierter Untersuchungen in endemischen Jodmangelgebieten Referenzwerte für ein „normales" Schilddrüsenvolumen vorlegen (Tab. **22**) (9).

Des weiteren gilt die sonographische Volumetrie als die Methode der Wahl zur Größenbestimmung der Restschilddrüse bei subtotal strumaresezierten Patienten (Abb. **108**, **109**) oder zur Volumenbestimmung einzelner Strumaknoten. Bei sonographischem Nachweis von Herdbefunden ist eine ergänzende Szintigraphie zum Ausschluß einer thyreoidalen Autonomie bzw. zur Lokalisation eines „kalten" Parenchymbezirks unverzichtbar (Abb. **110**, **111**).

Die Anwendung einer geometrischen Formel kann nur unter gleichzeitiger Berücksichtigung der methodischen Grenzen zufriedenstellende und klinisch brauchbare Meßergebnisse vermitteln. Bei Berücksichtigung der unterschiedlichen Formen, die die Schilddrüse selbst in wenig vergrößertem Zustand annehmen kann, erscheint zweifelhaft, ob für die routinemäßige Bestimmung des Schilddrüsenvolumens eine Formel genügt, die einen definierten geometrischen Körper beschreibt. *Fehlermöglichkeiten* können sich nämlich nicht nur bei Formveränderungen, sondern auch bei schlechter sonographischer Abgrenzbarkeit der Schilddrüse ergeben:

Tabelle **22** Schilddrüsenvolumina einer normalen Population (aus *Olbricht, T., T. Schmitka, U. Mellinghoff, G. Benker, D. Reinwein:* Dtsch. med. Wschr. 108 [1983] 1355)

| Altersgruppen (Jahre) | Männer n | ml | Frauen n | ml |
|---|---|---|---|---|
| 16–30 | 57 | 17,4 ± 5,1 | 116 | 12,7 ± 4,1 |
| 31–40 | 75 | 18,4 ± 6,0 | 129 | 13,9 ± 5,1 |
| >40 | 85 | 19,6 ± 7,5 | 80 | 16,0 ± 6,0 |
| 16–70 | 217 | 18,4 ± 6,5 | 325 | 14,0 ± 5,0 |

1. Bei Vorliegen regressiver Parenchymveränderungen läßt sich die kaudale, kraniale und laterale Kontur eines Schilddrüsenlappens oft nicht mehr exakt darstellen.
2. Durch die Begrenzung der Bildbreite auf 5–6 cm kann oft auch bei leicht vergrößerten Schilddrüsen die kraniokaudale Ausdehnung nicht in einem kontinuierlichen Längsschnitt erfaßt werden. Bei der dann erforderlichen „Stückelung" des Ultraschallbildes ergeben sich deutliche Fehler, wenn entsprechende intrathyreoidale Herdbefunde als Leitstrukturen fehlen.
3. Eine besonders wichtige Fehlerquelle stellt eine nicht seltene Lappenasymmetrie dar mit Formabweichung von dem angenommenen Rotationsellipsoid, wenn beispielsweise ein im Vergleich zum Längsdurchmesser relativ großer mediolateraler Durchmesser vorliegt. Der gleiche Fehler ergibt sich auch bei nodös veränderten, atypisch konfigurierten lobulierten Schilddrüsen, weshalb das Volumen allenfalls noch approximativ bestimmt werden kann. Bei diesen Strumae wird somit „die alte Ungenauigkeit beim Schätzen durch eine neue beim Rechnen ersetzt" (2). Klinisch verwertbare Resultate lassen sich in diesen Fällen nicht mehr erzielen. In Einzelfällen kann das Volumen eines jeden Knotens gesondert berechnet werden, was allerdings für die Routine einen zu hohen Zeitaufwand bedeutet, so daß eher die von Igl u. Mitarb. inaugurierte Methode sinnvoll erscheint.
4. Der inzwischen weitverbreiteten Ansicht, die sonographische Volumetrie uneingeschränkt zur Kontrolle des Effekts einer Strumaverkleinerung im Rahmen einer TSH-suppressiven Schilddrüsenhormontherapie zu empfehlen (4), sollte mit einer gewissen Zurückhaltung und kritischen Distanz begegnet werden. Der mittlere Fehler für *jeden* Schilddrüsenlappen beträgt bekanntlich auch unter optimalen Untersuchungsbedingungen mindestens 16%. Wenn sich also im Rahmen sonographischer Verlaufskontrollen eine „Volumendifferenz" innerhalb dieser Fehlerbreite errechnen läßt, kann dieses Ergebnis noch nicht als Therapieeffekt interpretiert werden und den Therapeuten nicht dazu veranlassen, die Langzeittherapie mit L-Thyroxin zu beenden. Falls die sonographische Volumenbestimmung nach der Real-time-Methode von verschiedenen Untersuchern durchgeführt wird, bedingt

dies zwangsläufig eine Erhöhung der Fehlerquote. Dies sollte vor allem bei der Interpretation von Zahlenwerten im Rahmen sog. Multicenterstudien berücksichtigt werden. Für wissenschaftliche Untersuchungen ist die von Igl u. Mitarb. inaugurierte „Scheibchenmethode“ als das einzig zulässige Verfahren anzusehen, dies um so mehr, wenn mit dem Ergebnis der sonographischen Volumenbestimmung die Notwendigkeit einer TSH-suppressiven Therapie begründet wird. Zur Verminderung der interindividuellen Fehlerquote sollte stets derselbe Untersucher die Volumenbestimmung durchführen. Ziel derartiger Bemühungen im Rahmen wissenschaftlicher Studien sollte es daher sein, durch die Anwendung einer Methode mit größtmöglicher Meßgenauigkeit den Fehler bei der Bestimmung des absoluten Volumens und der Volumenänderung während einer Schilddrüsenhormontherapie auf ein Minimum zu reduzieren.

5. Das Ergebnis der sonographischen Volumetrie, z.B. bei einer Basedow-Struma oder einem autonomen Adenom, läßt sich nur mit gewissen Einschränkungen in die Berechnung der Aktivitätsmenge der $^{131}$J-Therapie miteinbeziehen. Da mit der Sonographie auch szintigraphisch vermindert speichernde oder kalte Areale erfaßt werden, errechnet sich u.U. ein zu hohes Schilddrüsengewicht. Zur Vermeidung von Überdosierungen darf daher nur das funktionstüchtige, radionuklidspeichernde Parenchym berücksichtigt werden. Eine ähnliche Problematik ergibt sich bei der sonographischen Volumetrie der Basedow-Struma. Da die Tiefenausdehnung des Organs in Relation zum Längs- und Querdurchmesser stärker zunimmt, läßt sich mit der Sonographie ein größeres Volumen errechnen als mit der zweidimensionalen Szintigraphie. Dies würde strenggenommen bedeuten, daß man bisher bei ausschließlicher Anwendung der szintigraphischen Planimetrie eher eine zu niedrige Aktivitätsdosis appliziert hätte.

Die sonographische Volumetrie ist ebenso wie auch die sonomorphologische Organdiagnostik an einen hohen Ausbildungsstand des Untersuchers gebunden und kann deshalb nicht durch angelerntes, nichtärztliches Personal vorgenommen werden.

Nur durch eine realistische Einschätzung des klinischen Stellenwerts der sonographischen Volumetrie unter besonderer Berücksichtigung der methodischen Grenzen lassen sich diagnostische und therapeutische Fehlentscheidungen vermeiden. Diese differenzierte Betrachtungsweise soll daher verhindern, daß die sonographische Volumenbestimmung langfristig in Mißkredit gebracht wird.

**Subtotale Strumaresektion**

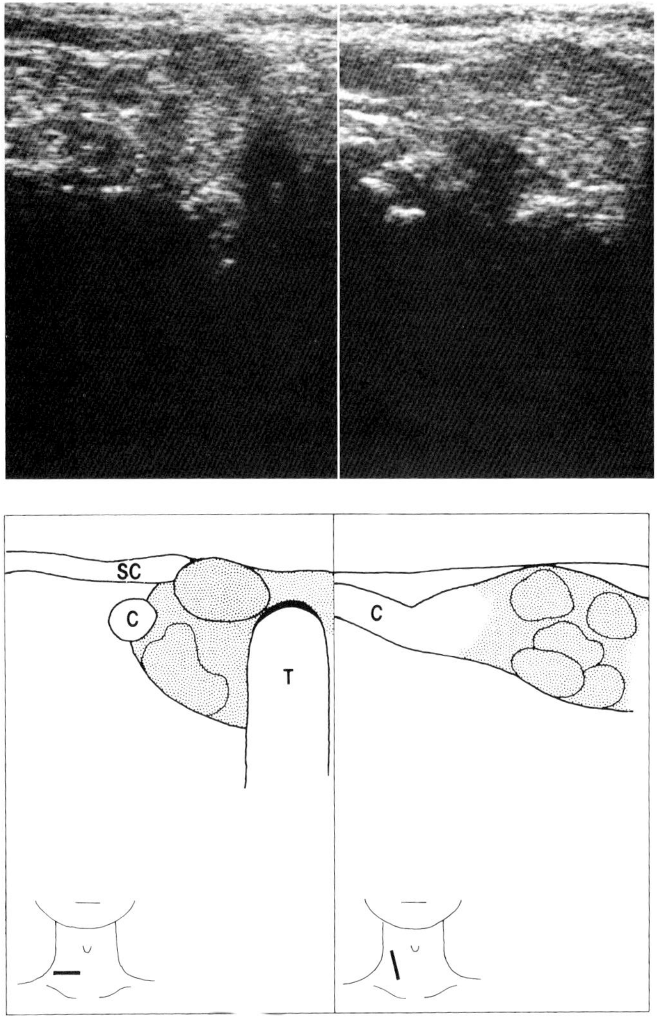


Abb. **108** Subtotale Strumaresektion beidseitig vor 6 Jahren, normal große Restschilddrüse mit multinodulärem Strukturumbau echoarm – echoreicher Ausprägung im rechten Restlappen, diffus echoreiche Parenchymstruktur links

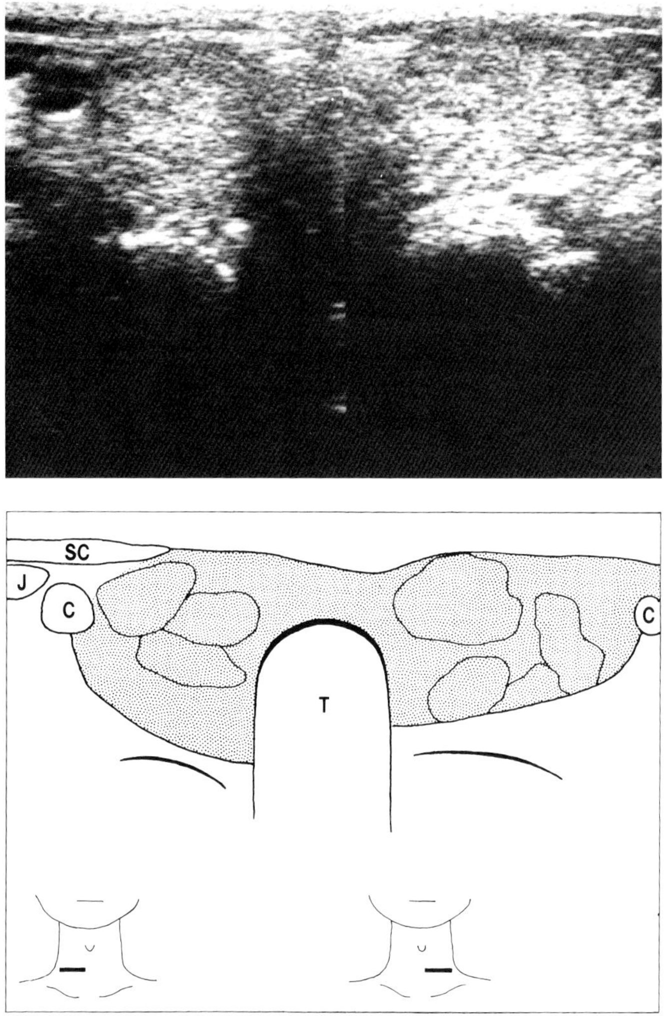


Abb. **109** Subtotale Strumaresektion beidseitig vor 9 Jahren, postoperativ bisher keine Schilddrüsenhormon-Rezidivprophylaxe durchgeführt. Im Ultraschall multinodulärer Strukturumbau echoreicher Ausprägung

**Rezidivstruma diffusa I.–II. Grades**

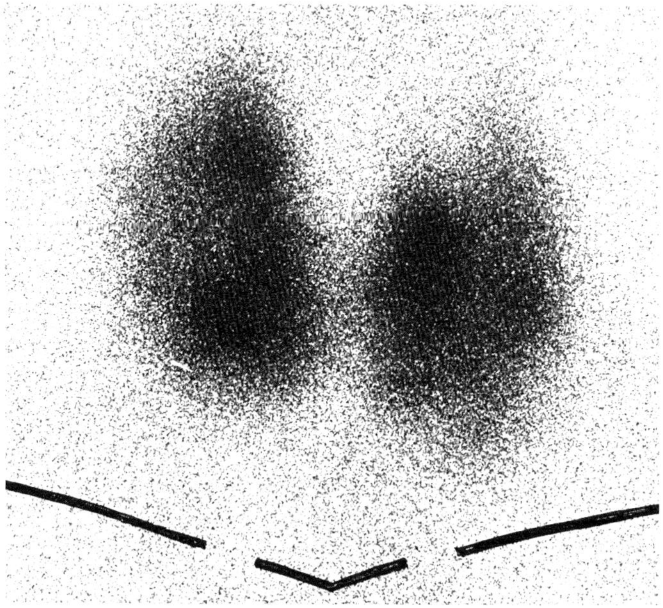

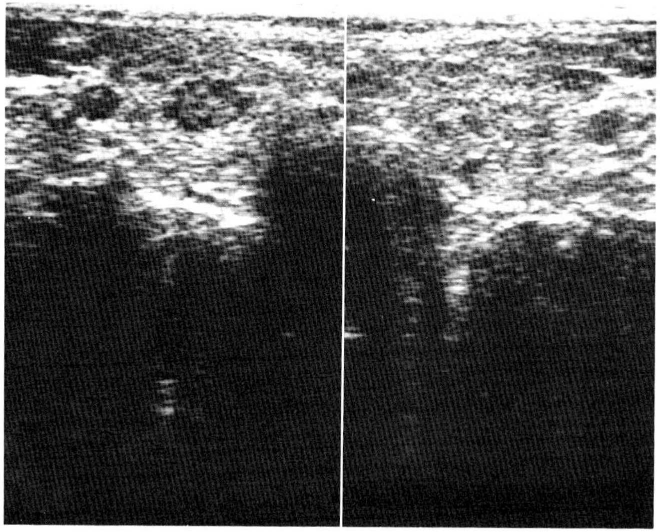

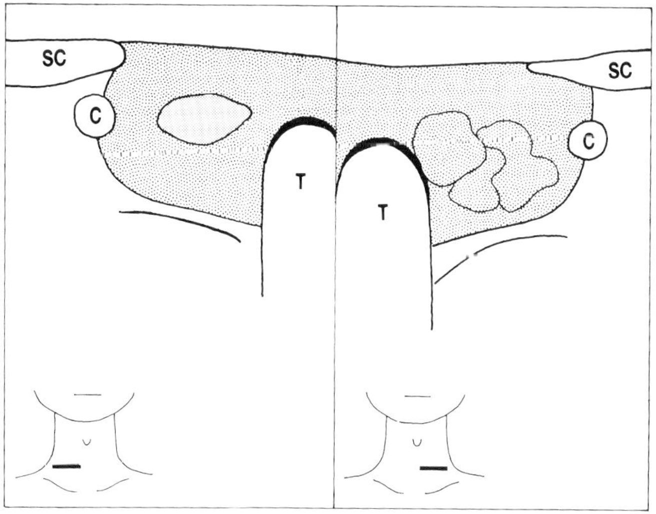


Abb. **110** Rezidivstruma diffusa I.–II. Grades

AG 52 Jahre, männlich

AN subtotale Strumaresektion beidseitig vor 11 Jahren, Schilddrüsenhormon-Rezidivprophylaxe seit 3 1/2 Jahren wegen einer Rezidivstruma

PB Struma diffusa I–II, derbe Konsistenz

IV euthyreote Stoffwechsellage, normale TSH-Antwort nach TRH-Applikation

US ca. 1 cm großer solide echoarmer Solitärherd rechts kraniolateral (1), überwiegend echoreicher multinodulärer Strukturumbau des übrigen Parenchyms; vom umgebenden Halsweichteilgewebe schlecht abgrenzbarer linker Restlappen

SZ multiple Speicherverminderungen (u.a. rechts laterokranial, links kranial und links kaudal) bei insgesamt inhomogener Aktivitätsbelegung

ZY Feinnadelpunktion unter sonographischer Sichtkontrolle: kein Anhalt für Malignität (1)

TH konsequente Fortsetzung der Levothyroxin-Therapie mit dem Ziel einer TSH-suppressiven Dosierung, sonographische Verlaufskontrollen

**Rezidivstruma nodosa II. Grades**

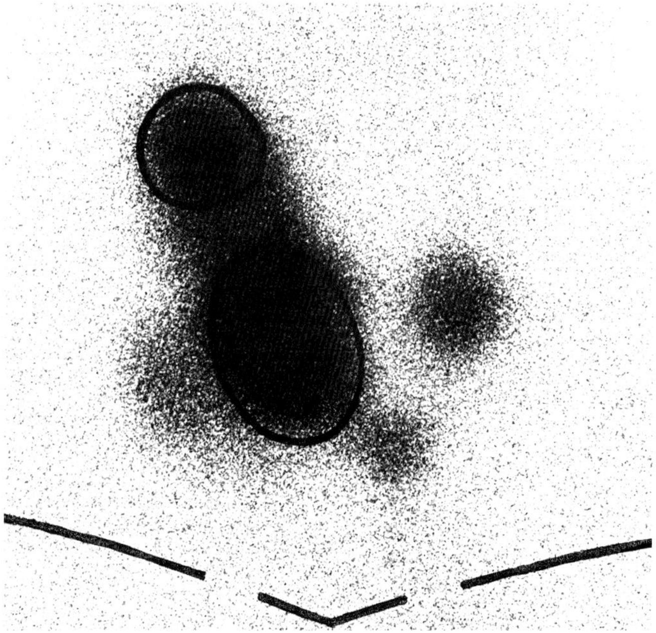

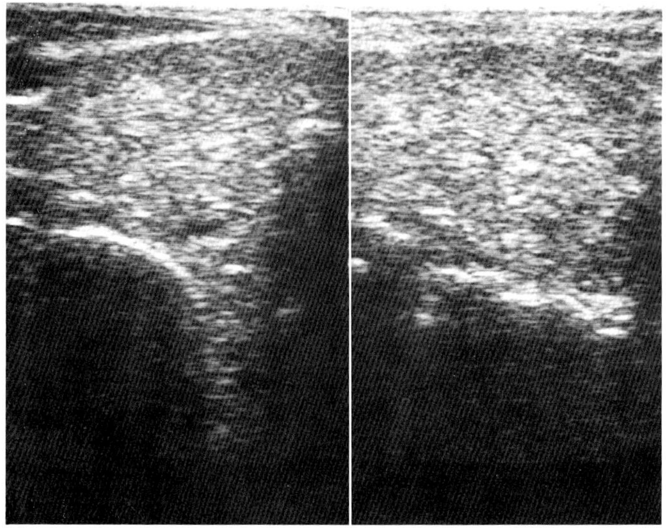

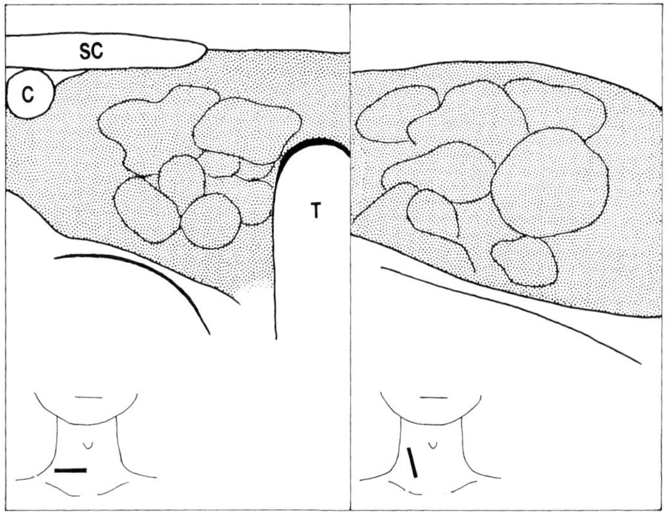


Abb. **111** Rezidivstruma nodosa II. Grades

AG 64 Jahre, weiblich

AN subtotale Strumaresektion beidseitig vor 15 Jahren, bisher keine konsequente Schilddrüsenhormon-Rezidivprophylaxe durchgeführt; seit ca. 6 Monaten ständige Zunahme des Halsumfangs bei konstantem Körpergewicht, gering verstärkte Nervosität

PB Struma nodosa II, zwei mäßig derbe Knoten im rechten Lappen

IV hyperthyreote Stoffwechsellage, negativer TRH-Test

US diffuser multinodulärer echoreicher Strukturumbau des mäßig vergrößerten rechten Restlappens, normal großer morphologisch unauffälliger linker Restlappen (nicht dargestellt)

SZ trilokuläres dekompensiertes autonomes „Adenom": zwei intensiv speichernde Knoten im rechten Schilddrüsenlappen, kleine Nuklidmehranreicherung links

TH Radiojodtherapie (Entscheidungskriterien: intensive Nuklidspeicherung, gleichzeitige Reduktion der Strumagröße ohne Zeitdruck möglich)

NB Szintigraphie zum Ausschluß einer Autonomie auch bei der Verlaufskontrolle der Rezidivstruma unverzichtbar

**Hämatom nach Strumaresektion**

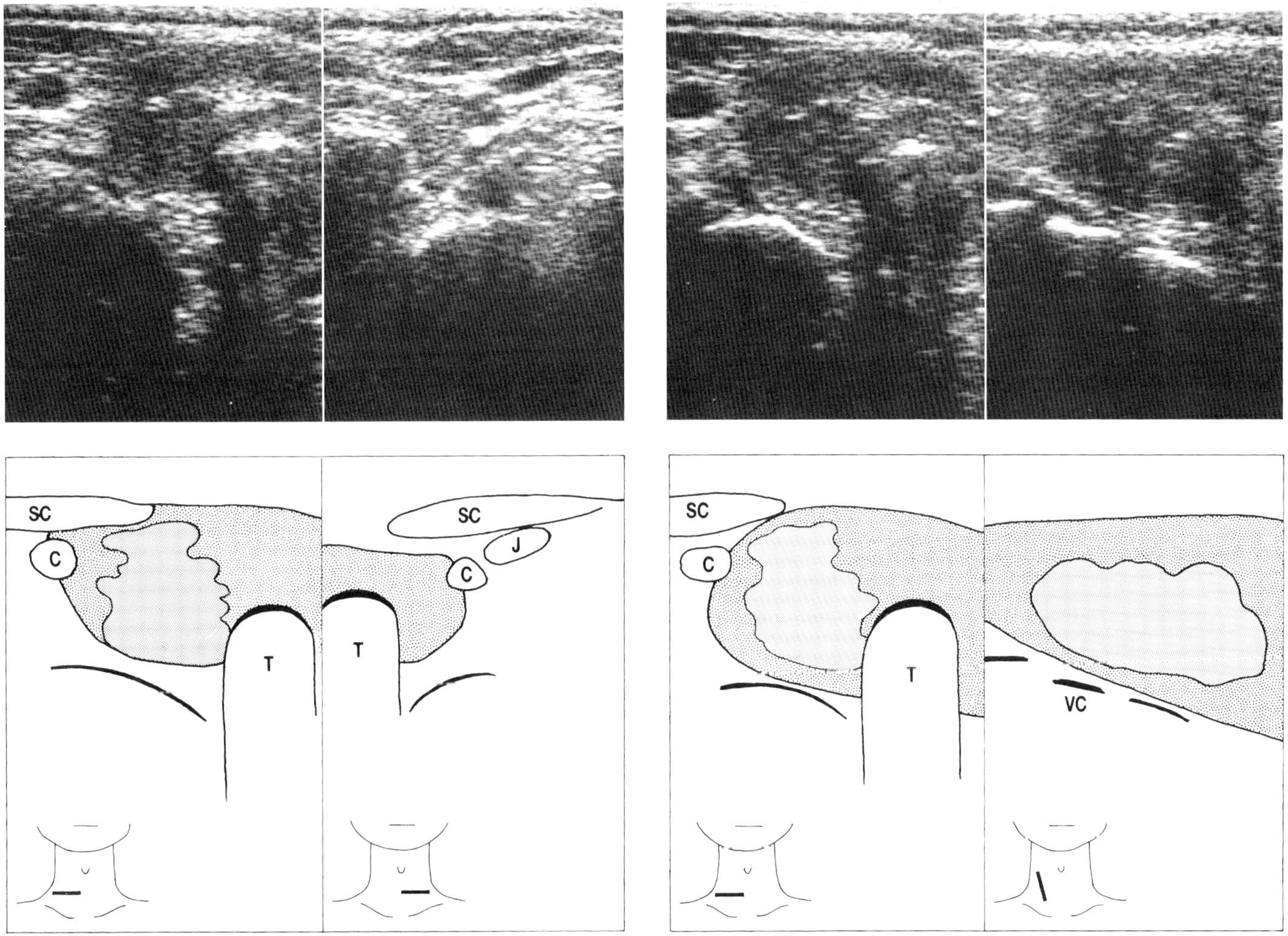


Abb. **112** Subtotale Strumaresektion beidseitig vor 14 Tagen, jetzt akut einsetzende, druckdolente Schwellung rechts paramedian im Bereich des Schilddrüsenbettes.
Sonographisch Nachweis einer echokomplexen, unscharf begrenzten Raumforderung mit solide echoarmen und liquiden Strukturanteilen.

Diagnose: Punktionszytologisch gesichertes, in Organisation begriffenes Hämatom mit Hinweisen auf resorptive Vorgänge.
Therapeutische Entlastungspunktion mit einer relativ großkalibrigen Nadel, z. B. einer 2er-Einmalkanüle. Klinische und sonographische Verlaufskontrollen

## Literatur


1 Brunn, J., U. Block, G. Ruf, I. Bos, W. P. Kunze, P. C. Scriba: Volumetrie der Schilddrüsenlappen mittels Real-time-Sonographie. Dtsch. med. Wschr. 106 (1981) 1338

2 Emrich, D.: Lump in the neck. Vortrag anläßlich des Henning-Symposiums: Trends bei der Schilddrüsentherapie, Berlin, 25./26. April 1986

3 Gutekunst, R., H. Smolarek, W. Wächter, P. C. Scriba: Strumaepidemiologie IV. Schilddrüsenvolumina bei deutschen und schwedischen Schulkindern. Dtsch. med. Wschr. 110 (1985) 50

4 Hotze, L. A., R. Schmitz, K. Goecke, K. Joseph, J. Mahlstedt: Verlaufskontrolle der medikamentösen Strumatherapie durch sonographische Volumenbestimmung. Therapiewoche 33 (1983) 154

5 Igl, W., M. Seiderer, U. Fink, J. Lissner: Quantitative Volumenbestimmung der Schilddrüse mit Hilfe der Sonographie. Nuc-compact 11 (1980) 11

6 Igl, W., P. Lukas, B. Leisner, U. Fink, M. Seiderer, C. R. Pickardt, J. Lissner: Sonographische Volumenbestimmung der Schilddrüse – Vergleich mit anderen Methoden. Nucl.-Med. (Stuttg.) 20 (1981) 64

7 Igl, W., P. Lukas, B. Leisner, C. R. Pickardt: Sonographische Volumenbestimmung der Schilddrüse – Vergleich zwischen einer mit real-time-Geräten durchführbaren Methode und der Compound-Schnittbildtechnik. CT-Sonographie 3 (1982) 133

8 Meissner, J., H. Weiss: Ergebnisse sonographisch-planimetrischer Messungen zur Volumenbestimmung der Schilddrüse. In Kratochwil, A., E. Reinhold: Ultraschalldiagnostik. Thieme, Stuttgart 1978 (S. 270–272)

9 Olbricht, T., T. Schmitka, U. Mellinghoff, G. Benker, D. Reinwein: Sonographische Bestimmung von Schilddrüsenvolumina bei Schilddrüsengesunden. Dtsch. med. Wschr. 108 (1983) 1355

# 11 Ultraschallgezielte Feinnadelpunktion

Die diagnostischen Grenzen von Sonographie und Szintigraphie ergeben sich aus der fehlenden Dignitätsbeurteilung pathologischer Parenchymläsionen. Die gelegentlich geäußerten Erwartungen auf dem Gebiet der Dignitätsdifferenzierung mittels computerunterstützter Analyse sonographischer Haupt- und Nebenkriterien haben sich nicht bestätigt (38). Ein sehr wichtiges diagnostisches Anwendungsgebiet der Sonographie stellt daher die ultraschallgezielte Feinnadelpunktion dar, entweder in Form der sonographisch unterstützten Punktionstechnik („Fadenkreuzmethode“) oder aber als Feinnadelpunktion unter permanenter sonographischer Sichtkontrolle. Vor Einführung der Sonographie in die klinische Routinediagnostik konnte der zu punktierende Bezirk bei Fehlen einer tastbaren Organveränderung allein durch die Szintigraphie festgelegt werden. Durch die sonographische Lokalisierung ist es jetzt möglich, das Punktionsziel durch Markierung der günstigsten Einstichstelle auf der Haut sowie Bestimmung von Einstichwinkel und -tiefe genau zu ermitteln.

Mit Einführung der Real-time-Sonographie in die klinische Routinediagnostik ergeben sich im wesentlichen folgende diagnostische Verbesserungen im Vorfeld der Punktionszytologie:

- gezielte Punktion umschriebener Parenchymveränderungen, die sich weder palpatorisch noch szintigraphisch erfassen lassen (sog. „Zufallsbefunde“) (Abb. **57**–**59**, **75**, **84**, **86**),
- gezielte Punktion interessierender umschriebener Strukturveränderungen innerhalb größerer echokomplexer Herdbefunde (Abb. **24**, **29**, **30**, **32**, **33**),
- gezielte Punktion von Herdbefunden, die im Szintigramm zwar einen Speicherdefekt verursachen, jedoch palpatorisch nicht als Knoten abgegrenzt werden können (Abb. **29**, **38**, **39**, **48**, **54**, **56**, **63**, **73**, **80**),
- Korrektur der falsch-positiven zytologischen Diagnose „Schilddrüsenzyste“,
- therapeutische Zystenpunktion mit der Möglichkeit einer sonographischen Kontrolle des Punktionserfolges (Abb. **23**, **25**, **35**, **42**, **55**, **113**–**115**).

**Konservative Therapie der unkomplizierten Strumazyste**

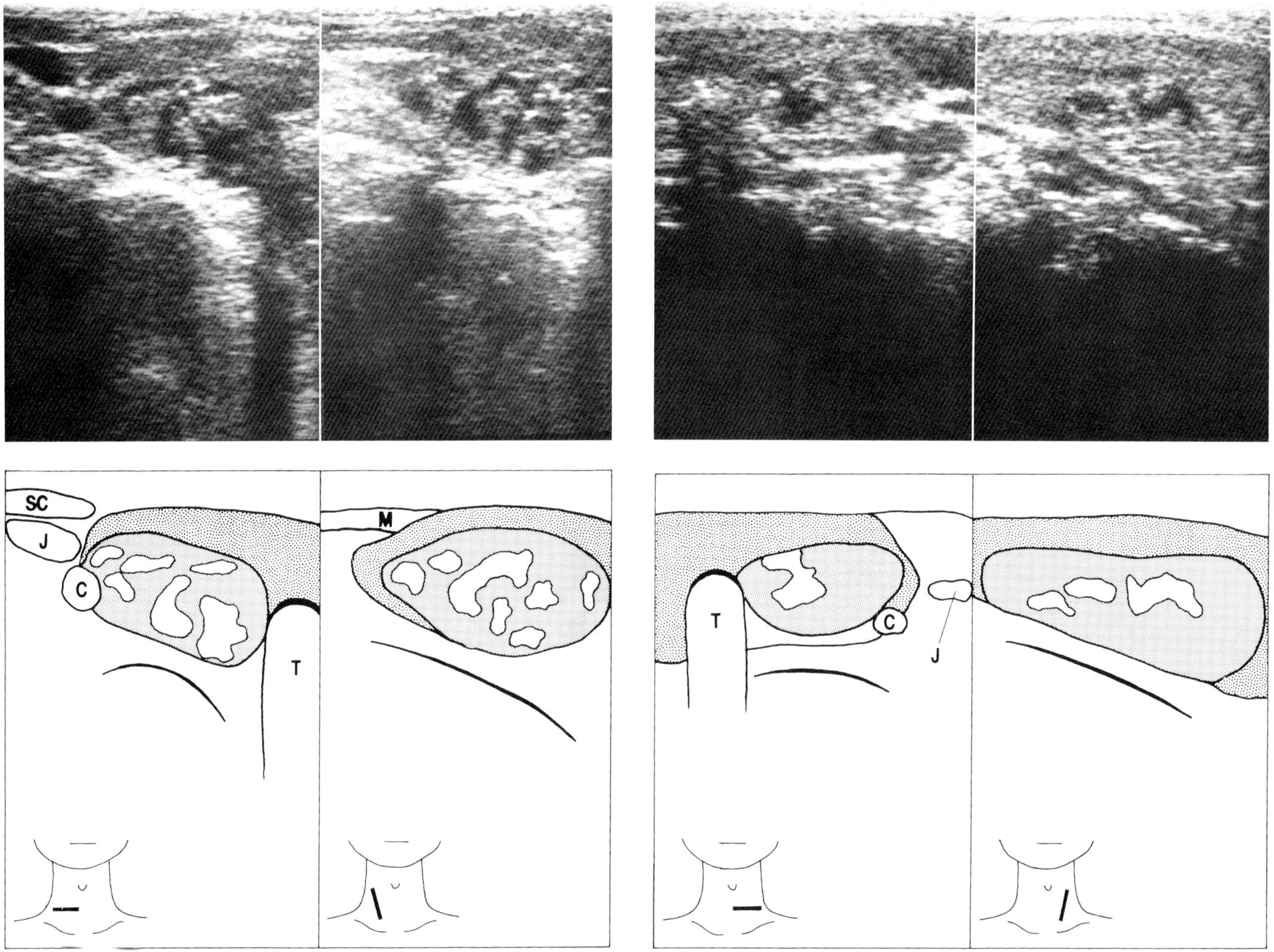


Abb. **113** Konservative Therapie der unkomplizierten Strumazyste. Gegenüber dem umliegenden Parenchym relativ schwach abgrenzbare echokomplexe Herdbefunde mit kleinen, konfluierenden liquiden Arealen und soliden Strukturanteilen als Ausdruck einer zunehmenden bindegewebigen Organisierung (Zustand nach 3maliger ultraschallgezielter Entleerung der Strumazyste)

## Ultraschallgezielte Feinnadelpunktion

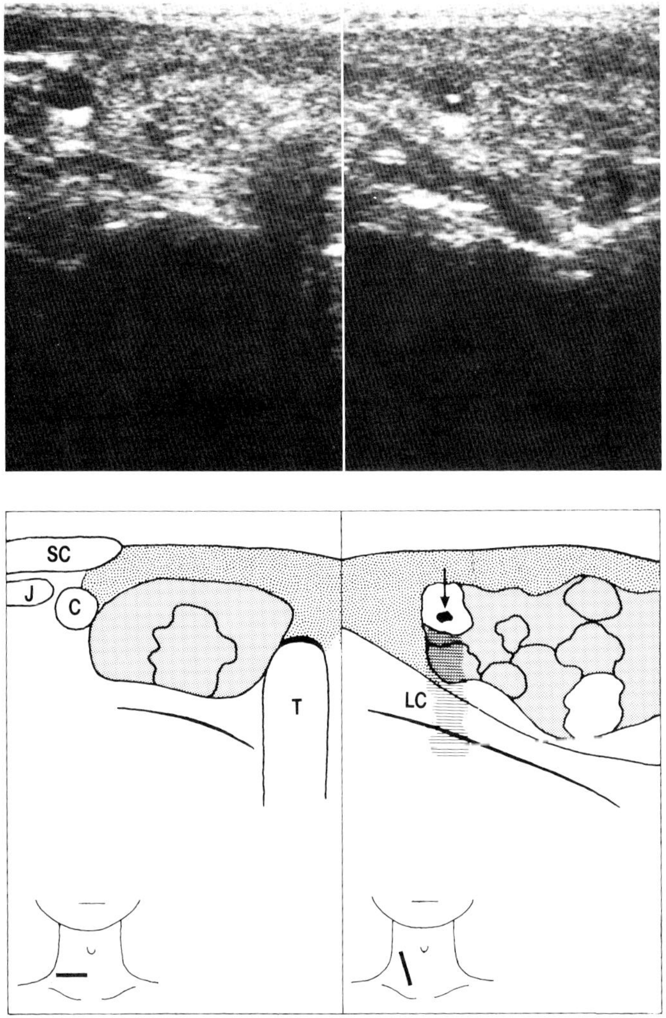


Abb. **114** Ultraschallgezielte Feinnadelpunktion eines kleinen, solide echoarmen Herdbefundes (unter permanenter Ultraschallsichtkontrolle, Nadelspitzenecho, s. Pfeil)

## Sonographische Objektivierung des Punktionserfolges

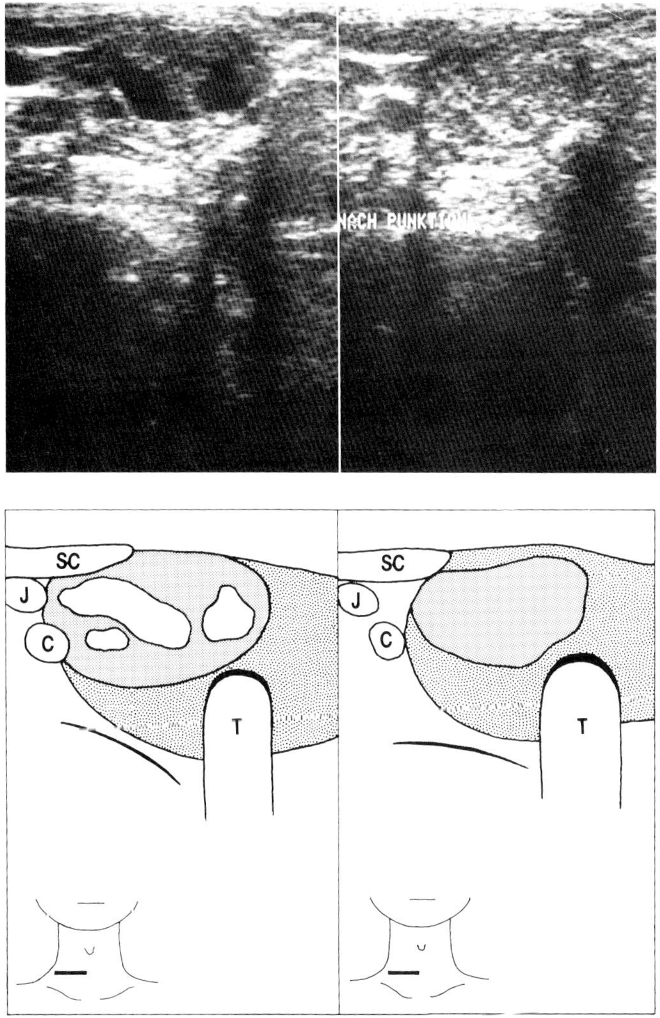


Abb. **115** Sonographische Objektivierung des Punktionserfolges; linke Bildhälfte: partiell liquide degeneriertes follikuläres Adenom (vgl. Abb. 30)
rechte Bildhälfte: vollständige Abpunktion der liquiden Kompartimente

## Punktionstechniken

Unter Feinnadelpunktion versteht man die risikoarme Punktion mit einem äußeren Nadeldurchmesser von 0,6–0,9 mm (23–20 G). Zur Punktion hat sich in der klinischen Routine eine 10-ml-Einmalspritze mit einer Einmalkanüle (22 oder 23 G bzw. 0,6 oder 0,7 mm äußerer Durchmesser) am besten bewährt (Tab. **23**). Bei therapeutischen Zystenpunktionen mit relativ dickflüssigem Inhalt verwenden wir Feinnadeln mit einem größeren Kaliber (20 G oder 0,9 mm Außendurchmesser). Der zur Aspiration erforderliche Sog läßt sich durch ein einfaches „direktes" Zurückziehen des Spritzenkolbens erzeugen, weshalb wir im Zervikalbereich nicht zuletzt aus psychologischen Gründen auf einen speziellen Spritzenhalter verzichten. Durch mehrmalige fächerförmige Punktion erhöht sich die Ausbeute an aspiriertem Zellmaterial. Eine fächerförmige Aspirationstechnik in mindestens drei Ebenen wird in der Regel vom Patienten gut toleriert. Eine Punktionstechnik mit einer allzu großzügigen fächerförmigen Aspiration birgt den Nachteil eines relativ blutreichen Ausstriches in sich, der die zytopathologische Begutachtung erschweren kann. Der Druckausgleich muß vor dem Zurückziehen der Nadel erfolgen, da ansonsten nichtrepräsentatives Zellmaterial aus der Umgebung des Punktionsortes aspiriert wird. Bevor das Material nun auf einem Objektträger ausgespritzt und ausgestrichen wird, hat es sich nach unseren Erfahrungen am besten bewährt, die Kanüle von der Punktionsspritze kurzfristig zu entfernen und aus einem bereitstehenden Uhrglasschälchen eine geringe Menge (ca. 0,5 ml) 50%igen Alkohols in den Spritzenkonus aufzuziehen. Anschließend wird das Material vorsichtig durch die wieder aufgesetzte Kanüle auf den Objektträger gespritzt. Hierdurch soll die Ausbeute an aspiriertem Zellmaterial erhöht werden, indem das an der Innenwand der Punktionskanüle haftende Material besser erfaßt wird als durch einfaches forciertes Ausspritzen mit Luft. Allerdings ist hierbei zu beachten, daß für jede Punktionsstelle ein neues Uhrglasschälchen mit frischem Alkohol verwendet wird und der 50%ige Alkohol niemals durch die Kanüle aufgezogen werden darf. Die Feinnadelpunktion wird in der Regel ohne Lokalanästhesie durchgeführt; bei ängstlichen Patienten kann ggf. ein Oberflächenanästhetikum („Vereisungsspray") eingesetzt werden. Als Kontaktflüssigkeit wird ein Desinfektionsmittel benutzt. Zur Vermeidung artefizieller Zellveränderungen infolge Lufttrocknung sowie zur Erweiterung des Spektrums der zur Verfügung stehenden Färbemethoden empfiehlt sich *unmittelbar* nach Anfertigung des zytologischen Ausstrichpräparates eine spezielle Fixiation mit einem handelsüblichen Zytospray (z. B. Merckofix).

Zur ultraschallgezielten Feinnadelpunktion der Schilddrüse können prinzipiell zwei Methoden mit unterschiedlichem personellem und zeitlichem Aufwand eingesetzt werden (Tab. **24**).

Bei der ultraschallunterstützten Punktionstechnik, der sog. „Fadenkreuzmethode", wird die günstigste Punktionsstelle über dem Punktionsziel mit dem Ultraschall in zwei Ebenen markiert und die gewünschte Punktionstiefe anhand des gespeicherten

Tabelle **23** Instrumentarium zur Feinnadelpunktion der Schilddrüse

- Feinnadel mit einem Außendurchmesser von 0,6 oder 0,7 mm (23 oder 22 G), bei Zystenpunktion 0,9 mm (20 G)
- 10-ml-Einmalspritze
- Desinfektionsspray (= Kontaktflüssigkeit)
- Uhrglasschälchen
- Alkohol, 50%ig
- Objekttrager
- Fixationsspray
- verschließbares Versandgläschen bei Zystenpunktion (Verdünnung mit 50%igem Alkohol im Verhältnis 1 : 1)

Tabelle **24** Feinnadelpunktion der Schilddrüse: Punktionstechniken

| Ultraschallunterstützt: „Fadenkreuzmethode" | Ultraschallgezielt unter Sichtkontrolle |
|---|---|
| – Markierung des Punktionsziels<br>– approximative Ermittlung von Einstichwinkel und -tiefe<br>– Aspiration ohne Ultraschallsicht | – Freihandpunktion im „Zweimannverfahren"<br>– spezieller Biopsiezusatz nicht unbedingt erforderlich<br>– Aspiration unter ständiger Beobachtung des Nadelspitzenechos |

Monitorbildes ausgemessen. Nachdem die Lokalisation der interessierenden Struktur mit einem Fadenkreuz festgelegt ist, werden die für die Punktion geeignete Ebene und der günstigste Zugangsweg ermittelt. Durch die Addition der zweidimensionalen Schnittbilder erhält der Untersucher eine genaue dreidimensionale Vorstellung über den günstigsten Punktionsort. Die anschließende Feinnadelpunktion wird bei dieser einfachen Methode ohne direkte Ultraschallsicht durchgeführt.

Punktionsziele mit einem Durchmesser von weniger als 1,5 cm werden sicherer erfaßt, wenn die Feinnadelpunktion unter permanenter sonographischer Sichtkontrolle durchgeführt wird. Nach eigenen Erfahrungen hat sich die Freihandpunktion in der Routine am besten bewährt. Bei längeren Punktionswegen kann die Nadelführung ggf. durch eine seitlich angebrachte Punktionsvorrichtung unterstützt werden. Spezialtransducer mit zentraler Perforation sind für die Routinediagnostik nicht erforderlich, da im Zervikalbereich auch bei seitlicher Einführung der Nadel der Punktionsweg noch relativ kurz bleibt. Bei modernen Geräten kann eine Visierlinie die Punktionsrichtung anzeigen. Vor der Punktion muß die interessierende Läsion in ihrer gesamten Ausdehnung dargestellt werden. Anschließend werden mit einem dünnen Holzstäbchen (z. B. Stieltupfer) die günstigste Schallkopfposition und der für die Punktion kürzeste, am wenigsten traumatisierende Zugangsweg festgelegt. Aus Gründen einer möglichst geringen Invasivität sollte ein Zugangsweg von lateral oder medial des M. sternocleidomastoideus bevorzugt werden. Dies hat den Vorteil, daß der Muskel nicht durchstochen werden muß. Der bei diesem Procedere etwas längere Punktionsweg ist im Zervikalbereich praktisch von untergeordneter Bedeutung. Nur bei einem im dorsalen Schilddrüsenanteil gelegenen Punktionsziel könnte ggf. ein direkter Zugangsweg durch den M. sternocleidomastoideus gewählt werden. Bei der ultraschallgezielten Punktionstechnik unter permanenter Ultraschallsichtkontrolle gehen wir nach dem sog. „Zweimannverfahren" vor: Während eine Hilfsperson den exakt plazierten Schallkopf fixiert, wird die Nadel von einem erfahrenen Untersucher unter kontinuierlicher Betrachtung des Monitorbildes in das Punktionsgebiet vorgeschoben. Die genaue Punktionsrichtung wird festgelegt, indem durch entsprechende Bewegungen der Schallkopf so positioniert wird, daß die zu punktierende Läsion und die Nadelspitze optimal sichtbar sind. Eine Korrektur des Stichweges ist bei den kurzen Punktionswegen nur äußerst selten erforderlich. Während der fächerförmigen Aspiration kann die Nadelspitze meist als echoreicher Reflex gut erkannt werden. Bei jedem einzelnen Punktionsmanöver sollte die Nadelposition durch geringe Manipulation beim Bewegungsvorgang (Stichelung, Rotation) überprüft werden. Durch die direkte Darstellung der Punktionsnadel im Zentrum der Läsion ist gewährleistet, daß auch wirklich Zellmaterial aus dem interessierenden Bereich und nicht etwa aus der paranodulären Region aspiriert wird.

Da die Feinnadelpunktion unter permanenter Ultraschallsicht naturgemäß vorrangig bei kleinen Herdbefunden eingesetzt wird, sollte diese Methode im Interesse einer hohen diagnostischen Treffsicherheit *nicht* im sog. „Einmannverfahren" durchgeführt werden. Die mit der Situation im Abdomen nicht vergleichbaren Größendimensionen im Bereich der Schilddrüse erfordern eine außerordentlich exakte Plazierung der Punktionsnadel, da bereits geringe Abweichungen um einige wenige Millimeter zu einer Fehlpunktion führen können. Der Untersucher muß daher das Monitorbild während des Punktionsvorgangs kontinuierlich beobachten, so daß bei nicht vollständig korrekter Lage der Nadelspitze umgehend eine Positionsänderung erfolgen kann.

## Indikationen

Die Feinnadelpunktion der Schilddrüse ist grundsätzlich bei jeder umschriebenen soliden oder echokomplexen Parenchymläsion indiziert, um eine bessere Operationsplanung zu erreichen, eine Dignitätsaussage zu ermöglichen und ggf. eine Operation zu vermeiden. Auf eine präoperative Feinnadelpunktion könnte prinzipiell nur dann verzichtet werden, wenn grundsätzlich jede Strumaresektion unter Schnellschnittbedingungen durchgeführt wird. Diese Forderung läßt sich aber in einem Endemiegebiet wegen der hohen Strumainzidenz nicht realisieren. Im Vordergrund der Zytodiagnostik steht zweifellos die differentialdiagnostische Abgrenzung des Schilddrüsenmalignoms (Tab. **25** u. **26**). Papilläre, medulläre und anaplastische Schilddrüsenkarzinome zeigen ein relativ charakteristisches Bild (1, 6,

8–11, 15, 17, 20, 22–28, 31–35, 41, 43). Im Hinblick auf die Vielzahl palpatorisch und szintigraphisch inapparenter, morphologisch erfaßbarer kleiner Herdbefunde in regressiv veränderten endemischen Knotenstrumae hat es sich in der klinischen Routine bewährt, gewisse Entscheidungskriterien für einen differenzierten Einsatz der Feinnadelpunktion zur differentialdiagnostischen Abgrenzung des Schilddrüsenkarzinoms zu berücksichtigen. Die Forderung, daß jede sonographisch auffällige Echostruktur punktiert werden muß, entbehrt in einem Kropfendemiegebiet jeder praktischen Erfahrung und läßt sich, wenn überhaupt, allenfalls in einem Nichtendemiegebiet realisieren. Die Indikation zur Feinnadelpunktion muß sich daher grundsätzlich an der jeweiligen klinischen Fragestellung orientieren. Bei *klinischem Malignomverdacht* sollte eine umschriebene Parenchymläsion *unabhängig* vom sonographischen Reflexverhalten punktiert werden. Klinische Malignitätshinweise stellen zwar per se eine absolute Operationsindikation dar; trotzdem empfiehlt sich auch in diesen Fällen eine präoperative punktionszytologische Klärung zur Verbesserung der Operationsplanung. Als klassische Indikation gelten in diesem Zusammenhang sonographisch lokalisierte Solitärbefunde bei sog. Risikopatienten (z. B. Primärtumorsuche, histologisch gesicherte Halslymphknotenmetastasen mit dringendem Verdacht auf ein Schilddrüsenkarzinom, Screeninguntersuchung bei bekanntem familiärem C-Zell-Karzinom der Schilddrüse). Bei einem zufällig entdeckten kleinen (∅ ≤ 1 cm), solide echoreichen Herdbefund eines asymptomatischen Patienten ohne Tumoranamnese besteht zunächst keine Indikation zur Feinnadelpunktion. Nach den bisher vorliegenden Erfahrungen handelt es sich hierbei in der Regel um benigne Veränderungen, so daß ein konservatives Vorgehen gerechtfertigt ist.

Hinsichtlich des *Speicherverhaltens* sind kalte Knoten grundsätzlich häufiger zu punktieren als heiße Knoten. Allerdings bietet dieses Kriterium nur mit gewissen Einschränkungen eine Entscheidungshilfe. Kleinere Herdbefunde lassen sich bekanntlich szintigraphisch nicht klassifizieren, wenn sich ventral oder dorsal dieser Herdbefunde noch genügend funktionell intaktes Gewebe befindet. Da echoarme Läsionen rein empirisch eine höhere Malignomwahrscheinlichkeit aufweisen als echonormale oder echoreiche Strukturalterationen, sollten bei Vorliegen multipler Herdbefunde solide echoarme oder echokomplexe Raumforderungen vorrangig punktiert werden. Gleichzeitig darf aber aufgrund dieser rein empirisch gesicherten Erkenntnis die Indikation zur Feinnadelpunktion nicht allzusehr eingeschränkt werden, da eine derartige Strategie langfristig einen diagnostischen Rückschritt verursachen würde. Patentrezepte

Tabelle **25** Klinischer Stellenwert der Punktionszytologie

- differentialdiagnostische Abgrenzung des Schilddrüsenmalignoms
- Diagnosesicherung bei Thyreoiditis de Quervain und Hashimoto-Thyreoiditis
- Verbesserung der Ergebnisse der konservativen Strumazystentherapie
- spezifische Methode in der Nachsorge des Schilddrüsenmalignoms: Ergänzung der sonographischen und szintigraphischen ($^{131}$J-)Lokalisationsdiagnostik

Tabelle **26** Unterschiedliche zytologische Erkennbarkeit maligner Schilddrüsentumoren (aus *Müller, H. A.*: Nuklearmediziner 3 [1980] 261)

**zytologisch erkennbare maligne Tumoren der Schilddrüse**

*primäre Tumoren*
- mäßig und wenig differenzierte follikuläre Karzinome
- papilläre Karzinome
- medulläre Karzinome (C-Zellen-Karzinome)

*sekundäre Tumoren*
- hypernephroide Karzinome
- Plattenepithelkarzinome
- kleinzellige Bronchuskarzinome
- Gallertkarzinome
- maligne Lymphome hohen Malignitätsgrades

**zytologisch nicht oder nicht sicher erkennbare maligne Tumoren der Schilddrüse**

*primäre Tumoren*
- hochdifferenzierte follikuläre Karzinome
- onkozytäre Karzinome

*sekundäre Tumoren*
- (maligne Lymphome niedrigen Malignitätsgrades vom lymphozytischen und zentrozytischen Typ)

oder apodiktische Hinweise zum diagnostischen Procedere lassen sich daher bei einigen Befundkonstellationen nicht formulieren; dies gilt insbesondere für die regressiv veränderte Knotenstruma mit multiplen sonomorphologischen Strukturalterationen, so daß es sich im Einzelfall nur um eine relativ willkürliche Auswahl der zu punktierenden Läsionen handeln kann.

Die Indikation zur ultraschallgezielten Feinnadelpunktion ist weiterhin gegeben bei Verdacht auf eine Schilddrüsenentzündung. Vor Einführung der Sonographie mußte die punktionszytologische Diagnosesicherung bei Verdacht auf Hashimoto-Thyreoiditis überwiegend in Form einer sog. „Blind"-Punktion durchgeführt werden, da in der Regel kein entsprechendes palpatorisches oder umschriebenes szintigraphisches Korrelat vorhanden war. Auch bei der Abklärung der subakuten Thyreoiditis de Quervain ermöglicht die Sonographie erstmals eine exakte Darstellung der befallenen Schilddrüsenareale, so daß die Materialausbeute und dementsprechend auch die diagnostische Treffsicherheit deutlich verbessert werden kann.

Die punktionszytologische Abklärung von Raumforderungen bei vorangegangener Radiojodtherapie ist problematischer, da $^{131}J$ artefizielle Zellveränderungen verursachen und somit die zytologische Beurteilung erschweren kann (falsch-positive Befunde!). Die Erfolgsquote der ultraschallgezielten Feinnadelpunktion pathologisch vergrößerter zervikaler Lymphknoten ist weitgehend abhängig von deren Lokalisation und Abgrenzung. Bei guter Demarkierung der echoarmen Raumforderungen im umgebenden, meist echoreichen Halsweichteilgewebe läßt sich nach den Ergebnissen der Hannoveraner Nuklearmediziner durch die ultraschallgezielte Feinnadelpunktion von vergrößerten Lymphknoten (∅ > 0,5 cm) eine hohe diagnostische Treffsicherheit von über 95% erzielen (37).

## Diagnostischer Stellenwert

Bei der zytologischen Diagnostik des Schilddrüsenkarzinoms ist nach einer Übersicht von Galvan u. Mitarb. eine Sensitivitätsrate von 66,7–96,1% aus zahlreichen Literaturangaben errechenbar mit einem Mittelwert von 91,2% (2, 7, 12, 19, 21, 39, 43, 44). In diese hohen Prozentsätze geht bei den meisten Autoren die relativ große Gruppe der zytologisch suspekten Befunde *nicht* mit ein, die in der Klassifikation nach Papanicolaou der Gruppe III zugeordnet werden (Tab. **27** u. **28**). Wird diese Gruppe der Verdachtsbefunde mit den zytologisch sicheren Karzinomdiagnosen zusammengefaßt, sind derart hohe Prozentsätze – zumindest ohne Anwendung der ultraschallgezielten Punktionstechnik – in der Regel nicht erreichbar.

Aufgrund der umfangreichen Untersuchungsergebnisse der Starnberger Pathologen kann davon ausgegangen werden, daß unter dem Gesichtspunkt der präoperativen Tumorerkennung eine zytologische Treffsicherheit in der Größenordnung von 90% nur dann zu erzielen ist, wenn wichtige Qualitätskriterien erfüllt werden (Tab. **29**). Nach Angaben von Finsterer ist bei durchschnittlich 10% der Schilddrüsenkarzinome trotz adäquater Punktionstechnik mit *falsch-negativen* zytologischen Befunden zu rechnen (15). Diese Fehlerquote weist naturgemäß eine relativ große Schwankungsbreite auf in Abhängigkeit von der Erfahrung des Untersuchers und des Zytologen. Falsch-negative Befunde können z. B. durch Fehlpunktionen, insuffiziente

Tabelle **27** Zytologische Klassifizierung nach Papanicolaou

| | |
|---|---|
| 0 | ungenügendes Material: nicht beurteilbarer Ausstrich, keine oder nur vereinzelte Schilddrüsenepithelien nachweisbar |
| II | unverdächtiger Befund: unauffällige Thyreozyten, regressive Veränderungen, resorptive Vorgänge |
| III a | Zellen zweifelhafter Dignität |
| b | Tumorzellen zweifelhafter Dignität |
| IV | Tumorzellen |

Tabelle **28** Zytologische Klassifizierung nach Finsterer

| | |
|---|---|
| negativ | unauffälliger Befund, kein Anhalt für Malignität |
| unklar, wiederholungsbedürftig | nicht beurteilbarer Ausstrich, Kontrollpunktion erforderlich |
| verdächtig | malignitätsverdächtiger Befund („follikuläre Neoplasie"), histologische Klärung erforderlich |
| positiv | Befund paßt zu einem malignen Tumor |

Aufbereitung der zytologischen Ausstrichpräparate oder durch Fehlbeurteilungen des begutachtenden Zytologen zustande kommen (Tab. **30**). Die Leistungsanforderungen an den Arzt beziehen sich daher nicht nur auf die Beherrschung der Punktions- und Ausstrichtechnik, sondern auch auf eine exakte sonographische Lokalisation der zu punktierenden Läsionen und eine entsprechend große Erfahrung des Zytologen. Indikationsstellung und Durchführung der Feinnadelpunktion sollten unmittelbar nach der Sonographie durch denselben Untersucher erfolgen, der den sonographischen Befund genau kennt und zugleich auch über eingehende Kenntnisse und praktische Erfahrungen in der Schilddrüsendiagnostik verfügt. Der begutachtende Zytologe hat vorrangig die Aufgabe, den Befund anhand zytomorphologischer Details zu interpretieren. Voraussetzung für eine hohe zytodiagnostische Aussagefähigkeit ist in diesem Zusammenhang eine enge Kooperation zwischen dem punktierenden Kliniker und dem Zytologen. Der Zytologe sollte über den klinischen, szintigraphischen und sonographischen Befund genau informiert sein. Durch Thyreostatika oder eine Radiojodtherapie können Zellveränderungen wie bei einem malignen Tumor vorgetäuscht werden. Durch detaillierte klinische Angaben läßt sich somit eine für den Patienten folgenschwere Fehldiagnose vermeiden. Die bei nicht allzu weiter Festlegung der zytologischen Befundkriterien relativ geringe Rate der falsch-positiven Ergebnisse ist in der Praxis weniger durch eine möglicherweise nicht ausreichende Erfahrung des Zytologen, sondern überwiegend durch unzureichende oder fehlende Angaben zu Anamnese, klinischen und therapeutischen Maßnahmen bedingt.

Tabelle **29** Qualitätskriterien der Schilddrüsen-Feinnadelpunktion

- genaue Lokalisierung des Punktionsziels
- adäquate Punktionstechnik (repräsentatives Zellmaterial):
  - fächerförmige Aspiration in mindestens drei Ebenen unter Aufrechterhaltung des Unterdrucks
  - Druckausgleich *vor* dem Zurückziehen der Nadel
  - ggf. zweite Punktion bei größeren Knoten
  - Vermeidung allzu blutreicher Ausstriche
  - Ausschwemmung des Zellmaterials in der Kanüle durch 50%igen Alkohol
- korrekte Ausstrich- und Färbetechnik
- Begutachtung durch einen erfahrenen Zytologen
- klinische Informationen (z. B. Thyreostatiktherapie, Radiojodtherapie, Lithiumtherapie)

Tabelle **30** Fehlerquellen der Punktionszytologie im ärztlichen Leistungsbereich

- nicht repräsentatives Zellmaterial
- Fehlpunktion
- inadäquate Punktionstechnik
- fehlerhafte Ausstrichtechnik
- fehlende Fixierung
- unzureichende klinische Information
- ungenügende Erfahrung des Zytologen

Im Zusammenhang mit der Feinnadelpunktion semiliquider Parenchymveränderungen ist eine exakte Korrelation des punktionszytologischen und des sonographischen Befundes von besonderer Bedeutung. Wenn beispielsweise aus einem partiell liquide degenerierten Herdbefund ausschließlich liquide Anteile aspiriert werden und im zytologischen Ausstrichpräparat lediglich Thyreophagozyten, Cholesterinkristalle o. ä. erkennbar sind, wird das entsprechende zytologische Untersuchungsergebnis zwangsläufig lauten: „Der Befund paßt zu einem Zysteninhalt." Dieses in bezug auf den tatsächlichen morphologischen Gesamtaufbau *falsch-positive* Resultat ist somit nicht identisch mit dem erhobenen sonographischen Befund und darf keinesfalls dazu verleiten, auf die weiterführende funktionelle Klärung mittels Szintigraphie zu verzichten. Basierend auf diesen Erkenntnissen muß daher die zytologische Klassifizierung szintigraphisch kalter Knoten revidiert werden. So wurden in früheren Publikationen 20–25% der kalten Knoten anhand zytologischer Kriterien als „Zyste" interpretiert (13, 30). Durch die sonographische Differenzierungsmöglichkeit mit direkter Darstellung liquider Parenchymveränderungen lassen sich dagegen nur 5% als reine Zysten im engeren Sinne klassifizieren (42). Es ist anzunehmen, daß bei der Feinnadelbiopsie der irrtümlicherweise als „Zyste" eingestuften kalten Knoten lediglich flüssigkeitshaltige Areale punktiert werden, während es sich in Wirk-

lichkeit um solide Knoten mit partiell liquider Degeneration gehandelt hat.
Ursachen für falsch-negative oder falsch-positive zytologische Befunde können sich also nicht nur durch Fehler im ärztlichen Leistungsbereich, sondern auch durch morphologische Besonderheiten der interessierenden Schilddrüsenveränderungen ergeben. Für die Frage, ob repräsentatives Zellmaterial gewonnen wurde, sind also nicht nur die Punktionstechnik und die Anzahl der Punktionen, sondern auch die morphologische Beschaffenheit der zu punktierenden Parenchymveränderung wesentlich. So läßt sich beispielsweise aus einem bindegewebereichen Knoten mit deutlicher Sklerosierung oder einer fibrotisch umgebauten Struma lymphomatosa Hashimoto gelegentlich nicht genügend Zellmaterial zur ausreichend sicheren zytologischen Begutachtung aspirieren. In solchen Fällen ist unbedingt eine Wiederholung der Punktion erforderlich, wenn die übrigen Untersuchungsbefunde zur Diagnosesicherung nicht ausreichen (s. Kap. 9).
Die differentialdiagnostische Unterscheidung zwischen einem follikulären Adenom und einem adenomatös-hyperplastischen Knoten ist zytologisch in der Regel ebensowenig möglich wie die Differenzierung zwischen dem follikulären Adenom und einem hochdifferenzierten follikulären Karzinom. Die hieraus resultierende diagnostische Unsicherheit wird durch das von Löwhagen u. Franzen inaugurierte diagnostische Konzept der „follikulären Neoplasie" bzw. „follikularen Proliferation" kompensiert, indem sämtliche zytologisch suspekten Befunde eine absolute Operationsindikation darstellen und einer histologischen Klärung zugeführt werden. In diesem Zusammenhang ist auch zu berücksichtigen, daß ein einmal erhobener Befund mit suspekter Zytomorphologie durch ein unauffälliges zytologisches Untersuchungsergebnis im Rahmen einer Wiederholungspunktion nicht widerlegt werden kann. Diese der klinischen Praxis in einem Strumaendemiegebiet angepaßte diagnostische Strategie bedingt zwangsläufig eine relativ hohe Rate falsch-verdächtiger Befunde zugunsten eines möglichst geringen Anteils falsch-negativer Resultate. In unserem Untersuchungsgut liegt die Rate der malignen Tumoren innerhalb der suspekten Befunde um so höher, je genauer das punktionstechnische Verfahren eine gezielte Punktion ermöglicht. Die Quote der falsch-verdächtigen Befunde variiert dementsprechend in Abhängigkeit von der Punktionsmethode (Tab. **31** u. **32**). Die Feinnadelpunktion kann im Rahmen der Malignomdiagnostik weder die diagnostische Aussage eines intraoperativ gewonnenen Schnellschnittpräparates noch die sichere histologische Tumorcharakterisierung (Differenzierungsgrad, Tumorstadium, Histogenese) anhand einer systematischen Aufarbeitung des Operationsmaterials ersetzen.
Die o. g. Zahlen zur Treffsicherheit der Punktionszytologie für die Malignomdiagnostik beziehen sich auf Untersuchungsergebnisse, die noch ohne die sonomorphologischen und sonotopographischen Zusatzinformationen gewonnen wurden. Die Feinnadelpunktion war also bereits vor der Sonographieära bei geübten Untersuchern, sorgfältiger Punktionstechnik und ausreichend großer Erfahrung des begutachtenden Zytologen ein aussagefähiges Verfahren. Allerdings konnten vor Einführung der Sonographie in die klinische Routinediagnostik lediglich solche Parenchymveränderungen punktiert werden, die sich palpatorisch oder szintigraphisch erfassen lassen. Die Frage, ob durch den konsequenten Einsatz der sonographisch gezielten Punktionstechnik eine Verbesserung der diagnostischen Treffsicherheit möglich ist, wurde unseres Wissens bisher methodisch nicht exakt geprüft und damit nicht überzeugend beantwortet. Die in diesem Zusammenhang ermittelten Sensitivitätsraten werden wesentlich durch die Präselektion des Patientenkollektivs und die Häufigkeitsverteilung der Karzinomtypen beeinflußt. Wenn Patienten mit ausgedehnten Karzinomen eines fortgeschrittenen Tumorstadiums untersucht werden, dürfte bei diesen relativ großen, meist auch durch die Palpation und Szintigraphie erfaßbaren Tumoren die ultraschallgezielte Punktionstechnik eine geringere Erhöhung der diagnostischen Treffsicherheit bewirken als bei weniger voluminösen Karzinomen mit frühen Tumorstadien und kleinem Herddurchmesser. Prozentzahlen, die aus verschiedenen Patientenkollektiven zu unterschiedlichen Zeitpunkten ermittelt wurden, lassen sich daher nur mit gewissen Einschränkungen vergleichen.
Um die diagnostische Treffsicherheit der Punktionszytologie in Abhängigkeit von der Wahl des punktionstechnischen Verfahrens methodisch exakt zu überprüfen, haben wir im Laufe der letzten 2 Jahre eine prospektive Studie durchgeführt mit syste-

matischen zytologischen Vergleichsstudien am Biopsiematerial *desselben* Patienten. In dieser Studie wurden neben den in der Tab. **29** aufgeführten Qualitätskriterien vor allem folgende wesentlichen methodischen Voraussetzungen erfüllt:

1. Festlegung eines einheitlichen Patientenkollektivs mit konstanter Häufigkeitsverteilung der histologischen Karzinomtypen,
2. Beurteilung der sonographischen und zytologischen Untersuchungen nach einheitlichen diagnostischen Kriterien durch einen erfahrenen Untersucher,
3. histologische Tumorklassifikation durch systematische Aufarbeitung des Operationsmaterials hinsichtlich Lokalisation, Größe und Histomorphologie,
4. Klassifikation der zytologischen Befunde jeweils ohne Kenntnis der Resultate der punktionstechnischen Vergleichsmethoden sowie unabhängig vom histologischen Untersuchungsergebnis,
5. konsequente Anwendung des diagnostischen Konzepts der „follikulären Neoplasie".

Durch diese vergleichenden Untersuchungen an Schilddrüsenbiopsien, die durch konventionelle *und* ultraschallgeleitete Punktionstechniken gewonnen wurden, ließ sich zeigen, daß Lokalisation, morphologischer Aufbau und Durchmesser der zu punktierenden Läsion die wichtigsten Kriterien für die Wahl des günstigsten und einfachsten punktionstechnischen Vorgehens darstellen. Die konventionelle „Blind"-Punktion ist im allgemeinen noch ausreichend bei größeren Strumaknoten (∅ > 2,0 cm), die sich palpatorisch gut abgrenzen lassen *und* einen einheitlichen sonographischen Aufbau aufweisen. Bei kleineren Parenchymveränderungen (∅ ≤ 1,5 cm) sollte grundsätzlich die Punktionstechnik unter Ultraschallsicht eingesetzt werden, und zwar unabhängig davon, ob diese Strukturveränderungen gleichzeitig auch szintigraphisch oder palpatorisch erfaßt werden können. Die Größe der zu punktierenden Läsion stellt

Tabelle **31** Sensitivität der Punktionszytologie beim Schilddrüsenmalignom (n = 72) in Abhängigkeit von Punktionstechnik und Tumordurchmesser

| | Punktionstechnik | Zytologie (%) | n | Tumordurchmesser (cm) | Tumorlokalisation |
|---|---|---|---|---|---|
| I | Blindpunktion<br>Fadenkreuzmethode<br>Punktion unter Ultraschallsicht | 86<br>90<br>91 | 21 | > 2,0 | Palpation<br>Szintigraphie<br>Sonographie |
| II | Blindpunktion<br>Fadenkreuzmethode<br>Punktion unter Ultraschallsicht | 76<br>82<br>93 | 29 | 1,51–2,0 | Palpation<br>Szintigraphie<br>Sonographie |
| III a | Blindpunktion<br>Fadenkreuzmethode<br>Punktion unter Ultraschallsicht | 74<br>82<br>92 | 8 | 1,0 –1,5 | Szintigraphie<br>Sonographie |
| III b | Blindpunktion<br>Fadenkreuzmethode<br>Punktion unter Ultraschallsicht | 72<br>80<br>93 | 7 | 1,0 –1,5 | Sonographie |
| III c | Blindpunktion<br>Fadenkreuzmethode<br>Punktion unter Ultraschallsicht | 0<br>80<br>91 | 7 | < 1,0 | Sonographie |

jedoch nicht das alleinige Entscheidungskriterium für die Wahl des im Einzelfall günstigsten punktionstechnischen Verfahrens dar. Wenn z. B. innerhalb größerer echokomplexer Parenchymveränderungen bestimmte sonomorphologische Strukturalterationen punktiert werden sollen, muß im Interesse einer hohen diagnostischen Treffsicherheit die Punktion unter permanenter Ultraschallsicht durchgeführt werden. Ein perforierter Biopsieschallkopf ist für die Feinnadelpunktion der Schilddrüse wegen der günstigen anatomischen Verhältnisse (kurze Punktionswege!) nicht erforderlich. Dieses von uns erfolgreich praktizierte differenzierte Vorgehen unter Berücksichtigung von personellem und apparativem Aufwand, Praktikabilität und Belastung für den Patienten trägt zu einer hohen diagnostischen Treffsicherheit der Punktionszytologie bei. Ziel einer um diagnostische Fortschritte bemühten praxisorientierten Schilddrüsendiagnostik sollte es sein, die Feinnadelpunktion mit einem vertretbaren, nicht allzu hohen technischen Aufwand innerhalb einer angemessenen Zeit durchzuführen und somit diesem Verfahren zu einem möglichst breiten Einsatz in der klinischen Routine zu verhelfen.

Die Treffsicherheit der morphologischen Diagnose steigt erwartungsgemäß mit der Menge des entnommenen Schilddrüsengewebes. Die „large needle biopsy" (LNB) der Schilddrüse mit der Vim-Silverman- oder der Tru-Cut-Nadel (5) konnte sich in der Schilddrüsendiagnostik aus naheliegenden Gründen nicht durchsetzen, da sich bereits mit der etablierten Methode der Feinnadelpunktion eine Sensitivität in der Größenordnung von 85–90% erzielen läßt. Die LNB-Nadeln weisen einen Außendurchmesser von mindestens 1,8 mm auf, so daß der zu erwartende Anstieg der Komplikationen (Parenchymblutung, Traumatisierung der perithyreoidalen Organe) in Relation zum diagnostischen Gewinn nicht zu vertreten ist. Nach Müller u. Mitarb. genügt ein Außendurchmesser von 1,2 mm, um in 94% der Fälle histologisch beurteilbare Biopsiezylinder gewinnen zu können (29). Mit der Feinstanzbiopsie steht somit eine weitere aussagekräftige, relativ wenig invasive Methode zur Verfügung, um die Dignität zytologisch suspekter Befunde zu überprüfen und aufgrund eines erweiterten morphologischen Spektrums bereits präoperativ eine möglichst exakte Tumorklassifizierung durchzuführen. Da bei der Vielzahl sonographisch lokalisierbarer Herdbefunde in regressiv veränderten endemischen Knotenstrumae häufig in einer einzigen Sitzung Mehrfachpunktionen erforderlich sind, ergibt sich in einem Strumaendemiegebiet zwangsläufig eine differenzierte und bisweilen auch restriktivere Indikationsstellung als in einer Region mit niedriger Kropfhäufigkeit. Eine wesentliche Anwendung der Feinstanzbiopsie liegt in der Ergänzung der Feinnadelbiopsie und im Vorfeld einer möglichst exakten histologischen Tumorcharakterisierung. Bei speziellen und insbesondere diffizilen klinischen Fragestellungen sollte generell histologisch verwertbares Material gewonnen werden, wenn die zytologisch orientierte Befundaussage der Feinnadelpunktion ein unzureichendes und klinisch nicht verwertbares Resultat liefert. Wenn sich z. B. in der Punktionszytologie der Verdacht auf eine Schilddrüsenmetastase eines bislang nicht bekannten Primärtumors ergibt oder im Falle einer histologisch gesicherten Halslymphknotenmetastase der Verdacht auf ein primäres Schilddrüsenkarzinom geäußert wird, sollte grundsätzlich versucht werden, durch die Gewinnung von Gewebezylindern eine definitive Tumorhistologie zu erstellen. Des weiteren ist die Feinstanzbiopsie u. E. indiziert zur primären histologischen Verifizierung des klinischen Karzinomverdachts bei mangelnder Operationsbereitschaft oder erhöhtem Operationsrisiko des Patienten. Schließlich kann die Feinstanzbiopsie immer dann primär eingesetzt werden, wenn bei bindegewebereichen Schilddrüsenveränderungen erwartungsgemäß mit der Feinnadel nicht genügend repräsentatives Zellmaterial zur ausreichend sicheren zytologischen Begutachtung aspiriert werden kann.

Tabelle **32** Sensitivität der Punktionszytologie beim Schilddrüsenmalignom (n = 72) in Abhängigkeit von der Wahl des punktionstechnischen Verfahrens

| Punktionstechnik | Zytologie (%) |
|---|---|
| konventionelle Blindpunktion | 62 |
| Fadenkreuzmethode | 83 |
| Punktion unter Ultraschallsicht | 92 |

Um den diagnostischen Stellenwert der Feinstanzbiopsie im Vergleich zur Feinnadelpunktion zu überprüfen, haben MILLER u. Mitarb. bei 2475 Patienten das Schilddrüsengewebe durch Simultanbiopsien zytologisch und histologisch vergleichend untersucht. Dabei fanden sie eine um 9% höhere Sensitivität bzw. eine um knapp 12% höhere Spezifität von histologisch beurteilbaren Gewebeproben im Vergleich zu zytologisch auswertbaren Feinnadelpunktaten (26).

Viel diskutiert wird die Tumorzellenverschleppung in den Stichkanal oder eine hämatogene Tumorzellaussaat. Nach unserer Kenntnis der Literatur wurden bisher lediglich 6 Impfmetastasen nach *Feinnadelpunktion* eines *Pankreaskarzinoms* beschrieben (3, 4, 14, 16, 40). Über die Aspirationszytologie der Schilddrüse existiert bisher u. W. kein überzeugend dokumentierter Bericht über Nadeltrakt- bzw. Impfmetastasen oder über eine Tumorzellaussaat mit nachfolgender hämatogener Metastasierung nach Feinnadelpunktion von Schilddrüsenkarzinomen. Die Vorteile der Feinnadelpunktion in der Diagnostik des Schilddrüsenkarzinoms sind daher so evident, daß das rein theoretische und bisher nicht belegbare Risiko einer Aussaat von Tumorzellen durch den Punktionsvorgang die Indikation zur Feinnadelpunktion und die diagnostische Bedeutung der Punktionszytologie nicht einschränkt.

## Literatur


1 Al-Sayer, H. M., Z. H. Krukowski, V. M. M. Williams: Fine needle aspiration cytology in isolated thyroid swellings: a prospective two year evaluation. Brit. med. J. 1985/II, 1490–1492

2 Berchtold, R., P. A. Grétillat, M. P. König, E. Pedrinis, H. Rösler: Die Bedeutung des sogenannten kalten Knotens in der Kropfchirurgie. Schweiz. med. Wschr. 104 (1974) 449

3 Burlefinger, R., C. Voeth, R. Ottenjann: Kutane Implantationsmetastase nach Feinnadelpunktion eines Pankreaskarzinoms. Leber Magen Darm 15 (1985) 217–219

4 Caturelli, E., G. L. Rapaccini, M. Anti, A. Fabiano, G. Fedeli: Malignant seeding after fine needle aspiration biopsy of the Pancreas. Diagn. Imag. clin. Med. 54 (1985) 88–91

5 Chiu-an Wang, A. L. Vickery, F. Maloof: Needle biopsy of the thyroid. Surg. Gynec. Obstet. 143 (1976) 365–368

6 Crile, G., W. A. Hawk: Aspiration biopsy of thyroid nodules. Surg. Gynec. Obstet. 136 (1973) 241–245

7 Droese, M., K. Kempken: Die Feinnadelpunktion in der Schilddrüsendiagnostik. Med. Klin. 71 (1976) 229

8 Droese, M.: Aspirationszytologie der Schilddrüse. Schattauer, Stuttgart 1979

9 Droese, M.: Die Feinnadelpunktion der Schilddrüse: Technik und Aussagemöglichkeiten. Internist (Stuttg.) 24 (1983) 467–473

10 Droese, M.: Methodische Gesichtspunkte und Treffsicherheit der Feinnadelpunktion der Schilddrüse. Nuklearmediziner 2 (1979) 111–119

11 Droese, M.: Die Zytologie der Schilddrüsenerkrankungen. Therapiewoche 28 (1978) 9845–9851

12 Einhorn, J., S. Franzen: Thin-needle biopsy in the diagnosis of thyroid disease. Acta radiol. (Stockh.) 58 (1962) 321

13 Emrich, D.: Autonomes Schilddrüsenadenom und kalter Knoten – Aktive Therapie oder abwartendes Beobachten? Internist (Berl.) 20 (1979) 138–141

14 Ferrucci, J. T., J. Wittenberg, M.N. Margolies, R. W. Carey: Malignant seeding of the tract after thin-needle aspiration biopsy. Radiology 130 (1979) 345–346

15 Finsterer, H.: Ergebnisse der Feinnadelbiopsie in der Schilddrüsendiagnostik. Nuklearmediziner 9 (1986) 43–48

16 Fröhlich, E., P. Frühmorgen, H. Seeliger: Hautimpfmetastase nach Feinnadelpunktion eines Pankreaskarzinoms. Ultraschall in Med. 7 (1986) 141–144

17 Galvan, G., G. B. Pohl, I. Skerbisch: Die Feinnadelpunktion „kalter“ Strumaknoten bei 4555 Patienten eines Strumaendemiegebietes. Schweiz. med. Wschr. 106 (1976) 1247

18 Galvan, G., M. Manzi, Ch. Balcke, F. Maier: Therapie von Strumazysten durch Feinnadelpunktion. Schweiz. med. Wschr. 112 (1982) 926–930

19 Junginger, Th., H. Finsterer, H. Pichlmaier: Die Punktionsdiagnostik von Schilddrüsenerkrankungen. Münch. med. Wschr. 115 (1973) 306

20 Kempken, K., E. Bayer-Pietsch: Aussagekraft der Punktionszytologie im Rahmen der nuklearmedizinischen Strumadiagnostik. Nuklearmediziner 3 (1980) 267–274

21 Kirstädter, H. J., W. Engel, C. Gehrmann: Cytodiagnostik kalter Schilddrüsenknoten. Verh. dtsch. Ges. inn. Med. 76 (1970) 492

22 Lang, W., Z. Atay: Zytologische und histologische Differentialdiagnose des kalten Schilddrüsenknotens. In H.-D. Röher, R. A. Wahl: Chirurgische Endokrinologie. Thieme, Stuttgart 1983

23 Löwhagen, T., J. S. Willems, G. Lundell, R. Sundblad, P. O. Granberg: Aspiration biopsy cytology in diagnosis in thyroid cancer. Wld. J. Surg. 5 (1981) 61–73

24 Löwhagen, T., E. Sprenger: Die punktionszytologische Differentialdiagnose des tastbaren Knotens in der Schilddrüse. Verh. dtsch. Ges. Path. 57 (1973) 155

25 Miller, J. M., J. I. Hamburger, S. R. Kini: Diagnosis of thyroid nodules. J. Amer. med. Ass. 241 (1979) 481–484

26 Miller, J. M., S. R. Kini, J. I. Hamburger: Needle biopsy of the thyroid. Praeger, New York 1983

27 Müller, H.-A.: Erscheinungsbild und Differentialdiagnose epithelialer Schilddrüsentumoren in der Feinnadelbiopsie Verh. dtsch. Ges. Path. 61 (1977) 286–289

28 Müller, H.-A.: Die Feinnadelpunktion der Schilddrüse aus der Sicht des Cytologen. Nuklearmediziner 3 (1980) 261–266

29 Müller, H. W., S. Schröder, W. Böcker, C. Schneider: Sonographisch geführte Feinstanzbiopsie der Schilddrüse. Dtsch. med. Wschr. 110 (1985) 168–174
30 Pfannenstiel, P.: Diagnostik des szintigraphisch kalten Schilddrüsenknotens. Therapiewoche 29 (1979) 3438–3447
31 Pedio, G., J. Nadig, Chr. Hedinger: Die Bedeutung der Feinnadelpunktion bei der Abklärung von Schilddrüsenmalignomen. Schweiz. med. Wschr. 107 (1977) 1928–1931
32 Schäffer, R., H.-A. Müller, U. Pfeifer, W. Ormanns: Cytological findings in medullary carcinoma of the thyroid. Path. Res. Pract. 178 (1984) 461–466
33 Schäffer, R., H.-A. Müller: Punktionszytologie bei Schilddrüsenerkrankungen. In Lutz, H., L. Reichel: Ultraschalldiagnostik 83. Thieme, Stuttgart 1984
34 Schenk, U.: Zytologie der Schilddrüse. Thieme, Stuttgart 1986
35 Schenk, U.: Stellenwert der Punktkonszytologie in der Schilddrüsendiagnostik. Med. Welt. (Stuttg.) 34 (1983) 521–522
36 Schröder, S., P. Schmiegelow, H. W. Müller, M. Dietel, W. Böcker: Morphologische Analyse von Feinstanzbiopsien der Schilddrüse. Pathologe 6 (1985) 80–87
37 Schwarzrock, R., St. Müller, O. Schober, H. Hundeshagen: Bedeutung der Sonographie für die Diagnose der Schilddrüsenmalignome. Akt. Endokr. Stoffw. 4 (1983) 107–120
38 Seelen, W. V., G. Bielke, N. Stein: Verfahren zur Auswertung von Ultraschall-Schnittbildern. In Kratochwil, W., E. Reinold: Ultraschalldiagnostik '81. Thieme, Stuttgart 1982
39 Smejkal, V.: Der Wert der zytologischen Untersuchung in der Schilddrüsendiagnostik. In Schleusener, H., B. Weinheimer: Schilddrüse 1973. Thieme, Stuttgart 1974
40 Smith, F. P., J. S. Macdonald, P. S. Schein, R. D. Ornitz: Cutaneous Seeding of pancreatic cancer by skinny-needle. Aspiration biopsy. Arch. intern. Med. 140 (1980) 855
41 Wiedemann, W., K. Wurster, H. Czempiel, Ch. Strohm: Bedeutung der Sonographie für eine differenzierte Diagnostik und Therapie des szintigraphisch kalten Strumaknotens. In Otto, R. Ch., P. Schnaars: Ultraschalldiagnostik '85. Thieme, Stuttgart 1986
42 Wiedemann, W.: Sonographie bei Struma nodosa – Bedeutung für eine optimierte Diagnostik und differenzierte Therapie. Vortrag anläßlich der Frühjahrstagung der Bayerischen Röntgengesellschaft, München 1986
43 Wildmeister, W., E. Kurz, F. A. Horster, H. H. Horstmann, P. Baust: Zur diagnostischen Bedeutung der Schilddrüsenaspirationspunktion und Zytologie bei Schilddrüsenkrankheiten. In: Mitteilungsdienst der Gesellschaft zur Bekämpfung der Krebskrankheiten Nordrhein-Westfalen e.V.: Klinische Zytologie, Bd. VI. 1973
44 Ziegler, H., K. H. Leitz, Z. Atay, M. Zeidler: Möglichkeiten und Grenzen der diagnostischen Schilddrüsenpunktion. Langenbecks Arch. Chir. Forum, Suppl. (1972) 195

# 12 Fehlermöglichkeiten

Zur Erkennung und Vermeidung von Fehlern in der Diagnostik von Schilddrüsenkrankheiten bedarf es fundierter Kenntnisse über die Möglichkeiten und Grenzen von Sonographie, Szintigraphie und Zytologie. In den vorangehenden Kapiteln wurden wichtige diagnostische Fehlerquellen bereits ausführlich diskutiert. Das folgende Resümee beschränkt sich daher auf eine kurze Zusammenfassung *klinisch relevanter* sonographischer und szintigraphischer Fehlermöglichkeiten, ohne daß ein Anspruch auf Vollständigkeit erhoben wird.

## Fehler in der Untersuchungs- und Aufnahmetechnik

### Szintigraphie

*Physikalisch-technische Fehler* in der Aufnahmetechnik resultieren im wesentlichen aus folgenden Faktoren:

1. ungeeigneter Kollimator
2. falsche Abstandsverhältnisse (zu großer Detektor-Fokus-Abstand)
3. Über- oder Unterbelichtung in der Analogdokumentation (falsche Impulsvorwahl)
4. unzureichende Filmverarbeitung in der Dunkelkammer

Eine wichtige technische Voraussetzung für eine korrekte szintigraphische Diagnose ist die Verwendung einer geeigneten Gammakamera mit leistungsfähiger Datenverarbeitungsanlage und einer guten Dokumentationseinrichtung. Die Schilddrüsenszintigraphie mit der Großfeldkamera geht mit einem deutlichen Verlust an Detailerkennbarkeit einher. Auch die nachträgliche computergestützte Szintigrammvergrößerung kann die suboptimale Bildqualität erwartungsgemäß nicht verbessern. Der Vorteil des Pinhole-Kollimators liegt im hohen Auflösungsvermögen; unter optimalen Bedingungen lassen sich auch kleine fokale Parenchymveränderungen mit einem Durchmesser von ca. 0,5 cm nachweisen. Pinhole-Kollimatoren konnten sich jedoch wegen relativ langer Aufnahmezeiten und ungünstiger Randverzerrungen in der klinischen Routinediagnostik nicht durchsetzen. Eine quantifizierende Szintigraphie ist mit diesem Kollimatortyp nicht möglich. Demgegenüber bietet der speziell für die Schilddrüsenszintigraphie konzipierte *Parallelloch-Kollimator* mehrere *Vorteile*:

- relativ hohes Auflösungsvermögen durch verlängerte Kollimatorbohrungen
- optimale Applikationsmöglichkeit auf die Schilddrüse
- Möglichkeit einer quantitativen Szintigrammauswertung

Die Gammakameraszintigraphie erfordert im Vergleich zur Scannertechnik einen geringeren einstelltechnischen Aufwand. Fehldiagnosen, die aus einer insuffizienten Einstelltechnik resultieren, kommen daher bei der Gammakameraszintigraphie seltener vor. Falsche Impulsvorwahl in der Analogdokumentation kann eine ungünstige Bildhelligkeit mit entsprechendem Informationsverlust verursachen. Eine in der klinischen Routine häufige Fehlerquelle resultiert aus einer falschen Lage des Fensters im Energiespektrum des verwendeten Radionuklids.

*Untersuchungstechnische Fehler* in der Schilddrüsenszintigraphie lassen sich auf folgende Ursachen zurückführen:

1. Verzicht auf quantitative Szintigrammauswertung
2. fehlerhafte Zuordnung von Palpations- und Szintigraphiebefund
3. alleinige Darstellung der episternalen Region

4. Fehleinstellungen mit atypischen Projektionen (Behelfstechnik)

Bei alleiniger qualitativer Beurteilung eines Szintigramms wird nur ein Teil der funktionstopographischen Information genutzt, so daß fokale Autonomien häufiger übersehen werden. Die quantitative Szintigrammauswertung ist im Rahmen einer optimierten Funktionsszintigraphie unverzichtbar (s. Kap. 8). Fehler in der szintigraphischen Klassifikation von Knoten resultieren häufig aus einer ungenauen Korrelation von Palpations- und Szintigraphiebefund. Wenn anatomische Bezugspunkte (Klavikula, Jugulum, Prominentia laryngei) nicht richtig markiert werden, ergeben sich fehlerhafte topographische Zuordnungen. Das nachträgliche Einzeichnen von Knoten ohne direkte Kontrolle des Tastbefundes ist mit den Zielsetzungen einer optimierten Schilddrüsendiagnostik nicht vereinbar. Die richtige Positionierung des Kollimators gilt als wichtige Voraussetzung für den Nachweis retrosternaler Strumaanteile. Fehleinstellungen mit atypischer Positionierung des Patienten können zu projektionsbedingten Verzerrungen der Organtopographie führen.

## Sonographie

Eine unzureichende Untersuchungstechnik mit ungenügender Bilddokumentation und fehlender Darstellung des gesamten Organs bei lediglich orientierender Beurteilung ohne systematische Durchmusterung in mehreren Schnittebenen stellt eine wichtige Ursache für eine Fehlbeurteilung dar. Wenn im dynamischen Untersuchungsablauf übersehen wird, daß eine isolierte liquide Struktur einem überwiegend soliden Knoten zuzuordnen ist, wird aus der Fehldiagnose einer „Zyste" die falsche Schlußfolgerung gezogen, daß ggf. auf ein Szintigramm verzichtet werden kann. Das in der Abb. **46** gezeigte Beispiel veranschaulicht die Notwendigkeit einer *subtilen sonographischen Lokalisationsdiagnostik*. Eine *genaue sonographische Differenzierung liquider Parenchymveränderungen* gilt als eine Conditio sine qua non für eine adäquate Klassifizierung von Herdbefunden. Auf die diagnostischen und therapeutischen Fehlentscheidungen bei Nichtbeachtung dieses wichtigen Qualitätskriteriums wurde bereits mehrfach hingewiesen. Eine weitere Möglichkeit für Fehlbeurteilungen besteht darin, daß bei diffus vergrößerten Schilddrüsen auf eine genaue sonomorphologische Gewebecharakterisierung verzichtet und ein multinodulärer Strukturumbau übersehen wird. Aufgrund eines gering ausgeprägten oder fehlenden Impedanzunterschieds kann sich der bei diesen nodulären Veränderungen vorhandene zarte echoarme Randsaum dem sonographischen Nachweis entziehen, wenn der Schallkopf zu schnell bewegt und ein Transducer mit zu niedriger Betriebsfrequenz (3–4 MHz) eingesetzt wird.

Fehldiagnosen, die auf einer mangelhaften Korrelation von Sonographie- und Szintigraphiebefund beruhen, können sich immer dann ergeben, wenn beide Methoden nicht von einem einzigen Untersucher in enger zeitlicher Aufeinanderfolge durchgeführt werden. Ein zu langes Zeitintervall zwischen Sonographie und Szintigraphie erschwert eine exakte Korrelation und eine synoptische Begutachtung.

Die Beurteilung der sonographischen Schilddrüsenuntersuchung sollte nicht nachträglich anhand einzelner, wenig repräsentativer Schnittbilder, sondern nur am Bildmonitor unter Berücksichtigung des gesamten Untersuchungsablaufes erfolgen. Ein Herdbefund muß sich im Quer- und Längsschnitt konstant darstellen. Bei Herdbefunden mit intensitätsschwachen Binnenechos hat es sich in der Routine bewährt, eine zusätzliche Untersuchung und Dokumentation bei höherer Gesamtverstärkung durchzuführen. Dies ermöglicht eine differenzierte Beurteilung der Binnenstruktur und verhindert eine Fehleinschätzung von echokomplexen Herdbefunden mit echoarmen und echofreien Strukturanteilen. Zur Bilddokumentation sollte durch entsprechende Wahl der Aufnahmeparameter die Bildinformation erhalten bleiben. Eine mangelhafte technische Qualität der Fotodokumentation mit ungünstiger Kontrast und Helligkeitseinstellung kann eine zusätzliche Möglichkeit für eine Fehlbeurteilung der Binnenstruktur von Herdbefunden ergeben. Eine zu geringe Helligkeit und eine zu starke Kontrastanhebung führen zu einem Informationsverlust, da intensitätsschwache Binnenechos bei dieser Aufnahmetechnik nicht erkannt werden können.

## Methodenspezifische Möglichkeiten der Fehlbeurteilung

### Szintigraphie

Auf die Problematik der szintigraphischen Klassifikation kleiner Parenchymläsionen mit einem Durchmesser von weniger als 1 cm wurde in den vorhergehenden Kapiteln bereits wiederholt hingewiesen. Das „wahre" Speicherverhalten dieser kleinen Parenchymveränderungen kann maskiert werden, wenn ventral oder dorsal dieser Herdbefunde noch genügend funktionell intaktes Gewebe vorhanden ist („Superpositionseffekt").
Fehldiagnosen, die auf dem sog. „Leerlaufphänomen" beruhen, sollen nicht unerwähnt bleiben, auch wenn die praktische Bedeutung durch die routinemäßige Verwendung von $^{99m}$Tc-Pertechnetat in der Schilddrüsendiagnostik relativ gering ist. Dieses Phänomen kommt durch die unterschiedliche thyreoidale Kinetik von $^{99m}$Tc-Pertechnetat und $^{131}$J bzw. $^{123}$J zustande und erklärt diskrepante Szintigraphiebefunde bei der fokalen Autonomie: Während die fokale Autonomie im $^{99m}$Tc-Szintigramm als „heißer" Bezirk bzw. Knoten imponiert, weist das korrespondierende Areal im Radiojodszintigramm eine verminderte oder fehlende Speicherung auf. Durch den beschleunigten Hormonumsatz ist das Radiojodisotop offensichtlich nicht mehr in ausreichender Konzentration in dem autonomen Bezirk vorhanden.
Ein in der klinischen Routine relativ häufiger Fehler beruht auf der eingeschränkten Beurteilbarkeit von Szintigrammen nach vorangegangener Jodkontamination. In Abhängigkeit von den pharmakokinetischen und -dynamischen Eigenschaften des applizierten jodhaltigen Pharmakons bzw. Kontrastmittels kann die Jodblockade unterschiedlich lange persistieren. Es liegt nahe, daß bei derartigen „jodblockierten" Schilddrüsen das Speicherverhalten eines Knotens nicht exakt beurteilt werden kann. Substernale Strumaanteile lassen sich nicht darstellen. Eine diffuse Verminderung der Radionuklidaufnahme wird auch durch Parenchymdestruktion infolge einer Thyreoiditis verursacht, so daß weder das Speicherverhalten noch Form, Lage und Größe der Schilddrüse genau erfaßt werden.

### Sonographie

Bei der Beurteilung der Schilddrüsensonogramme müssen auch methodenspezifische Möglichkeiten der Fehlbeurteilung berücksichtigt werden. Die diagnostische Sicherheit der Sonographie wird im wesentlichen durch das pathologisch-anatomische Substrat und dessen Größe bestimmt. Kleine klassische Parenchymzysten weisen z. B. hinsichtlich der typischen Schallkriterien oft weniger ausgeprägte Merkmale auf: Die dorsale Schallverstärkung ist wegen der geringen Flüssigkeitsmenge im Zystenlumen oft nur angedeutet erkennbar. Bei komplizierten Zysten mit eingedicktem hochviskösem Inhalt können sich immer dann Fehlermöglichkeiten ergeben, wenn schallreflektierende Partikel im Zystenlumen (z. B. abgeschilferte Epithelien, Granulozyten, Hämosiderinkristalle etc.) eine mehr oder weniger solide Binnenstruktur vortäuschen. Durch Streuungseffekte ist die dorsale Schallverstärkung deutlich abgeschwächt. Bei diesen organisierten, meist schon länger bestehenden Blutungszysten erlauben sonographische Sekundärkriterien (Echoverteilung, Echostruktur) keine differentialdiagnostische Abgrenzung gegenüber primär soliden Organprozessen mit sekundärer liquider Degeneration.
Schwierigkeiten in der sonographischen Lokalisierung und Differenzierung von Herdbefunden treten immer dann auf, wenn regressiv veränderte Knotenstrumae ein außerordentlich inhomogenes Parenchymmuster mit komplexer Echomorphologie aufweisen und daher eine sichere Abgrenzung und Zuordnung szintigraphisch lokalisierter fokaler Parenchymveränderungen wegen eines äußerst geringen oder fehlenden Impedanzsprungs nicht möglich sind. Bei größeren Knotenstrumae mit schallabsorbierenden fibrotischen Anteilen kann es vorkommen, daß die dorsalen Strumaanteile trotz Erhöhung der Tiefenverstärkung nicht mehr exakt zu beurteilen sind. Dieses Phänomen der dorsalen Schallabschwächung kann eine echoarme Struktur vortäuschen. Gerade in diesen Fällen darf daher auf eine funktionelle Abklärung nicht verzichtet werden. Bei Vorliegen einer tastbaren Parenchymveränderung läßt sich die Binnenstruktur mittels der sonographisch kontrollierten Palpation beschreiben. Bei sonographischem Nachweis eines feingranulierten homogenen Strukturmusters normaler Echointensität ist eine fokale

Parenchymveränderung als relativ unwahrscheinlich anzusehen. Bei bestimmten klinischen Fragestellungen (z. B. Primärtumorsuche) sollte jedoch auch bei scheinbar unauffälligem Parenchymmuster obligat eine Szintigraphie durchgeführt werden, da aufgrund eines unauffälligen Sonogramms ein szintigraphischer Herdbefund nicht mit absoluter Sicherheit ausgeschlossen werden kann.
Schallimpulse, die nahezu parallel bzw. tangential auf glatte Wandstrukturen treffen, werden seitlich reflektiert, so daß ein symmetrischer lateraler Schallschatten entsteht. Dieses *Tangentialphänomen* wird vor allem bei Zysten angetroffen. Im Gegensatz zur Sonographie der Gallenblase ergeben sich jedoch bei der Schilddrüsenzyste keine diagnostisch relevanten Fehlbeurteilungen. Diagnostisch bedeutsamer ist die fehlende sonographische Beurteilung der Parenchymstruktur z. B. bei größeren Kalkplatten oder regressiv veränderten Knoten mit schalenartiger randständiger Verkalkung im ventralen Anteil (Abb. **36**, **37**). Als weiterführende diagnostische Maßnahme ist daher in diesen Fällen eine punktionszytologische Klärung unumgänglich. Eine weitere Ursache für Fehlbeurteilungen ist das Auftreten von Wiederholungsechos; so kann u. U. in Zysten eine septenartige Struktur vorgetäuscht werden.

## Verzicht auf weiterführende diagnostische Maßnahmen

Einer *genauen Kenntnis der diagnostischen Grenzen der Sonographie* kommt um so mehr eine große klinische Bedeutung zu, als durch eine unkritische Interpretation die diagnostischen Möglichkeiten überbewertet werden und dementsprechend häufig auf weiterführende diagnostische Maßnahmen verzichtet wird. Es kann in diesem Zusammenhang nicht genug betont werden, daß der Ultraschall ein morphologisches Verfahren ist und daß eine Aussage über den Funktionszustand des Schilddrüsenparenchyms nicht möglich ist. Auch wenn autonome Adenome in der Mehrzahl der Fälle ein echoarmes Reflexverhalten aufweisen, darf daraus nicht gefolgert werden, daß es sich bei einem echoarmen Herdbefund eher um eine fokale Autonomie als um eine szintigraphisch kalte Parenchymveränderung handelt. Umgekehrt kann das sonographische Merkmal „echoreich" nicht als verläßliches Kriterium für eine funktionell inaktive Parenchymläsion gelten.
Wegen der Vorrangstellung der Ultraschalldiagnostik zum Nachweis von Schilddrüsenzysten wird gelegentlich die Ansicht vertreten, bei sonographischem Nachweis einer Zyste auch im Rahmen der Primärdiagnostik auf ein Szintigramm zu verzichten (2, 3). Bei Patienten über 30 Jahre mit einem höheren „Autonomierisiko" können aus dieser diagnostischen Strategie klinisch relevante Fehlermöglichkeiten resultieren. Prinzipielle Einwände gegen die Durchführung der Schilddrüsenszintigraphie im Rahmen der Primärdiagnostik erscheinen uns daher nicht gerechtfertigt, da durch den Verzicht auf die funktionstopographische Information Schilddrüsenautonomien übersehen werden. Wenn bei sonographischem Nachweis einer *klassischen*, unkomplizierten Schilddrüsenzyste auf ein Szintigramm verzichtet wird, kann diese diagnostische Empfehlung nur unter zwei Voraussetzungen realisiert werden:

1. Der vieldeutige und für eine optimierte Schilddrüsendiagnostik nicht ausreichende Begriff „Zyste" sollte nach dem von uns vorgeschlagenen Konzept durch eine differenzierende sonographische Strukturanalyse möglichst genau definiert werden.
2. Auf eine funktionelle Abklärung kann allenfalls bei Kindern und Jugendlichen verzichtet werden, wenn sich klinisch sowie anhand des TRH-Tests keine Hinweise für eine Autonomie ergeben und das zusätzlich zur Zyste vorhandene Schilddrüsenparenchym ein völlig homogenes sonographisches Strukturmuster aufweist.

Die diagnostischen Grenzen der Sonographie ergeben sich aus der fehlenden Aussage zur Funktion *und* Dignität pathologischer Strukturveränderungen (4). Der Grad der Schallreflexion des befallenen Schilddrüsenparenchyms, die Art der Randbegrenzung sowie das Verteilungsmuster und die Größe der Strukturechos sind weder für ein Malignom noch für ein follikuläres Adenom in irgendeiner Weise pathognomonisch. Ein Schilddrüsenmalignom läßt sich beispielsweise durch glatte Randkonturen, liquide Degenerationsherde oder Kalkeinlagerungen nicht ausschließen; andererseits stellen eine unregelmäßige Randbegrenzung oder inhomogen-irreguläre Binnenechos keine absolut zuverlässigen Hinweise für einen malignen Tumor dar. Sonographisch kann daher weder für das Malignom noch für das „autonome Adenom" eine pathognomonische Befundkonstellation definiert werden. Es ergeben sich daher zumindest im Rahmen der Primärdiagnostik keine Einschränkungen für die Indikation zur szintigraphischen Funktionsdiagnostik. Lediglich eine Ausnahmesituation sei hier zur Diskussion gestellt: Bei einer Struma mit den klassischen Kriterien einer Immunhyperthyreose vom Typ des Morbus Basedow könnte ggf. auf die präoperative Szintigraphie verzichtet werden, wenn eine subtile sonomorphologische Charakterisierung und eine sonotopographische Lokalisierung dem Operateur eine ausreichende Basis für das operationstechnische Vorgehen liefern und sich keine Hinweise für retrosternale Strumaanteile ergeben.

Entgegen einer inzwischen bereits weitverbreiteten Ansicht sollte auch bei einer Struma diffusa im Erwachsenenalter nicht auf eine Szintigraphie verzichtet werden. Mit den heute verfügbaren hochauflösenden Small-parts-Schallköpfen (5–8 MHz) finden sich auch in diffusen Strumae multiple kleine ringförmige Strukturen, die ebenso wie das umgebende Parenchym einen echoreichen oder echonormalen Aufbau aufweisen und sich daher nur durch einen zarten echoarmen Randsaum lokalisieren lassen. Hinter diesen nodulären, meist echogleichen Strukturen kann sich selbstverständlich auch eine regionale Autonomie verbergen, da autonomes Schilddrüsengewebe nicht immer einen hohen Impedanzunterschied verursachen muß. In unserem Untersuchungsgut fanden sich auch bei Patienten unter 30 Jahren in diffus vergrößerten Strumae oft kleine noduläre Strukturen mit solide echoreicher oder echonormaler und stellenweise auch diskret echoarmer Struktur als Ausdruck einer beginnenden adenomatösen Hyperplasie (Abb. **52**). Ein völlig unauffälliges homogenes Echomuster in einem Strumaendemiegebiet stellt daher eher eine Rarität dar und läßt sich nach unseren Erfahrungen gewöhnlich nur bei kindlichen und juvenilen diffusen Strumae nachweisen. Hieraus ergibt sich die wichtige praktische Konsequenz, daß in der Regel nur bei kindlichen und juvenilen diffusen Strumae im Rahmen der Primärdiagnostik auf eine Szintigraphie verzichtet werden kann, wenn ein unauffälliges homogenes Parenchymmuster vorliegt und eine physiologische Stimulierbarkeit der hypophysären TSH-Inkretion durch TRH besteht bzw. das mit der ultrasensitiven Methode bestimmte basale TSH nicht supprimiert ist. Angesichts der zahlreichen Strukturveränderungen in einer endemischen Struma kommt der von einigen Arbeitsgruppen (1) vorgeschlagenen generellen Festlegung einer Altersgrenze (z. B. 30 Jahre) im Einzelfall nur eine relativ geringe praktische Bedeutung zu.

## Literatur


1 Becker, W., W. Börner, G. Gruber: Szintigraphie und Sonographie bei der Diagnostik der Schilddrüsenautonomie. Dtsch. med. Wschr. 111 (1986) 1630–1635

2 Lorenz, R.: Rationeller Einsatz bildgebender Verfahren. Hippokrates, Stuttgart 1985

3 Pfannenstiel, P., M. Cordes, C. Utech: Schilddrüsen-Sonographie: Ohne Belastung für den Patienten gute diagnostische Ergebnisse. Dtsch. Ärztebl. 84 (1987) 758–762

4 Wiedemann, W., W. Börner: Ultraschalldiagnostik bei Schilddrüsenerkrankungen. Marseille, München 1984

# 13 Differentialindikation

Die Frage nach der Reihenfolge des diagnostischen Einsatzes von Sonographie und Szintigraphie ist im Rahmen der *Primärdiagnostik* von untergeordneter klinischer Bedeutung, da sich beide Verfahren in ihrer diagnostischen Aussage sinnvoll ergänzen (Tab. **33–35**). Je nach organisatorisch-technischem Ablauf, apparativer Ausrüstung und personengebundenem Erfahrungsstand wird das diagnostische Procedere regional verschieden ausfallen. Bei der *Verlaufskontrolle* bekannter, szintigraphisch bereits abgeklärter Parenchymveränderungen lassen sich mittels der Sonographie oft die diagnostisch relevanteren Aussagen erwarten. Die Entscheidung, wann welches bildgebende Verfahren als primäre oder ggf. alleinige Methode einzusetzen ist, muß individuell getroffen werden und steht in engem Zusammenhang mit den unterschiedlichen diagnostischen Aussagemöglichkeiten von Sonographie und Szintigraphie (Tab. **36** u. **37**).

Tabelle **33** Komplementäre diagnostische Aussagekraft von Sonographie und Szintigraphie im Rahmen der Primärdiagnostik

| | |
|---|---|
| Sonographie | • Größenbestimmung, Strukturdifferenzierung, topographische Zuordnung<br>• Lokalisation palpatorisch und szintigraphisch nicht erfaßbarer Parenchymveränderungen (sog. „Zufallsbefunde“)<br>• Nachweis pathologisch vergrößerter, nichtradiojodspeichernder Lymphknoten |
| Szintigraphie | • regionale und globale funktionstopographische Aussage über Menge und Verteilung des Schilddrüsengewebes mit quantitativer Auswertung (TcTU-Test)<br>• Lokalisation von retrosternal oder dystop gelegenem funktionsfähigem Schilddrüsengewebe<br>• Nachweis radiojodspeichernder Mestastasen |

Tabelle **34** Gleichrangiger Einsatz von Sonographie und Szintigraphie

- Abklärung umschriebener Parenchymveränderungen
- präoperative Diagnostik
- Erstuntersuchung bei Primärtumorsuche

## Bevorzugter Einsatz der Sonographie

Wenn die morphologische Beurteilung der Schilddrüse im Vordergrund der diagnostischen Bemühungen steht, kann die Sonographie als die primäre Methode eingesetzt werden (Tab. **38**). Wichtige klinische Anwendungsgebiete für einen bevorzugten Einsatz der Sonographie ergeben sich daher immer dann, wenn eine Aussage über die Größe und Struktur des Schilddrüsenparenchyms oder einzelner fokaler Läsionen erwartet werden soll und die topographischen Lagebeziehungen zu den Halsweichteilen abgeklärt werden sollen. Die alleinige Größenbestimmung der Restschilddrüse bei der *Verlaufskontrolle* subtotal strumaresezierter Patienten stellte keine Indikation zur Szintigraphie dar. Eine szintigraphische Funktionsdiagnostik ist nur dann erforderlich, wenn klinisch oder aufgrund der Schilddrüsen-in-vitro-Tests der begründete Verdacht auf eine Autonomie besteht. In diesem Fall sollte die zur Rezidivprophylaxe verabreichte substitutive Schilddrüsenhormondosis (z. B. 100 μg L-Thyroxin/Tag) auf eine suppressive Dosis (z. B. 200 μg L-Thyroxin/Tag) erhöht werden, um dann nach 4 Wochen einen Suppressionstest zum Ausschluß einer Schilddrüsenautonomie durchführen zu können. Bei der Verlaufskon-

Tabelle **35** Kombination von Sonographie, Szintigraphie und Punktionszytologie beim echoarmen Knoten (Bezirk) der Schilddrüse

| Sonographie | | Szintigraphie | Zusätzlich erforderliche diagnostische Maßnahmen | Diagnose |
|---|---|---|---|---|
| solide echoarm | unregelmäßige Randbegrenzung | kalter Knoten (bzw. kalter Bezirk) | Zytologie, Histologie → | Malignom, follikuläres Adenom adenomatöse Hyperplasie |
| | inhomogen – irreguläre Binnenechos | | Zytologie → | Thyreoiditis |
| | | | Zytologie → | organisierte Blutungszyste |
| | liquide Strukturanteile | heißer Knoten (bzw. heißer Bezirk) | Suppressionstest → | fokale Autonomie |

Tabelle **36** Gegenüberstellung des sonographischen und szintigraphischen Befunds in der Schilddrüsendiagnostik

| Szintigramm | Diagnose | Sonogramm |
|---|---|---|
| heißer Knoten (bzw. heißer Bezirk) ← | fokale Autonomie → | solide echoarm oder echokomplex mit liquiden Anteilen |
| | Malignom | inhomogen verteilte, vergröberte Binnenechos |
| kalter Knoten (bzw. kalter Bezirk) ← | follikuläres Adenom adenomatöse Hyperplasie | |
| | Thyreoiditis de Quervain → | konfluierende, unscharf und unregelmäßig demarkierte echoarme Areale |
| | Zyste → | echofreie Binnenstruktur rundliche oder ovale Konfiguration glatte Randbegrenzung, dorsale Schallverstärkung |
| (in)homogene Speicherung ← | Hashimoto-Thyreoiditis Hyperthyreose → | diffus echoarm |
| | Euthyreote Struma diff. (Normalbefund) → | feingranulierte homogene Echostruktur |
| inhomogen mit kleineren und größeren Speicherausfällen ← | Euthyreote Knotenstruma mit regressiven Veränderungen → | komplex mit echoarmen, echofreien und echoreichen Arealen, inhomogene Echoverteilung („buntes Echobild“) |

trolle bekannter Herdbefunde kommt der Sonographie die größere diagnostische Bedeutung zu, da sich die Größe einer fokalen Parenchymläsion schnell und exakt bestimmen läßt und z. B. bei mangelnder Operationsbereitschaft des Patienten oder erhöhtem Operationsrisiko ein Größenwachstum frühzeitig erkannt werden kann (Tab. **39**). Des weiteren ist die Sonographie als strukturanalytisches Verfahren mit hoher räumlicher Auflösung bevorzugt einzusetzen zur routinemäßigen Verlaufsbeobachtung von Patienten mit klinisch erhöhtem Karzinomrisiko (z. B. bei Angehörigen von Patienten mit bekanntem C-Zell-Karzinom der Schilddrüse). Die Ausdehnung des bei einer Thyreoiditis befallenen Schilddrüsenparenchyms läßt sich sonographisch besser beurteilen als mit dem oft wenig aussagekräftigen Szintigramm (Abb. **71**, **103**). Bei einer immunologisch gesicherten Basedow-Hyperthyreose kann auf eine präoperative Szintigraphie verzichtet werden, wenn eine reproduzierbare sonographische Befunddokumentation durchgeführt wird und der Operateur durch Schemazeichnungen und eine ausführliche

Tabelle **37** Diagnostische Aussagemöglichkeiten und klinische Anwendungsgebiete der Schilddrüsensonographie

| | |
|---|---|
| Unterscheidung zwischen soliden und liquiden Parenchymteilen | – Differenzierung und Klassifizierung der Zyste |
| überwiegend echoarme Darstellung des Schilddrüsenmalignoms | – Einengung der Operationsindikation durch Abschätzung und Eingrenzung der Malignomwahrscheinlichkeit des kalten Knotens |
| hohes räumliches Auflösungsvermögen | – Lokalisierung kleiner, palpatorisch und szintigraphisch inapparenter Herdbefunde |
| „direkte" Darstellung von Strukturalterationen | – gezielte Feinnadelpunktion speziell interessierender Parenchymveränderungen unter Ultraschallsicht |
| sonographisch kontrollierte Palpation | – Zuordnung von Palpations- und Sonographiebefund, genaue Klassifizierung der Binnenstruktur bei sonographisch ungenügend abgrenzbaren Knoten |
| Nachweis von Strukturveränderungen im funktionell supprimierten Parenchym | – morphologische Beurteilung des „paranodulären" Gewebes bei fokaler Autonomie, ggf. gezielte Feinnadelpunktion |
| genaue Abgrenzung und topographische Zuordnung von Knoten bzw. Herdbefunden durch die Möglichkeit einer dreidimensionalen Darstellung | – Abklärung unklarer Palpationsbefunde<br>– Verbesserung der präoperativen Lokalisationsdiagnostik<br>– Quantifizierung der Begriffe „szintigraphisch dekompensierte" und „szintigraphisch kompensierte" fokale Autonomie (Impuls-Dicke-Quotient) |

Tabelle **38** Differentialindikation: Bevorzugter (primärer) Einsatz der Sonographie

- Primärdiagnostik und Verlaufskontrolle bei Thyreoiditis
- Beurteilung von Größe und Struktur der Restschilddrüse bei Zustand nach subtotaler Strumaresektion (postoperatives Szintigramm obligat!)
- Verlaufskontrolle bei „Risikopatienten" (z. B. Familienscreening bei multipler endokriner Adenomatose Typ II)
- Nachsorge des Schilddrüsenmalignoms nach vollständiger Ablation der Restschilddrüse durch Operation und Radiojod (ggf. Kombination mit spezifischeren Verfahren: $^{131}$J-Szintigraphie, Serum-hTg-Bestimmung, Feinnadelpunktion)

Tabelle **39** Sonographie als Ersatz der Szintigraphie

- Struma diffusa bei Kindern und Jugendlichen oder normal große Schilddrüse bei Patienten unter 25 Jahren (Voraussetzungen: keine Herdbefunde, euthyreote Funktionslage, normale TSH-Antwort auf TRH-Stimulation, Fehlen klinischer Malignitätshinweise)
- Strumadiagnostik in der Gravidität
- präoperative Lokalisationsdiagnostik der Basedow-Struma mit exakter sonographischer Dokumentation
- Beurteilung von Größe und Struktur bekannter, bereits funktionell abgeklärter Herdbefunde
- Objektivierung des Erfolgs einer TSH-suppressiven Schilddrüsenhormontherapie (Cave: Meßungenauigkeit!)
- bei bekannter Jodkontamination

Beschreibung auf speziell interessierende Strukturveränderungen hingewiesen wird.
Die szintigraphische Beurteilung der Schilddrüsengröße ist abhängig von der Menge des speichernden Parenchyms. Die szintigraphische Größenbestimmung kann erheblich beeinträchtigt sein, wenn die Nuklidspeicherung durch eine mehr oder weniger diffuse Parenchymerkrankung (z. B. bei Autoimmunthyreoiditis Hashimoto, z. T. auch bei der subakuten Thyreoiditis de Quervain) oder durch eine vorangegangene diagnostische oder therapeutische (Amiodarone) Jodapplikation herabgesetzt ist. In diesen Fällen sollte die Sonographie als primäre Maßnahme durchgeführt werden.

## Bevorzugter Einsatz der Szintigraphie

Die Szintigraphie ermöglicht eine funktionstopographische Beurteilung des Schilddrüsenparenchyms mit quantitativer Auswertung der thyreoidalen Radionuklidakkumulation. Der Nachweis bzw. Beweis einer Autonomie stellt daher die klassische Indikation für einen primären Einsatz der Szintigraphie dar (s. Kap. 8).
Dies gilt insbesondere für die Strumadiagnostik vor geplanter diagnostischer oder therapeutischer Jodapplikation. In diesem Zusammenhang reicht allein das Ergebnis des TRH-Tests bzw. der ultrasensitiven TSH-Bestimmung nicht aus, um bei Strumapatienten die Wahrscheinlichkeit der Manifestation einer Hyperthyreose nach Jodexposition genau abschätzen zu können. Bei physiologischer Stimulierbarkeit der hypophysären TSH-Inkretion durch TRH läßt sich eine Autonomie der Schilddrüse nicht ausschließen; umgekehrt kann ein autonomer Funktionszustand nicht zweifelsfrei bewiesen werden, wenn die TSH-Antwort auf TRH-Stimulation fehlt bzw. im ultrasensitiven TSH-Assay ein supprimierter basaler TSH-Spiegel vorliegt. Die Menge des autonom funktionierenden Schilddrüsengewebes läßt sich nur mit der quantitativen Szintigraphie unter Suppression schätzen (s. Kap. 8).
In der von uns durchgeführten prospektiven Studie wurde der Szintigraphiebefund exakt mit dem Ergebnis der sonomorphologischen Gewebecharakterisierung korreliert, so daß Fehlerquellen wie z. B. die szintigraphische Überschätzung der Menge des autonomen Gewebes bei Vorliegen von zystischen Parenchymdegenerationen ausgeschlossen werden können (4). Aufgrund dieser methodischen Voraussetzungen dürfen die gewonnenen Ergebnisse als durchaus schlüssige Daten über die kritische Menge des autonomen Gewebes angesehen werden. Unsere Ergebnisse bestätigen die Erfahrungen von Joseph und Mahlstedt, daß die Wahrscheinlichkeit der Manifestation einer Hyperthyreose bei bestehender Autonomie ab einem sog. kritischem Volumen von etwa 10 ml deutlich zunimmt.
Jodhaltige Diagnostika (z. B. Röntgenkontrastmittel) oder Therapeutika (z. B. Augentropfen, Expektorantien, PVP-Jodkomplexe, Amiodarone) werden häufiger bei Patienten über 40 Jahren eingesetzt. Die Frage nach dem klinischen Stellenwert der Szintigraphie darf in diesem Zusammenhang nicht bagatellisiert werden, da es sich in der Mehrzahl der Fälle um prädisponierte Patienten („Risikopatienten") handelt. Wir haben daher versucht, möglichst eindeutige und praxisrelevante diagnostische Empfehlungen für die tägliche Routine zu erarbeiten. Grundlage für dieses diagnostische Konzept ist eine retrospektive Auswertung von Untersuchungsergebnissen bei 255 Patienten mit bekannter Autonomie der Schilddrüse.
Diese erst vor kurzem abgeschlossene, noch nicht publizierte retrospektive Studie belegt die hohe klinische Relevanz eines Hyperthyreoserisikos bei nachgewiesener Schilddrüsenautonomie: Nach exogener Jodexposition erhöht sich die Wahrscheinlichkeit der Manifestation einer Hyperthyreose um etwa das Dreifache (Tab. 41 und 42). Eine allzu restriktive Handhabung der szintigraphischen Funktionsdiagnostik führt daher zwangsläufig zu einer hohen Zahl vermeidbarer, jodinduzierter Hyperthyreosen. Diese Ergebnisse rechtfertigen folgende diagnostische Empfehlungen:

- routinemäßige Szintigraphie vor geplanter Jodexposition bei Patienten über 40 Jahren;
- differenziertes Vorgehen bei Patienten unter 40 Jahren: individuelle Risikoabschätzung unter besonderer Berücksichtigung von Strumaalter und kardialen Risikifaktoren.

Im Interesse einer möglichst weitgehenden Prävention der jodinduzierten Hyperthyreose sei mit Nachdruck darauf hingewiesen, daß eine allzu große Einschränkung der szintigraphischen Funktionsdiagnostik vor geplanter Jodexposition aus medizinisch-ethischen *und* ökonomischen Gründen nicht zu vertreten ist. Der gelegentlich geäußerte Vorwurf, daß durch einen großzügigen Einsatz der Szintigraphie vor Applikation jodhaltiger Diagnostika oder Therapeutika ein zu hoher technischer Aufwand betrieben wird, ist weder in klinischer Hinsicht noch unter Berücksichtigung des Kostenaspektes stichhaltig, da sich durch eine optimierte funktionstopographische Diagnostik die Häufigkeit jodinduzierter Hyperthyreosen reduzieren läßt und somit hohe Folgekosten vermieden werden können, die durch die Behandlung der Hyperthyreose und deren Komplikationen entstehen.

Zur Lokalisationsdiagnostik von dystop oder retrosternal gelegenem Schilddrüsengewebe ist die Szintigraphie nach wie vor als die Methode der ersten Wahl anzusehen (Tab. **40**) (3). Die Indikation zur primären Durchführung der Szintigraphie ist daher stets gegeben im Zusammenhang mit der Lokalisierung einer Schilddrüsendystopie (Zungengrundstruma, aberrierendes Schilddrüsengewebe). Eine direkte sonographische Darstellung der Zungengrundstruma ist in der Regel schwierig und ggf. bei optimalen Untersuchungsbedingungen, z. B. schlanken Hälsen mit wenig subkutanem Fettgewebe, möglich (1). Zur Lokalisationsdiagnostik der Zungengrundstruma sollte bevorzugt $^{123}J$ eingesetzt werden. Falls sich szintigraphisch im mutmaßlichen Bereich des Zungengrundes eine Nuklidspeicherung nachweisen läßt, empfiehlt sich eine zusätzliche Aufnahme nach Zitronensaftstimulation zur differentialdiagnostischen Unterscheidung von Speicheldrüsen- und Schilddrüsengewebe (2). Retrosternale Strumaanteile lassen sich sonographisch wegen der begrenzten Eindringtiefe und physikalischer Schallbarrieren (Knochen) nicht mit ausreichender Genauigkeit lokalisieren. Die zusätzliche Untersuchung mit einem zur sonographischen Schilddrüsendiagnostik nicht geeigneten 3-MHz-Schallkopf stellt keine Alternative dar; die höhere Eindringtiefe geht mit einem diagnostisch nicht vertretbaren Verlust an Detailerkennbarkeit einher, so daß die kaudale Begrenzung der Lappenpole nicht exakt dargestellt werden kann. Eine szintigraphische Aussage über die Ausdehnung substernaler Strumaanteile ist selbstverständlich nur dann möglich, wenn funktionsfähiges, radionuklidspeicherndes Schilddrüsengewebe vorhanden ist. Bei geringer Speicherung kann daher eine substernale Struma leicht übersehen werden, wenn nicht eine nachträgliche Bildbearbeitung in „Übersteuerungstechnik" durchgeführt wird. Bei klinischem oder szintigraphischem Verdacht auf eine retrosternale oder endothorakale Struma kann die Computertomographie wertvolle morphologische Zusatzinformationen zu Lage und Ausdehung liefern. Im Computertomogramm lassen sich die topographischen Nachbarschaftsbeziehungen zu Trachea,

Tabelle **40** Differentialindikation: bevorzugter (primärer) Einsatz der Szintigraphie

- Beweis der Autonomie
- Lokalisation von retrosternal oder dystop gelegenem Schilddrüsengewebe
- Nachweis speichernder Metastasen
- Dosisberechnung vor Radiojodtherapie (kritischer Vergleich des szintigraphisch und sonographisch bestimmten Volumens erforderlich!)

Tabelle **41** Funktionelle Autonomie der Schilddrüse und Hyperthyreoserisiko

| Szintigraphischer Befund | n | „spontane" Hyperthyreosen |
|---|---|---|
| Unilokuläre fokale Autonomie | 30 | 31% |
| Bi- und trilokuläre fokale Autonomie | 25 | 36% |
| Multifokale Autonomie | 36 | 66% |
| Disseminierte Autonomie | 26 | 77% |

Tabelle **42** Funktionelle Autonomie der Schilddrüse und Hyperthyreoserisiko

| Szintigraphischer Befund | n | Jodinduzierte Hyperthyreosen |
|---|---|---|
| Unilokuläre fokale Autonomie | 41 | 64% |
| Bi- und trilokuläre fokale Autonomie | 37 | 76% |
| Multifokale Autonomie | 31 | 84% |
| Disseminierte Autonomie | 29 | 92% |

Larynx und den großen Gefäßen übersichtlich erfassen. Bei Verlagerung oder Einengung der Trachea oder Verdacht auf eine Tracheomalazie sollte zusätzlich unter Durchleuchtungskontrolle eine Tracheazielaufnahme mit Dokumentation im Saug- und Preßversuch in p.-a. und schräg seitlicher Projektion angefertigt werden. Eine Impression oder Verlagerung des Ösophagus ist am besten nach peroraler Gabe einer bariumsulfathaltigen Kontrastmittelsuspension zu erkennen.

## Literatur

1 Becker, W., W. Wiedemann: Sonographie der Zungengrundstruma. Fortschr. Röntgenstr. 140 (1984) 476
2 Feine, U., K. zum Winkel: Nuklearmedizin – Szintigraphische Diagnostik, 2. Aufl. Thieme, Stuttgart 1980 (S. 185)
3 Park, H.-M., R. D. Tarver, A. R. Siddiqui, D. S. Schauwecker, H. N. Wellman: Efficacy of thyroid scintigraphy in the diagnosis of intrathoracic goiter. AJR 148 (1987) 527
4 Wiedemann, W., H. Czempiel, C. Güttler, G. Voigt, Ch. Strohm: Optimierte Diagnostik des autonomen Schilddrüsenadenoms – Kombination von Szintigraphie und Sonographie. In Otto, R. Ch., P. Schnaars: Ultraschalldiagnostik 85. Thieme, Stuttgart 1986

# 14 Lokalisationsdiagnostik extrathyreoidaler Raumforderungen

## Epithelkörperchenadenom

Zur präoperativen Lokalisationsdiagnostik von Nebenschilddrüsenadenomen bei klinischem Verdacht auf einen primären Hyperparathyreoidismus stehen heute eine Vielzahl nichtinvasiver (Sonographie, Szintigraphie, Computertomographie, Kernspintomographie) und invasiver Methoden (selektive Arteriographie, Nebenschilddrüsenphlebographie mit selektiver Blutentnahme, Feinnadelpunktion mit Parathormonbestimmung) zur Verfügung.
Die *Ultraschalluntersuchung* der Nebenschilddrüsen mit einem 5-MHz-Schallkopf gilt als die Methode der ersten Wahl. Die Sonographie liefert im Rahmen der Primärdiagnostik wertvolle Zusatzinformationen zur Lokalisation, Struktur und Anzahl vergrößerter Nebenschilddrüsen, die das operationstaktische Vorgehen beeinflussen können. Das Nebenschilddrüsenadenom stellt sich als rundliche bis ovale, glatt konturierte solide echoarme Raumforderung dorsal der Schilddrüse dar (4, 5). Wenn der dorsale Anteil der äußeren Schilddrüsenkapsel durch das Epithelkörperchenadenom nach ventral verdrängt ist, erkennt man bei weitgehend normaler Schalleitung des Schilddrüsenparenchyms im typischen Fall eine nach ventral konvex konfigurierte, bandförmige echoreiche Struktur (Abb. **116**). Dieses sonographische Kriterium erlaubt somit eine eindeutige Abgrenzung des Nebenschilddrüsenadenoms vom Schilddrüsenparenchym. Die sonotopographische Klassifizierung und somit die differentialdiagnostische Unterscheidung zwischen einer dorsal gelegenen intrathyreoidalen und einer extrathyreoidalen Raumforderung kann jedoch bisweilen Schwierigkeiten bereiten, wenn das Nebenschilddrüsenadenom den dorsalen Schilddrüsenanteil deutlich imprimiert und somit teilweise von Schilddrüsenparenchym umgeben ist.

Zur komplementären funktionstopographischen Darstellung vergrößerter Nebenschilddrüsen wird die $^{201}$Tl-$^{99m}$Tc-Subtraktionsszintigraphie (TTS) als zweites nichtinvasives lokalisationsdiagnostisches Verfahren eingesetzt. 1983 beschrieben Ferlin u. Mitarb. eine neue Doppelnuklidmethode zur isolierten Darstellung vergrößerter Nebenschilddrüsen (3). 15 Min. nach i. v. Injektion von 74 MBq (2 mCi) $^{99m}$Tc-Pertechnetat wird zunächst ein Schilddrüsenszintigramm in konventioneller Technik (140 keV-Fenstereinstellung, 500 000 counts) angefertigt (Bild A) und anschließend bei gleichbleibender Reklination des Kopfes ein zusätzliches Szintigramm mit einer Thalliumfenstereinstellung über einen Zeitraum von 20 Min. registriert (Bild B). Mit dieser Aufnahme wird der Comptonanteil der Technetiumstrahlung während des Thalliumszintigramms erfaßt. Anschließend werden 74 MBq $^{201}$Th-Chlorid injiziert und ein entsprechendes Szintigramm im Thalliumkanal (75 keV) angefertigt (Bild C). Sämtliche Szintigramme werden im angeschlossenen Datenverarbeitungssystem gespeichert und nach der Formel (C-B) – f A subtrahiert. In Anlehnung an Müller u. Mitarb. sollte der Wert für den Äquivalenzfaktor „f" so festgelegt werden, daß zur besseren topographischen Orientierung noch eine geringe Thalliumspeicherung im Bereich der Schilddrüse erhalten bleibt (6). Wenn sich eine sonographisch lokalisierte, eindeutig extrathyreoidal gelegene echoarme Raumforderung genau mit einer umschriebenen Radionuklidspeicherung im Thalliumszintigramm korrelieren läßt, so ist mit dieser Befundkonstellation die Diagnose eines Epithelkörperchenadenoms als gesichert anzusehen. In diesem Fall kann in der Regel auf weitere lokalisationsdiagnostische Maßnahmen verzichtet werden.
Die Indikation zur Durchführung zusätzlicher bildgebender Verfahren im Rahmen der präoperativen Lokalisationsdiagno-

stik besteht immer dann, wenn die diagnostischen Grenzen der sonographischen und szintigraphischen Lokalisierung von Nebenschilddrüsenadenomen erreicht sind. Dies gilt insbesondere für regressiv veränderte nodöse Strumae mit einer Vielzahl sonographisch und szintigraphisch erfaßbarer umschriebener Parenchymveränderungen. Bei dem echokomplexen Bild einer regressiven Knotenstruma lassen sich die Organkonturen oft nur noch relativ unscharf abgrenzen, so daß die Frage einer intra- oder extrathyroidalen Lokalisation eines im Randbereich der Schilddrüse gelegenen Herdbefundes oft nicht mehr mit ausreichender diagnostischer Genauigkeit beantwortet werden kann. Bindegewebige Parenchymveränderungen mit einer relativ hohen Schallabsorption können die sonographische Lokalisationsdiagnostik insbesondere in den dorsalen Anteilen der Struma zusätzlich beeinträchtigen. Ursachen für falsch-positive Befunde im Thalliumszintigramm ergeben sich durch eine intensive Radionuklidspeicherung follikulärer Schilddrüsenadenome. Falsch-negative Befunde können bei fehlender oder nur geringer Speicherung zustande kommen, wenn Epithelkörperchenadenome mit zunehmender Größe ausgedehnte regressiv-zystische Veränderungen, Sklerosierungen und Verkalkungen aufweisen.

Der Nachweis ektoper Nebenschilddrüsenadenome stellt eine Domäne der Computertomographie dar (9). Epithelkörperchenadenome lassen sich im Nativbild als rundliche oder ovale hypodense Raumforderungen abgrenzen. Nach i.v. Kontrastmittelapplikation zeigt sich im typischen Fall eine gleichmäßige Dichteanhebung. Falsch-negative Befunde können sich ähnlich wie mit der Thallium-Technetium-Subtraktionsszintigraphie bei Vorliegen regressiv-zystischer Veränderungen ergeben. Nach Sommer u. Mitarb. läßt sich ein Epithelkörperchenadenom durch eine protrahierte manuelle Kontrastmittelinjektion oder durch eine schnelle Infusion besser gegenüber der Schilddrüse, den Gefäßen, Muskeln oder Schilddrüsenknoten abgrenzen als mittels einer Bolusinjektion (9). Bei Voroperationen ist die diagnostische Aussagekraft der Sonographie durch narbige Verwachsungen deutlich reduziert, so daß bei voroperierten Patienten mit persistierendem oder rezidivierendem Hyperparathyreoidismus der routinemäßige Einsatz sämtlicher nichtinvasiver lokalisationsdiagnostischer Maßnahmen gerechtfertigt erscheint. Die Indikation zur technisch aufwendigeren und z. Z. noch nicht in allen Zentren verfügbaren Kernspintomographie ist bei dieser Fragestellung immer dann gegeben, wenn die Verabreichung jodhaltiger Röntgenkontrastmittel kontraindiziert ist (Jodallergie, Hyperthyreose, autonomes Adenom, chronische Niereninsuffizienz etc.). Die Kernspintomographie bietet die Möglichkeit einer multiplanaren Schnittführung und ist mit keiner Strahlenbelastung verbunden. Die in der Praxis nicht seltenen Schluckartefakte sollten allerdings bei der Beurteilung des diagnostischen Stellenwerts dieser sicherlich leistungsfähigen Methode nicht völlig vernachlässigt werden, da sie die Beurteilbarkeit eines Untersuchungsbefundes im Einzelfall deutlich einschränken können.

Die Hamburger Nuklearmediziner konnten vor kurzem detaillierte und umfangreiche Untersuchungsergebnisse zur kombinierten Lokalisationsdiagnostik des Epithelkörperchenadenoms mittels Sonographie und Szintigraphie vorlegen (6). Nach dieser interessanten und wissenschaftlich fundierten Korrelationsstudie von Müller u. Mitarb. erreichte die Subtraktionsszintigraphie eine Sensitivität von 90% und eine Spezifität von 98%, während die Sonographie eine Sensitivität von 82% und eine Spezifität von 95% aufwies. Durch die Kombination beider Verfahren ließ sich die Nachweiswahrscheinlichkeit vergrößerter Nebenschilddrüsen auf 96% steigern. Nach einer Literaturübersicht derselben Autoren wurde die durchschnittliche Leistungsfähigkeit verschiedener lokalisationsdiagnostischer Maßnahmen zur Darstellung vergrößerter Nebenschilddrüsen ermittelt. Während Sonographie und Computertomographie bemerkenswerterweise eine annähernd gleiche Sensitivität von knapp über 70% erreichten, ergab sich mit der Subtraktionsszintigraphie eine Sensitivitätsrate von 84%. Die historische Methode der $^{75}$Se-Methionin-Szintigraphie wies mit 54% das schlechteste Ergebnis auf. In dieser detaillierten Literaturübersicht sind Arbeiten aus den Jahren 1967 (!) – 1984 berücksichtigt. Nach dem heutigen Stand der Gerätetechnik dürfte sich allerdings für Sonographie und Computertomographie bei deutlich verbesserter morphologischer Detailerkennbarkeit eine günstigere Bilanz ergeben. So konnte in neueren Studien eine diagnostische Treffsicherheit von etwa 90% erzielt werden (2, 4, 8, 10). Derartige Prozentzahlen können allerdings nur die Situation in der jeweiligen Region widerspiegeln. Eine hohe Anzahl regressiver Knotenstrumae in einem Patientenkollektiv kann bei erhöhter Quote an falsch-negativen sonographischen Befunden die Sensitivitätsrate für die Sonographie deutlich reduzieren, während andererseits in einem Nichtendemiegebiet bei überwiegend normal großen, morphologisch unauffälligen Schilddrüsen naturgemäß eine höhere Sensitivität für die sonographische Lokalisationsdiagnostik erreicht werden kann.

Die Einführung komplementärer morphologischer und funktionstopographischer Untersuchungsverfahren in die klinische Routine hat in den letzten Jahren eine erhebliche Ausweitung und Bereicherung der präoperativen Lokalisationsdiagnostik vergrößerter Nebenschilddrüsen gebracht. Wie die wissenschaftlich fundierten Untersuchungsergebnisse der Hamburger Nuklearmediziner zeigen, steht hier neben der Sonographie als Standardverfahren die Szintigraphie als eine relativ sensitive und spezifische Methode zur Verfügung. Die Computertomographie ist sicherlich nicht das primäre bildgebende Verfahren zur Lokalisationsdiagnostik von Epithelkörperchenadenomen. Die Computertomographie gilt jedoch nach wie vor als die Methode der Wahl zur Erkennung mediastinaler Nebenschilddrüsenadenome. Die Indikation zu Computertomographie und Kernspintomographie sollte in der klinischen Routine nicht zuletzt im Interesse einer optimalen Kosten-Nutzen-Relation streng gestellt werden. Es gilt grundsätzlich, daß nur dann weitere lokalisationsdiagnostische Maßnahmen angezeigt sind, wenn die nichtinvasiven Routineverfahren (Sonographie, Szintigraphie) keine zuverlässige Diagnose ermöglichen. Dieses Vorgehen wird auch von erfahrenen Chirurgen in der Regel vorbehaltlos akzeptiert. Klare Vorstellungen hinsichtlich eines relativ großzügigen Einsatzes nichtinvasiver bildgebender Verfahren bestehen daher vor allem bei voroperierten Patienten, da ein postoperativ persistierender Hyperparathyreoidismus häufig durch ektop lokalisierte Epithelkörperchenadenome verursacht wird. Bei *nicht* voroperierten Patienten wird von versierten Chirurgen die „Suche nach einem in der Chirurgie der Nebenschilddrüse erfahrenen Operateur" als das Verfahren mit der größten diagnostischen Treffsicherheit angesehen (1). Die besondere Bedeutung der operativen Halsexploration ergibt sich auch aus der Tatsache, daß bei 80–90% der Patienten mit primärem Hyperparathyreoidismus ein solitäres Epithelkörperchenadenom vorliegt und dementsprechend in 10–20% der Fälle mit einer Vergrößerung von mehr als einer Drüse oder mit einer klassischen Vierdrüsenerkrankung zu rechnen ist (7). Eine nicht zu unterschätzende Gefahr der sonographischen Lokalisationsdiagnostik besteht dann, wenn bei sonographisch sicherem Nachweis einer echoarmen extrathyreoidalen Raumforderung die gesamte Halsregion nicht sorgfältig genug untersucht wird und ein zusätzlich vorhandenes Epithelkörperchenadenom dadurch übersehen wird. Unabhängig vom Ergebnis der lokalisationsdiagnostischen Maßnahmen kann daher bei Erst- und Zweiteingriffen nie auf eine subtile operative Halsexploration verzichtet werden.

**Epithelkörperchen-adenome**

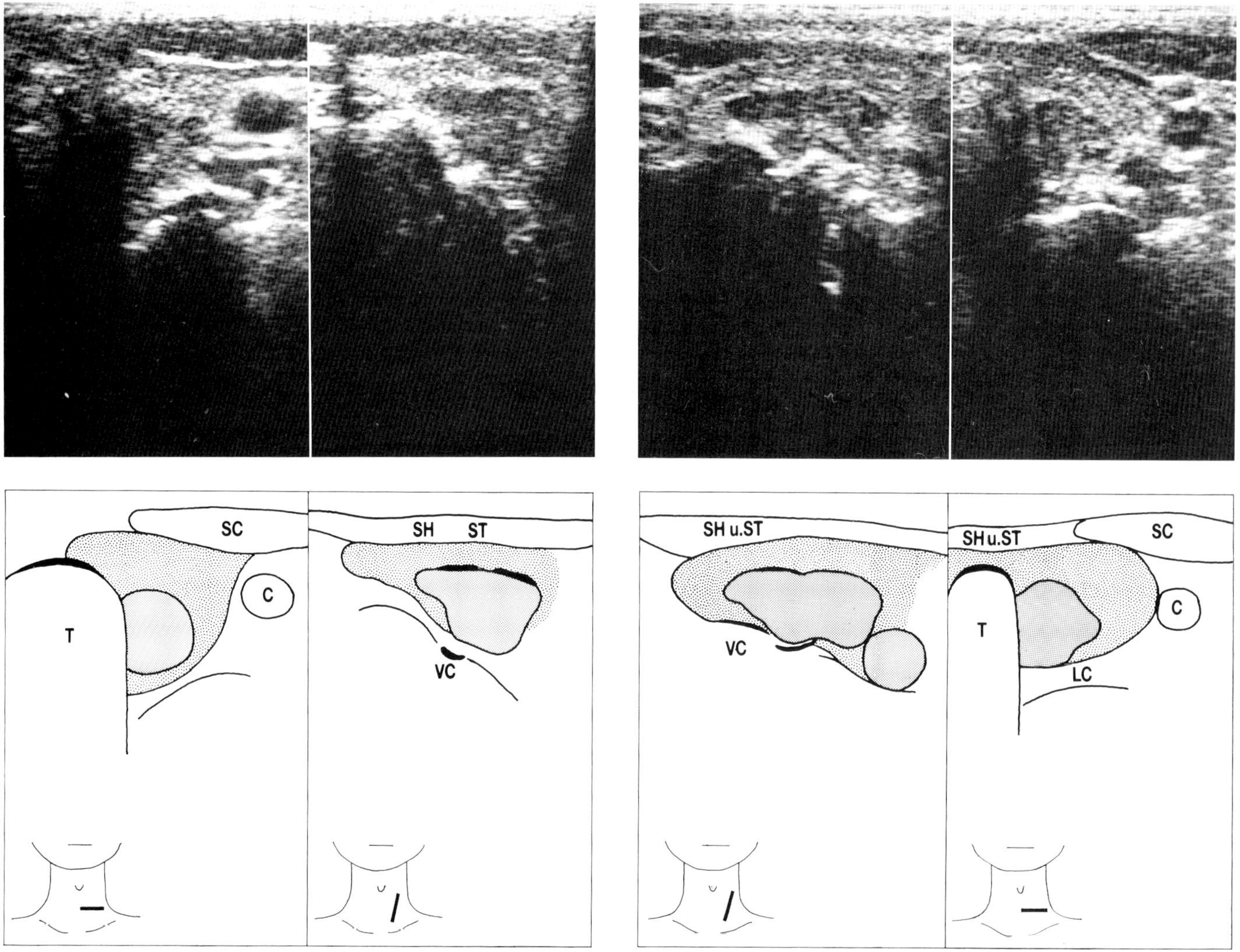


Abb. **116** Epithelkörperchenadenome mit solide echoarmer Struktur und bandförmiger echoreicher Ventralkontur als sonographisches Kriterium für die extrathyreoidale Lokalisation der Raumforderung. Normo-mikrofollikuläres Adenom kaudal des Epithelkörperchenadenoms

## Halszyste

*Mediane Halszysten* entstehen aus epithelialen Resten des Ductus thyreoglossus. Die Zystenwand besteht in der Regel aus Flimmerepithel vom respiratorischen Typ oder zylindrischem Epithel. Klinisch imponieren mediane Halszysten als prallelastische schluckverschiebliche Vorwölbungen in der Mittellinie des Halses prä- oder supralaryngeal. Die *laterale Halszyste* entwickelt sich aus Kiemenbogenrudimenten und ist mit Pflaster- oder Flimmerepithel ausgekleidet. Bevorzugte Lokalisation der lateralen Halszyste ist das obere und mittlere Drittel der Regio colli anterior; seltener liegt eine präaurikuläre oder supraklavikuläre Lokalisation vor. Die nicht infizierte Halszyste mit einem klaren, wasserähnlichen Inhalt weist ein flüssigkeitsäquivalentes Strukturmuster auf. Das klassische sonographische Bild einer Zyste wird jedoch nicht in allen Fällen angetroffen. Häufig ist die Neigung zu chronisch-entzündlichen Infektionen mit entsprechender Zunahme des Viskositätsgrades der Zystenflüssigkeit. Die typischen Kriterien einer Zyste werden durch entzündliche Veränderungen maskiert, da schallreflektierende Partikel im Zystenlumen (kristallines Cholesterin, Siderinpigmentgranula) eine solide Binnenstruktur vortäuschen können (Abb. **117**, **118**). Diese schallphysikalische Besonderheit erschwert die differentialdiagnostische Abgrenzung von entzündlichen oder malignen Lymphknotenvergrößerungen. Bei einer chronisch-entzündlichen Umgebungsreaktion sind die Halszysten aufgrund des fibrotischen perizystischen Gewebes als relativ derbe Tumoren zu tasten, so daß auch der Palpationsbefund keinen Beitrag zur Differentialdiagnose liefern kann.
Die Computertomographie hat sich für die Diagnose infizierter Halszysten bewährt. Die Vorteile der Computertomographie liegen in einer verbesserten strukturellen Differenzierung durch die Beurteilung des Kontrastmittelverhaltens vor und nach intravenöser Kontrastmittelapplikation. Als typische Befundkonstellation gilt ein randständiges Kontrastmittelenhancement bei gleichzeitigem Fehlen eines Dichteanstiegs im Bereich des Zystenlumens. Die differentialdiagnostische Abgrenzung von zervikalen Lymphangiomen, zystischen Hygromen oder zervikalen Thymuszysten kann jedoch auch im CT Schwierigkeiten bereiten. Differentialdiagnostische Probleme ergeben sich auch bei primär soliden Raumforderungen mit ausgedehnten sekundären Tumornekrosen. Lipome lassen sich computertomographisch aufgrund ihrer charakteristischen Dichtewerte sicher differenzieren. Sonographisch zeigen Lipome im typischen Fall einen lamellären Aufbau mit zarten, parallel angeordneten echoreichen Strukturen (Abb. **119**).
Die konservative Behandlung von Halszysten durch ein- oder mehrmalige Aspirationspunktion ist unwirksam und zugleich mit dem Risiko einer Fistelbildung verbunden. Eine präoperative Abpunktion der Zystenflüssigkeit sollte unterbleiben, da diese Manipulation das intraoperative Auffinden der Zystenwand erschwert und somit möglicherweise eine inkomplette Resektion mit entsprechend hoher Rezidivquote erfolgt. Die Therapie der Wahl besteht daher in der operativen Exstirpation der Zyste. Da sich infizierte Zysten wegen ihrer schallreflektierenden Binnenstrukturen nicht sicher von soliden Raumforderungen unterscheiden lassen, ist eine absolute Indikation für die histologische Klärung gegeben, wenn sonographisch die Kriterien einer soliden Binnenstruktur vorliegen.

**Laterale Halszyste**

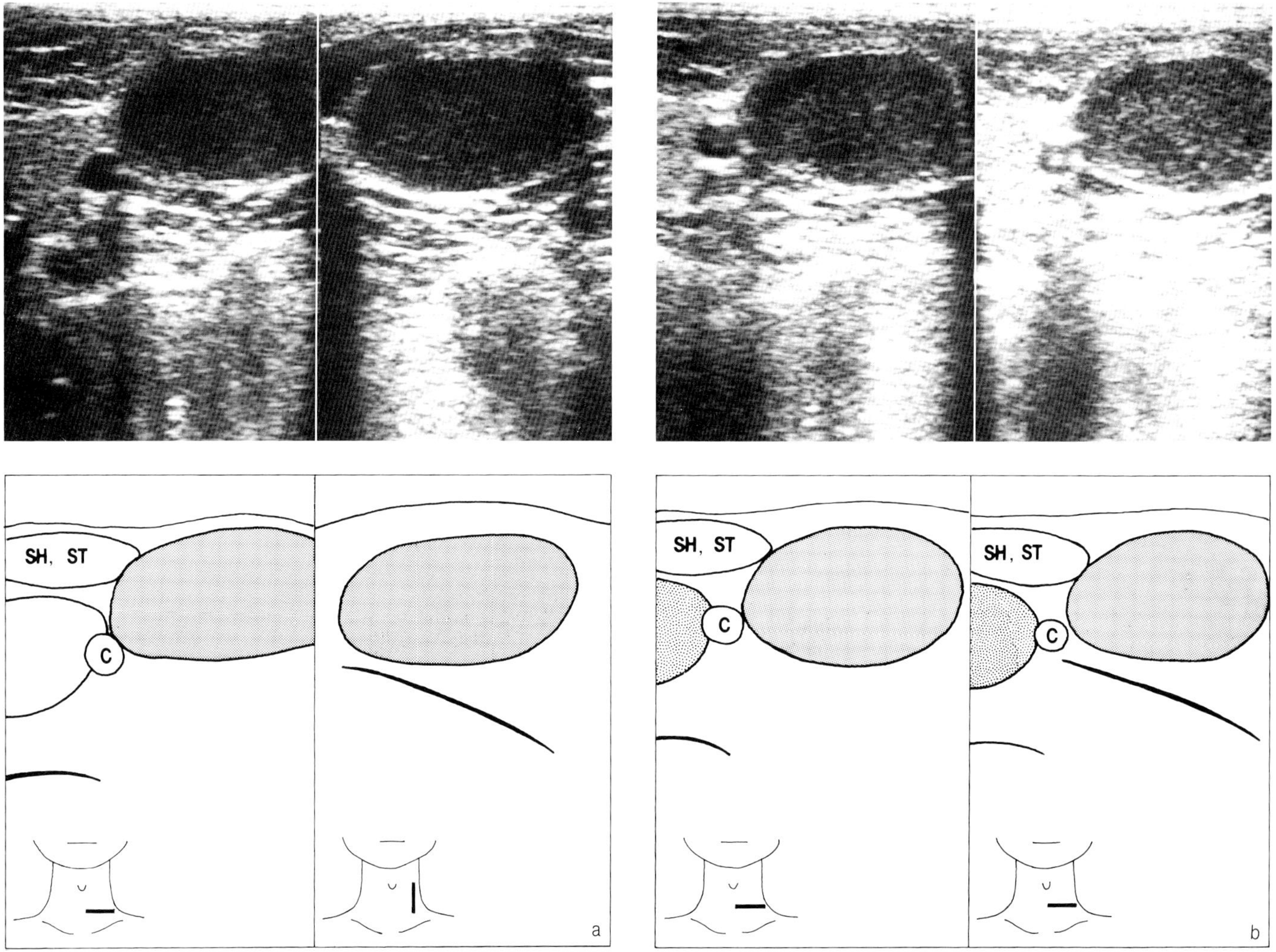


Abb. **117a** u. **b** Laterale Halszyste: echokomplexe (echoarme – echofreie), glatt begrenzte ovale Raumforderung links lateral der Schilddrüse (**a**). Verbesserte Darstellung der schallreflektierenden Binnenstrukturen (**b**) als sonographisches Korrelat für hochviskösen Zysteninhalt (kristallines Cholesterin, Eiweiß, Triglyceride, Siderinpigmentgranula)

**Laterale Halszyste**

**Lipom im Bereich der Halsweichteile**

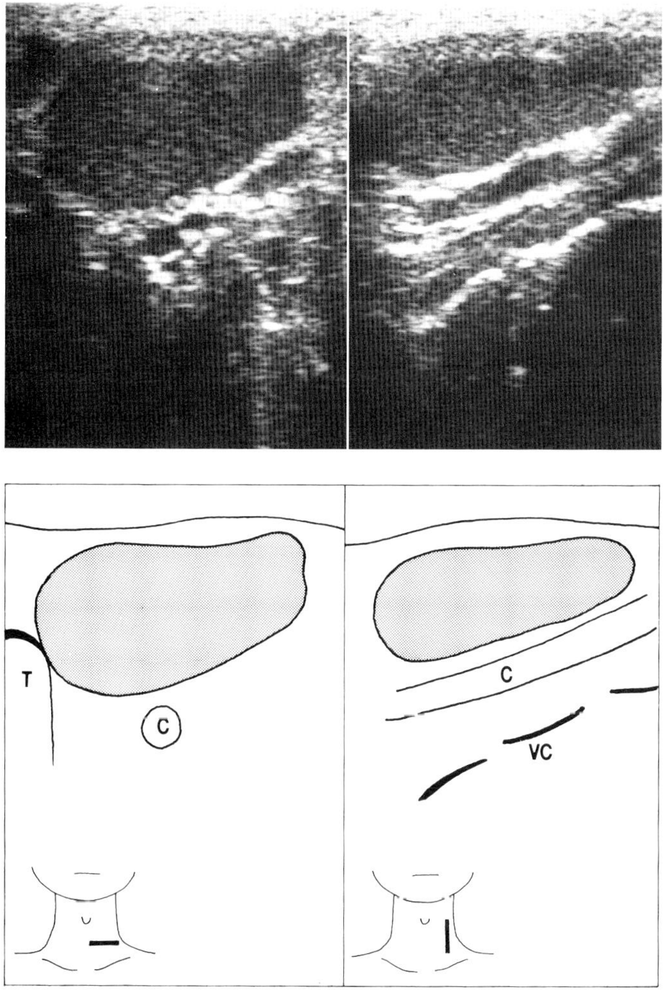


Abb. **118** Laterale Halszyste: solide echoarme, glatt begrenzte ovale Raumforderung
Cave: Allein aufgrund sonomorphologischer Kriterien ist die differentialdiagnostische Unterscheidung von einer Lymphknotenmetastase nicht möglich

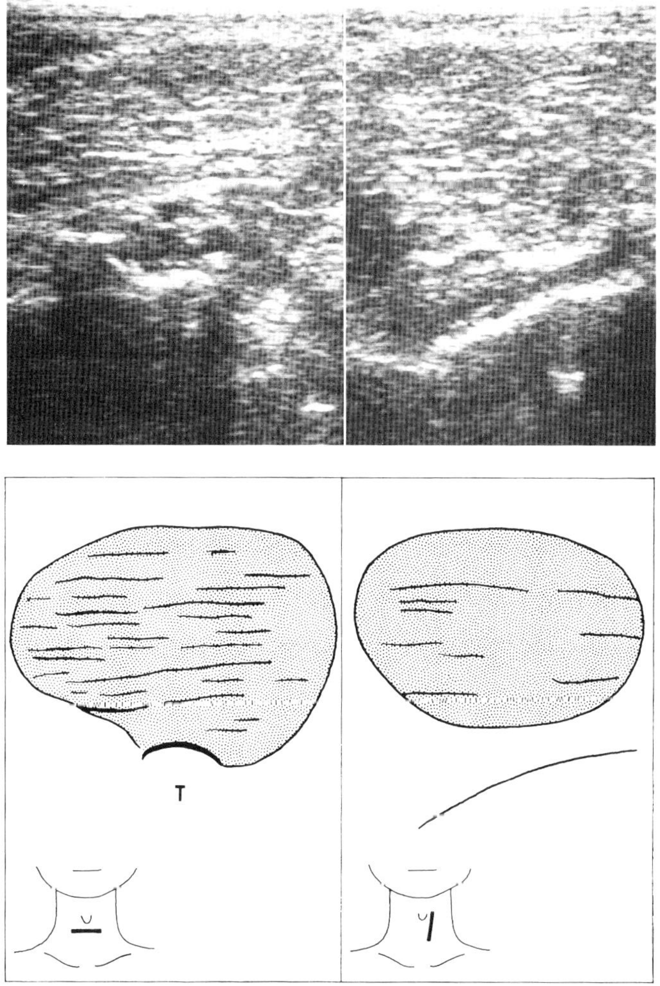


Abb. **119** Lipom im Bereich der Halsweichteile: solide Raumforderung mit lamellär angeordneten echoreichen Strukturen

## Lymphom

Hodgkin- oder Non-Hodgkin-Lymphome lassen sich als rundlich-ovale echoarme Raumforderungen mit außerordentlich intensitätsschwachen Binnenechos abgrenzen (Abb. **120**). Zur besseren Gewebedifferenzierung hat sich die vergleichende Beurteilung bei normaler (standardisierter) und höherer Verstärkung des Tiefenausgleichs bewährt. Aus diesem ähnlichen sonographischen Reflexverhalten von infizierten Halszysten und Hodgkin- bzw. Non-Hodgkin-Lymphomen können sich Fehldiagnosen ergeben, wenn nämlich Halszysten wegen der vorhandenen Binnenechos als solide Raumforderungen fehlinterpretiert und Lymphome mit einem partiell echofrei imponierenden Aufbau als „Zysten" klassifiziert werden. Reaktiv vergrößerte entzündliche oder metastatisch befallene Lymphknoten weisen ebenfalls eine deutlich verminderte Echointensität auf (Abb. **121**, **122**). Auch ein Halsweichteilabszeß oder ein z. T. bindegewebig organisiertes Hämatom kann ein ähnliches sonographisches Bild verursachen (Abb. **123**, **124**). Eine differentialdiagnostische Unterscheidung allein aufgrund sonomorphologischer Struktur- und Konturkriterien ist nicht möglich.

Tabelle **43** Differentialdiagnose extrathyreoidaler zervikaler Raumforderungen

- Lymphknotenmetastase
- Lymphadenitis
- Hodgkin- bzw. Non-Hodgkin-Lymphom
- infizierte laterale oder mediale Halszyste
- Tumor der Glandula parotis oder Glandula submandibularis
- Glomus-caroticum-Tumor
- zystische Lymphangiome
- Dermoidzysten
- Epidermoidzysten
- zystische Hygrome
- Atherome
- Halsweichteilabszeß
- organisiertes Hämatom

Dem Ergebnis der sonographischen Strukturanalyse extrathyreoidaler Raumforderungen kommt mit Ausnahme der Zystendifferenzierung eine eher untergeordnete klinische Bedeutung zu. Im Vordergrund des klinischen Interesses steht vielmehr die Abklärung der topographischen Lagebeziehungen zu den Nachbarorganen. Die Sonographie ermöglicht genaue Aussagen über die Lokalisation und Ausdehnung zervikaler Raumforderungen. Lymphknoten hinter dem M. sternocleidomastoideus sind der Palpation nur schwer zugänglich; oft lassen sich sonographisch zusätzliche, nichtpalpable Raumforderungen lokalisieren. Da Tumoren der Glandula parotis häufig vom unteren Organpol ausgehen, können insbesondere bei Knoten im Kieferwinkel Unsicherheiten in der Zuordnung gegenüber präaurikulären Lymphknoten entstehen. Wenn ein echoarmer Herdbefund allseits von Parotisgewebe umgeben ist, kann differentialdiagnostisch eine extraglanduläre Raumforderung sicher ausgeschlossen werden. Ein echoarmer Konglomerattumor läßt differentialdiagnostisch in erster Linie an einen Lymphknotenbefall im Rahmen einer hämatologischen Systemerkrankung denken; eine entzündliche Lymphknotenaffektion ist weniger wahrscheinlich. Allerdings können auch Lymphknotenmetastasen multipel auftreten. Die sonographische Darstellung der topographischen Beziehungen zu den großen Halsgefäßen liefert wichtige Hinweise für Operationstechnik und -taktik. Bei sonographischem Nachweis einer solide echoarmen Raumforderung mit Aufspreizung der Karotisgabel kommt differentialdiagnostisch ein Glomus-caroticum-Tumor in Betracht. Die Kenntnis der arteriellen Versorgung des Glomustumors ist für die präoperative Planung unumgänglich. Die topographische Lagebeziehung der medianen Halszyste zum Zungenbein läßt sich sonographisch nur unzureichend darstellen. Die Computertomographie ist im Rahmen dieser Fragestellung der Sonographie eindeutig überlegen. Die genaue Abklärung der Beziehung zum Zungenbein ist für den Erfolg der Operation von entscheidender Bedeutung, da bei nichtradikaler Operation ohne Resektion des mittleren Zungenbeinanteils und einer unvollständigen Exstirpation des Zystenepithels Rezidive oder Fistelbildungen auftreten können.

**Morbus Hodgkin mit Befall der Halslymphknoten**

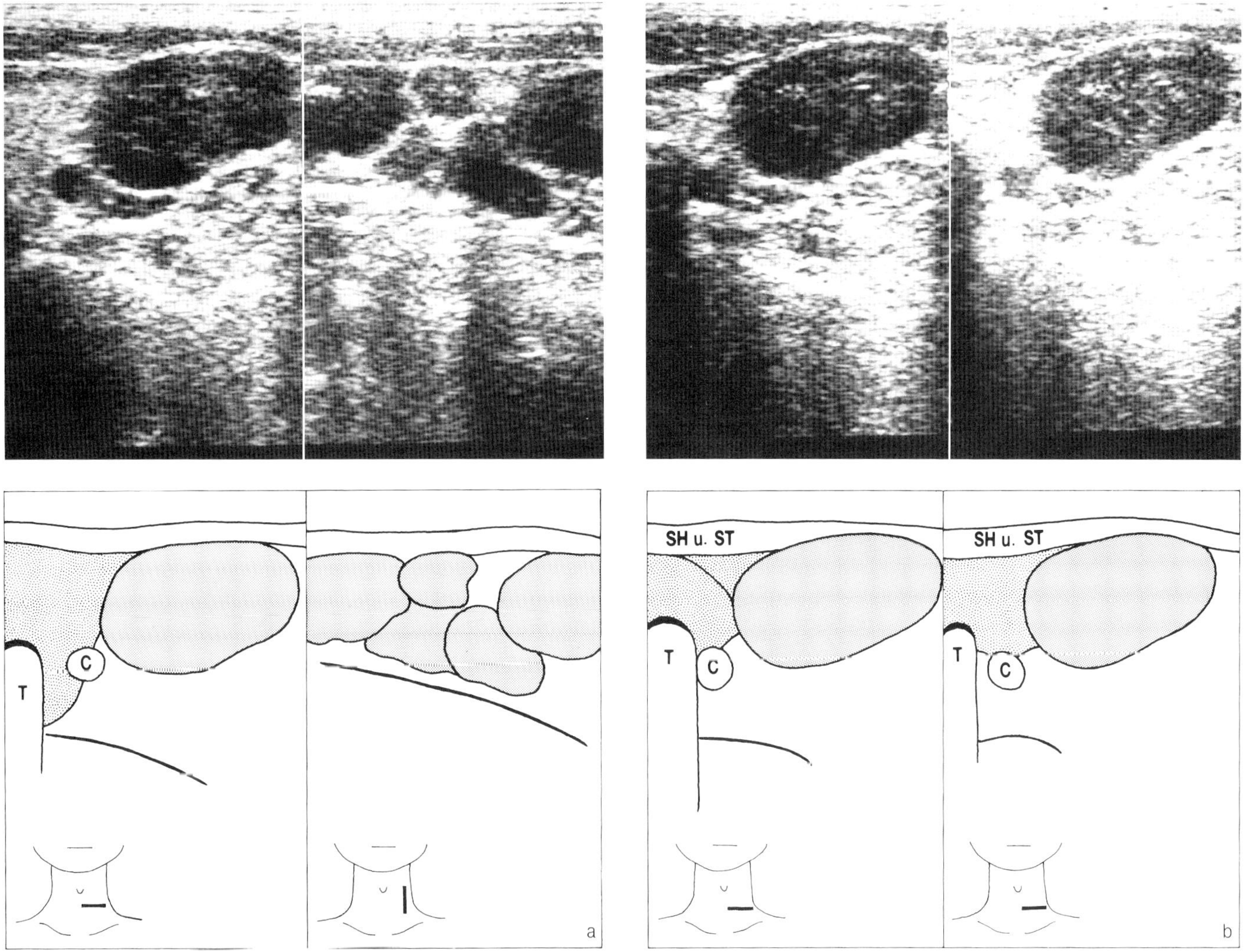


Abb. **120a** u. **b** Morbus Hodgkin mit Primärmanifestation im Bereich der Halslymphknoten: echoarmer Konglomerattumor mit partiell echofrei imponierender Binnenstruktur bei normaler (d.h. standardisierter) Schallverstärkung (**a**), bei höherer Gesamtverstärkung bessere Strukturdifferenzierung möglich: Darstellung eines eindeutig soliden Tumoraufbaus (**b**, rechte Bildhälfte)

**Lymphknotenmetastasen eines Rektumkarzinoms**

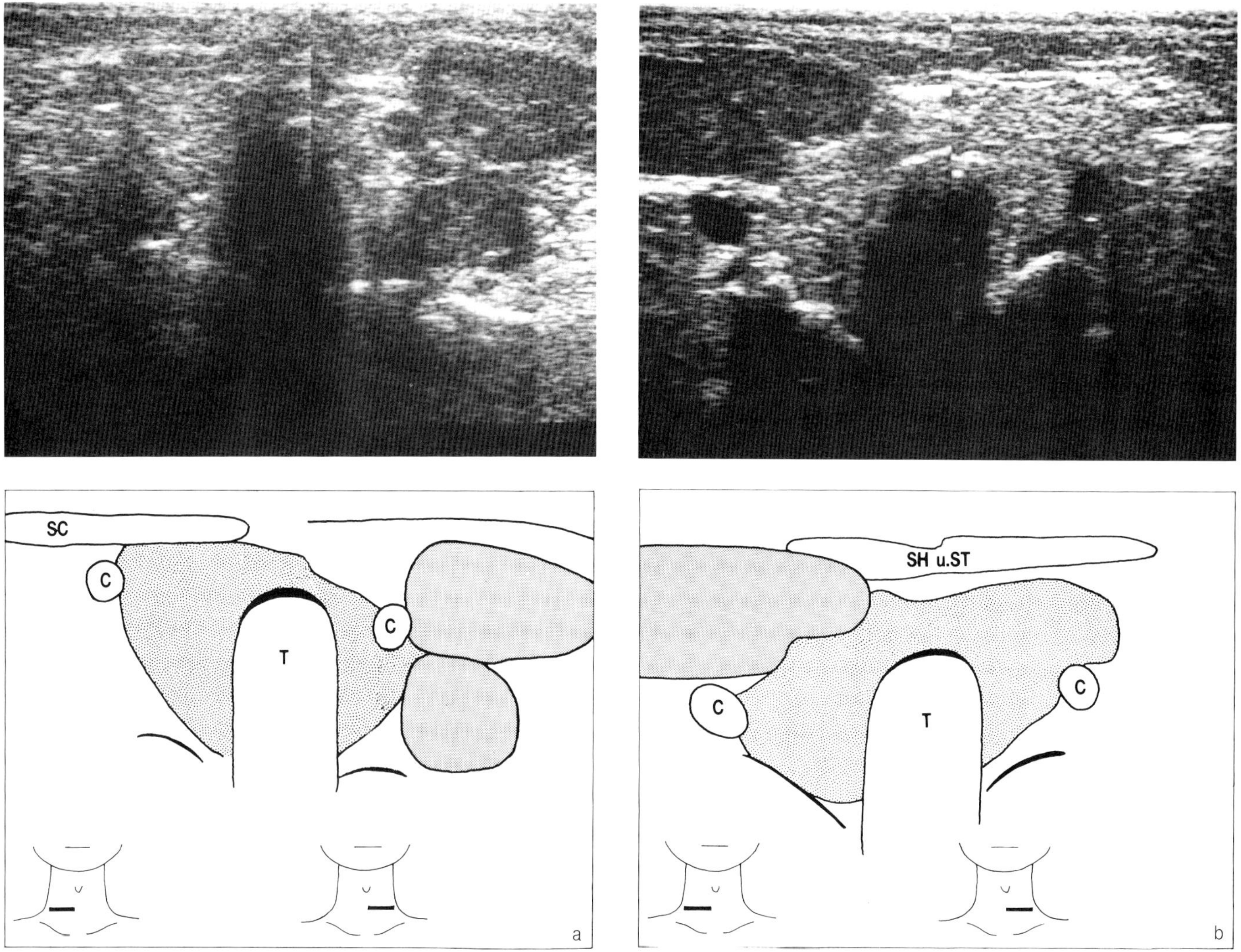


Abb. **121a** u. **b** Lymphknotenmetastasen eines Rektumkarzinoms mit solide echoarmer Struktur in unmittelbarer Nachbarschaft zum linken (**a**) und rechten (**b**) Schilddrüsenlappen

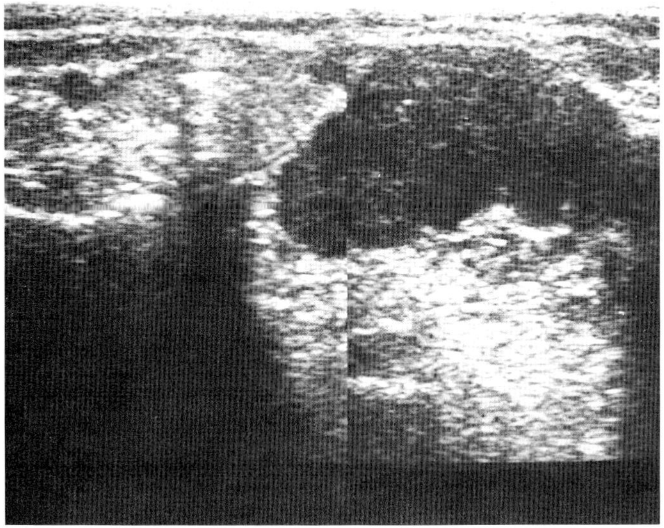

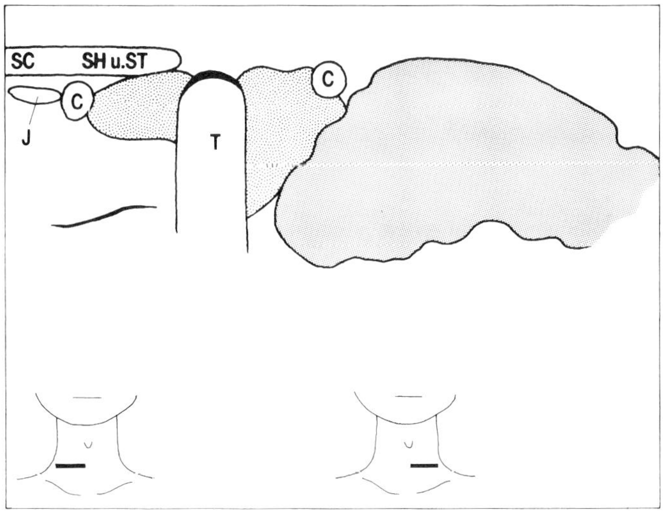


◁ Abb. **122** Lymphknotenmetastase eines Bronchialkarzinoms: große polyzyklisch konfigurierte echokomplexe (echoarme – echofreie) Raumforderung in unmittelbarer Nachbarschaft zum linken Schilddrüsenlappen; partiell echofreie Binnenstruktur mit dorsaler Schallverstärkung als sonographisches Korrelat für multiple Nekrosezonen; Verlagerung der linken A. carotis communis nach ventral

**Lymphknotenmetastase eines Bronchialkarzinoms**

**Halsweichteil-abszeß**

**Organisiertes Hämatom**

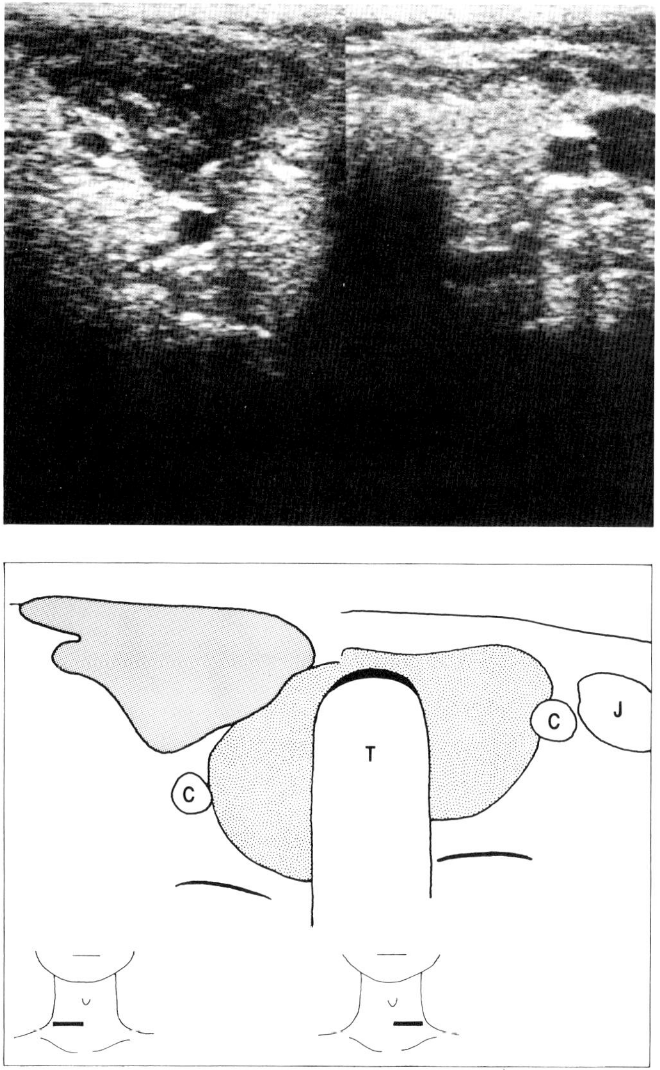


Abb. **123**

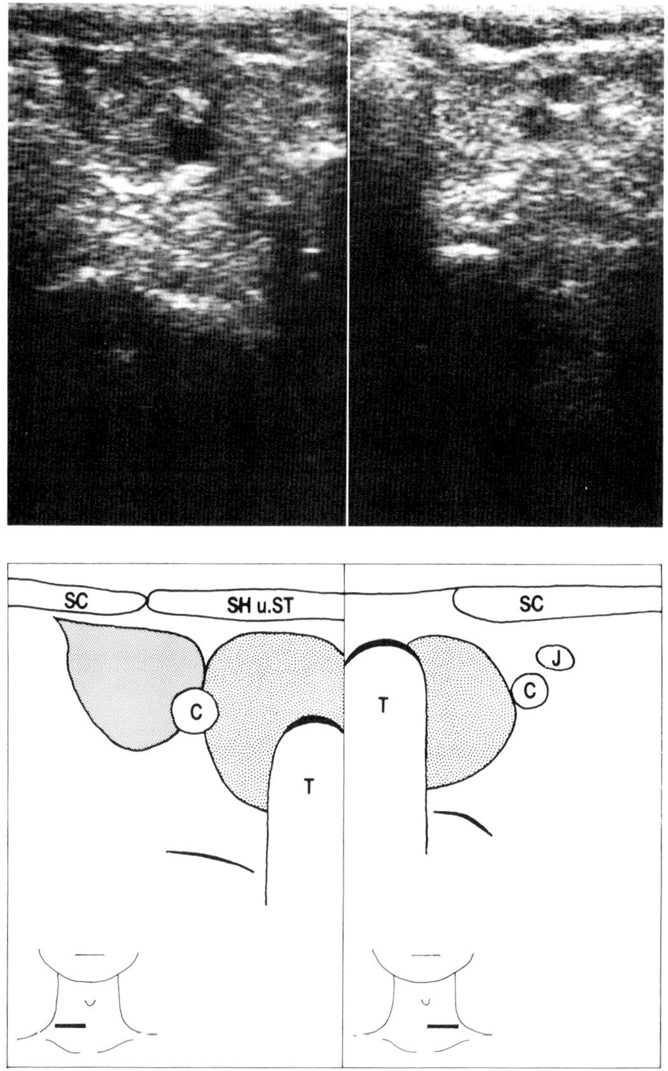


Abb. **124**

◁ Abb. **123** Halsweichteilabszeß: echokomplexe, unregelmäßig begrenzte Raumforderung rechts lateral der Schilddrüse

◁ Abb. **124** Organisiertes Hämatom nach Punktion der V. jugularis interna; solide echoarme, unregelmäßig begrenzte Raumforderung rechts lateral der Schilddrüse

# Literatur


1 Doppmann, J. L.: Reoperative parathyroid surgery: Localization procedures. In: Rothmund, M., S. A. Wells jr.: Parathyroid Surgery. Karger, Basel 1986

2 Duffy, P., R. H. Picker, S. Duffield, T. Reeve, S. Hewlett: Parathyroid sonography: A useful aid to preoperative localization. J. clin. Ultrasound 8 (1980) 113

3 Ferlin, G., N. Borsato, M. Camerani, N. Conte, D. Zotti: New perspectives in localizing enlarged parathyroids by Technetium Thallium subtraction scan. J. nucl. Med. 24 (1983) 438–441

4 Kuhn, F.-P., R. Günther, P. K. Wagner, M. Rothmund, M. Thelen: B-Scan-Sonographie zur Lokalisationsdiagnostik beim Hyperparathyreoidismus. Fortschr. Röntgenstr. 135 (1981) 412

5 Lorenz, D., G. van Kaick: Echographische Diagnostik bei Erkrankungen der Schilddrüse und der Nebenschilddrüse. Röntgenpraxis 34 (1981) 315–323

6 Müller, H.-W., R. Montz, C. Schneider, H.-P. Kruse, M. Dietel, V. Schumpedick: Lokalisationsdiagnostik vergrößerter Nebenschilddrüsen: die $^{210}$Tl-$^{99m}$Tc-Subtraktionsszintigraphie im Vergleich zur 5-MHz-Sonographie. Fortschr. Röntgenstr. 142 (1985) 543

7 Rothmund, M.: Chirurgische Therapie des primären Hyperparathyreoidismus. In Krück, F., W. Kaufmann, H. Bünte, E. Gladtke, R. Tölle: Therapiehandbuch. Urban & Schwarzenberg, München 1983

8 Simeone, J. F., P. R. Mueller, J. T. Ferrucci jr, E. van Sonnenberg, Chiu-an Wang, D. A. Hall, J. Wittenberg: High-resolution real-time sonography of the parathyroid. Radiology 141 (1981) 745

9 Sommer, B., G. Fenzl, F. Spelsberg: Präoperative Lokalisationsdiagnostik der Nebenschilddrüsen mit der Computertomographie. Fortschr. Röntgenstr. 137 (1982) 189–195

10 Welter, G., K. R. Schmidt, H. F. Welter, K. J. Pfeifer, F. Spelsberg: Sonographische Diagnostik vergrößerter Nebenschilddrüsen beim Hyperparathyreoidismus. Fortschr. Röntgenstr. 134 (1981) 254

# Sachverzeichnis

## T



## V



## W

## Z